DICTIONNAIRE

DE LA

CONSERVATION

DE L'HOMME

CONTENANT

1° Des *Notions d'anatomie et de physiologie*, destinées à faire connaître la structure du corps de l'homme, le jeu des organes et les fonctions par lesquelles la vie se manifeste ;

2° Un *Cours d'hygiène*, présentant les règles à suivre pour conserver la santé dans les différents âges, les différentes constitutions, les différentes conditions de la vie et les diverses professions ;

3° Un *Dictionnaire des maladies*, présentant l'exposé succinct des causes, des symptômes et du traitement de toutes les maladies, avec l'indication précise des secours à donner dans les cas d'asphyxie, d'empoisonnement, de blessures, etc., etc.

PAR LE DOCTEUR

B. LUNEL

Membre des Académies impériales des Sciences de Caen
et de Chambéry,
des Sociétés d'émulation littéraire de Joigny,
de l'Union des Arts de Nancy, etc.;
ancien Médecin commissionné par le Gouvernement
pour l'épidémie cholérique de 1834.

5ᵉ ÉDITION

Augmentée d'un Formulaire contenant plus de 500 Formules

ET D'UN ATLAS DESCRIPTIF D'ANATOMIE.

PARIS

L'AUTEUR, RUE MAZARINE, 41.

1861

DICTIONNAIRE

DE LA

CONSERVATION

DE L'HOMME

CONTENANT

1o Des *Notions d'anatomie et de physiologie*, destinées á faire connaître la structure du corps de l'homme, le jeu des organes et les fonctions par lesquelles la vie se manifeste ;

2o Un *Cours d'hygiène*, présentant les règles à suivre pour conserver la santé dans les différents âges, les différentes constitutions, les différentes conditions de la vie et les diverses professions ;

3o Un *Dictionnaire des maladies*, présentant l'exposé succinct des causes, des symptômes et du traitement de toutes les maladies, avec l'indication précise des secours à donner dans les cas d'asphyxie, d'empoisonnement, de blessures, etc., etc.

PAR LE DOCTEUR

B. LUNEL

Membre des Académies impériales des Sciences de Caen
et de Chambéry,
des Sociétés d'émulation littéraire de Joigny,
de l'Union des Arts de Nancy, etc.;
ancien Médecin commissionné par le Gouvernement
pour l'épidémie cholérique de 1854.

5e ÉDITION

Augmentée d'un Formulaire contenant plus de 500 Formules

ET D'UN ATLAS DESCRIPTIF D'ANATOMIE.

PARIS

L'AUTEUR, RUE MAZARINE, 41.

1861

Paris.— Typ. d'Emile Allard, 14, r. d'Enghien.

PRÉFACE.

——

Il y a quatre ans à peine que cet ouvrage a été
publié, et déjà il est arrivé à sa cinquième édition. Un
succès aussi prompt et aussi complet prouve qu'il répond à un besoin réel. Aussi, n'avons-nous pas hésité à
refondre entièrement cette nouvelle édition, quelque
long, quelque pénible que dût être un semblable travail.

L'anatomie et la physiologie, l'hygiène, la médecine,
forment des parties à part, aussi complètes que le per-
mettaient les limites des volumes. De nouvelles plan-
ches ont été gravées et intercalées dans le texte; enfin,
un *Formulaire médical* et un *Atlas descriptif*, publiés
séparément, sont devenus le complément indispensable
de notre *Dictionnaire de la Conservation de l'homme*.

S'il est vrai que la santé est le plus précieux de tous
les biens, qu'il vaut mieux la conserver présente que la
rappeler absente; s'il ne l'est pas moins que l'inobser-
vation et l'ignorance des lois de la conservation de
l'homme ou de l'hygiène ont suffi pour précipiter au
tombeau une foule de victimes, on conviendra qu'un
ouvrage qui fait connaître ces lois est de la plus haute

importance, puisqu'il tend à nous faire jouir d'un bonheur sans lequel s'évanouissent tous les autres.

L'état dans lequel toutes les fonctions nécessaires à la vie s'exécutent avec régularité, liberté et facilité, constituant la *santé*, nous avons dû présenter dans notre ouvrage les notions d'anatomie et de physiologie indispensables à l'étude bien entendue des lois de l'hygiène.

Pour rendre le *Dictionnaire de la Conservation de l'homme* aussi utile que possible, nous y avons fait entrer un *Dictionnaire de médecine* et de *chirurgie usuelles*, comprenant l'exposé succinct des causes, des symptômes et du traitement des maladies. Enfin nous avons présenté les divers *systèmes de médecine* et *le tableau des erreurs et des préjugés relatifs à la médecine*. Cette partie critique n'est pas l'une des moins intéressantes de notre livre.

Hâtons-nous de répondre au reproche que pourraient nous faire certaines personnes de populariser une *science que les gens du monde ne peuvent et ne doivent pas comprendre*. Nous croyons, au contraire, que tous les hommes intelligents peuvent parfaitement étudier et comprendre un livre élémentaire de médecine, et surtout observer les règles d'hygiène qui s'y trouvent exposées; nous sommes même persuadé que, sous le rapport théorique, la médecine est une science exacte qui devrait être enseignée dans les colléges, comme le sont la physique, la chimie et l'histoire naturelle, c'est-à-dire dans ses éléments. Mais ce que nous n'accordons pas aux gens du monde, c'est la pratique d'un art que le médecin seul doit exercer. Disons donc que tout malade qui en a la possibilité doit se confier aux soins d'un médecin éclairé; mais s'il en est éloigné et que l'ignorance ou l'empirisme veuille lui offrir ses services, qu'il se garde de les accepter ; qu'il ait recours au régime, à la diète, à l'eau ; qu'il se jette plutôt dans les bras de la nature médicatrice ; ses efforts ne seront jamais aussi funestes que l'impéritie, qui ne peut que hâter sa perte par l'administration de remèdes dont elle est incapable de combiner les effets.

Dr B. LUNEL.

INTRODUCTION.

Les sciences médicales sont l'anatomie, la physiologie, la médecine proprement dite, comprenant l'hygiène, la pathologie et la thérapeutique.

Par l'*Anatomie*, on étudie les organes dont la physiologie fait connaître le jeu, le mécanisme; par l'*hygiène*, on s'applique à connaître le mode d'action des divers corps sur l'économie. La *médecine*, divisée en *pathologie interne* et *externe*, fait connaître les causes et les symptômes des maladies internes et externes ou chirurgicales; enfin, la *thérapeutique* (du grec *thérapeuô*, guérir) enseigne les agents médicamenteux capables de combattre les désordres survenus dans l'organisme.

On appelle *corps* tout ce qui a une existence indépendante, et frappe nos sens ou impressionne nos organes. Exemple : l'air, un arbre, une pierre, etc.

Les chimistes ont divisé les corps en pondérables et et en impondérables.

Tous les corps soumis à cette grande loi d'*attraction universelle*, qui porte les noms de *gravitation* lorsqu'elle s'applique aux corps célestes, de *pesanteur* lorsqu'elle réagit sur les corps placés à la surface du globe, et d'*attraction moléculaire* lorsqu'elle détermine la réunion des particules des corps, sont appelés *corps pondérables*.

On nomme *corps impondérables* toutes les substances, quelle qu'en puisse être la nature, qui n'indiquent pas leur présence par une augmentation de masse sensible à la balance, qui ne sont pas susceptibles dê tre renfermés dans des vases, et qui ont, par conséquent, comme matière, une existence problématique. On admet cependant la matérialité de ces substances, parce qu'on facilite ainsi l'explication des phénomènes qu'elles produisent. Ces corps sont au nombre de cinq : le *calorique,* les fluides *électrique, magnétique, ga'vanique, et la lumière.*

Tels que la nature ou l'art les présentent, les corps sont, au point de vue chimique, *simples* ou *composés.* Des premiers, on ne peut tirer qu'*un élément.*

Dans l'état actuel de la science, on connaît *cinquante-six corps simples* ou *éléments,* divisés en *corps simples non métalliques,* ou *métalloïdes,* et en *corps simples métalliques* ou *métaux.*

Les *métalloïdes* sont au nombre de quatorze :

Oxygène, — hydrogène, — bore, — silicium, — carbone, — soufre, — sélénium, — phosphore, — chlore, — brôme, — iode, — fluor, — arsenic, — tellure.

Le *fluor* n'a pu encore être isolé de ses combinaisons ; l'*arsenic* et le *tellure* sont mis au nombre des métaux par quelques auteurs.

Il y a quarante et un métaux, savoir :

Aluminium, — antimoine, — argent, — barium, — bismuth, — cadmium, — calcium, — cérium, — chrôme, — cobalt, — colombium, — cuivre, — dydyme, — étain, — fer, — glucinium, — irridium, — lantane, — lithium, — magnésium, — manganèse, — mercure, — molybdène, — nickel, — or, — osmium, — palladium, — platine, — plomb, — potassium, — rhodium, —

sodium, — *strontium,* — *thorinium,* — *titane,* —
tungstène, — *urane,* — *vanodium,* —*yttrium,* — *zinc,*
— *zirconium.*

A ces cinquante-six éléments, il faut encore en joindre six, découverts seulement dans ces dernières années, et dont la nature particulière est moins bien établie; ces éléments s'appellent : *erbium, niobium, no-
rium, pélopium, ruthénium, turbium.*

En classant les corps d'après leurs caractères physiques et anatomiques, on en a formé trois grandes divisions qui sont : 1° le *règne minéral,* comprenant les
corps bruts, c'est-à-dire privés d'organes ; 2° le *règne
végétal,* dans lequel se trouvent toutes les plantes ; 3° le
règne animal, renfermant tous les animaux.

Les végétaux et les animaux étant doués de la vie
(bien que les premiers soient dépourvus de la faculté
de sentir et d'exécuter des mouvements volontaires)
constituent les *corps organiques*; les minéraux sont
nommés *corps inorganiques.*

On appelle *principes immédiats* ou *organiques,* des
substances composées d'au moins trois éléments, que
l'on retire des animaux et des végétaux par des procédés simples, et pour ainsi dire immédiatement.

L'*oxygène,* l'*hydrogène,* le *carbone* et l'*azote,* sont les
éléments constitutifs des principes immédiats ; mais il
faut dire que les végétaux ont le carbone pour base de
leur composition, tandis que l'azote domine très souvent
celle des animaux.

Les principes immédiats des animaux qui contien-
nent de l'azote, sont : l'*albumine,* la *fibrine,* la *gélatine,*
le *mucus,* le *caseum,* l'*urée,* le *principe colorant rouge*
du sang, etc.

Les principes immédiats non azotés sont l'*oléine,* la

stéarine, les *matières grasses*, le *sucre de lait*, les *acides acétique, benzoïque*, etc.

L'histoire de ces principes appartient à la chimie organique, et ne doit point nous occuper davantage.

Nous dirons seulement que les végétaux et les animaux entretiennent avec l'atmosphère des rapports tout à fait inverses. Ainsi, tandis que les végétaux décomposent l'eau et l'acide carbonique, pour incorporer à leur propre substance le carbone et l'hydrogène, et dégager l'oxygène, les animaux au contraire absorbent l'oxygène et dégagent de l'eau, et de l'acide carbonique par la respiration.

DICTIONNAIRE

DE LA

CONSERVATION DE L'HOMME

—◆—

PREMIÈRE PARTIE

——

ANATOMIE ET PHYSIOLOGIE.

L'*Anatomie* [du grec *anatemno*, couper, disséquer], est la science qui a pour objet l'étude de l'organisation des êtres vivants : elle considère les *organes* comme des instruments passifs.

La *Physiologie* [du grec *physis*, nature, et *logos*, discours], au contraire, enseigne l'usage des différents organes, c'est-à-dire la manière dont ils agissent pour produire les phénomènes propres aux êtres organisés.

Suivant que l'anatomie a pour objet les animaux ou les plantes, elle prend l'épithète de *zoologique* ou de *végétale*.

L'anatomie animale se divise en :

Anatomie générale, lorsqu'elle ne s'occupe que des divers éléments qui entrent dans la composition des organes. Bichat en comparait l'étude à celle de l'architecte qui, avant de construire une maison, cherche à connaître en détail toutes les parties isolées qu'il doit employer.

Anatomie descriptive, lorsqu'elle s'occupe des propriétés physiques des organes, telles que le volume, la situation, la forme, les couleurs, la direction, les rapports, etc.

Anatomie comparée, quand elle étudie toute la série des animaux en examinant comparativement ces mêmes organes dans les diverses espèces.

Anatomie spéciale, lorsqu'elle se borne à l'étude d'une seule espèce animale ; elle prend le nom de l'espèce qu'elle a pour objet. Ainsi l'on dit *anatomie humaine*, aussi appelée *anthropotomie*, quand elle étudie l'organisation de l'homme ; *anatomie du cheval* ou *hippotomie*, lorsqu'elle a pour objet ce quadrupède, et ainsi de suite pour les autres espèces animales (1).

Anatomie vétérinaire, lorsqu'elle s'occupe des animaux domestiques.

Anatomie des régions, aussi appelée *topographique*, *chirurgicale* ou *appliquée*, lorsqu'une région du corps étant donnée, elle a pour but de déterminer les parties qui correspondent à certaines profondeurs et l'ordre de leur superposition.

Anatomie physiologique, quand elle a pour objet les organes sains.

Anatomie pathologique, lorsqu'elle les étudie à l'état morbide.

Anatomie microscopique, lorsqu'elle étudie en quelque sorte la structure moléculaire des organes à l'aide du microscope.

Enfin, l'anatomie est dite *transcendante* ou *philosophique*, lorsqu'elle a pour but de ramener les diversités à l'unité, par la détermination scientifique des similitudes les plus positives ; c'est ainsi par exemple, dit le docteur Mercé, que l'on démontre l'analogie de l'aile des oiseaux et du membre thoracique des mammifères, par le rapprochement comparatif des éléments anatomiques qui constituent essentiellement la structure de l'une et de l'autre de ses parties. C'est encore d'après ces mêmes principes que M. Geoffroy de Saint-Hilaire a

---

(1) On divise aussi la physiologie en physiologie *animale*, *végétale*, *comparée*, *spéciale*, *humaine*, etc., selon le but qu'on se propose dans son étude.

démontré que les quatre *osselets* que l'on trouve dans l'oreille des mammifères, des oiseaux et des reptiles, ne sont, au fond, que les analogues de quatre *opercules* qui, chez les poissons, recouvrent les *ouïes* ou *branchies*.

Si l'anatomie est la science de l'organisation et la physiologie celle des phénomènes vitaux, comment parvient-on à les apprendre? Voici la réponse à cette question.

De même qu'un mécanicien, pour se faire une idée exacte d'une machine et en connaître le mécanisme, la démonte, en isole toutes les pièces, les examine une à une, en étudie la forme, les rapports qu'elles ont entre elles, cherche à en connaître les usages, puis en rapproche de nouveau toutes les parties, en rétablissant leurs rapports mutuels, et leur rend ainsi le mouvement et leur jeu ; de même le naturaliste, pour apprendre l'organisation d'un animal, le dissèque, c'est-à-dire examine l'intérieur de son corps. Il isole les divers organes, étudie leur forme, leurs rapports, leur nature, etc. Malheureusement, l'anatomiste ne peut faire tout ce que fait le mécanicien : il peut détruire, mais il ne saurait reconstruire ce qu'il a décomposé, et rendre le mouvement aux organes qu'il avait séparés pour en étudier la structure. Toutefois, si, au lieu de se borner aux simples investigations anatomiques, le naturaliste étudie le jeu des organes pendant la vie, et fait des expériences physiologiques pour s'éclairer sur leurs usages, il arrive à connaître le mécanisme de l'organisation animale, il satisfait son esprit, et reste frappé d'admiration à la vue de cette machine si compliquée, la plus belle des merveilles du Créateur !

Les anciens firent peu de progrès dans l'anatomie et la physiologie, parce qu'un préjugé religieux ne permettait pas la dissection des cadavres humains. Apis passait pour avoir enseigné l'anatomie aux Égyptiens, plutôt pour perfectionner l'art des embaumements que comme moyen de guérir les maux de l'humanité. Les Ptolémées furent, dit-on, les premiers rois qui encouragèrent cette pratique sous le rapport médical.

Chez les Grecs, dit Boquillon, l'anatomie fut presque toujours considérée comme une profanation. Acméon, disciple de Pythagore, est le premier qui ait disséqué des animaux (vi^e siècle avant Jésus-Christ). Du temps d'Aristote, bien qu'Hippocrate eût déjà fondé sa doctrine (ve siècle avant Jésus-Christ), on n'avait pas encore porté le scalpel sur un cadavre humain ; aussi les notions d'anatomie, transmises par Aristote, ne sont-elles tirées que de l'analogie ; mais Érasistrate, son petit-fils, et Hérophile, médecin carthaginois, donnèrent bientôt dans l'excès contraire ; ils disséquèrent des criminels vivants. On doit à Érasistrate la découverte des valvules du cœur et des mouvements de systole et de diastole (ive siècle avant Jésus-Christ).

Gallien, le plus grand anatomiste de l'antiquité, créa une école nouvelle qui forma la seconde époque de la science. Ses découvertes jetèrent un grand jour sur plusieurs branches de l'anatomie, et particulièrement sur le système nerveux. Il ne confondit plus, comme ses prédécesseurs, ce qu'ils nommaient les parties blanches, les tendons, les ligaments et les nerfs ; il reconnut la texture de ces derniers, et établit d'une manière précise leur connexion avec la moelle épinière et l'encéphale (iie siècle).

Un intervalle de onze cents ans ne fournit pas un seul anatomiste. Parut alors Jean de Concorrigio, qui tenta, non sans succès, quelques expériences secrètes. Vinrent ensuite Mondini, Achillini, Benedetti, Beringario, Massa et Dubois, plus connu sous le nom de Sylvius, qui a laissé son nom au canal qui fait communiquer le troisième et le quatrième ventricule du cerveau. — Enfin brilla Vesale, chef de l'école moderne. Bravant les préjugés de son siècle, il osa publiquement rechercher, sur des cadavres insensibles, les moyens de secourir l'humanité souffrante ; il eut la gloire de relever les erreurs de Gallien (xvie siècle). L'école d'Italie, dont il fut le flambeau, compte encore au nombre de ses illustres fondateurs, Eustachi, qui découvrit la trompe gutturale du tympan ; Fallope, dont le nom se rattache particulièrement à l'étude de l'oreille interne et de l'utérus ; Colombo Fabrice, dit *Aquapendente;* Ingrassia, Varoli et plusieurs autres, qui ont découvert et nommé quelques parties. A la même époque brillaient, en France, mais au second rang, Dulaurens ; en Angleterre, Cowper ; en Allemagne, Alberti, Bauhin, Plater et Fuchs: en Hollande, Paaw ; en Danemark, Gaspard Bartholin.

Le xvie siècle fut signalé par la découverte de la circulation, par Harvey (1619), et celle des vaisseaux chilifères, par Aselli (1622). Ces deux découvertes répandirent une immense clarté sur l'anatomie physiologique, qui s'enrichit encore des belles injections de Ruysch et de l'application du microscope à l'étude des tissus. — Il nous est impossible de suivre les progrès de l'anatomie depuis l'époque où Winslow, créant une méthode descriptive, exacte et lumineuse, ouvrit la carrière à cette foule d'anatomistes distingués, parmi lesquels nous ne mentionnerons que Haller, Sœmmering, Scarpa... enfin, l'illustre Bichat, de l'école duquel sont sorties la plupart des illustrations anatomiques de notre époque.—Quant à la physiologie, elle ne fut réellement constituée comme science qu'au dernier siècle par Haller, Vicq d'Azyr, Hunter, Bichat, les frères Bell, Müller, Magendie , P. . Bernard, Claude Bernard, etc., qui lui ont fait faire les progrès les plus portants.

STRUCTURE DU CORPS ANIMAL.

Il suffit d'avoir vu disséquer pendant quelques instants pour reconnaître que le corps animal se compose de *fluides* et de *solides.*

Les *fluides* comprennent le *sang,* la *lymphe,* le *chyle,* la *sérosité,* le *mucus,* la *salive,* les *larmes,* l'*urine,* etc. —Nous en parlerons plus tard.

Les *solides* sont les *os,* les *cartilages,* les *muscles,* les *tendons,* les *artères,* les *nerfs,* les *membranes,* etc.

Disons d'abord ce qu'on entend par *tissu, organes, appareil* et *système.* Il convient de bien comprendre le sens de ces mots avant d'étudier l'anatomie.

Le *tissu,* ou élément anatomique d'un organe, est un

ensemble de fibres disposées plus ou moins régulièrement.

Les *organes* sont les parties du corps destinées à exécuter une fonction. Les *muscles*, par exemple, sont les
organes du mouvement.

On appelle *appareil*, l'ensemble des organes qui concourent à une même fonction ; c'est ainsi qu'on dit
l'*appareil digestif*, l'*appareil respiratoire*, etc.

Enfin le *système* en anatomie, est un ensemble d'organes composés des mêmes tissus et destinés à des fonctions analogues, tels que le *système musculaire*, le *système nerveux*, etc.

DES TISSUS.

Les anatomistes ont beaucoup varié dans leur classification des tissus. Haller n'en admettait que trois (tissu
nerveux, musculaire et cellulaire) auxquels il rattachait
tous les autres.

L'illustre Bichat, au contraire, en reconnaît vingt-
un, qu'il appelait aussi système, savoir : 1° le cellulaire ;
2° le nerveux de la vie animale ; 3° le nerveux de la vie
organique ; 4° l'artériel ; 5° le veineux ; 6° le tissu des exhalants ; 7° celui des absorbants ; 8° l'osseux ; 9° le médullaire ; 10° le cartilagineux ; 11° le fibreux ; 12° le fibreux
cartilagineux ; 13° le musculaire de la vie animale ;
14° le musculaire de la vie organique ; 15° le muqueux ;
16° le séreux ; 17° le synovial ; 18° le glanduleux ; 19° le
dermoïde ; 20° l'épidermoïde ; 21° le pileux.

Les professeurs Richerand et Dupuytren ont distingué onze tissus, qui, avec leurs subdivisions, en constituent réellement vingt-neuf, savoir :

Le *tissu cellulaire*, nommé aussi *cribleux, aréolaire,
lamineux, réticulé*, etc., qui enveloppe complétement le
corps et en offre, dans son ensemble, la *configuration*.

Haller et Bichat considèrent ce tissu comme un « assemblage de lamelles blanchâtres, molles, courtes, entrecroisées et rapprochées en divers sens, et laissant
entre elles des vides ou aréoles irrégulières, qui contiennent, outre la sérosité, la graisse et le tissu adi-

peux.» Les membranes, les vaisseaux, la peau sont dues presque entièrement à ce tissu, dont l'élasticité et la contractilité facilitent les mouvements des divers organes, et leur permet de revenir ensuite à leur état primitif.

Tissu osseux. Il se compose de l'ensemble des *os* qui entrent dans la composition du corps.

Tissu fibreux. C'est celui qui est composé de *fibres*, ou filaments organiquesplus ou moins solides, blanchâtres, élastiques, qui, suivant leur disposition, donnent naissance aux *aponévroses*, aux *ligaments*, au *périoste*, aux *tendons*, aux *cartilages,* au *derme*, deuxième couche de la peau. Aussi, pour les anatomistes, le tissu fibreux est-il divisé en *aponévrotique, ligamenteux, périostique, cartilagineux, tendineux* et *dermique*.

Tissu musculaire. C'est l'ensemble des muscles du corps.

Tissu nerveux. C'est l'ensemble de tous les nerfs et les centres nerveux avec lesquels ils communiquent.

Tissu vasculaire. C'est celui qui compose tous les vaisseaux *artères, veines* et *lymphatiques*.

Tissu érectile. Il est formé par un amas de vaisseaux artériels et veineux, entremêlé de filaments nerveux. Son existence est constatée dans les organes génitaux, les lèvres, le mamelon.

Tissu muqueux. C'est l'ensemble des membranes muqueuses, qui tapissent la surface interne des cavités communiquant plus ou moins près avec les ouvertures naturelles, où elles se contiennent avec la *peau*.

Tissu séreux. Il est composé de membranes minces, polies, formant des espèces de sacs sans ouverture, adhérant par leur surface antérieure aux organes qui les avoisinent, et secrétant par leur surface interne un liquide (sérosité) analogue dans quelques-unes au sérum du sang.

Tissu parenchymateux. C'est le tissu propre aux organes glanduleux, tels que le *foie*, les *reins*, les *poumons*, etc.

Tissu épidermique. Ce tissu, produit d'une sécrétion particulière, comprend l'*épiderme* , l'*épithélium* , les *poils* et les *ongles*.

DIVISION DES FONCTIONS ET DES ORGANES.

On donne le nom de *fonctions* à tout acte nécessaire, pour l'accomplissement des phénomènes de la vie.

Quelque nombreuses et variées que soient les fonctions, on peut cependant les ramener à trois grandes divisions :

1°. *Fonctions de relation* ;

2°. *Fonctions de nutrition* ;

3°. *Fonctions de reproduction.*

Les fonctions de relation et de nutrition se rapportent à la conservation de l'individu. Par la première, l'homme se met en rapport avec tous les êtres vivants ; par la seconde, il assure l'entretien et l'accroissement de son corps. La propagation de l'espèce est confiée à un système d'organes particuliers, auxquels se rattachent une série de fonctions dites de *reproduction.*

A ces trois classes de fonctions, se rapportent nécessairement trois classes d'organes dits également : *Organes* de relation, de nutrition et de reproduction.

Nous ne parlerons ici que des fonctions de relation et de nutrition.

PREMIÈRE CLASSE D'ORGANES.

ORGANES DE RELATION.

Pour établir des rapports avec les objets extérieurs, le corps de l'homme se compose d'organes nombreux qu'on peut *ramener à trois sections* : 1° *Organes de la locomotion* ; 2° *organes de la phonation* (langage articulé); 3° *organes des sens et de l'intelligence.*

ORGANES DE LA LOCOMOTION.

Les os et les muscles sont les organes spéciaux de la locomotion, ou faculté de se transporter d'un lieu à un autre.

Des Os.

On donne le nom d'*ostéologie* [du grec *ostéon*, os, et *logos*, discours] à la partie de l'anatomie qui traite des os.

Le tissu osseux est le plus dur de tous ceux qui entrent dans la composition du corps ; il forme une charpente solide qui soutient toutes les autres parties.

Les os sont formés de deux éléments : l'un organique qui leur donne de la vie et de la flexibilité, c'est la *gélatine* ; l'autre inorganique ou chimique, qui les rend durs et solides, mais plus cassants, c'est le *phosphate de chaux*. Le premier prédomine dans l'enfance ; le contraire a lieu dans la vieillesse.

Si, après avoir mis à nu le phosphate calcaire par la calcination, c'est-à-dire après avoir brûlé la gélatine, on vient à toucher l'os, il tombe en poussière ; et présente à l'analyse chimique : gélatine, 32,17; vaisseaux sanguins, 1,13; phosphate de chaux , 51,04; carbonate de chaux, 11,30; fluate de chaux, 2; phosphate de magnésie, 1,16 ; phosphate de soude, eau, etc., 1,20. Par contre, si l'on fait tremper un os pendant un certain temps dans un acide fort, tel que l'acide azotique (eau forte du commerce), on dissout toute la partie terreuse, on met à nu la gélatine, et l'os devient flexible, de dur et cassant qu'il était avant cette opération. Du mélange de ces deux éléments résultent deux substances osseuses de trame différente:

1°. La *substance compacte* à mailles très serrées et où le phosphate calcaire prédomine sur la gélatine ; elle a peu de vitalité ; partant, elle est souvent atteinte de nécrose ou mort de l'os, principalement dans une certaine maladie constitutionnelle invétérée ;

2°. La *substance aréolaire* ou *spongieuse* à mailles très lâches et dans laquelle la gélatine prédomine sur la partie inorganique, d'où la vitalité plus grande que dans la substance compacte ; aussi est-elle fréquemment atteinte de carie ou ulcère de l'os dans la maladie scrofuleuse. Cette substance prend le nom de *tissu réticulaire* dans le canal médullaire des os longs.

Les os sont recouverts d'une toile fibreuse qu'on appelle *périoste* , peu adhérente dans l'enfance, tandis qu'elle l'est beaucoup chez l'adulte, et cela d'autant plus que l'animal est plus âgé. Cela tient à ce que primitivement les moyens d'union entre cette membrane et les os sont essentiellement vasculaires, et que plus tard les vaisseaux *ostéo-périostiques* venant à s'oblitérer au fur et à mesure qu'on avance en âge, ils deviennent fibreux.

En ayant égard aux trois dimensions : *longueur, largeur* et *épaisseur*, les os ont été divisés en longs, larges ou plats et courts.

Les os longs sont ceux où la longueur l'emporte sur les deux autres dimensions ; exemple, le *fémur*, os de la cuisse. Ils sont généralement prismatiques et triangulaires, creusés d'un canal médullaire à leur centre, et se divisant en corps ou partie moyenne (diaphyse) essentiellement formée de tissu compact, et en deux extrémités articulaires qui sont surtout formées de tissu spongieux. En général, ces os appartiennent aux membres.

Les os plats sont ceux dont l'épaisseur est moindre que la longueur et la largeur surtout ; exemple, l'*omoplate*, os de l'épaule. Ils sont formés de trois lames osseuses superposées ; deux compactes *superficielle* et *profonde*, et une spongieuse *intermédiaire* aux deux autres. En général, ces os concourent à former les cavités splanchniques.

Les os courts sont ceux dont les trois dimensions sont à peu près égales ; exemple, les *vertèbres* , l'*astragale*, etc. Leur structure est la même que celle des extrémités des os longs. Ils constituent la charpente de la colonne vertébrale, et en grande partie celle des pieds et des mains.

DIVISION DU SQUELETTE.

Les os forment un tout, ou un système dont les différentes parties sont contiguës entre elles. Leur assemblage constitue le squelette ou espèce de charpente solide qui soutient tout l'édifice animal. Il existe chez les mammifères, les oiseaux, les reptiles et les poissons ; mais il manque complétement chez un grand nombre d'animaux des classes inférieures.

Fig. 1re.

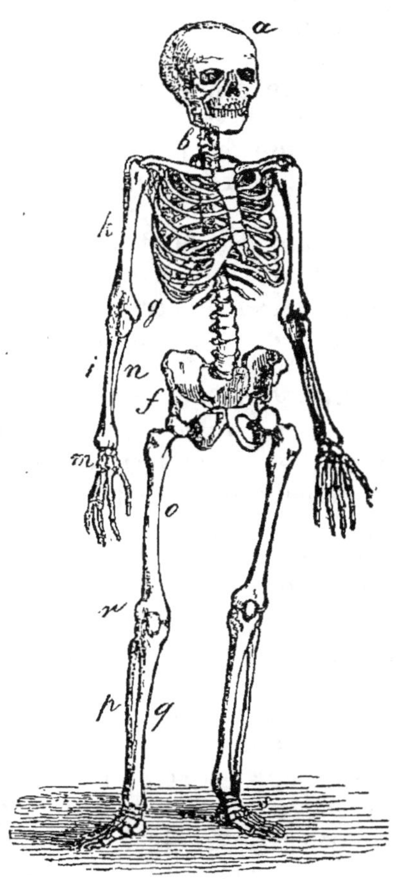

Le squelette est dit *naturel* lorsque les diverses pièces qui le composent sont unies par leurs ligaments préparés et desséchés ; il prend, au contraire, le nom d'*artificiel* quand ces os sont unis par des liens artificiels, tels que des fils métalliques, des cordes à boyaux, etc.

Le squelette se divise en *tronc* et en *membres* ou *appendices*.

Le tronc se subdivise en : extrémité *supérieure* ou tête (fig. 1, *a*), extrémité *inférieure* ou bassin (*f*), et partie *moyenne*, constituée par le thorax et la colonne vertébrale.

La tête comprend le crâne et la face. Le crâne (*a*), qui contient le cerveau, le cervelet et leurs enveloppes (dure-mère, arachnoïde et pie-mère), se divise en *voûte* ou partie supérieure, et en *base* ou partie inférieure.

Il se compose de huit os, dont quatre impars et médians ; ce sont : en haut et en avant, le *frontal* ou coronal ; en haut et en arrière, l'*occipital* ; en bas et en avant, l'*ethmoïde*, qui concourt aussi à la formation de la face ; en bas et au milieu, le *sphénoïde*, qui sert en quelque sorte de coin à tous les autres.

Quatre pairs ou latéraux ; ce sont : en haut, les deux *pariétaux*, et en bas les deux *temporaux*. Il existe, en outre, dans leurs articulations, de petits os surnuméraires qu'on nomme *os wormiens*.

La face, qui présente cinq grandes cavités, destinées à loger les organes de la *vision* (fosses orbitaires), de l'*olfaction* (fosses nasales), et de la *gustation* (bouche), est composée de quatorze os, et se divise en mâchoires *supérieure* et *inférieure*.

L'os maxillaire inférieur, disposé en forme de fer à cheval, constitue à lui seul la mâchoire inférieure.

La mâchoire supérieure se compose donc de treize os, savoir : les **os maxillaires supérieurs**, qui sont les plus volumineux, et sur lesquels viennent appuyer tous les autres ; les os de la *pommette*, qui forment la partie saillante des joues, les os *palatins*, les os propres *du nez* ou **nasaux**, les os *unguis* ou *lacrymaux*, les cornets *inférieurs* et le *vomer*, qui est impair, et forme avec la lame perpendiculaire de l'ethmoïde, la cloison des fosses nasales. On l'a comparé au soc de la charrue.

Bassin. — Il termine au bas le tronc, et se compose de quatre os, qui sont : 1° en arrière, et sur la ligne médiane, le *sacrum* ; 2° au-dessous du sacrum, le *coccyx* ; 3° en avant, et sur les côtés, les deux os *iliaques* ou *coxaux* (*f*) ; chez l'enfant, ces os présentent plusieurs pièces : ainsi, l'os coxal en a trois, le sacrum cinq, et le coccyx trois ou quatre. Ce dernier, qui est en quelque sorte à l'état rudimentaire chez l'homme, prend un grand accroissement chez certains animaux, et consti-tue, chez eux, la *queue.*

Le bassin renferme et protége surtout le *rectum*, la *vessie* et les *organes génitaux* internes.

Colonne vertébrale. — La colonne vertébrale, vulgai-rement appelée *échine*, est une espèce de tige osseuse, située sur la ligne médiane postérieure et intermédiaire à la tête et au bassin. Elle est creusée dans son épais-seur et dans toute sa longueur d'un canal (canal verté-bral), qui se continue par le trou occipital, avec la ca-vité crânienne, et en bas avec le canal sacré, qui est dans l'épaisseur du sacrum. La colonne vertébrale est destinée à loger et à protéger la moelle épinière et ses enveloppes membraneuses, qui sont la continuation de celles du cerveau. De chaque côté, elle présente une sé-rie de trous (trous de conjugaison), qui livrent passage aux nerfs qui naissent de la moelle.

Cette tige osseuse se compose de vingt-quatre pièces qu'on nomme vertèbres, et que l'on divise en trois ré-gions : cervicale, dorsale et lombaire. La plupart des naturalistes en comptent cinq, parce qu'ils rangent dans la colonne vertébrale les régions sacrée et coccygienne. La région cervicale a sept vertèbres (*b*), la région dor-sale douze, et la région lombaire cinq.

La poitrine ou *thorax.* — C'est une espèce de cage osseuse (*g*), destinée à contenir le cœur et les poumons ; elle est formée :

1°. En arrière et sur la ligne médiane, par les douze *vertèbres dorsales* ;

2°. En avant et sur la ligne médiane, par le *sternum* et son *appendice xiphoïde* :

3°. Latéralement, par les *côtés* et leurs *cartilages* de prolongement, au nombre de douze de chaque côté.

Membres. — On les distingue en *supérieurs* ou *thoraciques*, et en *inférieurs* ou *pelviens*.

Les membres supérieurs comprennent : 1° L'épaule, composée de deux os : *clavicule* et *omoplate* ; 2° le bras, qui n'a qu'un seul os, l'*humérus* (*k*) ; 3° l'avant-bras, qui est composé de deux os : le *radius*, qui est au dehors (*n*), et le *cubitus*, qui est au dedans (*i*) ; 4° la main, qui est formée de vingt-sept os, et subdivisée en trois parties : *carpe*, *métacarpe* et *doigts*.

Le *carpe* (*m*) a huit os, disposés sur deux rangées, *supérieure* et *inférieure*. La première contient quatre os : le *scaphoïde* , le *semi-lunaire*, le *pyramidal* et le *pisiforme* ; la deuxième rangée en possède quatre aussi : le *trapèze*, le *trapézoïde*, le *grand os*, et l'*os crochu*.

Le *métacarpe* est composé de cinq os, placés parallèlement les uns à côté des autres. On *les* distingue par leur nom numérique : 1er, 2e, 3e, 4e et 5e, en commençant par celui du pouce.

Les *doigts* ont pour charpente trois petits os , articulés à l'extrémité les uns des autres, et nommés *phalanges*. La première, c'est-à-dire la plus grande, et qui s'articule supérieurement avec le métacarpe, s'appelle *phalange proprement dite* ; celle qui vient immédiatement après prend le nom de *phalangine*, et la troisième celui de **phalangette** ou phalange inguéale , parce qu'elle supporte l'ongle. Le pouce n'a que deux phalanges.

Membres inférieurs. — Comme les membres thoraciques, ils se divisent en quatre parties, savoir :

1°. La *hanche*, qui est l'analogue de l'épaule ; elle n'a qu'un seul os qui fait partie du bassin, c'est l'*os coxal* ;

2°. La *cuisse*, qui est l'analogue du bras ; elle n'a qu'un seul os qui s'appelle *fémur* (*o*) ;

3°. La *jambe*, qui représente l'avant-bras ; elle est formée essentiellement de deux os fortement unis entre eux. L'un, placé en dedans, plus gros que l'autre, s'appelle *tibia* (*q*), le deuxième, situé en dehors, se nomme *péroné* (*p*) ;

A ces deux os il faut en ajouter un troisième qui est placé au-devant de l'articulation tibio-fémorale, et qui, en réalité, appartient plutôt au genou qu'à la jambe : c'est la *rotule* (*r*).

4°. Le *pied*, qui est l'analogue de la main, et se compose de vingt-six os comme celle-ci ; il se partage en trois régions : *tarse*, *métatarse* et *orteils*.

Le *tarse* (*s*), qui est l'analogue du carpe, renferme sept os disposés sur deux rangées : *postérieure* et *antérieure*.

La rangée postérieure n'a que deux os : l'*astragale*, qui seul s'articule avec les deux os de la jambe, et le *calcaneum*, qui, en arrière du pied, forme une saillie considérable connue sous le nom de talon.

La deuxième rangée se compose du *cuboïde* en dehors, du *scaphoïde* en dedans, et au-devant de celui des trois *cunéiformes*, distingués en grand, moyen et petit.

Le *métatarse*, qui est l'analogue du métacarpe, se compose comme lui de *cinq os* que l'on distingue en premier, deuxième, troisième, quatrième, cinquième, en commençant par le gros orteil.

Quant aux orteils, ils ont le même nombre de phalanges, et comportent les mêmes divisions que les doigts ; en un mot, tout ce que nous avons dit à l'occasion de ces derniers est applicable aux premiers.

Situation générale des os. — La situation d'un os se détermine en comparant la place qu'il occupe avec celles qu'occupent d'autres pièces du squelette. Pour rendre cette comparaison possible, on suppose le squelette entouré de six plans, auxquels on donne les noms suivants :

1°. *Plan antérieur.* Celui qui passe au-devant de la poitrine, de la face, de l'abdomen, des jambes et des orteils. 2°. *Plan postérieur.* Celui qui passe derrière l'occiput, le dos et les talons. 3°. *Plan supérieur.* Celui qui passe horizontalement au-dessus de la tête. 4°. *Plan inférieur.* Celui qui passe horizontalement au-dessous des pieds. 5° et 6°. *Plans latéraux, droit et gauche* ou *externe et interne*, par rapport à la ligne médiane. Ces deux plans complètent sur les côtés l'espèce de boîte dont on suppose que le squelette est circonscrit. Enfin, le squelette étant symétrique, c'est-à-dire divisible par la pensée en deux moitiés égales et semblables, on admet un septième plan : *plan médian*; on lui donne aussi le nom de plan *interne*, par rapport aux deux latéraux droit et gauche, déjà appelés externes. Si, maintenar', faisant une application de la connaissance de ces divei plans, nous prenons pour exemple l'*omoplate*, qui appartient à l'épaule, nous dirons que cet os est situé à la partie supérieure et externe du dos, et obliquement dirigé d'arrière en avant, et de dedans en dehors.

Des Articulations.

Pour former l'ensemble du squelette, les os sont joints par un ou plusieurs points de contact appelés *articulations*

Les articulations sont distinguées en *mobiles* ou *diarthroses*; exemple : les os de la colonne vertébrale ; — *immobiles* ou *synarthroses* ; exemple : les os maxillaires, les dents, le os du crâne ;—en *mixtes ou amphiarthroses;* exemple : les os du poignet.

Excepté les membranes synoviales qui fournissent une humeur filante, visqueuse (*la synovie*), destinée à faciliter le glissement des extrémités osseuses, toutes les parties qui entrent dans la composition des articulations (cartilages, ligaments, etc.) appartiennent au tissu fibreux.

Physiologie.

OBSERVATION. — **Pour ne pas répéter le mot** *physiologie* **après la description de chaque oragne, nous mettrons en petit texte tout ce qui se rapporte à cette étude des phénomènes de la vie.**

Nous avons dit que les os et les muscles sont les organes *spéciaux* de la locomotion ; c' 3st qu'en effet tout se lient et s'enchaîne dans l'organisme; les os et les muscles ne pourraient nous transporter d'un lieu à un autre, faire même un seul mouvement, s'ils ne recevaient des nerfs, l'action que ceux-ci tirent du cerveau et de la moelle épinière, dont ils sont les conducteurs. En d'autres termes, le principe *vital* ou *fluide animique* est indispensable à l'accomplissement des phénomènes physiologiques.

Mais quelle est la nature de ce principe vivifiant et où réside-t-il ? Si nous remontons à l'origine ou à la cause première des faits et des actes palpables, nous sommes forcés de reconnaître en nous un principe supérieur à la matière, et n'ayant aucun des attributs de celle-ci; ce principe *spirituel*, qui est le siége de la pensée, auquel nous devons le mouvement, les sensations, l'intelligence et la volonté, c'est *l'âme*.

Mais cet esprit vital, ce fluide animique, sur la nature duquel les philosophes ont tant varié, a besoin d'un agent matériel pour exercer sa puissance, pour animer notre corps; le cerveau et ses dépendances constituent cet agent.

Quel est le siége de l'âme ? —Les philosophes et les physiologistes se sont beaucoup préoccupés de cette question. La majeure partie a cru que c'était dans le cerveau que l'âme devait résider. Descartes avait choisi la glande pinéale, sous prétexte qu'elle est seule dans le cerveau, et qu'elle y est comme suspendue, de manière à se prêter facilement à tous les mouvements exigés par les phénomènes intérieurs. D'autres ont donné la préférence au centre oval, au corps calleux. Mais il résulte des recherches et des expériences du célèbre Lorry, que ce n'est ni dans le cerveau ni dans le cervelet, ni dans le corps calleux que réside le principe du sentiment, puisqu'on peut détruire, enlever, affecter diversement ces parties, sans produire des morts subites, sans donner lieu à des convulsions, au désordre complet des fonctions animales. Ainsi il semble plus conforme à l'observation de ne fixer le siége de l'âme dans aucune des parties du cerveau, mais de la croire tout entière dans toutes les parties sensibles du corps, et principalement à l'origine des nerfs, de la moelle allongée, et de l'épine, qui ne peuvent être attaqués sans que la mort ait lieu, soit chez l'homme, soit chez les animaux. Ce qu'il y a de très certain, c'est que quand le corps est à l'état normal, l'âme est souvent bien portante, mais s'il vient à perdre cet état, le principe des sensations est bientôt affecté; de même lorsque la sensibilité est trop émue, et qu'à la suite de quelque passion violente l'âme est blessée, son enveloppe souffre, et souvent on voit le chagrin et tous les maux qui en sont la suite porter les plus graves atteintes à l'organisme.

L'homme qui étudie les lois admirables de la création, et remonte à Celui qui préside à leur immuable harmonie, ne peut que se prosterner devant cet Etre suprême, créateur et conservateur de l'univers, éternel dans son existence, comme tout puissant : c'est-à-dire *Dieu*.

Des Muscles.

La partie de l'anatomie qui traite des *muscles*, a reçu le nom de *myologie* [du grec *myôn*, muscle, dérivé de *muein*, mouvoir, et *logos*, discours].

Les *muscles* sont des organes fibreux, charnus, plus ou moins rouges, qui, par leur masse, dessinent les formes extérieures et, par leur contractilité , servent à l'exécution du mouvement.

On les distingue en *muscles de la vie animale*, ou de *relation*, et en *muscles de la vie organique*. Les premiers se contractent sous l'influence de la *volonté* (muscles *volontaires*) ; les seconds sous l'influence de certaines irritations étrangères (muscles *involontaires*).

Les muscles soumis à l'action de la volonté s'implantent sur les os. Des faisceaux du tissu cellulaire, des tendons, des aponévroses, des gaînes fibreuses, des vaisseaux et des nerfs entrent dans leur composition.

Les *faisceaux musculaires* sont les parties rouges, essentiellement charnues des muscles.

Les *tendons* [du grec *ténôn*, formé de *teinein*, tendre] sont des cordons ou faisceaux fibreux, d'un blanc luisant, qui tiennent à l'os par l'une de leurs extrémités et se continuent par l'autre avec les fibres charnues ; ils ont pour but de transmettre le mouvement imprimé par la contraction musculaire.

Les *aponévroses* [du grec *apo*, et de *neuron*, nerf] sont des membranes blanches, luisantes, très résistantes, composées de fibres entrecroisées ; elles ont pour usage ou de rendre les muscles plus puissants en facilitant leurs attaches aux os, ou d'envelopper ces organes et de soutenir leurs faisceaux pendant la contraction, au lieu de pénétrer dans leur intérieur, et d'augmenter

leurs points d'insertion en diminuant la longueur de
leurs fibres.

Les *gaines fibreuses* sont des brides inextensibles, qui
maintiennent en place les tendons pendant la contraction des muscles.

Les muscles de la vie organique, tels que le cœur,
l'estomac, la vessie, etc., sont destinés à des fonctions
que nous étudierons plus loin.

Dans les muscles volontaires, tantôt les fibres sont
parallèles, et constituent un faisceau dont la partie
moyenne est appelée *ventre*, et les extrémités *tête* et
queue; tantôt elles se divisent à leurs extrémités en
plusieurs *tendons;* d'autres fois elles sont *annulaires*,
comme dans les muscles de l'anus, etc.

On ne compte pas moins de quatre cents muscles
dans le corps de l'homme, dénommés : 1° d'après leur
position (brachial, fémoral) ; 2° d'après leur forme (dentelé, petit rond, grand rond, trapèze, etc.) ; 3° d'après
leur usage (abaisseur, élévateur, extenseur, abducteur.
adducteur, pronateur, supinateur, rotateur, etc.)

La plupart de ces mots portent en eux leur signification.

On appelle *muscles antagonistes*, les muscles qui agissent en sens opposé, tels que les *abaisseurs* et les *éléva-
teurs*, etc.

Bien que les noms de la plupart des muscles indiquent
leurs usages, nous dirons quelques mots, cependant, du
diaphragme [du grec *dia*, à travers, et *phragma*, cloison), muscle très important, qui constitue une espèce de
cloison musculo-membraneuse , irrégulièrement circulaire et située entre la poitrine et l'*abdomen* ou bas-ventre.

Le centre du diaphragme est occupé par une large
aponévrose appelée *centre phrénique*, laquelle reçoit les
fibres nées de la circonférence de la poitrine, et dont la
réunion forme les *piliers* du diaphragme.

Ce muscle présente en avant une ouverture, dit *œso-
phagienne*, pour le passage de l'*œsophage*, et en arrière
une autre ouverture, dite *aortique*, pour le passage de
l'*aorte*, du *canal thoracique* et de la *veine azygos*.

Le diaphragme, qui maintient les viscères renfermés

dans la poitrine et dans l'abdomen, est un muscle *inspirateur* qui joue un rôle essentiel dans le soupir, le baillement, l'éternuement, le hoquet, etc.

La *force contractile* d'un muscle est en rapport avec son volume, la distance de son point d'appui, l'ouverture de l'angle sous lequel il agit, le nombre des artères et des nerfs qui s'y distribuent.

Cette force augmente sous l'influence d'émotion vive, la colère, par exemple ; dans certaines maladies, telles que l'épilepsie. l'hystérie, etc.

Mais c'est surtout par l'exercice que la force des muscles peut acquérir une intensité durable ; il est facile de s'en convaincre en examinant la force musculaire des forgerons, boulangers, etc.

Nous avons dit que la contractilité musculaire ne pourrait avoir lieu sans l'action que les nerfs tirent du cerveau et de la moelle épinière, dont ils ne sont que les conducteurs. C'est ce que prouvent en effet les lésions des centres nerveux, qui donnent presque toujours lieu à des contractions plus ou moins énergiques, auxquelles la volonté n'a aucune part.

La *volonté*, cause normale de la contraction des muscles soumis à son influence, a pour siége exclusif le cerveau ; c'est ce que prouvent péremptoirement les expériences de célèbres physiologistes, entre autres celles de MM. Flourens et Bouillaud.

Le fluide particulier qu'on suppose circuler dans les nerfs, et qu'on regarde comme l'agent de la sensibilité et du mouvement, est le *fluide nerveux* ; son existence fut longtemps un problème ; elle reçut un nouveau degré de probabilité des découvertes de Galvani, et des expériences faites en 1852 par Zantedeschi et du Bois-Reymond, qui tendent à prouver que les contractions musculaires, volontaires ou non, correspondent à des courants électriques, qui se dégagent des corps vivants.

ORGANES DE LA PHONATION OU DU LANGAGE ARTICULÉ.

Le *larynx* [en grec *larynx*, sifflet] est l'organe symétrique et régulier dans lequel se produit la voix.

Il est situé sur la ligne médiane du corps, à la partie supérieure et antérieure du cou. Sa forme est celle d'un cône tronqué et renversé, qui surmonte la *trachée artère* avec laquelle il communique.

Le larynx est composé principalement de quatre cartilages, savoir :

1°. Le cartilage *thyroïde* [du grec *thyréos*, bouclier, et *eidos*, forme], qui en forme les parties antérieures et latérales ; l'angle saillant de ce cartilage est appelé vulgairement pomme d'Adam ;

2°. Le cartilage *cricoïde* [du grec *cricos*, anneau], qui sous forme d'anneau en constitue la partie supérieure ;

3° et 4°. Les cartilages *aryténoïdes* [du grec *arytaina*, entonnoir], au nombre de deux, placés l'un près de l'autre, et appuyés par leur base sur le bord supérieur du cartilage cricoïde.

On doit encore distinguer dans le larynx les *cordes vocales* (replis latéraux de la membrane muqueuse qui tapisse le larynx), l'*épiglotte*, les *muscles* de cet organe, et la *glande* ou *corps thyroïde*.

L'*épiglotte* [du grec *épi*, sur, et *glottis*, glotte], lame fibreuse ovalaire, fixée seulement par son bord inférieur à la partie supérieure du larynx et à la base de la langue.

Les muscles du larynx [aryténoïdien, thyro-aryténoïdiens, crico-aryténoïdiens, crico-thyroïdien], dont les noms indiquent les points d'insertion, sont de très petits faisceaux musculeux, destinés à faire mouvoir les diverses pièces mobiles du larynx, les unes sur les autres.

La *glande* ou *corps thyroïde* est située sur la partie inférieure du larynx et supérieure de la trachée artère. Ses usages sont inconnus. On sait seulement que le goître est dû à son développement anormal.

Mécanisme de la voix. L'air, chassé de l'intérieur des poumons, arrive d'abord à la trachée artère, canal assez large qui se resserre bientôt ; il traverse ensuite le larynx dont les bords constituent deux lames vibrantes, semblables à des hanches d'instruments à vent qui, en permettant ou interceptant le passage de l'air, déterminent les ondulations sonores. Les autres organes (pharynx, cavités buccales et nasales, etc.), ne font que transmettre et modifier le son.

Le volume du larynx, l'état des cordes vocales, la vitesse de l'air expiré etc., influent naturellement sur la phonation. C'est pourquoi la voix humaine varie avec l'âge; elle est plus aiguë dans l'enfance, et devient grave à l'époque de la puberté. Elle perd de son intensité après les repas copieux, qui, en distendant l'estomac outre mesure, rétrécissent la cavité de la poitrine ; elle s'altère plus ou moins, quelquefois complétement, lorsque les cordes vocales deviennent le siége d'irritation, de gonflement, d'engorgement ou d'ulcérations.

La castration (de *castrare,* châtrer) était pratiquée en Italie, dans un but d'art et de luxe, sur de jeunes enfants destinés aux chapelles et au théâtre. Cette mutilation, qui fut défendue par Clément XIV, donnait à leur voix la douceur et la suavité des voix de femmes, avec un timbre et un développement plus parfait, ce qui prouve la sympathie existante entre les organes génitaux et le larynx.

La *ventriloquie* (de *venter*, ventre, et *loqui*, parler) est l'art de modifier la voix naturelle, de l'étouffer à sa sortie du larynx, pendant une expiration lente habilement ménagée, de manière que cette voix semble venir d'une distance plus ou moins éloignée. La contraction des muscles du cou, de la poitrine et de l'abdomen, permet au ventriloque de modifier encore plus le volume et la nature du son, et d'imiter ainsi plusieurs voix à la fois. L'illusion est complète lorsqu'il peut dérober au spectateur le mouvement obligé des lèvres. Mais cette manière de parler, exigeant en quelque sorte la suspension des fonctions respiratoires, ne pourrait être supportée longtemps sans danger. Il est à présumer que c'est en parlant de la sorte que les prêtres païens, les sibylles, les devins, trompaient les peuples et semblaient rendre des oracles.

ORGANES DES SENSATIONS ET DE L'INTELLIGENCE.

Le système nerveux est l'organe multiple de la double faculté de sentir et de créer des idées.

Il faut distinguer la *sensibilité interne*, qui appartient aux centres nerveux et à leurs dépendances ; et la *sensibilité externe*, qui a pour appareils organiques les yeux, les oreilles, la peau, etc.

ORGANES DE SENSIBILITÉ INTERNE.

Les organes de la sensibilité interne comprennent le système nerveux général, qui se divise en *système nerveux cérébro-spinal* ou *rachidien* et en *système ganglionaire*.

Le *système cérébro-spinal* préside à la vie de relation.

Le *système ganglionaire* préside aux fonctions de la vie de nutrition et de reproduction.

Système nerveux cérébro-spinal.

Le *système nerveux cérébro-spinal* se compose de l'*encéphale* [du grec *en*, dans, et *képhalé*, tête], ou ensemble de toutes les parties contenues dans la cavité du crâne.

L'*encéphale* contient lui-même le *cerveau*, la *moelle épinière* et les *nerfs* qui naissent de l'un et de l'autre.

CERVEAU.

Le *cerveau* est la partie la plus considérable de l'encéphale, qui occupe toute la cavité du crâne, à l'exclusion de la partie comprise au-dessous de la tente du cervelet.

Le cerveau proprement dit s'étend du front aux fosses occipitales supérieures. Sa forme est symétrique, ovoïde, légèrement comprimée sur les côtés et aplatie en dessous. Sa face supérieure est divisée, par une scissure profonde, en deux moitiés appelées *hémisphères cérébraux*, et présente à sa surface un grand nombre d'éminences appelées *circonvolutions cérébrales*, et séparées par des sillons sinueux nommés *anfractuosités*. Sa face inférieure offre, d'avant en arrière, la commissure des nerfs optiques, le tubercule cendré, la tige et la glande pituitaires, les tubercules mamillaires, la protubérance cérébrale, et sur les côtés, trois lobes, dits antérieur, moyen et postérieur. A l'intérieur, le cerveau renferme le corps calleux, le *septum-lucidum*, la voûte à trois piliers, la glande pinéale, le ventricule moyen et les ventricules latéraux.

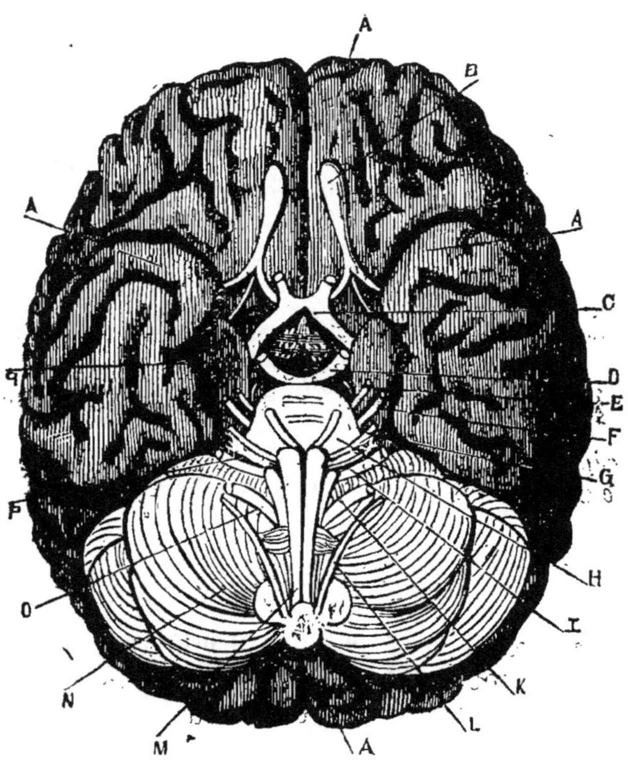

Fig. 2. — *Cerveau vu par sa face inférieure.* — On y voit les circonvolutions cérébrales (A, A); le nerf olfactif (B); le nerf optique (C); le nerf pathétique (D); les nerfs moteurs oculaires (E, F, G); la protubérance annulaire (H); les nerfs cérébraux spinaux (I, K, L, O); la naissance de la moelle allongée (M); le cervelet (E).

Toute la masse cérébrale est contenue dans trois enveloppes membraneuses appelées *méninges*, qui sont : la *pie-mère*, l'*arachnoïde*, la *dure-mère*.

On distingue dans le cerveau deux substances : la *corticale*, grise, molle, spongieuse, d'où naissent les filaments nerveux ; la *médullaire*, blanche, plus ferme, parsemée de rameaux vasculaires, qui constituent ces mêmes filaments.

Le *cervelet* est cette partie de l'encéphale située en arrière et sous le cerveau dont elle est séparée par la tente du cervelet.

La surface du cervelet présente un assemblage de lames grises, concentriques et régulières ; la face inférieure offre au milieu un enfoncement pour loger le commencement de la moelle épinière; un autre en avant pour la protubérance cérébrale.

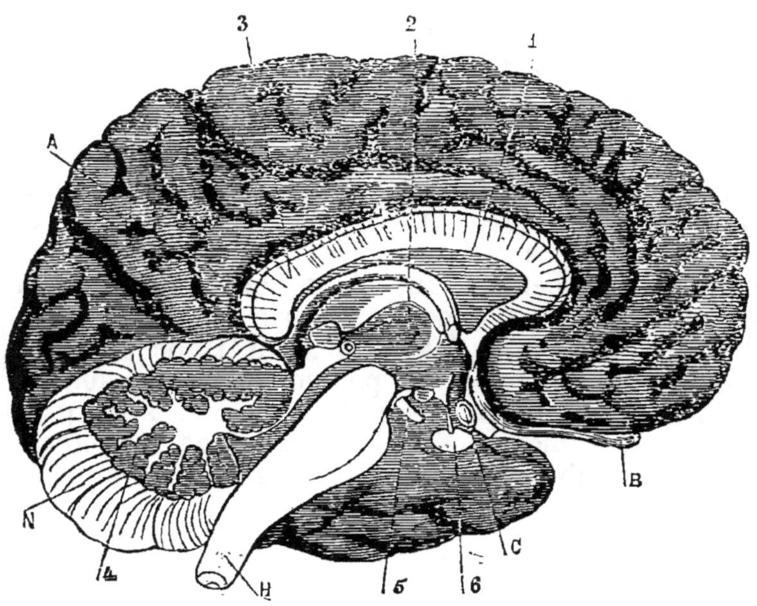

Fig. 3. — *Coupe verticale du cerveau, du cervelet et de la moelle allongée.* — On y voit les circonvolutions cérébrales (A); les substances blanche et grise; la moelle allongée (H), etc.

Comme le cerveau, le cervelet est partagé par une rainure en deux hémisphères. Si l'on coupe verticalement les lobes du cervelet, les deux substances grise et blanche, présentent des espèces de ramifications auxquelles on a donné le nom d'*arbre de vie*.

Protubérance cérébrale. C'est une grosse éminence

placée à la face inférieure de l'encéphale, et qui sert de communication entre le cervelet, le cerveau et le commencement de la moelle épinière, au moyen de prolongements intérieurs appelés *pédoncules* du cerveau.

On a donné le nom de *pont de varole* à cette disposition de la protubérance cérébrale, en souvenir de l'anatomiste Varoli, qui l'a décrite un des premiers.

Du cerveau, et principalement de la protubérance cérébrale, partent neuf paires de nerfs (*nerfs cérébraux* ou *crâniens*) destinés aux organes de l'olfaction, de la vision, de l'audition, etc.

De la *moelle épinière*, gros cordon nerveux qui naît de la protubérance cérébrale, et se prolonge dans le canal vertébral, naissent trente paires de nerfs, qui se distribuent dans les muscles et la peau, et communiquent la sensibilité générale et tactile, et le mouvement.

Le *système ganglionaire* ou *grand sympathique*, est constitué par de petits filets nerveux (*glanglions*), placés sur les côtés de la colonne vertébrale, et formant par leur abouchement, une chaîne qui s'étend de la base du crâne au sommet de l'os sacrum. Ils envoient des filets nerveux et des entrelacements de plusieurs filets nerveux (*plexus*) aux poumons, au cœur, aux intestins, aux reins, au foie, etc., aux fonctions desquels ils président, mais sans la participation de la volonté, bien qu'ils s'abouchent avec des nerfs de la vie animale ou de relation.

Physiologie du cerveau. — Au moment de la naissance, l'enfant, dont la tête est relativement si volumineuse, est bien loin encore de l'entier développement de ses facultés. Les substances cérébrales et les circonvolutions elles-mêmes sont loin d'être aussi nettement tranchées qu'elles doivent le devenir.

L'imperfection simultanée des actes intellectuels, moraux et instinctifs, et des conditions matérielles sous lesquelles se présentent les diverses parties de l'encéphale, temporaire dans le fœtus humain, se montre d'une manière permanente dans les animaux auxquels il est refusé d'atteindre aux perfectionnements propres à esprit humain.

L'homme, sous le rapport du développement des hémisphères,
du cervelet et du cerveau, occupe le premier rang ; les quadru-
manes et les dauphins viennent ensuite. Déjà chez les carnassiers,
le cervelet n'est plus recouvert par les lobules postérieurs du cerveau qui manquent en partie. Les circonvolutions sont proportion-
nellement aussi considérables, mais non aussi nombreuses. Ce
sont les rongeurs qui présentent parmi les mammifères le cerveau
le plus simple. On voit chez les oiseaux disparaître les hémisphères latéraux du cervelet, ainsi que les fibres transversales de la
protubérance ; il n'y a ni lobules ni circonvolutions aux hémisphères cérébraux. On voit dans les reptiles et les poissons l'encéphale
tendre, à l'uniformité, à l'allongement, au rapprochement avec la
conformation de la moelle, comme on l'a vu dans le fœtus humain.
Quelques parties, les tubercules quadrijumaux, par exemple, augmentent au contraire, en raison directe de la diminution des hémisphères cérébraux et cérébelleux. On admet plus de cerveau
dans les insectes. Ce sont des renflements successifs unis par des
nerfs, comme si les organes réunis dans l'encéphale humain fussent dissociés et reportés à chaque partie qu'ils doivent animer.
La substance nerveuse devient indistincte dans les derniers animaux. Ainsi progressivement décroît et disparaît la disposition
compliquée de l'encéphale humain, en même temps que les facultés qui le distinguent et lui assignent une prédominance si exceptionnelle.

D'autres conditions viennent révéler encore cette sorte de dépendance de la matière et de l'esprit. La compression du cerveau
par la main lorsqu'une blessure a ouvert le crâne produit un sommeil, une suppression irrésistible des facultés, l'oubli de penser,
de vouloir ; ainsi agissent l'apoplexie, qui comprime par l'épanchement du sang qui la constitue ; le fragment enfoncé d'une fracture, une balle, etc. L'inflammation des membranes du cerveau,
celle du cerveau lui-même, altèrent, pervertissent et abolissent les
actes moraux, intellectuels, instinctifs.

Comme les autres organes, le cerveau se nourrit par l'afflux du
sang ; comme les autres, il s'enflamme, s'altère, se durcit, se ra-
mollit, est le siége de dépôts de pus, de tubercules, de cancers,
matières osseuses, cartilagineuses, etc., et ces altérations donnent
lieu à des troubles divers dans les facultés psychologiques.

Elles s'altèrent encore sans qu'aucune lésion matérielle l'indique,
pour nos sens du moins, et à l'état de connaissances où nous en
sommes. La folie, l'hystérie, l'épilepsie, l'hypochondrie, sont des

maladies de l'encéphale ; on ne rencontre pas constamment des lésions anatomiques sur les personnes qui y succombent.

Le sang altéré par l'alcool contenu dans les boissons prises en trop grande quantité dans les excès de table, prive le cerveau de l'action normale de ses facultés. Dans l'espèce humaine, qui ne saurait supporter son prodigieux accroissement sans les liens sociaux, la plus essentielle des facultés est la puissance morale, aussi tout y est-il ordonné pour cette existence spirituelle A la disposition inconnue, inconcevable, insaisissable d'une partie de notre organisme est dévolue l'attribution de manifester cette puissance. Comme pour les autres organes, quelques exercices dirigés d'après certaines lois permettent de donner à l'organe de notre pensée une énergie plus prononcée, une portée plus étendue, une action plus soutenue. Ici le physiologiste intervient, le médecin s'asseoit parmi les législateurs, après avoir éclairé le philosophe ; l'éducation morale repose sur des lois presque physiques, la gymnastique de l'esprit reconnaît des préceptes et des expériences analogues à ceux qui modifient le reste du corps ; l'esprit s'est matérialisé dans son instrument ; dans le cerveau siége la force de l'homme social. On est loin d'avoir atteint le but dans cette voie de progrès ; mais on y marche, et il appartient aux physiologistes de tracer ce plan, lui que ses investigations ont porté à éclairer la route. (*Sanson.*)

Nous avons parlé du principe immatériel qui avertit l'homme de sa propre existence, et de celle des êtres qui l'entourent. Ce principe, quel que soit le nom qu'on lui donne, action *cérébrale*, *esprit*, *âme*, existe.

Une question, longtemps agitée, est celle-ci : les animaux ont-ils une âme ?

Combien d'ouvrages d'une vaine et futile controverse ont été écrits sur la question de savoir si les animaux ont une âme ? Les anciens, d'après Aristote, accordaient aux animaux une *âme sensitive*, et donnaient même aux plantes une *âme végétative*, réservant pour l'homme l'*âme rationnelle*, qui s'unit en lui aux deux autres. Descartes refusa toute âme aux bêtes, et en fit de pures machines. Condillac restitue une âme aux bêtes, et leur accorde les facultés analogues aux nôtres, mais inférieures et proportionnées à leur organisation. Croirait-on aujourd'hui que des hommes ont été assez fous pour hésiter à reconnaître une âme chez la femme, cette fleur de la création, qui ne nous charme que par les attributs de son esprit... pour la reconnaître à peine dans la nature intelligente du nègre ? Oh ! sans doute, ceux-là eussent anathématisé cent fois celui qui fût venu leur dire : l'âme de la brute, à laquelle vous accordez à peine un instinct qui le distingue de la plante ou de la machine, possède les trois grandes facultés de notre âme : la sensibilité, l'intelligence, la volonté, et n'en diffère que par la faculté de juger des effets et des causes, la *raison*, et surtout la faculté d'initiative. C'est là, cependant, ce qui est le plus généralement admis aujourd'hui ; l'âme des animaux, douée d'une sensibilité souvent exquise, d'une intelligence remarquable, d'une mémoire sûre et précise, d'une volonté souvent immuable, ne diffère de la nôtre qu'en ce que cette volonté ne semble point réglée par le jugement, par la raison, et que, dépourvus de l'esprit de comparaison et d'induction, ils ne peuvent arriver à un mouvement d'initiative.

Chez l'homme, de même que chez tous les animaux vertébrés, le cerveau et la moelle épinière constituent l'organe le plus important ; réservoir de la sensibilité, des mouvements et de la vie, siége de l'intelligence chez l'homme et de l'instinct chez les animaux, cet organe ne peut être blessé, comprimé ou mal conformé sans que l'être auquel il appartient ne soit frappé de mort, de paralysie ou de quelque affection mentale.

D'après les expériences de M. Flourens, corroborées par celles du professeur Bouillaud, 1° « les lobes antérieurs du cerveau sont le siége de la volition ; 2° le cervelet est l'organe régulateur du mouvement ; 3° l'agent excitateur des muscles réside dans le prolongement rachidien et dans les nerfs ; mais il se concentre surtout à la protubérance cérébrale et à la naissance épinière, où les blessures produisent une paralysie générale ; 4° le principe de la volonté et l'agent excitateur se communiquent aux muscles en suivant la moelle épinière, et les nerfs rachidiens nés des racines antérieures. »

Le lieu précis où M. Flourens dit que la vie réside particulièrement, est situé vers la nuque au point de réunion du cervelet et du cerveau ; c'est ce que ce savant physiologiste appelle le *nœud vital*.

Il paraîtrait établi, aussi bien pour les animaux que pour les divers individus dans l'espèce humaine, que l'intelligence grandit ordinairement en proportion du volume du cerveau et de son parfait développement. C'est ce que nous démontrerons, avec une certaine réserve toutefois, en parlant de l'*angle facial* au mot homme.

C'est ici le lieu de parler de la *phrénologie* et de la *physiognomanie*.

La Phrénologie [du grec *phrên*, esprit, et *logos*, discours] est l'étude de conformation du cerveau et de ses protubérances, comme indiquant les diverses facultés ou dispositions innées de l'esprit humain, et la prédominance de telle ou telle de ses facultés chez les individus. Les deux principes fondamentaux de la phrénologie sont : « Que l'organisation est indispensable à la manifestation des facultés de l'âme, et que le cerveau est l'organe pour la manifestation des facultés, » d'où Gall déduit la liaison nécessaire entre la structure des organes et leurs fonctions.

Céphalométrie.

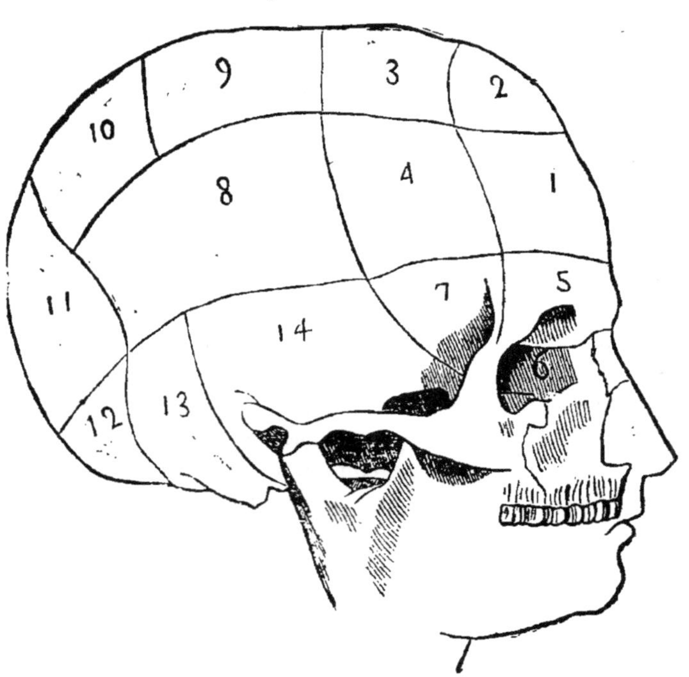

Fig. 4. — *Nouveau système de phrénologie de A. D'Arembert.* — Nos 1 à 7, siége des organes des facultés de l'âme ; Nos 8 à 14, siége des organes des instincts.

Gall distingue dans le cerveau vingt-sept organes. Les vingt-sept facultés fondamentales auxquelles correspondent ces organes sont, dans son système : 1° l'instinct de la reproduction , 2° de l'amour de la progéniture , 3° l'attachement , 4° le courage, 5° le penchant à la destruction et au meurtre, 6° la ruse , 7° l'instinct de la propriété et le penchant au vol, 8° l'orgueil, 9° la vanité, 10° la circonspection , 11° la mémoire des choses, 12° le sens des localités, 13° la mémoire des personnes, 14° la mémoire verbale, 15° le sens du langage, 16° le sens des rapports des couleurs et le talent de la peinture, 17° le sens des rapports musicaux ou le talent de la musique, 18° le sens des rapports des nombres ou le talent mathématique, 19° le sens de la mécanique et le talent de l'architecture, 20° la sagacité comparative, 21° l'esprit métaphysique, 22° l'esprit caustique ou de saillie, 23° le talent poétique, 24° la bienveillance et le sentiment du juste, 25° la mimique, 26° le sentiment religieux, 27° la fermeté. — Outre les vingt-sept organes décrits par Gall, Spurzheim, son disciple et son collaborateur, en admet plusieurs autres, et, aujourd'hui encore, les phrénologistes sont loin de s'accorder sur leur nombre et sur leur dénomination. Cependant, ils en reconnaissent pour la plupart trente-sept, correspondant à autant de dispositions primitives de l'esprit. Ils en forment, d'après Spurzheim, trois divisions : 1° *penchants :* alimentivité, amativité, philogéniture, habitativité ou concentrativité, affectionnivité, combattivité, destructivité, sécrétivité, acquisivité, constructivité; 2° *sentiments :* estime de soi, approbativité, circonspection, bienveillance, vénération, fermeté, conscienciosité, espérance, merveillosité, idéalité, gaîté, imitation ; 3° *facultés intellectuelles* ou *perceptives :* individualité, configuration, étendue, pesanteur et résistance, tactilité, coloris, localité, calcul, ordre, éventualité, tons, langage, comparaison , causalité ou esprit métaphysique.

La *phrénologie est-elle une* science? question sérieuse qui est loin d'être résolue, car les physiologistes disputent encore sur le siége particulier à assigner à chaque faculté. Néanmoins, ils s'accordent tous à placer dans la portion antérieure du cerveau les organes des facultés intellectuelles ; dans la portion postérieure, les organes des facultés animales; dans la partie intermédiaire au-dessus de l'oreille ceux des facultés morales.

Si la phrénologie compte des partisans d'un mérite incontestable, entre autres Broussais, elle a pour adversaires des hommes non moins compétents : MM. Flourens, Lélut, etc., l'ont combattue au point de vue physique, comme contraire aux faits les mieux observés. M. Ad. Garnier, dans un savant ouvrage intitulé : *La Psy-*

chologie et la Phrénologie comparées, la condamne au nom de l'analyse psychologique.

La *Physiognomonie* (du grec *physis*, nature, naturel, et *gnômon*, indicateur) est la prétendue science qui apprend à connaître le caractère des hommes d'après leurs apparences extérieures. Le préjugé d'établir des jugements absolus d'après les traits du visage, la conformation de la tête, du nez, la couleur de la chevelure et des yeux, est d'autant plus difficile à déraciner, qu'il s'est propagé sous l'influence d'un grand nom, celui de Lavater. — Malheureusement, il manquait à ce génie les connaissances qui sont la base de toute étude sur l'homme, l'*anatomie* et la *physiologie*; et le système de Lavater s'est écroulé sous la base fuyante des exceptions. Au type remarquable de Cuvier, on peut opposer la tête idiote de la Fontaine; au nez de Châteaubriant, celui de Socrate. Les cheveux roux ne sont pas tous des Judas Iscariote, pas plus que les frisés des Ajax et des Murat. Enfin, pour ne réfuter ici que le principe tiré de la disposition des cheveux, nous dirons que Napoléon, le plus grand capitaine des temps modernes, avait les cheveux plats de la poltronnerie et de la pusillanimité.

ORGANES DE LA SENSIBILITÉ EXTERNE.

Les organes de la sensibilité externe ou des sens, destinés à percevoir les impressions des objets extérieurs, comprennent les appareils de l'*olfaction*, de la *vision*, du *goût* et du *toucher*.

Appareils de l'olfaction.

L'appareil de l'olfaction se compose du nez et des fosses nasales que tapisse une membrane muqueuse, dans laquelle se ramifie à l'infini le *nerf olfactif*.

Le nez, organe de l'odorat, est cette partie saillante du visage située entre le front et la bouche. Il contient supérieurement deux *os propres*, dans sa partie moyenne un *cartilage*, et inférieurement plusieurs *fibro-cartilages*.

Le nez est tapissé à sa surface interne d'une *membrane pituitaire*, toujours humide. On y trouve quatre muscles.

Les *fosses nasales* sont deux cavités anfractueuses. séparées par l'os vomer, qui concourent à l'olfaction, à la respiration et à la phonation. La *lame criblée de l'ethmoïde* forme la paroi supérieure de ces cavités ; le maxillaire supérieur et les palatins, la paroi inférieure, la voûte palatine et le plancher des fosses nasales. Enfin les *cornets du nez* et les méats (ouvertures) complèten cet organe important.

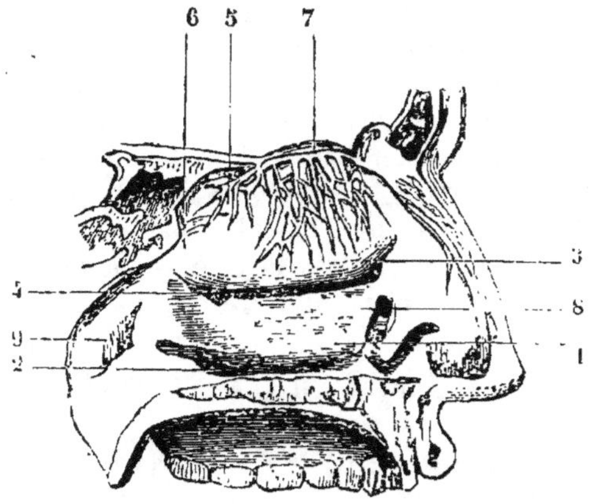

Fig. 5. — 1. Cornet inférieur ; 2. méat inférieur ; 3. cornet moyen ; 4 méat moyen ; 5. cornet supérieur ; 6. méat supérieur ; 7. nerf olfactif ; 8. canal nasal ; 9 ouverture de la trompe d'Eustache dans la gorge.

Mécanisme de l'olfaction. Les nerfs qui se distribuent à l'appareil olfactif, sont d'abord la première paire (nerfs olfactifs), puis diverses branches de la cinquième paire (*nerfs trijumeaux*), enfin des rameaux du grand sympathique.

Les molécules des corps qui exalent des odeurs (*molécules odorantes*) ont l'air atmosphérique pour véhicule. Attirées par des mouvements d'inspiration dans les fosses nasales, ces molécules se mettent en contact avec la membrane muqueuse qui tapisse la face interne du nez, et l'impression, transmise sur le champ au cerveau par les ramifications du nerf olfactif, est convertie en perception.

On ne sait encore si les odeurs agissent sur le nerf olfactif par *ébranlement* ou par la présence *matérielle* de molécules odorantes. Ce qui nous ferait pencher pour la première opinion, c'est que les odeurs sont imperceptibles à la vue et au toucher.

La muqueuse nasale sécrète en tous temps une humeur parti-culière, qui a pour but d'empêcher l'altération, l'usure des extré-mités du nerf olfactif, constamment soumis à l'influence des impressions des corps étrangers, notamment de l'air atmosphérique.

Les *poils* qui croissent dans l'intérieur du nez, garantissent cet organe contre l'action de certains corps étrangers, et contre l'introduction dans les narines de plusieurs espèces d'insectes.

L'odorat, dont la finesse doit être rattachée plutôt à la nature des parties sensibles de l'olfactif qu'à leur volume et à leur étendue, se perfectionne beaucoup par l'exercice; il est généralement plus délicat chez la femme que chez l'homme; chez le jeune enfant, il est à peu près nul, attendu que les fosses nasales sont encore à l'état rudimentaire Chez la plupart des animaux, c'est un guide sûr qui leur fait rechercher ou éviter telle ou telle nourriture. Si l'on en croit les historiens, des vautours furent attirés d'Asie sur les champs de Pharsale, ville de Thessalie, par l'odeur des cadavres qui s'y trouvaient entassés, après la célèbre victoire qu'y remporta César sur Pompée, l'an **48** avant notre ère.

APPAREIL DE LA VISION.

Cet appareil comprend le *globe oculaire*, les *muscles de l'œil*, la *membrane muqueuse oculaire* et les *paupiè-res*.

GLOBE OCULAIRE.

Le *globe oculaire*, ou œil proprement dit, est l'organe immédiat de la vision. Il constitue une sphère creuse composée de *membranes* et d'humeurs.

Les membranes de l'œil sont la *sclérotique*, la *cornée*, la *choroïde*, la *rétine*, l'*iris* et la *conjonctive*.

Les humeurs de l'œil sont le corps vitré et l'humeur aqueuse.

La *sclérotique* [du grec *skléros*, dur] appelée vulgairement *blanc de l'œil*, est une membrane opaque, d'un blanc nacré revêtant les quatre cinquièmes postérieurs du globe oculaire ; elle présente une ouverture dans le bord de laquelle est enchâssée la cornée. Elle est percée en arrière pour laisser passer le nerf opaque.

Sa surface externe donne attache aux muscles de l'œil, et l'interne est en contact avec la choroïde.

La *cornée*, membrane circulaire, transparente, enchâssée dans la sclérotique, est composée de lames superposées, reflétant par leur transparence la couleur variable de l'iris.

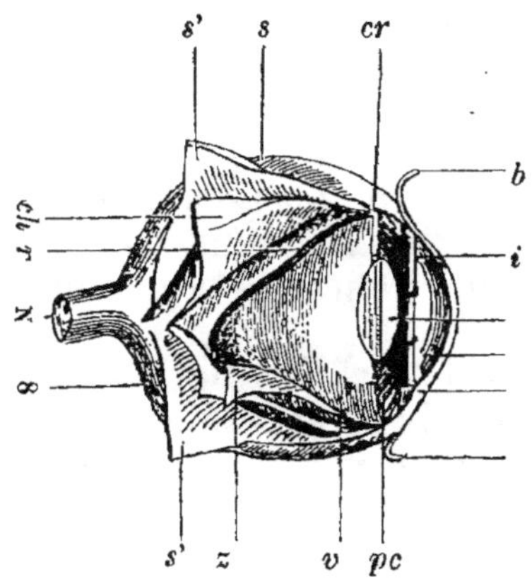

Fig. 6 — *c*, cornée; *s, s*, sclérotique; *s', s'*, portion de la conjonctive; *r*, rétine; *b, b*, portion de la conjonctive; *i*, iris; *p*, pupille; *cr*, cristallin; *pc*, procès ciliaires; *v.* humeur vitrée.

La *choroïde* [du grec *chorion*, enveloppe, et *eidos*, ressemblance], membrane très mince et très vasculaire qui sert de doublure exacte à la sclérotique qu'elle sépare de la rétine.

La *rétine* [du latin *retina*, formé de *rète*, réseau] est la troisième membrane oculaire qui double à son tour la choroïde. Elle est essentiellement nerveuse, formée par l'épanouissement du nerf optique.

L'*iris* [du grec *iris*, arc-en-ciel], membrane circulaire, nuancée, mobile, qui forme la *pupille* ou *prunelle* de l'œil, et qu'on aperçoit à travers la cornée transparente. Éminemment contractile, l'iris change de dimension selon l'intensité des rayons lumineux. Il est placé verticalement au milieu de l'espace qui forme le tiers antérieur de l'œil.

On appelle *chambre antérieure* de l'œil, l'espace compris entre la cornée et la partie antérieure de l'iris, et *chambre postérieure*, l'espace compris entre la partie postérieure de l'iris et la face interne du cristallin. Ces deux chambres de l'œil sont remplies par l'*humeur aqueuse*, liquide transparent contenu seulement dans la membrane qui tapisse la chambre antérieure.

La *conjonctive* (de *conjoindre*), membrane muqueuse qui unit le globe de l'œil aux paupières, en tapissant d'une part la surface interne de ces voiles membraneux, et de l'autre le globe oculaire jusqu'à la circonférence de la cornée.

Le *corps vitré* est une masse gélatineuse et transparente, enveloppée par la membrane *hyaloïde* [du grec *hyalos*, verre], qui retient le cristallin au centre de sa face antérieure.

Nous avons parlé de l'humeur aqueuse; disons un mot du *cristallin*, du *cercle* et des *procès ciliaires*.

Le *cristallin* (de *cristal*) est un petit corps lenticulaire, transparent, placé entre l'humeur aqueuse et le corps vitré. Il est enveloppé d'une membrane qui lui est propre, appelée capsule cristalline.

Le *cercle ciliaire* est un anneau grisâtre qui entoure le cristallin ; il résulte de la réunion des *procès ciliaires*, replis saillants de la choroïde, au nombre de plus de soixante, logés dans des enfoncements du corps vitré, et formant en avant de ce corps et derrière l'iris, des rayons convergents.

Muscles de l'œil. Six muscles (quatre droits et deux obliques) destinés au mouvement de l'œil, sont fixés à la sclérotique par leur extrémité antérieure, et *insérés* derrière le globe oculaire par leur extrémité opposée.

Paupières.

Les paupières sont deux voiles mobiles placés au devant de l'œil pour le protéger quand ils l'abaissent. Leur bord est garni de petits poils appelés *cils*, qui s'opposent à l'introduction dans l'œil des corpuscules qui voltigent dans l'atmosphère, et servent en même temps à modérer les rayons lumineux trop ardents.

Mécanisme de la vision. La vision s'accomplit au

moyen de deux ordres de faits, les uns physiques, les autres mentaux. L'œil peut être regardé comme une chambre noire, tapissée par la *rétine*; une lentille, le *cristallin*, corps transparent, terminé par deux surfaces à peu près sphériques, sert à produire sur la rétine l'image des objets, comme les lentilles ordinaires donnent, sur un écran convenablement placé, l'image des corps placés devant elles. Les rayons lumineux, après avoir traversé la *cornée*, l'*humeur aqueuse*, la *pupille*, qui peut se rétrécir ou se dilater à volonté, arrivent au cristallin, qui les rassemble et les fait converger ; puis ils entrent dans le grand espace rempli par l'*humeur vitrée*, et vont enfin prendre sur la *rétine* l'image de l'objet: cette image est renversée. L'impression reçue par la rétine est transmise au centre cérébral par le *nerf optique*. A la suite de cette transmission ont lieu les phénomènes mystérieux de la sensation et de la *perception* des objets.

La vue, comme tous les autres sens, se perfectionne par l'habitude. Mais à combien d'erreurs ce sens ne peut-il pas nous exposer! Citons deux exemples empruntés au docteur Lardner.

Une des plus curieuses et des plus incompréhensibles illusions des sens est celle qui regarde l'estimation qu'on fait du nombre des objets quelconques qui s'offrent à nous. L'impression que produit sur l'œil la vue du firmament, pendant une nuit brillante d'étoiles, présente un exemple frappant de ce genre d'illusion. Le chiffre des étoiles visibles est toujours immensément exagéré. Quoiqu'il soit bien vrai que les étoiles sont, strictement parlant, innombrables, cependant le nombre que l'œil nu, sans l'assistance du télescope, en voit distinctement à la fois, n'est pas grand. Chacun peut s'édifier à ce sujet en examinant une bonne carte stellaire. Toutefois, quand nous portons les regards vers le firmament pendant une nuit brillante, ces astres nous paraissent infiniment nombreux. C'est là une illusion. Pour la dissiper, il suffit d'examiner les cieux avec le télescope le plus vulgaire, ou même avec l'aide d'un long tube, qui réduira la perspective à une petite partie du firmament. Sur la totalité de la sphère céleste, il n'y a pas plus de vingt étoiles de première grandeur, et rarement l'on peut en voir cinq ou six à la fois. Le nombre des étoiles de deuxième grandeur n'excède pas cinquante, et l'on en voit rarement vingt à la fois. Le chiffre des étoiles de troisième grandeur peut s'élever à deux cents environ, et la moitié seulement peut se voir en même temps au-dessus de l'horizon. Les petites étoiles sont beaucoup plus nombreuses, mais on ne les distingue qu'à grand'peine, et elles ne produisent pas sur l'esprit cette impression de multitude que nous concevons.

On a constaté que la membrane de l'œil qui est affectée par la lumière retient l'impression qu'elle a reçue environ un dixième de seconde après que la cause déterminante de l'impression a disparu. Quand on fait décrire un cercle à un bâton enflammé, en le faisant tourner rapidement, ce cercle semble une ligne ininterrompue de lumière, parce que l'œil retient l'impression que produit la lumière sur lui à chaque point du cercle, jusqu'à ce que le bâton revienne à chacun de ces points. En conséquence, la lumière est visible en même temps sur tous les points du cercle.

On a construit d'ingénieux joujoux optiques, dont les effets s'expliquent par ces principes. On a peint le même objet sur les différentes divisions de la circonférence d'un cercle et dans des attitudes diverses ; tandis que l'œil se dirige vers le plus haut point du cercle, par une ouverture pratiquée à cette fin, on fait tourner le cercle, et l'objet passe dans l'œil, en offrant successivement des attitudes différentes. Si la rapidité avec laquelle tourne le cercle est telle que l'œil puisse retenir l'impression de l'objet dans une attitude jusqu'à ce que son image vienne en vue dans une autre attitude, il semblera que l'objet se meut réellement. On a peint sur des cartons circulaires des figures valsantes et autres inventions semblables, et, au moyen d'un mécanisme, on produit les effets ci-dessus.

APPAREIL DE L'AUDITION.

Cet appareil est constitué par l'*oreille*, organe multiple divisé en *oreille externe*, *oreille moyenne* et *oreille interne*.

Oreille externe.

L'oreille externe comprend : 1° le *pavillon*, partie visible à l'extérieur, due à un fibro-cartilage revêtu d'une peau très fine, il présente des éminences et des anfractuosités destinées à rassembler et réfléchir les ondes sonores ; 2° la *conque* ou cavité la plus profonde du

pavillon précédent; 3° le *conduit auditif*, lequel s'é-
tend jusqu'à l'oreille moyenne dont la membrane du
tympan le sépare. La peau qui tapisse ce conduit, sécrète l'humeur épaisse, jaunâtre et amère appelée *cérumen*, du latin *céra*, cire.

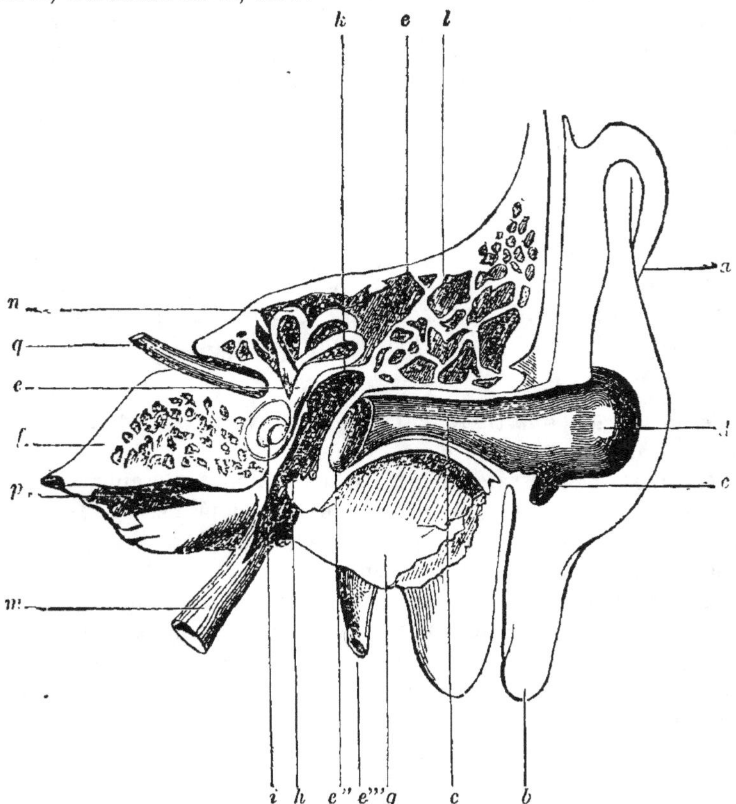

Fig.7 . — *Appareil auditif.* *a*, pavillon de l'oreille; *b*, lobule; *c*, anti-
tragus; *d*, conque; portion du temporal, appelée rocher ; *e*, apophyse
mastoïde; *e"*, fosse glénoïdale; *e'''*, apophyse styloïde; *g*, conduit au-
riculaire; *h*, membrane du tympan; *i*, caisse du tympan; *m*, trompe
d'Eustache; *n*, vestibule; *o*, canaux demi-circulaires; *p*, limaçon;
q, nerf acoustique.

Oreille moyenne.

L'oreille moyenne comprend : 1° La *caisse* ou *tympan*, cavité située entre le conduit auditif et l'oreille in-

terne ; 2° la *membrane du tympan*, ou paroi externe de la caisse, tendue verticalement entre le conduit auditif et la caisse ; 3° les *fenêtres ovale* et *ronde*, ouvertures que présente la paroi interne du *tympan*; 4° les *cellules mastoïdiennes* communiquant entres elle, ainsi qu'avec la cavité du tympan ; 5° la *trompe d'Eustache*, canal qui s'étend de l'oreille moyenne à l'arrière-gorge ; 6° les quatre *osselets de l'oreille*, appelés *marteau, enclume, os lenticulaire* et *étrier*, et contenus dans la cavité du tympan.

Oreille interne.

L'oreille interne, portion profonde et délicate de l'oreille, située dans la portion de l'os temporal, dite le *rocher*, comprend le *labyrinthe*, que constituent les trois *canaux demi-circulaires*, le *limaçon* et le *vestibule*.

Mécanisme de l'audition. La faculté auditive s'exerce de la manière suivante :

Les ondes sonores, rassemblées par le pavillon de l'oreille, viennent aboutir à la caisse du tympan, dont la membrane, agitée par l'air en mouvement, communique au marteau les vibrations qu'elle éprouve. Ces vibrations sont transmises successivement aux quatre osselets de l'oreille, et pénètrent ensuite dans le vestibule par la fenêtre ovale, et dans le limaçon par la fenêtre ronde, à travers les membranes de ces ouvertures, pour aller communiquer leur impression au cerveau, qui la convertit en perception par le nerf auditif.

L'audition se perfectionne par l'habitude, qui, aidée de la réflexion, nous fait juger de la force, de la nature, de la distance du son. Les animaux mêmes jugent bien la nature des sons. Non seulement le chien, par exemple, distingue parfaitement la voix de son maître ; mais encore il est aussi sensible aux accents de la louange, que craintif pour ceux du blâme.

APPAREIL DE LA GUSTATION.

La *langue* est l'organe spécial de la *gustation*, ou exercice de la faculté du goût.

La langue est un corps charnu, symétrique, qui se compose de muscles mobiles, susceptibles de lui donner diverses formes, de l'allonger, de le raccourcir, de le recourber, etc. Elle est attachée par sa racine à l'os hyoïde, et par une portion de sa base à la mâchoire inférieure.

Les muscles qui entrent dans sa formation, sont les *hypo-glosses*, *génio-glosses*, *stylo-glosses*, et *linguaux*.

La langue est tapissée d'une membrane muqueuse, qui se continue avec celle dont est revêtue toute la cavité buccale, et qui forme, à la face inférieure, un repli triangulaire appelé le *frein*, ou le *filet*.

Les papilles nombreuses que l'on observe sur la face supérieure, ou *dos* de la langue, sont de trois espèces: 1° les *papilles coniques*, qui occupent principalement la pointe et les côtés de cet organe; 2° les *papilles fongiformes*, qui présentent une petite tête arrondie en forme de *champignon*, portée sur un pédicule ; elles occupent la partie moyenne et postérieure ; 3° les *papilles lenticulaires* au nombre de neuf ou quinze, dont le nom indique assez la figure ; ce sont de véritables cryptes muqueuses, percées d'une ouverture d'où suinte le fluide muqueux qu'elles sécrètent ; rangées sur deux lignes, elles forment un V dont la pointe est en arrière.

Les artères de la langue viennent de la carotide interne ; ses veines s'ouvrent dans la jugulaire interne ; ses nerfs viennent du *glosso-pharyngien*, de l'*hypoglosse* et du *maxillaire inférieur ;* les premiers paraissent destinés exclusivement à la perception des saveurs ; les autres ne servent qu'à donner à l'organe sa mobilité.

Mécanisme de la gustation. C'est surtout par la pointe de la langue, par ses bords et par sa racine, que cet organe perçoit les qualités sapides des corps.

La partie moyenne de la langue ne semble avoir aucune part à la gustation, de même que les lèvres et la partie interne des joues.

Quoique une bien petite partie du voile du palais paraisse susceptible d'apprécier les saveurs, le palais joue néanmoins un rôle important dans la gustation ; nous savons tous en effet, que la saveur d'une substance semble doubler par sa pression contre la voûte palatine. A quoi cela tient-il ? A ce que les principes sapides de la substance, dissous par la salive, se répandent sur la surface de la langue, et viennent se mettre en contact sur le point sensible du voile du palais.

APPAREIL DU TOUCHER.

L'organe général du toucher est la *peau* (en latin *cutis*, en grec *derma*), tissu membraneux, épais, résistant, élastique, qui recouvre le corps de l'homme et de la plupart des animaux.

Chez l'homme, la peau est composée de *quatre* couches qui se succèdent ainsi du dehors au dedans : 1° l'*épiderme*, ou *culicule*, formé de cellules plates et cornées ; 2° le *réseau de Malpighi*, ou *corps muqueux réticulaire*, assemblage de cellules arrondies ; 3° le *corps papillaire*, membrane intermédiaire dont la substance ne s'est point encore réduite en cellules ; 4° le *derme*, ou *chorion*, formé de tissu cellulaire : cette dernière couche est fort épaisse à la plante des pieds et à la paume des mains, très fine aux paupières, et généralement plus forte au dos qu'au côté antérieur du corps ; son épaisseur, plus considérable chez l'homme que chez la femme, varie entre un demi-millimètre et 3 millimètres.

Il entre dans la composition de la peau différents organes de sécrétions et d'excrétions *follicules*, et des parties accessoires telles que pellicules, *poils* et *ongles*.

Parmi les organes de sécrétions et d'excrétions, nous devons citer le *pigmentum*, ou *matière colorante*, qui est de couleur noire dans la race nègre, cuivreuse chez les peuples méridionaux et terreuse chez l'habitant du Nord.

Dans l'épaisseur de la peau se trouvent des espèces de glandes, dites *cébacées* (de *cebum*, suif), qui sécrètent un liquide huileux, versé à la surface du corps par autant de conduits excréteurs. Ces glandes sont surtout en grand nombre aux aisselles, aux aines, aux paupières, et, en un mot, dans toutes les régions où la peau forme beaucoup de replis.

Fig. 8. — *Organisation de la peau.*

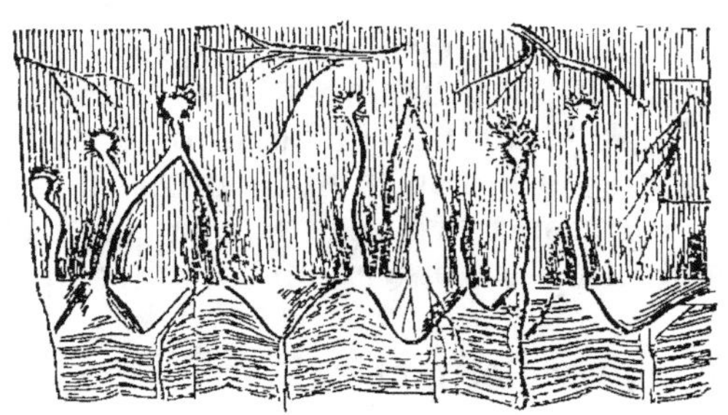

On donne le nom de *pores* (du grec *poro*, passage) aux orifices ordinairement microscopiques pour lesquels les divers ordres de vaisseaux s'ouvrent à la surface de la peau. Les expériences de Leuwenhoëk ont démontré qu'un morceau de peau humaine de 8 centimètres carrés présente plus de 1,000 pores. Or, comme l'étendue de la peau d'un homme de moyenne taille est évaluée à 14 pieds carrés, le nombre des pores doit être de 2 billions 16,000,000.

Les *poils* sont les filaments cornés qui sortent de la peau et recouvrent certaines parties qu'ils semblent protéger.

Fig. 9. — *Poil de bœuf.*

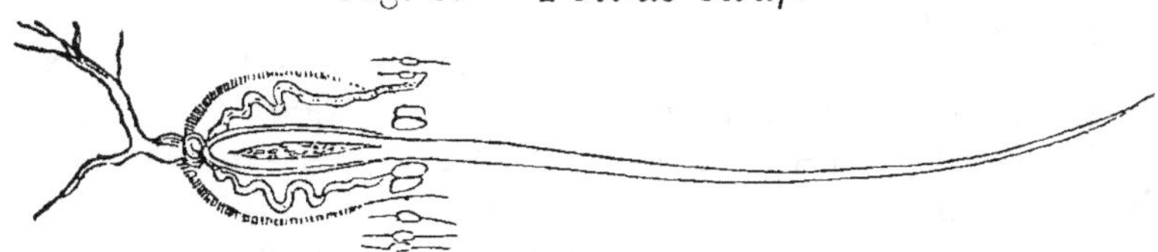

Selon les régions de la peau où on les observe, les poils prennent des noms différents.

On appelle *cheveux*, ceux qui couvrent la tête; *sourcils*, ceux qui sont rangés en arcades au bord supérieur de l'orbite; *cils*, ceux qui garnissent le bord des paupières); *barbe*, ceux du menton et des partie environnantes.

On donne le nom d'*axillaires* et de *génitaux*, aux poils qui ombragent les aisselles et les parties génitales; et de *poils*, proprement dits, à ceux qu'on observe sur toutes les régions de la périphérie du corps.

Les poils sont en général cylindriques, parfois plus ou moins plats; ils sont droits ou frisés, et diversement colorés, depuis le blanc pur jusqu'au noir pur, en passant par le jaune ou le rouge et le brun. Leur couleur est toujours en rapport avec celle de la peau et avec le développement du *pigmentum* dans d'autres parties colorées.

On distingue dans les poils : 1° la racine, ou *bulbe*, qui est presque toujours renflée, et qui se cache dans la peau ; 2° le *corps*, qui fait presque en totalité saillie hors des téguments; 3° l'extrémité libre ou la *pointe*. Le corps se compose de deux substances : l'une externe, l'*écorce;* l'autre interne, la *moelle*. L'écorce offre des stries longitudinales, et paraît comme formée de fibres. La moelle consiste en globules brillants qui ressemblent à des gouttelettes d'huile : elle manque quelquefois.

DES ONGLES.

Les *ongles* sont des lames de tissu corné naissant dans un repli de la peau, à l'extrémité supérieure des doigts et des orteils.

L'ongle est composé : 1° d'une *racine*, présentant deux portions, l'une terminée par un bord mince et dentelé, et s'enfonce dans un pli de la peau appelé *matrice de l'ongle;* l'autre offrant une sorte de croissant blanchâtre, dit *lunule*; 2° du *corps de l'ongle*, de forme convexe, strié longitudinalement à l'extérieur; 3° de l'*extrémité de l'ongle*, qui dépasse la pulpe des doigts.

Le corps de l'ongle présente : 1° une *face externe*, convexe, lisse et parsemée de très petits sillons; 2° une *face interne*, concave, fortement adhérente au derme;

3° deux *bords latéraux*, libres dans leurs tiers antérieurs et implantés dans la peau en arrière.

Mécanisme du toucher. Le *tact* résulte simplement du contact des corps sur la peau ou sur les membranes muqueuses, qui transmettent au cerveau, par l'intermédiaire des nerfs sensitifs, les impressions reçues.

Il faut distinguer le *tact* de la *palpation*. Le tact est cette modification du toucher en vertu de laquelle une partie quelconque de l'organe cutané peut juger de certaines qualités des corps, telles que leur température, leur forme, leur consistance, etc.

La *palpation* s'exerce avec la main appliquée sur la surface des corps, pour en mieux apprécier les qualités sensibles.

DEUXIÈME CLASSE D'ORGANES.

ORGANES DE NUTRITION.

Les appareils de la nutrition comprennent les organes de la *digestion*, de la *respiration*, de la *circulation*, de l'*absorption* et des *sécrétions*.

ORGANES DE LA DIGESTION.

L'appareil digestif se compose du *canal intestinal*, qui s'étend des lèvres à l'anus et des *parties accessoires :* le *péritoine* et l'épiploon.

Le canal digestif, appelé aussi tube intestinal, comprend la *bouche*, le *pharynx*, l'*estomac*, le *petit* et le *gros* intestin.

La *bouche* est une cavité ovalaire circonscrite en haut par la *voûte palatine*, en bas par la *langue*, en avant par les *lèvres*, en arrière par le *voile du palais*, et sur les côtés par les *joues*.

Le *pharynx* (en grec, *pharynx*, gosier), ou *arrière-bouche*, est un canal musculo-membraneux en forme d'entonnoir, situé au devant de la colonne vertébrale ; il est séparé de la bouche par le voile du palais, et se prolonge inférieurement jusqu'à l'œsophage. Il est tapissé par une membrane muqueuse qui se continue avec celle du nez, de la bouche, du larynx et de l'œsophage. Il donne passage à l'air pendant la respiration et aux aliments lors de la déglutition. Les muscles sont situés de chaque côté du pharynx.

L'*œsophage* (du grec *oïsophagos*, porte-manger), est un conduit membraneux cylindrique, s'étendant du pharynx à l'estomac, en traversant le diaphragme. Les parois de cet organe sont formées par deux couches de fibres musculaires, dont les externes sont disposées *verticalement* et les *internes circulairement*.

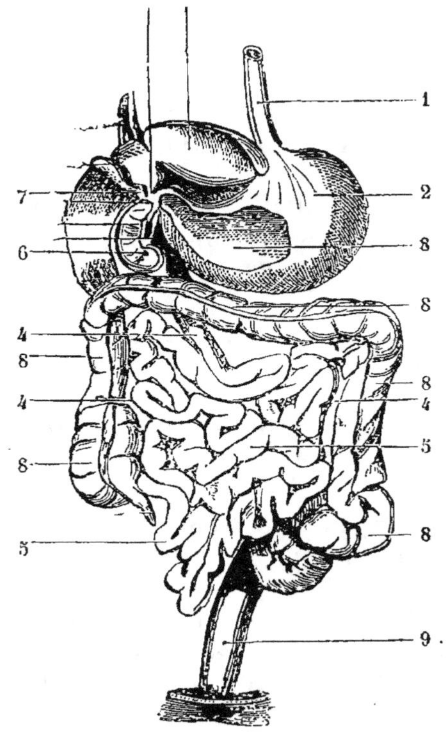

Fig. 10. — *Appareil de la digestion*. 1, l'œsophage; 2, estomac; 3, estomac ouvert; 4, 5, intestin grêle; 6, duodénum; 7, foie; 8, gros intestin; 9, rectum.

L'*estomac* (du latin *stomacus*), poche musculo-membraneuse, de forme conique allongée, située à la partie supérieure gauche de l'abdomen, au-dessous du diaphragme.

L'estomac communique, d'une part, avec l'œsophage, par une ouverture dite *cardia* (mot grec qui signifie cœur, nom donné autrefois à l'estomac); et de l'autre avec les intestins par le *pylore* (de *pulouros* portier), autre ouverture qui ne livre passage aux aliments que lorsqu'ils ont été suffisamment élaborés par l'estomac.

Les parois de l'estomac sont constituées par trois membranes; une externe, *séreuse*, due au péritoine; une moyenne, musculeuse, remarquable par son épaisseur et les *villosités* (petits prolongements des membranes) dont elle est couverte.

Le *duodénum* (du latin *duo*, deux, *deni*, dix), ainsi appelé, parce que sa longueur est d'environ douze travers de doigt, est la première partie de l'intestin grêle, cachée sous l'estomac et derrière le foie. Il suit immédiatement l'estomac et communique avec lui par le pylore; son extrémité inférieure se continue avec le *jéjunum*. A l'intérieur, il présente une grande quantité de replis circulaires, appelés *valvules conniventes*, qui ont pour fonction de retenir les substances alimentaires pour leur donner le temps de s'imprégner de la bile et du suc pancréatique. Les conduits cholédoque et pancréatique s'ouvrent dans le duodénum.

L'*intestin grêle* s'étend du duodénum au gros intestin. Sa longueur est de 6 à 7 mètres, soit quatre fois environ celle du corps de l'homme.—Cette *masse intestinale* est fixée à la colonne vertébrale par le péritoine dans un vaste repli; le *mésentère* les attache en arrière. Le tiers supérieur de l'intestin grêle est nommé *jéjunum* (mot latin qui signifie proprement *vide*), parce qu'on le trouve presque toujours vide lorsqu'on ouvre un cadavre.

L'intestin grêle présente les membranes étudiées dans l'estomac. L'interne ou muqueuse contient les follicules connus sous le nom de *glandes de Brunner* et de *plaques de Payer*, lorsqu'ils sont très nombreux en certains endroits.

Le *gros intestin* s'étend de l'intestin grêle à l'anus. Il

comprend 1° le *cœcum* (de *cœcus*, aveugle , parce qu'il forme une espèce de cul-de-sac), ou première portion, situé dans la fosse iliaque droite et long seulement de 3 à 4 travers de doigt; 2° le *colon*, d'un mètre 20 à un mètre 30 de longueur, décrivant dans la partie profonde de l'abdomen un grand arc qui entoure la masse intestinale ; on le divise en colon *ascendant transverse* et descendant ; 3° le *rectum*, mot latin qui signifie droit, dernière portion de l'intestin, qui constitue l'anus en s'ouvrant à l'intérieur.

Le *péritoine* et *l'épiploon* forment les parties accessoires du canal digestif.

Le péritoine (du grec *péri*, autour, et *teinô*, tendre) est cette membrane séreuse qui tapisse la cavité de l'abdomen, se prolonge sur la plupart des organes qu'il contient, les enveloppe en totalité ou en partie, et maintient leurs rapports respectifs au moyen de nombreux prolongements et de replis ligamenteux, tels que le *mésentère*, *l'épiploon* , etc. C'est une sorte de sac sans ouverture qui recouvre , comme un tablier, tous les organes du bas-ventre sans les contenir dans son intérieur, et dont la surface interne, lisse et humectée de sérosité. est partout en contact avec elle-même.

On pourrait comprendre dans l'appareil digestif les *dents*, les *glandes salivaires* , le *foie* , le *pancréas* , etc.

Mécanisme de la digestion. Des trois membranes du tube digestif, la muqueuse, ou interne, est la plus importante, attendu qu'elle est sillonnée d'une foule de vaisseaux absorbants qui pompent à la surface les éléments nécessaires à la nutrition.

La digestion des aliments comprend les sept actes distincts suivants : la *préhension*, la *mastication*, *l'insalivation*, la *déglutition*, la *chymification*, la *chylification* et la *défécation* , etc.

La *préhension* est l'action de porter dans la bouche des substances alimentaires.

La *mastication* est l'action de mâcher, de broyer les aliments pour les imbiber de salive, afin de les transformer en *bol alimentaire*. Elle s'exécute au moyen de l'action combinée de la langue, des dents, des joues, etc.

L'insalivation est l'imprégnation des aliments par la salive.

La *déglutition* (de *deglutire*, avaler) est le passage des aliments ou boissons de la bouche dans l'œsophage et l'estomac. Les substances alimentaires étant suffisamment broyées, le bol alimentaire soulève la *luette*, pénètre dans l'*isthme du gosier*, ouverture qui occupe le fond de la bouche, descend dans le pharynx, abaisse l'épiglotte et tombe dans l'œsophage, d'où il pénètre dans l'estomac par le cardia. Les muscles de la langue, du voile du palais, du larynx, du pharynx et de l'œsophage, prennent part au mécanisme de la déglutition.

La *chymification* est la conversion des substances alimentaires en *chyme*, sorte de bouillie demi-fluide d'une couleur grisâtre, d'une odeur fade et nauséeuse, formée par les aliments qui ont subi dans l'estomac un premier degré d'élaboration.

La *chylification* est l'élaboration qu'éprouve le chyme dans l'intestin grêle, principalement sous l'influence de la bile et du suc pancréatique.

Le *chyle* [mot grec qui signifie *suc*] est ce liquide laiteux formé de la partie nutritive des aliments. Les vaisseaux chylifères le pompent à la surface de l'intestin grêle et le portent dans le sang pour servir à sa formation.

La *défécation* est l'action par laquelle le résidu des aliments est rejeté hors de l'économie, sous l'influence des contractions du rectum, de l'abaissement du diaphragme et surtout de l'action des muscles des parois de l'abdomen.

En résumé, le mécanisme de la digestion chez l'homme s'accomplit de la manière suivante : Après le travail préliminaire de la *mastication* et de l'insalivation, les aliments sont transmis par la *déglutition* à l'œsophage, qui les conduit dans l'estomac, où ils pénètrent par un orifice appelé *cardia*. Là, le bol alimentaire est dissous par le suc gastrique ; il subit en même temps de douces pressions de la part des parois membraneuses et contractiles de l'estomac ; soumis à l'influence d'une chaleur de 40° et de l'humidité, il se trouve, au bout de quatre à cinq heures, converti en une pulpe grisâtre et homogène qu'on appelle le *chyme*. Celui-ci passe, par petites portions, à travers une ouverture nommée *pylore*, dans le premier intestin, ou *duodénum*, où sa présence produit une excitation qui détermine un afflux de bile et de fluide pancréatique, dont le contact lui fait subir une *seconde digestion*. Ainsi élaborée par ces fluides, la masse chymeuse est poussée dans l'intestin grêle, où les vaisseaux *chylifères* ou *absorbants* en extraient les éléments nutritifs, qui, sous le nom de *chyle*, sont portés dans le torrent de la circulation. A mesure qu'il fournit à l'absorption, le chyme prend une couleur plus foncée et une consistance plus grande ; modifié encore par les mucosités intestinales, il arrive au gros intestin, où il se durcit, se colore de plus en plus, et acquiert une fétidité qu'il n'avait pas alors ; enfin, parvenu au rectum, il est rejeté au dehors par les contractions des muscles de l'anus.

ORGANES DE LA RESPIRATION.

L'appareil respiratoire se compose du *larynx*, de la *trachée-artère*, des *bronches*, des *poumons*, des *plèvres*,

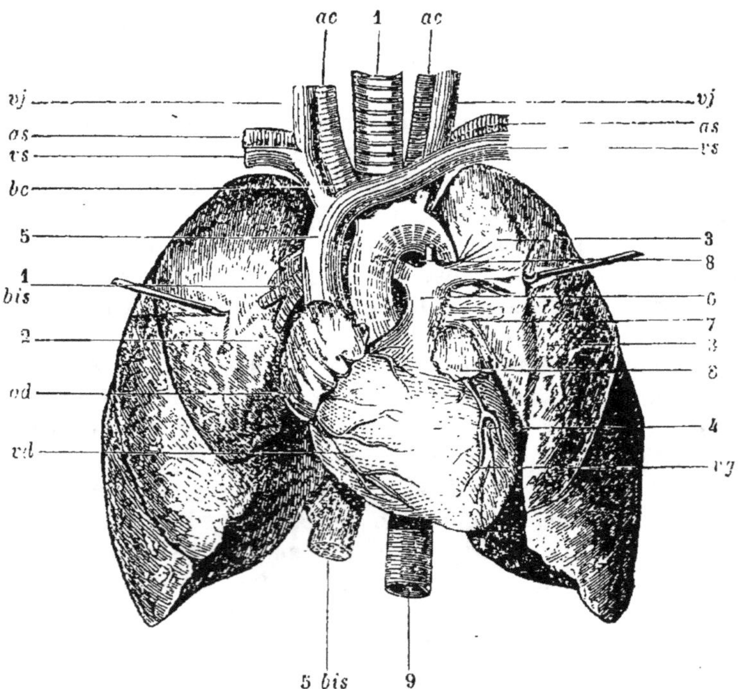

Fig. 11. — *Poumons, cœur et gros vaisseaux. Disposition respective de ces organes.* Les poumons, qui doivent cacher le cœur, sont écartés par des érignes, pour découvrir l'organe de la circulation. 1, trachée-artère ; 2, poumon droit ; 3, poumon gauche ; 4, cœur ; 5, veine-cave supérieure, formée par *vs, vs,* veines sous-clavières, et *vj, vj,* veines jugulaires ; 5 *bis,* veine-cave inférieure ; *od,* oreillette droite ; *vd,* ventricule droit ; 6, artère pulmonaire ; 7, *og,* oreillette gauche ; *vg,* ventricule gauche ; 8. artère aorte ; *bc,* artère brachéo-céphaliaque : *as,* sous-clavière ; *ac,* carotide ; 9, aorte descendante.

des *fosses nasales* et de la *bouche*. Le *larynx*, les fosses nasales et la bouche ont été déjà décrits.

La trachée-artère (du grec, *trakhys*, raboteux, à cause de sa rugosité) est la première partie des conduits aériens : c'est un canal cylindroïde commençant au larynx et se continuant le long du cou, au devant des vertèbres cervicales, jusque vis-à-vis du sternum, où il se divise en deux branches secondaires nommées *bronches*. Elle est composée de 16 à 20 anneaux cartilagineux, unis par une membrane fibreuse et tapissée intérieurement par une muqueuse pourvue de nombreux follicules.

Les *bronches* (du grec *brogchos*, gorge) sont les deux canaux qui terminent la trachée, et qui vont se distribuer dans la substance même du poumon par une foule de subdivisions infiniment petites. Elles sont aussi constituées par des anneaux cartilagineux qui diminuent de calibre à mesure qu'ils descendent dans le tissu pulmonaire.

Les *poumons* (du grec *pneô*, je respire), sont les organes immédiats de la respiration, situés dans la poitrine, l'un à droite, l'autre à gauche, et séparés par le cœur. Le poumon droit a trois lobes inégaux, le gauche n'a que deux lobes : ces organes sont composés d'une foule innombrable de petites cellules (*vésicules pulmonaires*) dans lesquelles est déposé le sang dont ils sont abreuvés. Les deux poumons sont unis par les bronches, par l'artère et les veines pulmonaires, enfin par les plèvres.

Les *plèvres* (du grec *pleura*, côté) sont deux membranes séreuses qui tapissent chacune un des côtés de la poitrine, et se fléchissent ensuite sur le poumon ; elles sont diaphanes. La portion qui revêt la face interne des côtes est appelée *plèvre costale*, celle qui est en contact avec le poumon, *plèvre pulmonaire*. L'adossement de la plèvre droite avec la gauche forme le *médiastin* (de *mediastinus*, qui se tient au milieu), espace triangulaire occupé par le cœur et les gros troncs vasculaires.

Mécanisme de la respiration. La respiration est cette fonction qui a pour objet d'introduire dans les poumons l'air atmosphérique, afin de mettre les matériaux du sang (sang veineux mêlé à la lymphe et au chyle) en contact avec cet air, pour en compléter l'hématose, et donner au liquide les qualités vivifiantes propres au sang artériel.

Les divers organes qui concourent au phénomène de la respiration chez l'homme sont : 1° le *pharynx*, ou arrière-bouche, qui reçoit de l'air de la bouche ou des fosses nasales, et le transmet au larynx ; 2° le *larynx*, qui le transmet à la trachée-artère, laquelle n'en est que le prolongement ; 3° la *trachée-artère*, qui se divise en deux canaux appelés *bronches*, lesquels, en se ramifiant à l'infini, forment les *poumons*, où l'air va purifier le sang. Le mécanisme de la respiration est tout entier dans les mouvements successifs de contraction et de dilatation de la poitrine, et, par suite, des poumons, mouvements qui produisent l'expiration et l'aspiration (inspiration) de l'air atmosphérique.

« La respiration fait éprouver à l'air des changements notables, qui consistent spécialement dans la perte d'une portion de son oxygène, dans la formation d'une quantité d'acide carbonique proportionnée à l'oxygène absorbé, dans le dégagement d'une certaine quantité d'eau ou de vapeur aqueuse, qui accompagne l'air expiré. On évalue à 4,500 centimètres cubes la quantité d'air contenue ordinairement dans les poumons, et à 655 centimètres cubes celle qui entre dans la poitrine à chaque expiration. »

La respiration est une fonction d'une nécessité indispensable. Cette fonction commence et finit avec l'être animé, car si elle est suspendue quelque temps, il périt asphyxié. Cette asphyxie peut arriver de six manières : 1° si le sujet est plongé dans le vide ; 2° s'il inspire un gaz impropre à la respiration ; 3° s'il est plongé dans l'eau ; 4° si l'on s'oppose à l'introduction de l'air dans les poumons ; 5° si l'on opère la section des nerfs qui portent le sentiment à cette fonction ; 6° par la suppression des puissances musculaires elles-mêmes.

ORGANES DE LA CIRCULATION.

L'*appareil circulatoire* se compose du *cœur*, des *artères*, des *vaisseaux capillaires* et des *veines*.

Le *cœur*, organe central de la circulation, est une espèce de muscle creux, situé dans la poitrine, un peu à gauche, entre les deux poumons. Il est enveloppé par le *péricarde*, poche fibreuse dont la face interne est tapissée d'une membrane séreuse.

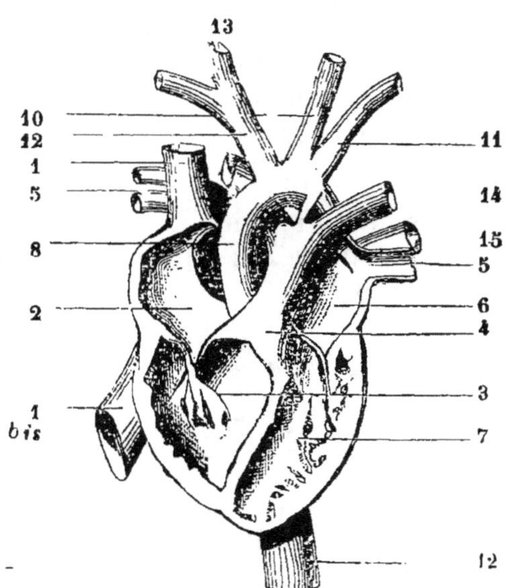

Fig. 12. — *Organe central de la circulation.* Le cœur est coupé par la moitié 1, veine-cave supérieure ; 2, intérieure d'oreillette droite ; 3, ventricule droit ; 4, artère pulmonaire ; 5, veines pulmonaires ; 6, oreillette gauche ; 7, ventricule gauche ; 8, aorte ; 9, brachéo-céphalique ; 10, artère carotide primitive gauche ; 11, sous-clavière gauche ; 12, sous-clavière droite ; 13, carotide primitive droite ; 14, bronche gauche de l'artère pulmonaire ; 15, veines pulmonaires gauches.

Le cœur est composé de quatre cavités, dont deux supérieures, dites *oreillettes,* et deux inférieures, appelées *ventricules.*

Des deux ventricules, l'un est situé à droite, l'autre à gauche. Du premier part l'*ar ère pulmonaire,* qui va se distribuer aux poumons par une foule de ramifications ; du second (du gauche), part l'*artère aorte,* qui se distribue dans tous les points de l'économie.

Les oreillettes sont également distinguées en droite et en gauche. Dans la droite est déchargé le sang revenu de tous les points du corps par les veines correspondant aux divisions de l'aorte (*veines caves supérieures* et *inférieures*); dans la gauche est déposé le sang revenu des poumons par les veines pulmonaires.

Les oreillettes ne communiquent pas l'une dans l'autre, et les ventricules non plus ; mais l'oreillette et le ventricule d'un même côté sont en communication directe par des volvules qui empêchent le sang de remonter.

Le cœur est formé de fibres musculaires très compactes, et ses cavités présentent intérieurement des colonnes charnues ayant pour usage principal d'augmenter la force de contraction de ses parois.

Des artères.

On donne le nom d'*artères* (du grec *aer*, air, et *terein*, contenir, parce que les anciens pensaient qu'elles contenaient de l'air) à des vaisseaux destinés à porter le sang du cœur dans toutes les parties du corps.

Deux troncs ramifiés constituent le système artériel. Le premier est formé par l'artère *pulmonaire*, qui va du ventricule droit du cœur au poumon ; le second est constitué par l'artère *aorte*, qui part du ventricule gauche et fournit ses divisions dans tout le corps.

Les artères sont formées de trois membranes : l'externe est celluleuse ; la moyenne, qui est la plus résistante, est fibro-cartilagineuse ; l'interne est mince, et exhale une espèce de sérosité qui facilite la progression du sang. Les branches artérielles, communiquant souvent entre elles, multiplient ainsi les voies que le liquide nourricier du corps doit parcourir.

De petites artérioles, appelées *vasa vasorum*, c'est-à-dire vaisseaux des vaisseaux, donnent la vie aux artères.

Des vaisseaux capillaires.

Les *vaisseaux capillaires* (de *capillus*, cheveu) ne constituent pas un ordre particulier de vaisseaux, mais seulement les dernières ramifications des artères, deve-

nues presque microscopiques par leurs divisions successives, et se recourbant sur elles-mêmes pour donner
naissance aux veines. Ces vaisseaux contiennent plus
de fluide blanc que de sang.

Des veines.

Les *veines* sont des vaisseaux qui ramènent au cœur
le sang distribué par les artères dans toutes les parties
du corps. Ce sont des tubes cylindriques, dont les parois,
plus minces que celles des artères, sont aussi composées
de trois tuniques : l'*externe*, de nature celluleuse ; la
moyenne, composée de fibres longitudinales, et l'*interne*,
lisse , polie , extensible. La tunique interne forme un
grand nombre de replis nommés *valvules*, dont le bord
libre est dirigé du côté du cœur, de manière que le sang
qui parcourt les veines, se rendant au cœur, refoule ces
valvules contre les parois du vaisseau, et continue son
cours sans empêchement ; mais si une cause quelconque
s'oppose à la marche de ce fluide et le repousse en sens
contraire, les replis qui se trouvent distendus se relèvent
et l'empêchent de rétrograder.

Les veines sont situées, les unes dans les profondeurs
du corps et dans le voisinage des artères, les autres sous
la peau. Leur ensemble constitue le *système veineux*,
dans lequel on distingue : 1° le *système veineux général*,
qui commence dans toutes les parties du corps par des
ramuscules fort ténus, et qui finit dans le cœur par les
veines-caves, supérieure et *inférieure ;* 2° le *système veineux abdominal*, ou de la *veine-porte*. placé dans l'abdomen : il résulte de deux ordres de vaisseaux, réunis
par un tronc commun, appelé la *veine-porte*.

La circulation est cette fonction de la vie organique,
qui consiste dans le mouvement successif et presque
circulaire du sang, qui est poussé dans les artères par le
cœur, et reporté ensuite à cet organe, par les veines,
pour en partir de nouveau.

Le *sang* est ce liquide remplissant les artères et les
veines, et qui, au moyen de la circulation, pénètre toutes

les parties et leur porte la nourriture, la chaleur et les matériaux des actions organiques qu'elles doivent accomplir. C'est un fluide visqueux, d'un rouge vermeil ou noirâtre, selon qu'il circule dans les artères ou dans les veines, d'une saveur salée et d'une température de 36° centigrades. Tiré des vaisseaux, il se prend presque immédiatement en une masse gélatiliforme, et, dans l'espace de 24 à 48 heures, il se sépare en deux parties, savoir : 1° le *caillot*, formé de la fibrine, qui s'est solidifiée en masse spongieuse, renfermant dans ses mailles les globules rouges qui colorent le sang; 2° le *sérum*, partie restée fluide autour du caillot, et qui contient de l'albumine (matière du blanc de l'œuf, divers sels et une matière grasse). Au microscope, on voit des globules arrondis, les uns rouges très nombreux, les autres blancs très rares.

La proportion moyenne des principes constituants du sang est, d'après l'analyse, chez l'*homme :* de 14,9 globules, 0,27 fibrine, 5,7 albumine, et 76,7 eau; chez la *femme :* de 12,77 globules, 0,26 fibrine, 5,90 albumine, et 78,70 eau. Le sang renferme en outre des matières très variables, qui y sont accidentellement mêlées, et qui proviennent des aliments, ainsi que des gaz oxygène, acide carbonique, azote.

MM. Andral et Gavarret ont démontré que la composition du sang change dans le cours de beaucoup de maladies. Ainsi, dans les affections franchement inflammatoires, telles que la pneumonie, la pleurésie, la péritonite, etc., la fibrine augmente dans une proportion notable; dans les fièvres éruptives (rougeole, scarlatine, variole), dans la fièvre typhoïde, dans le scorbut; cette substance diminue sensiblement; dans la chlorose, dans la plupart des maladies chroniques, et après des saignées répétées, le chiffre des globules s'abaisse, etc.

Mécanisme de la circulation. Pour se faire une idée complète de la circulation chez l'homme et chez les animaux supérieurs, il faut supposer, pour un instant, le cœur vide de sang. « Les veines pulmonaires versent dans l'oreillette gauche le sang qui revient du poumon.

où il est allé reprendre, au contact de l'air, les qualités qui le constituent sang artériel. Stimulée par sa présence, l'oreillette se contracte et le chasse dans le ventricule gauche, lequel, à son tour, l'envoie dans toutes les parties du corps, par le moyen des artères qui sont les divisions de l'artère aorte. Parvenu aux dernières ramifications artérielles, le sang, après avoir fourni aux divers usages de nutrition et de sécrétion auxquels il est destiné, n'est plus propre à entretenir la vie : il est alors repris par les extrémités veineuses, qui le font passer successivement dans les rameaux, les branches et les troncs veineux, jusqu'à ce qu'enfin il soit versé par les veines-caves supérieure et inférieure dans l'oreillette droite du cœur. La contraction instantanée de cette oreillette le pousse dans le ventricule droit, qui, à son tour, l'envoie, par l'artère pulmonaire, se vivifier dans le poumon, pour recommencer le cercle que nous venons de décrire. Des valvules, espèces de soupapes placées à l'entrée des diverses cavités du cœur, ferment chacune d'elles au moment de la contraction et s'opposent au reflux du sang ; des valvules semblables, placées dans les veines où ce liquide remonte contre les lois de la pesanteur, favorisent sa progression. Lorsque de cette supposition, nécessaire à l'intelligence du fait, on passe à la réalité, il est facile de concevoir que les quatre cavités du cœur se meuvent en même temps, et qu'il n'y a pas un seul instant de vide. Ce sont ces contractions successives qui forment ce qu'on nomme les battements du cœur, avec lesquels coïncident les battements des artères. »

On a appelé *circulation générale* ou *grande circulation* le parcours du sang dans toute l'économie, et *petite circulation* ou *circulation pulmonaire*, celle qui part du ventricule droit, s'effectue dans le poumon, et se termine à l'oreillette gauche.

ORGANES DE L'ABSORPTION.

Les organes de l'absorption sont les *ganglions lymphatiques*.

Les *vaisseaux lymphatiques* sont de très petits canaux, formés de plusieurs membranes, existant dans toutes les parties du corps et versant dans les veines les fluides blancs qu'ils ont puisés à la surface des membranes ou dans les tissus des organes.

De quelques parties que proviennent les vaisseaux lymphatiques, ils forment, en se réunissant, de nombreux ganglions d'où partent des branches qui aboutissent toutes à deux troncs principaux : le *grand* et le *petit canal thoracique.*

Le *grand canal thoracique*, situé dans le côté gauche de la poitrine, reçoit les lymphatiques des membres inférieurs, de l'abdomen, du côté gauche de la poitrine et du même côté correspondant du cou et de la tête ; il s'ouvre dans la veine sous-clavière gauche.

Le *petit canal thoracique* reçoit les lymphatiques du membre supérieur droit, du côté droit de la tête, du cou et de la poitrine. Il s'ouvre à l'angle de réunion des veines jugulaire interne et sous-clavière droite.

L'*absorption* (d'*absorbere*, boire) est la fonction par laquelle le chyle, les boissons, l'air, les différentes vapeurs et un grand nombre de substances organiques ou étrangères sont pompés par des vaisseaux particuliers soit à l'intérieur de nos organes, soit à la surface de la peau, pour être transmis ensuite dans la masse du sang.

Les anatomistes ont donné le nom de *vaisseaux absorbants* à cette foule de petits pores de la peau qui passent pour être les vaisseaux lymphatiques, chylifères et les veines, et qui ont la faculté de se charger de l'humidité extérieure, et de la porter dans le torrent de la circulation. C'est par les vaisseaux absorbants de la peau que les bains produisent leurs bons effets. C'est aussi par eux que l'humidité qui nous environne pénètre en nous, et produit la plus grande partie des maux auxquels les hommes sont sujets, surtout dans les pays et dans les saisons où règne l'humidité. L'ensemble des vaisseaux lymphatiques et chylifères n'a qu'un même but : l'absorption des liquides blancs. Ajoutons que les veines sanguines partagent avec les vaisseaux lymphatiques la faculté absorbante : les nombreuses expériences de Magendie ont mis hors de doute ce fait, nié par les anatomistes de la fin du dernier siècle.

L'*endosmose* [du grec, *endon*, dedans, et *ósmos*, courant] est ce phénomène qui consiste en ce que « toutes les fois que deux liquides miscibles, dont l'un est plus fluide et l'autre moins, sont séparés par une membrane organique, il s'établit un double courant à travers les parois de la cloison qui les sépare : l'un de dehors en dedans, plus rapide; l'autre de dedans en dehors, plus lent. Dans le premier cas, le phénomène est appelé *endosmose;* dans le second, *exosmose.* C'est par ce double mouvement, joint à l'action capillaire des tissus, que l'on explique en grande partie l'absorption animale qui a lieu par les parois des veines, et celle de la sève des végétaux par les pores placés à l'extrémité des radicules. » Le phénomène de l'endosme a été signalé pour la première fois par M. Dutrochet, en 1828. M. Béclard fils a tenté, en 1851, d'en donner l'explication : il l'attribue à une *différence spécifique entre les liquides.* D'après Liebig, ce phénomène doit être attribué à l'*attraction chimique que la cloison* exerce sur l'un ou sur l'autre des liquides.

ORGANES DES SÉCRÉTIONS.

Les appareils sécréteurs comprennent les glandes *lacrymales, salivaires*, le *foie*, le *pancréas*, les *reins*, les *testicules*, les *ovaires* et les *mamelles.*

Tout appareil sécréteur complet se compose d'une ou plusieurs *glandes ;* d'un ou plusieurs *conduits* de ces glandes ; d'un *réservoir*, d'un *canal d'excrétion.*

On appelle *glande* un organe mou, lobuleux, composé de vaisseaux, de nerfs et d'un tissu particulier qui unit toutes ces parties entre elles. Les glandes ont pour usage de faire puiser dans la masse du sang certains liquides destinés à être sécrétés. Le produit de la sécrétion, contenu dans une espèce de poche membraneuse appelée *réservoir*, est versé par un ou plusieurs *canaux* (canaux excréteurs) qui le conduisent au lieu de sa destination.

Les glandes sont au nombre de 16 : 2 lacrymales, 6 salivaires, 1 biliaire (le foie), 1 pancréatique (pancréas), 2 rénales (reins), 2 testiculaires, 2 mammaires.

Les deux *glandes lacrymales*, situées au côté externe de l'œil, sécrètent les larmes par 7 ou 8 conduits très petits, qui s'ouvrent sur la face interne de la paupière supérieure et versent le fluide par le globe oculaire. Les larmes sont ensuite portées vers le grand angle de l'œil, et reprises par les points lacrimaux qui les dirigent vers le canal nasal.

Les *glandes salivaires* sont situées de chaque côté de la bouche ; une est placée sous l'oreille (*glande parotide*), l'autre sous la mâchoire (*glande sous-maxillaire*), la troisième sous la langue (*glande sublinguale*).

Le conduit de la glande parotide est nommé *canal de Stenon :* il pénètre dans la bouche au niveau de la deuxième dent molaire supérieure.

Les conduits de la glande sous-maxillaire forment le *canal de Warthon*, qui s'ouvre sur le côté du frein de la langue.

Les conduits de la langue sublinguale s'ouvrent, les uns sur la partie latérale du fond de la langue, les autres dans le canal de Warthon.

Le *foie*, organe sécréteur de la bile, situé en partie dans l'hypochondre droit, sous le diaphragme, est la plus volumineuse de toutes les glandes.

Le foie est divisé en plusieurs lobes de forme irrégulière ; son tissu, qui a une consistance remarquable, paraît formé de granulations au milieu desquelles sont disséminées les radicules des conduits excréteurs de la bile (vésicule calcaire, canaux *hépatique, cystique, cholédoque*) dont la réunion forme le canal hépatique.

La bile est versée dans le *duodénum* ou portion du canal intestinal qui fait suite à l'estomac.

Le *pancréas* [du grec *pan*, tout, et *créas*, chair, c'est-à-dire très charnu] est une glande aplatie, couchée transversalement au devant de la colonne vertébrale, derrière l'estomac, entre le duodénum et la *rate*. Le produit de sécrétion de cette glande, dit *suc pancréatique*, a beaucoup d'analogie avec le fluide salivaire ; son conduit, appelé *canal de Warsung*, verse la sécrétion dans le duodénum ou dans le canal cholédoque.

Les *reins*, situés sur les côtés des vertèbres lombaires, puisent dans la masse du sang les matériaux nécessaires à la composition de l'urine, laquelle passe dans la vessie par les *uretères* (canaux membraneux étendus des reins à la vessie); de la vessie, l'urine est lancée au dehors par le canal de l'urètre.

La *vessie*, réservoir de l'urine, est une grande poche musculo-membraneuse, située dans la région hypogastrique, derrière le pubis. Elle est composée de trois membranes, une interne, muqueuse; une moyenne, musculeuse, et une externe, séreuse.

Il est un organe dont les usages sont inconnus, la *rate*, viscère spongieux, vasculaire et mou, situé dans l'hypochondre gauche, entre l'estomac et les fausses côtes d'une part, entre le diaphragme et le rein gauche de l'autre.

Les sécrétions ont pour but principal d'épurer les humeurs des matériaux étrangers ou nuisibles qui peuvent s'y trouver, et de former certains liquides nécessaires à l'accomplissement des fonctions organiques.

Les larmes sont de nature alcaline; elles contiennent de l'hydrochlorate de sodium, des phosphates de calcium, de sodium et d'alumine.

La salive est une humeur inodore, insipide, transparente, un peu visqueuse, qui mousse par l'agitation, et verdit le sirop de violette. Elle est formée, d'après Berzélius, de 992,9 parties d'eau, de 2,19 d'une matière animale particulière soluble dans l'eau, de 1,4 de mucus, de 1,7 de chlorhydrate de potasse et de soude, de 0,9 de lactate de soude et de matière animale, et de 0,2 de soude. Elle se mêle au bol alimentaire dans la bouche, et lui fait subir une première élaboration, nécessaire à la digestion.

D'après les observations récentes de M. Cl. Bernard, il y aurait trois espèces de salives, plus ou moins mélangées, et ayant chacune sa destination propre : La salive de la langue sublinguale, qui est visqueuse et gluante; la salive de la parotide, qui est abondante et liquide comme l'eau, et la salive de la glande sous-maxillaire, qui participe de l'une et de l'autre. La première lubréfie, englue en quelque sorte les corps qu'elle touche; mais elle ne saurait les pénétrer ni les dissoudre; la seconde imbibe, pénètre les aliments et en dissout les principes solubles; la troisième favorise la perception des saveurs.

La *bile*, liquide visqueux, de couleur brune jaunâtre ou verdâtre, sécrétée par le foie, n'est qu'imparfaitement connue dans la composition chimique. Frerichs a trouvé sur 100 parties de bile prise sur un homme sain :

Acides de la bile unis à la soude (cholate et choléate de soude).	10,2
Matières grasses (cholestérine, margarine, oléine). . .	0,5
Mucus.	2,7
Sels.	0,6
Eau.	86
	100,0

Le foie de l'homme et des animaux supérieurs est constitué par l'agglomération de lobules d'un à deux millimètres de diamètre qui constituent chacun une glande complète; ces lobules sont formés par deux couches vasculaires, l'une centrale, l'autre périphérique, qui contiennent les dernières ramifications de la veine-porte, de l'artère hépatique et des veines sus-hépatiques; entre ces deux couches, il en existe une troisième qui représente les anastomoses partout formées de canalicules biliaires sécréteurs et excréteurs; les premiers, tapissés de cellules hépatiques qui contiennent la matière primitive de la bile, se continuent sans interruption avec les canaux excréteurs, et ce réseau très serré est entouré par les capillaires sanguins qui lui apporteront les matériaux de la sécrétion. Ce sont ces cellules hépatiques qui, se crevant à mesure qu'elles se forment, laissent échapper leur contenu dans les canaux excréteurs, et donnent ainsi naissance à la bile hépatique. Mais la veine-porte et l'artère hépatique apportent toutes deux du sang au foie, et c'est encore une question pendante de savoir lequel de ces deux sangs fournit à la sécrétion biliaire.

La sécrétion de la bile se fait d'une manière continue; elle augmente seulement d'une manière notable aux heures de la digestion. Au sortir de ses canalicules excréteurs, la bile descend jusque dans le canal hépatique; là, deux voies lui sont ouvertes: l'une, le canal cholédoque, qui s'ouvre au commencement de l'intestin, l'autre, le conduit cystique, qui la dirige dans la vésicule biliaire au moment de la digestion : la bile s'écoule abondamment par le canal cholédoque; mais, dans l'intervalle, cet orifice étant presque complétement fermé, elle monte par un trajet rétrograde dans la vésicule biliaire, où elle s'accumule pour regagner le canal cholédoque pendant l'acte digestif.

La bile est une sécrétion très abondante, qui ne le cède en rien à aucune autre de l'économie, et qui par cela même doit avoir une très grande importance. Cependant, lorsqu'on veut étudier les usages de la bile, on est arrêté par les plus grandes difficultés ; on remarque entre tous les auteurs qui se sont occupés de cette vaste question les plus grandes dissidences. Les uns, assimilant le foie à l'appareil rénal, considèrent la bile comme un produit analogue à l'urine, comme une sécrétion purement excrémentitielle, qui n'a d'autre rôle que de débarrasser le sang de certaines substances devenues impropres à l'entretien de la vie ; les autres font jouer, au contraire, à la bile un rôle essentiel dans la digestion, surtout dans celle des corps gras ; ils la considèrent comme une sécrétion en partie récrémentitielle, c'est-à-dire un produit dont certaines parties rentrent dans le sang pour servir de nouveau à la nutrition. A différentes époques, ces deux propositions opposées ont été soutenues avec une grande ardeur, et de nos jours, la découverte par M. Cl. Bernard de l'action émulsive du suc pancréatique a semblé venir appuyer cette idée que la bile devait être considérée comme un excrément. On doit croire cependant que si la bile est excrémentitielle, ce qui est généralement admis, on ne peut méconnaître qu'elle joue un rôle important dans la digestion intestinale, et que, pour n'être pas bien connu, ce rôle n'en est pas moins certain.

Nous avons vu le rôle que joue la sécrétion pancréatique pendant la digestion ; nous ajouterons que M. Cl. Bernard , d'après des expériences récentes, attribue à cette sécrétion la propriété de digérer les graisses.

Le produit de la sécrétion rénale est l'*urine*, liquide ordinairement transparent, d'un jaune clair ou foncé, d'une saveur salée, un peu âcre, d'une odeur particulière. Fortement acide au moment de l'émission, l'urine devient alcaline en se putréfiant, et répand alors une odeur ammoniacale. On appelle *urine crue*, celle qui est très claire ; *urine cuite*, celle qui présente une couleur jaune foncé ; *urine jumenteuse*, une urine ammoniacale jaune et trouble comme celle des animaux herbivores.

Par le refroidissement et le repos, l'urine se couvre quelquefois d'une pellicule ordinairement composée de sels et d'une matière muqueuse, ou bien elle tient en suspension des matières solides qui forment un nuage tantôt à la partie supérieure du liquide (*nubecula*), tantôt au milieu (*énéorème*), ou bien un dépôt (*sédiment*).

D'après Berzélius, l'urine normale contient, sur 1,000 parties environ :

Eau.	932
Urée.	30,10
Acide lactiqué, lactate d'ammoniaque, extrait de viande soluble dans l'alcool, et matières extractives solubles dans l'eau.	17,14
Acide urique.	1
Mucus vésical.	0,32
Sulfate de potasse.	3,71
Sulfate de soude.	3,16
Phosphate de soude.	2,94
Biphosphate d'ammoniaque.	1,65
Chlorure de sodium.	4,45
Hydrochlorate d'ammoniaque.	1,50
Phosphate de chaux, phosphate de magnésie.	1
Silice.	1,03

L'excrétion de l'urine, par le canal de l'urètre, est le résultat de la contraction de la membrane musculeuse de la vessie et des muscles de l'abdomen.

Exhalation cutanée.

Les pores de la peau laissent constamment échapper une humeur aqueuse vaporisée par l'air ou absorbée par les vêtements : c'est la transpiration.

La *transpiration* est une exhalation composée de substances qui n'ont pu servir à la nutrition, qui s'opère constamment à la surface de la peau, à l'état de fluide aériforme ou de vapeur. Cette fonction paraît avoir deux usages principaux : 1° de dissiper le véhicule désormais superflu qui a servi à dissoudre les parties alimentaires pour les porter dans la circulation ; 2° d'abaisser la température du corps, en enlevant, sous forme de calorique latent, une partie de celui qui se produit sans cesse dans l'intérieur du corps.

La *sueur* est le produit de la transpiration de la peau lorsqu'il est assez abondant pour se rassembler en gouttelettes à la surface du corps. — Dans l'état normal, la sueur est ordinairement provoquée par l'exposition à une forte chaleur, par un exercice violent, par un travail d'esprit excessif : elle se présente alors sous l'aspect d'une humeur aqueuse, sans couleur, d'une odeur plus ou moins forte, d'une saveur salée , qui sort des pores de la peau. La sueur est formée d'acide acétique, d'un peu de matière animale, de chlor-hydrate de soude et de potasse , d'un atome de phosphate terreux et d'oxyde.

Les expériences de Lavoisier et de Séguin ont démontré que la quantité de transpiration insensible exhalée en vingt-quatre heures, est au plus de deux kilogr. 1/2, et au moins de 760 grammes.

De la nutrition.

La *nutrition* est cette fonction par laquelle les êtres organisés entretiennent, réparent et augmentent leurs parties. Dans un sens plus étendu, le mot *nutrition* exprime toute la série d'actions par lesquelles s'accomplissent les mouvements continuels de *composition* et de *décomposition*. La digestion, l'absorption, la respiration et la circulation constituent alors la nutrition : l'*assimilation* , ou action par laquelle les êtres organisés transforment en leur propre substance les matières dont ils se nourrissent, constitue la *nutrition* proprement dite.

DEUXIÈME PARTIE

HYGIÈNE.

L'hygiène [du grec *hygiéia*, santé] est la partie de la médecine qui a pour objet de conserver la santé et de prévenir les maladies.

L'homme, dit le docteur Deslandes, est entouré d'une foule de choses, soumis à une multitude d'influences plus ou moins favorables ou nuisibles à sa santé, plus ou moins essentielles à son existence ou menaçantes pour elle. Parmi ces influences, il en est dont il ne saurait se passer, auxquelles il ne pourrait se soustraire sans perdre la vie ; tels sont l'air, les aliments, etc., etc. Il en est d'autres qui, sans être aussi indispensables, sont cependant de la plus grande utilité : la vie pourrait à la rigueur exister sans elles ; mais, par leur influence, elle est à la fois plus assurée et plus agréable. Dans cette classe nous trouvons les bains, le vêtement, les soins de propreté, les travaux de l'esprit, les exercices du corps, etc. Certes, il serait possible, à la rigueur, qu'on continuât à vivre, même en bonne santé, malgré la privation la plus ou moins complète d'une de ces choses ; mais le plus souvent cette privation exposerait à une foule d'inconvénients et même à des dangers. Enfin, il est des influences qui sont essentiellement nuisibles ou délétères, par les sensations douloureuses qu'elles causent, le désordre qu'elles apportent dans nos fonctions, et les altérations qu'elles font subir à nos organes : tels sont les miasmes, les poisons, les venins, les virus contagieux, etc., etc. ; tels sont encore les abus que nous pouvons faire de nos facultés et des choses dont l'usage bien réglé n'a pas d'inconvénient, ou même a des avantages plus ou moins notables pour la santé. Toutes ces influences sont du domaine de l'hygiène. Par cette science, on apprend à connaître celles qu'il faut rechercher, comment on détruit les unes, comment on se rend plus favorables aux autres; comment on peut se soustraire à l'action de celles-ci, comment on peut profiter des effets avantageux de celles-là. L'hygiène est donc une science toute pratique, une science que tous les hommes ont besoin de connaître, lorsqu'ils sont appelés à en faire l'application dans un intérêt qui est le premier de tous, celui de la conservation de la vie et de la santé.

L'hygiène se divise en *hygiène privée* et en *hygiène publique*.

L'*hygiène privée* détermine dans quelle mesure l'homme qui veut conserver sa santé doit, selon son âge, sa constitution et les circonstances dans lesquelles il se trouve, user des choses qui l'environnent et de ses propres facultés, soit pour ses propres besoins, soit pour ses plaisirs.

L'*hygiène publique* s'occupe de tout ce qui concerne la salubrité publique (abreuvoirs, abattoirs, prisons, ateliers et manufactures, etc., etc.).

L'hygiène ayant pour but la conservation de la santé, chez l'homme, nous allons d'abord considérer celui-ci sous le rapport physique, avant de passer à l'étude des influences qui lui sont plus ou moins nuisibles.

DE L'HOMME.

On peut définir l'*homme :* Être doué de raison, animal raisonnable. Sous cette dénomination on comprend les deux sexes, c'est-à-dire toute l'espèce humaine.

Cet article étant très important, nous le diviserons en quatre chapitres :

1° *Empire de l'homme sur la création ;* 2° *caractères physiques propres à l'humanité;* 3° *histoire de la vie humaine;* 4° *des races humaines.*

I

EMPIRE DE L'HOMME SUR LA CRÉATION.

Considérée sous le rapport de la place qu'il occupe parmi l'universalité des êtres créés, l'homme appartient à la classe des mammifères (1) et à l'ordre des bipèdes (2).

Seul, entre tous les animaux, il jouit de la faculté de se tenir verticalement sur ses deux pieds ; seul, il transmet ses idées par des signes et des sons articulés ; seul, il peut habiter tous les climats ; en un mot, c'est le dominateur de la nature ; chacun des êtres le fuit ou lui obéit, et lui paye un tribut, sous peine de vivre loin du pays qu'il habite. Ce qui prouve encore que l'homme est une émanation de la Divinité, c'est que, seul parmi tous les êtres créés, il s'élève jusqu'à la connaissance de son Auteur, dont il cherche à se rapprocher des infinies perfections.

L'empire que l'homme exerce sur les animaux est donc un empire légitime, qu'aucune révolution ne peut détruire : *c'est l'empire de l'esprit sur la matière*, a dit un grand naturaliste. C'est non seulement un droit de nature, un pouvoir fondé sur des lois inaltérables, mais c'est encore un don de Dieu, par lequel l'homme peut, à tout instant, reconnaître l'excellence de son être ; car ce n'est pas parce qu'il est le plus parfait, le plus adroit des animaux qu'il leur commande; s'il n'était que le premier du même ordre, les seconds se réuniraient pour lui disputer l'empire ; mais c'est par supériorité de nature qu'il règne et commande : *il pense*, et, dès lors, il est le maître des êtres qui ne pensent point. La majesté de son corps répond à la noblesse de son caractère, et tout en lui démontre le chef-d'œuvre de la création. Réduit à une taille de pygmée, il ne pourrait consommer les productions de la terre, ni même les exploiter; doué

(1) Animaux pourvus de mamelles.
(2) Deux pieds.

d'une corpulence gigantesque, la terre ne fournirait plus à ses besoins.

On a dit cependant : *L'homme est plus mal partagé que les animaux sous la rapport de la force et de l'agilité.* Qu'a-t-il besoin d'être plus léger que les animaux? Il les fait courir pour lui, et l'eau et les vents lui prêtent des ailes qui le transportent dans tout l'univers. Quant à la force physique, il laisse l'honneur de porter de lourds fardeaux au cheval, au bœuf, au chameau, à l'éléphant même; il ne se plaint pas d'être né sans armes naturelles, il ne convenait point au roi de la nature d'être armé. D'ailleurs, s'il a besoin de se défendre, les animaux viennent à son aide : le bois et la pierre opposent des remparts à ses ennemis; le fer, le feu et toute la nature conspirent pour le mettre hors d'insulte.

Nous tenions à réfuter une opinion qui, bien que d'un léger poids pour les hommes qui raisonnent, se trouve consignée dans une foule de livres élémentaires.

Nous allons prouver maintenant que l'empire de l'homme sur les êtres vivants s'étend au delà de la soumission et de l'obéissance.

En effet, par la *domestication*, par l'*alimentation* et par le *croisement des races*, l'homme a modifié dans leur nature les êtres qui l'entourent; au moyen de la *culture*, de la *greffe*, des *fécondations artificielles*, il a modifié les végétaux, créé en quelque sorte des espèces nouvelles appropriées à ses goûts, à ses besoins, et cela en se servant des forces de la nature, assujettie à ses combinaisons.

Et cependant, avec tant de titres à l'étonnement et à l'admiration, que d'esprits, qui se disent philosophes, veulent toujours que l'homme soit *déchu*, et que ses principales facultés, la raison, la volonté, le jugement, etc., existent dans un degré moins parfait que du temps de son innocence!

Nous savons que nous abordons ici une question brûlante, mais, de bonne foi, n'est-on pas frappé de la puissance du génie de l'homme lorsqu'on examine le détail des arts, le progrès des sciences, et lorsqu'on le voit traverser les mers, franchir les distances avec la rapidité de l'éclair, mesurer les cieux et disputer au tonnerre son bruit et ses effets ?

Disons avec Bossuet que si *l'homme est tombé en ruines par sa volonté dépravée, qu'on remue ces ruines, on trouvera, dans les restes de ce bâtiment renversé, et les traces des fondations, et l'idée du premier dessin, et la marque de l'Architecte.*

Allons plus loin , disons que si Bossuet revenait aujourd'hui parmi nous, peut-être modifierait-il encore ce passage, l'un des plus philosophiques de tout ce qu'il a écrit.

II

CARACTÈRES PHYSIQUES PROPRES A L'HUMANITÉ.

S'il est une partie du corps humain qui offre des traits différentiels caractéristiques, c'est bien la tête, qui renferme le cerveau, organe de la pensée, et les principaux sens, c'est-à-dire la vue, l'ouïe, l'odorat et le goût. C'est en effet par le rapport du volume du crâne au volume de la face que l'homme se sépare de tous les animaux. Ce rappport peut être approximativement évalué par la mesure de *l'angle facial* de Camper, c'est-à-dire de l'angle compris entre un plan antérieur passant par le bord des incisives supérieures et par le point le plus saillant du front, et un plan inférieur passant par la base du crâne au niveau des trous auditifs externes et du bord inférieur de l'ouverture antérieure des narines. Cet angle se rapproche d'autant plus de l'angle droit que le volume du crâne l'emporte davantage sur le volume de la face. Ainsi, dans les têtes européennes, il est de 80 à 85 degrés, chez les Mongols de 75, et de 70 à 72 seulement chez les nègres.

D'après le degré d'ouverture de cet angle, on est parvenu à apprécier les proportions respectives du crâne et de la face, et, jusqu'à un certain point, le degré d'intelligence des individus. Chez les animaux , cet angle est plus aigu que chez l'homme. Ceux qui ont le museau le plus allongé sont, pour tout le monde, le type de la bêtise, comme les bécasses, les grues, ou celui de la férocité, comme le loup, la hyène, tandis qu'on attribue beaucoup d'intelligence à ceux qui ont un front très prononcé, comme l'éléphant, la chouette, que les Grecs avaient donnée pour compagne à la déesse de la Sagesse.

Cependant, en raisonnant anatomiquement, on comprend que l'angle facial soit un moyen d'appréciation parfois peu fidèle, attendu que souvent, en raison de leur grand développement, les sinus frontaux gonflent tellement le crâne qu'on ne peut juger à l'extérieur, surtout d'une manière sûre, de la capacité de cette boîte osseuse. Aussi, pour obvier à cet inconvénient, le célèbre Cuvier conseille-t-il de considérer le crâne et la face dans une coupe verticale et longitudinale de la tête, et de comparer les aires que ces deux parties peuvent offrir; or, dans l'Européen, l'aire du crâne est à peu près quadruple de celle de la face, tandis que dans le nègre, celle-ci augmente d'un cinquième.

Il résulte néanmoins de l'observation de faits établis sur une large échelle, qu'il existe un rapport direct et constant entre le développement des facultés intellectuelles et celui du cerveau. M. Max. Parchappe, ancien médecin en chef de l'Asile des Aliénés de la Seine-Inférieure, dans un mémoire intitulé : *Recherches sur l'Encéphale*, nous apprend que le poids moyen de l'encéphale humain peut être évalué à 1 kil. 350. Le poids de l'encéphale d'un orang adulte, dont la taille était de 1 mètre, ne s'élevait qu'à 306 grammes. Cette différence de volume se manifeste d'ailleurs avec non moins d'évidence par la comparaison des dimensions de l'encéphale dans l'homme et dans l'orang. Le tableau suivant le prouve :

	Chez l'homme.	Chez l'orang.
Longueur.	0,162	0,095
Largeur	0,135	0,090
Hauteur.	0,108	0,067

Disons aussi que les organes des sens, à l'exception de l'odorat, ont chez l'homme un haut degré de perfection ; que, par la longueur, la mobilité et l'indépendance des doigts, l'homme réunit toutes les conditions du toucher par excellence (1).

Enfin, si nous voulions parler du mode de réalisation de la vie propre à l'humanité, nous le verrions caractérisé par un grand nombre de faits communs à tous les hommes, mais inconnus aux animaux ; mais nous dépasserions de beaucoup les limites de notre travail.

III

HISTOIRE DE LA VIE HUMAINE.

La vie de l'homme n'est qu'une chaine de maux qui se succèdent rapidement et sans interruption. Tout dans l'univers conspire contre sa frêle existence : tantôt c'est l'air dont il a à redouter la funeste influence, tantôt c'est la terre, dont il a à craindre les exhalaisons nuisibles ; tantôt ce sont les passions qui l'agitent, le dominent, usent les rouages de sa vie, et ne l'abandonnent souvent qu'au terme fatal que lui a assigné la nature !

Sous le rapport physiologique, l'homme offre toutes les phases de développement qu'on rencontre chez les animaux des classes supérieures. La gestation maternelle est de neuf mois et le produit de la conception ordinairement unique ; cependant, il n'est pas extrêmement rare de voir le contraire arriver. Ainsi, une parturition double a lieu sur 70 grossesses ; une triple sur 7,000 ; une quadruple sur 50,000 ; une quintuple sur plusieurs millions.

Disons que la fécondité chez la femme dure vingt-cinq ans, en général, savoir : de quinze à vingt ans à quarante ou quarante-cinq, et que l'on compte, terme moyen, trois ou quatre enfants par mariage, et un mariage stérile sur cinquante unions seulement.

Nous ne pouvons néanmoins nous empêcher de citer

(1) Ce fait est des plus importants. Dans la main des singes, qui se rapprochent le plus de l'homme, le pouce est plus court; et l'extenseur propre du petit doigt, de l'index, le court extenseur propre et le fléchisseur propre du pouce manquent. Cet organe du singe est plutôt destiné à saisir qu'à toucher.

un exemple extraordinaire de fécondité dans l'espèce humaine, c'est celui de ce Moscovite qui eut d'une première femme soixante-neuf enfants en vingt-sept accouchements, d'une seconde femme dix-huit enfants en dix-huit accouchements ; en tout quatre-vingt-sept enfants, dont quatre-vingt-trois existaient quand leur père avait soixante-quinze ans.

Examinons maintenant les statistiques de la durée de la vie humaine.

Il est aujourd'hui constaté que chez tous les peuples, et dans tous les temps, la durée de la vie humaine a été de soixante-dix à quatre-vingts ans. Nous voulons bien accorder que, jusqu'au déluge, la durée de la vie a pu être augmentée de *quelques années*, car il est certain qu'avant cette époque, la nature étant plus forte et plus vigoureuse, les herbes et les fruits suffirent peut-être à la nourriture de l'homme ; mais lui accorder près de mille ans d'existence, c'est ce que les physiologistes de notre époque ne veulent point accepter.

La durée de la vie est plus longue chez les femmes que chez les hommes. D'après les observations faites en divers pays, on a trouvé cent soixante-dix-huit femmes pour cent hommes parmi les nonagénaires ; cent cinquante-cinq femmes pour cent hommes parmi les centenaires. Chose remarquable, néanmoins, les cas exceptionnels de longévité ne se rencontrent que dans le sexe masculin.

On cite un Écossais, un Hongrois et un mulâtre de l'Amérique du Nord, qui atteignirent l'âge de cent quatre-vingts ans ; un Norvégien, un nègre de la Jamaïque, celui de cent soixante ; enfin, un Danois et quelques autres parvinrent jusqu'à l'âge de cent quarante-six ans.

La mortalité dans notre espèce est ainsi établie par des calculs d'une exactitude rigoureuse :

La proportion des enfants morts-nés est de 1 sur 22 naissances.

Sur 1,000 morts, 221 appartiennent à la 1re année.
77 — — 2e année.
39 — — 3e année.

Total. . . . . 337 décès.

C'est-à-dire plus du tiers de la mortalité pendant les trois premières années de la vie.

L'examen de la mortalité, relativement aux âges, montre que certaines époques de la vie exposent plus ou moins à la mort accidentelle.

```
Ainsi, de   1 à  2 ans,  il meurt 1 enfant sur    10
    —       7 à  8       —       1      —        68
    —      13 à 14       —       1      —       147
    —      19 à 20       —       1 individu sur 100
    —      20 à 50       —       1      —         40
    —      50 à 74       —       1      —         10
```

Enfin, la mortalité est, à quatre-vingt-dix ans, égale à la mortalité de la première année.

Voyons maintenant les tables de mortalité relativement aux populations des villes.

```
Il meurt dans les dép. riches de la France 1 individu sur 46
    —        —        pauvres. . . . . . . 1      —         33
    —        —     villages. . . . . . . . 1      —         40
    —        —     petites villes. . . . . 1      —         32
    —        —     grandesvilles. . . . . 1      —         28
    —        —     très grandes villes. . . 1      —         24
En 1780, en France. . . . . . . . . . . . 1      —         29
   1802    —     . . . . . . . . . . . . 1      —         30
   1820    —     . . . . . . . . . . . . 1      —         39
   1840    —     . . . . . . . . . . . . 1      —         48
   1850    —     . . . . . . . . . . . . 1      —         50
   1859    —     . . . . . . . . . . . . 1      —         51
```

Heureusement que l'observation a prouvé que le nombre des naissances est un peu plus élevé que celui des décès, d'où il résulte que l'accroissement des populations tend constamment à s'augmenter.

La moyenne des naissances étant de 1 sur 30, et la moyenne des décès de 1 sur 25, la population humaine double en cinquante ans environ.

Du reste, nous ne trouvons pas dans ces chiffres l'image complète et fidèle du développement de la vie humaine. Dans la direction morale qui représente la véritable tendance de cette vie, dit M. Parchappe, il n'y a pas pour l'homme cette alternative nécessaire d'accroissement et de déclin. A cet égard , et par rapport à son but essentiel, la vie humaine est un développement ascendant continu , à propos duquel la mort est moins le terme d'une carrière parcourue qu'un point de départ pour une nouvelle et noble carrière. N'est-ce pas de l'âge adulte à la vieillesse que l'homme , s'éclairant de jour en jour sur le grand problème de la vie humaine , arrive par lui-même à une conviction réfléchie sur sa véritable destination ? et n'est-ce pas au jour où l'homme a définitivement compris , à l'aide de ses propres lumières, la nécessité de subordonner, en fait comme en principe , la vie terrestre à la vie future , qu'il prend possession de l'existence dan＝ toute sa réalité ?

Certes, lorsque l'homme, pendant le temps qui lui a été donné pour développer et perfectionner sa nature morale , méconnaissant sa véritable destination , a fait de la satisfaction de ses besoins inférieurs la pensée unique ou dominante de sa vie, il est bien rare qu'il livre à la vieillesse autre chose qu'une intelligence affaiblie dans un corps dégradé. Mais aussi, quand, fidèle à sa vraie vocation, il a écouté cette voie intérieure qui, dès les premières lueurs de la raison , l'appelle incessamment au perfectionnement moral comme à sa destinée suprême, pour lui la vieillesse, l'âge du silence des passions, de la sûreté du jugement, de l'expérience et de la sagesse, est le dernier progrès , c'est-à-dire le couronnement de la vie !

IV

DES RACES HUMAINES.

Quoique l'espèce humaine soit unique , il existe cependant assez de différences dans les divers habitants de la terre pour que l'on ait pu distinguer trois races ou variétés bien caractérisées , savoir :

La race blanche ou caucasique ;
La race jaune ou mongolique ;
La race nègre ou éthiopique.

Race caucasique. C'est celle qui a porté au plus haut degré les arts et les sciences, et à laquelle appartient toute l'Europe, moins la Laponie, la Finlande, une portion de la Russie, etc. On suppose qu'elle a pour souche commune un ensemble de tribus qui auraient primitivement habité la chaîne du Caucase.

Race mongolique. C'est celle dont la civilisation est restée depuis longtemps stationnaire, et qui habite l'Asie septentrionale et orientale, le nord de l'Europe et le nord de l'Amérique. On admet qu'elle dérive de tribus nomades qui, du plateau central de l'Asie, se seraient répandues au Nord, à l'Occident et à l'Orient.

Race éthiopique. C'est celle qui s'est toujours laissé dominer par les deux autres races; et le type existe dans toute sa pureté chez les nègres de la Sénégambie, de la Guinée, du Soudan et du Congo.

Il est inutile d'ajouter que des savants ont subdivisé ces trois races humaines en une foule de familles dont la nomenclature ne peut trouver place ici.

La marche que nous suivrons dans l'étude de l'hygiène est identiquement la même que celle adoptée par nous pour l'anatomie et la physiologie.

Nous aurons donc trois grandes divisions :

1° L'HYGIÈNE DES FONCTIONS DE RELATION;

2° L'HYGIÈNE DES FONCTIONS DE NUTRITION ;

3° L'HYGIÈNE DES FONCTIONS DE REPRODUCTION.

PREMIÈRE CLASSE.

HYGIÈNE DES FONCTIONS DE RELATION.

Des mouvements.

Les mouvements sont *actifs, passifs* ou *mixtes.*

Les mouvements actifs sont la *course,* le *saut,* la *danse,* la *natation,* la *gymnastique,* la *chasse,* l'*escrime,* etc.

Les mouvements passifs comprennent la *navigation.*

Les mouvements *mixtes,* l'*équitation,* le *travail.*

HYGIÈNE DES MOUVEMENTS.

Mouvements actifs.

La *course* est ce genre de locomotion qui consiste à se porter en avant par une suite de sauts plus ou moins rapides. Cet exercice est très favorable à la jeunesse, en ce qu'il développe l'organisation du corps : tous les viscères intérieurs éprouvent, par la course, des mouvements très utiles ; mais si cet exercice est poussé trop loin, il peut être suivi de gonflement de la rate, d'hémorrhagies, de hernies et d'inflammations diverses. Il faut donc proportionner la longueur de la course aux forces individuelles ; il faut surtout porter une ceinture qui maintienne les organes contenus dans l'abdomen.—Après les courses, il faut éviter de faire usage des boissons glacées ou acidulées : le vin, pris en petite quantité, est seul permis alors. Enfin, il faut se couvrir convenablement pour éviter la répercussion de la transpiration, accident qui pourrait amener la pleurésie ou la fluxion de poitrine.

Le *saut* est ce mouvement brusque par lequel le corps se détache du sol, au moyen de l'extension brusque de certains muscles préalablement fléchis. Cet exercice développe les forces musculaires, mais exige de la prudence.

La *danse* se compose de mouvements réglés du corps, consistant en des sauts et des pas mesurés, faits aux sons des instruments ou de la voix. — Le goût de la danse semble inné chez l'homme. — « Partout où l'on trouve des hommes réunis pour une fête, on trouve des hommes dansant. Les sauvages célèbrent leurs victoires par des danses ; ils dansent autour des prisonniers qu'ils vont dévorer ; ils dansent même pour le plaisir de danser. La danse est le plus vif des divertissements honnêtes, et l'un des plus utiles exercices gymnastiques. Tout en donnant du plaisir, elle fortifie la santé ; elle entretient dans les membres la force et la souplesse ; elle répand sur les mouvements du corps un certain agrément qui ne se perd jamais; elle prête de la grâce au repos comme au mouvement; elle donne un air dégagé, qui paraît dans la démarche; elle inspire surtout aux jeunes gens une heureuse confiance qui leur sied fort bien. »

Si l'on ne s'adonnait à la danse que dans des circonstances convenables, nul doute qu'elle ne produisît de bons effets. Il faudrait qu'on s'y livrât dans le jour, en plein air, avant le repas du soir. Nos bals, qui ont lieu la nuit, moment du repos, dans des appartements fermés, où circule peu d'air, où se dégagent une multitude d'exhalaisons méphitiques, etc., sont bien loin d'être salutaires.

Lorsqu'on vient de danser, il ne faut pas s'exposer à un courant d'air frais, ne pas boire froid, ne pas faire usage de boissons acides, attendre enfin que la chaleur soit tempérée, pour éviter la suppression de la transpiration et ses suites dangereuses.

La *natation*, en mettant en jeu la presque totalité des muscles de l'économie, est un des plus puissants moyens de développer les forces générales du corps. — Il ne faut pas s'y livrer, 1° immédiatement après avoir mangé; 2° à l'ardeur du soleil; 3° quand le corps est en sueur; 4° si l'on est affecté d'une hernie, etc.

La *gymnastique* est l'art d'exercer le corps pour le fortifier. L'éducation ne consiste pas seulement dans l'application des principes établis pour former le cœur et l'esprit, elle embrasse encore tout ce qui est propre à développer les forces physiques, en donnant au corps de la grâce et de la souplesse dans les mouvements. Or, pour atteindre ce but, rien n'est plus utile que les exercices gymnastiques. Les anciens étaient si persuadés de leur nécessité, qu'ils les regardaient comme la partie la plus essentielle de l'éducation. Dans les républiques les plus florissantes, on avait institué des jeux publics : la course, le ceste et le pugilat, où le corps, en se développant, s'habituait aux privations et aux plus rudes fatigues. Ce fut par ces exercices variés que les Lacédémoniens acquirent cette vigueur et cette agilité qui les rendaient la terreur de leurs voisins. Ce fut à ces exercices qu'ils durent tant de fois la victoire. Chez les Grecs, chez les Romains et chez les Gaulois, les enfants, dans les écoles publiques, étaient forcés de consacrer plusieurs heures à des exercices violents et souvent périlleux. Aussi voyait-on rarement parmi eux des enfants au teint pâle et blême, aux membres frêles et délicats; des êtres contrefaits, rachitiques ou maladifs, si communs de nos jours. C'étaient généralement des hommes grands, robustes, infatigables, et non moins remarquables par les belles proportions de leurs corps pleins de grâce et de souplesse. Ils ont perdu insensiblement ces brillants avantages, à mesure qu'ils ont abandonné les exercices corporels. Sans aller chercher des preuves si loin, examinons les enfants des villes et ceux des campagnes. La différence entre eux pour la force du corps n'est-elle pas sensible? D'où vient-elle? Evidemment de la même cause.

Les avantages physiques ne sont pas les seuls que procure la gymnastique; elle agit aussi sur le moral, car personne ne peut contester l'influence du corps sur l'esprit. Ces deux parties sont tellement unies, que tout leur est, pour ainsi dire, commun : l'âme, enfermée dans un corps mou et souffreteux, peut-elle conserver toute sa vigueur? Aussi, la nécessité de la gymnastique, si longtemps négligée, est appréciée de plus en plus. L'Académie des sciences en a si bien compris l'utilité, qu'elle a accordé une récompense de 3,000 fr. au colonel Amoros, fondateur du Gymnase national. Bientôt chaque caserne a voulu avoir le sien. Cet exemple a été suivi par un grand nombre d'établissements consacrés à l'éducation de la jeunesse. C'est à cet âge surtout que les exercices gymnastiques sont utiles, nous dirons même indispensables, pourvu qu'ils soient proportionnés à l'âge et aux forces respectives des enfants, et présidés par un maître prudent et possédant les connaissances nécessaires.

La *chasse* a été de tout temps un des exercices favoris de l'homme, et sans rappeler Nemrod, le *fort chasseur devant le Seigneur*, on voit la chasse en honneur chez les Grecs, les Romains, les Perses, les Gaulois, les Germains, etc.—Les avantages et les mouvements de la marche, de la course et du saut existent dans la chasse, où l'on retrouve tous ces mouvements. La maigreur des chasseurs de profession s'explique par les excrétions excessives qu'ils éprouvent, par la fatigue ou le manque d'aliments aux heures ordinaires des repas. Sans parler des dangers inhérents à la chasse, les chasseurs sont encore exposés aux varices. Néanmoins, il n'est peut-être pas d'exercice plus utile pour combattre l'embonpoint excessif.

L'*escrime*, le *jeu de paume*, le *billard*, etc., donnent de la souplesse aux muscles, de la finesse aux sens, aiguisent l'appétit, etc.

Mouvements passifs.

Ce sont ceux qui résultent d'une puissance étrangère, tels que ceux imprimés par les voitures, la navigation, etc. Un des inconvénients de la navigation est le *mal de mer* (*voyez* ce mot dans le *Dictionnaire des Maladies*).

Les mouvements passifs conviennent aux personnes faibles, valétudinaires, etc.

Mouvements mixtes.

Ces mouvements, favorables comme l'exercice en général, résultent aussi de l'action musculaire, mise en jeu par une cause étrangère.

L'équitation, si salutaire lorsqu'elle n'est pas trop répétée, tient le premier rang parmi les exercices mixtes.

HYGIÈNE DE LA PHONATION, VOIX ET PAROLE.

La voix, dit le Dr L. Simon, est le principal moyen que nous ayons pour établir nos relations avec nos semblables; elle a lieu par le passage de l'air contenu dans les poumons, à travers la *glotte;* les contractions diverses des muscles de cette partie la rendent plus grave ou plus aiguë ; mais sans le secours de la langue, des muscles buccinateurs et labiaux, nous ne pourrions donner qu'un son vague et confus ; en un mot, il nous serait impossible d'articuler.

La parole distingue éminemment l'homme de l'animal. Lui seul peut varier sa voix à l'infini et lui imprimer assez de modifications pour exprimer toutes les nuances de sa pensée. Mais gardons-nous pourtant de prendre l'effet pour la cause ; ce n'est pas parce que l'homme est doué de la parole qu'il est sociable, mais c'est parce qu'il est sociable et intelligent, qu'il peut communiquer ses connaissances à ses semblables au moyen de la voix articulée. On parviendra bien à faire répéter automatiquement à un perroquet quelques mots, mais il n'y attachera aucun sens et ne les apprendra jamais à d'autres animaux de son espèce. Ainsi la sociabilité est dans la nature de l'homme ; et la voix est le moyen que le Créateur lui a donné pour parvenir à ses fins.

Les anciens donnaient beaucoup d'attention à la culture de l'organe de la voix ; car il se fortifie par l'usage comme tous les autres. L'histoire nous montre Démosthènes passant des journées entières occupé à se former un organe étendu, sonore, et une prononciation pure. C'est par les oreilles, dit-il, que l'on prend les hommes. En effet, qui n'a jamais éprouvé le pouvoir de l'éloquence ? qui n'a jamais été entraîné par la diction d'un orateur et n'a pas pris ses sophismes pour des vérités démontrées ?

L'action de parler, par le jeu continuel des poumons, active la respiration et par conséquent la circulation ; augmente la chaleur animale, et agit à peu près comme l'exercice, mais d'une manière moins marquée. La lecture à haute voix augmente en outre la sécrétion de la salive, qui, étant avalée, accélère la digestion. Aussi est-il d'observation que celle-ci s'opère plus facilement pendant une conversation animée et agréable. Il ne faut pas cependant qu'elle soit portée trop loin : la fatigue des muscles du thorax et le trouble de la digestion s'ensuivraient.

La *déclamation* a souvent des effets fâcheux ; car, outre les efforts de la respiration qu'elle nécessite, il est indispensable, pour bien déclamer, de s'identifier avec son sujet ; et les passions que l'on simule, quoique factices, n'en ont pas moins une influence nuisible. Les cris aigus déterminent une congestion de sang vers la tête. Il en est de même à peu près du chant : la digestion, au lieu d'être accélérée, est troublée par cet exercice. Les chanteurs à prétention suivent, par coquetterie, cette règle hygiénique. Ils ont observé qu'après le repas la voix est moins sonore et a moins d'étendue.

Quelques substances, en exerçant une action sur la gorge, influent sur la voix : telles sont les substances âcres, les huiles et le beurre rances, surtout les amandes, les noix, etc. Les liqueurs spiritueuses, lorsqu'on en fait un usage fréquent, lui donnent un timbre rauque particulier. Tout ce qui affaiblit la constitution affaiblit la voix : les maladies, les saignées, la fatigue, les déperditions en tout genre. Les organes génitaux ont une sympathie étroite avec le larynx : on sait que c'est à l'époque de la puberté que la voix prend de la force, et qu'elle ne se développe qu'en même temps que les premiers. Les hommes qui ont été mutilés dans leur enfance, conservent toujours dans la voix un timbre qui se rapproche de celui qui est propre à cette époque de la vie.

Un des principaux obstacles à la prononciation est le *bégaiement*, vice de la parole qui consiste à répéter par saccades et secousses convulsives, un plus ou moins grand nombre de fois et avec plus ou moins de difficulté, certaines syllabes et certains sons qui entrent dans la composition du langage articulé. Le bégaiement ne dépend pas toujours d'un vice de conformation de la langue, il est dû quelquefois à un état de faiblesse des muscles vocaux, ou à un état nerveux particulier. — Plusieurs méthodes ont été imaginées, depuis le commencement de ce siècle, pour corriger le bégaiement, et toutes ont obtenu des succès plus ou moins complets. Voici l'analyse de celle de Collombat, de l'Isère, telle qu'il l'a insérée dans le *Dictionnaire de Médecine*, publié sous la direction du docteur Beaude. L'Académie des Sciences a décerné à l'auteur de cette méthode un prix de 500 francs.

« La méthode curative que nous avons imaginée, dit Collombat, constitue une espèce de gymnastique *pectorale, gutturale, linguale* et *labiale,* qui consiste à remplir la poitrine d'air en faisant une forte inspiration, et à retirer la langue dans le pharynx, en portant, autant que possible, la pointe renversée de cet organe vers le voile du palais, un peu avant la base de la luette. On doit en même temps écarter transversalement les lèvres de manière à éloigner leur commissure, comme si l'on voulait rire. Aussitôt qu'à l'aide de ces diverses actions combinées, la syllabe rebelle sera prononcée, la langue et tous les autres organes de l'articulation reprendront leur position naturelle ; mais on devra aussitôt parler en mesure, et marquer la syllabe avec le pied ou en rapprochant le pouce de l'index. La mesure, qu'on battra d'abord sur chaque syllabe deviendra plus tard à deux, trois, quatre, six ou huit temps, c'est-à-dire qu'on la marquera sur la deuxième, troisième, quatrième, sixième et huitième syllabe; de telle sorte qu'e i soumettant les mots et les phrases à un rhythme m sical, les mouvements de la langue, des lèvres et de tou l'appareil vocal deviendront tout à fait réguliers. C'est surtout sur le rhythme que les bègues devront insister, et apporter plus spécialement leur attention. Ils auroi t toujours soin de parler lentement, et de conserver les inflexions naturelles de la voix, afin d'éviter la monotonie d'un langage mesuré et toujours sur le même ton. Pour avoir plus de détails, et pour faciliter l'intelligence de cette gymnastique vocale, on fera bien d'avoir recours aux exercices notés de notre *Traité sur le Bégaiement.*

» Tous ces moyens modérateurs et régulateurs, dont nous faisons faire simultanément l'application, agissent physiquement et moralement ; en effet, ils agissent physiquement sur tous les muscles de la respiration, sur les poumons, sur le larynx, sur la langue, sur les lèvres, enfin sur tout l'appareil vocal. L'inspiration a pour but de faire cesser les contractions spasmodiques des cordes vocales, en ouvrant la glotte en même temps qu'elle sert à distendre la poitrine par une grande quantité d'air, de manière à ce que ce fluide ne s'échappe dés poumons que pendant une expiration lente qui doit avoir lieu graduellement et seulement pour fournir la *matière* du son vocal. D'après les recherches anatomiques que nous avons faites, nous nous sommes assuré qu'en plaçant la langue comme nous venons de l'indiquer, le larynx descend le plus possible, ce qui fait cesser le resserrement de la glotte et laisse les cordes vocales dans leur plus grand relâchement. Cette position de la langue est si favorable, qu'elle met les bègues, qui hésitent sur les lettres *gutturales, dentales* et *palatales,* dans l'impossibilité de bégayer, même le voulant bien, parce que le bégaiement qui se fait le plus souvent remarquer sur ces lettres, ne peut avoir lieu lorsque l'organe phonateur est placé comme nous le conseillons ; au contraire, cette infirmité, imitée ou naturelle, ne se manifeste que lorsque la langue est en bas, et l'observation nous prouve que, pour contrefaire les personnes qui bégayent, nous plaçons instinctivement le sommet de cet organe derrière les dents incisives de la mâchoire inférieure. La tension des lèvres, comme nous le conseillons, a pour but de faire cesser l'espèce de tremblement convulsif qui a lieu lorsque, pour articuler les lettres *labiales,* les lèvres forment une espèce de sphincter curviligne qui imite assez bien ce qu'on appelle vulgairement un *cul-de-poule.*

» Enfin, notre gymnastique vocale agit moralement, en ce sens que la mesure, qui exerce son heureuse influence sur tous nos organes, en rendant plus réguliers tous leurs mouvements, fixe l'attention des bègues, et devient par cela même une idée accessoire qui, jointe à l'idée principale qui fait le sujet du discours, doit nécessairement ralentir l'émission de cette dernière, et mettre l'influx nerveux qui suit la pensée plus en harmonie d'action avec la mobilité relative de tous les organes vocaux.»

Dans certains cas, la méthode générale du docteur Collombat ne suffit pas ; il a recours alors à une foule de moyens artificiels que nous ne pouvons exposer ici.

HYGIÈNE DES SENS.

Le docteur Morel a résumé ainsi cette partie intéressante de l'hygiène.

Œil. — Lumière.

L'habitude de regarder les objets obliquement, entraîne, à la longue, la faiblesse, la paralysie des muscles oculaires, et peut devenir cause de *strabisme*. C'est surtout la première enfance qui est sujette à contracter cette espèce d'infirmité. On sait que les nouveaux-nés n'ont rien de plus cher que de diriger sans cesse leurs regards vers les endroits par où pénètrent les rayons lumineux dans l'appartement qu'ils occupent. Si, alors, leur berceau est dirigé d'une manière transversale à l'égard des croisées, nul doute que le strabisme ne devienne le résultat de la nécessité où ils seront de la rechercher de côté. Or, on préviendra cet inconvénient en plaçant le berceau de manière que les yeux de l'enfant soient directement en face du jour. Mêmes réflexions pour la lumière artificielle.

Les sourcils absorbent d'autant plus facilement la superfluité des rayons lumineux, et préviennent conséquemment d'autant plus sûrement la fatigue et l'irritation de la vue, qu'ils offrent une teinte plus noire : de là l'utilité de se les noircir quand on s'expose à l'influence d'une vive lumière, ou qu'on a naturellement la vue sensible et irritable.

L'humeur visqueuse qui lubrifie la surface externe du globe de l'œil et la face interne des paupières, remplit le double usage de faciliter le mouvement du globe et des paupières, et de prévenir l'action irritante d'une trop vive lumière ou de différents autres corps ténus charriés par l'atmosphère. L'air tend à s'emparer de cette humeur, à dessécher l'œil et à prédisposer ainsi à l'inflammation du globe oculaire. Il est donc prudent, quand on se trouve forcé de marcher contre les vents, et notamment contre les vents secs et froids, de prémunir cet organe contre leur action, à l'aide d'un voile ou de lunettes.

Les larmes provoquées en grande abondance par la douleur ou l'habitude, possèdent une propriété irritante, susceptible d'enflammer l'œil, et même de déterminer à la longue la perte entière de la vue. Nous ne connaissons que les tendres consolations des parents ou de l'amitié, la raison et la religion capables de sécher les larmes de l'affligé. Quant aux personnes qui, pour le sujet le plus frivole, font un jeu de répandre un torrent de larmes, pourrions-nous les faire renoncer à cette dangereuse habitude, en les menaçant de la perte du plus important et du plus cher des sens ?

Certaines professions sont de nature à exposer journellement à l'inflammation ou à la perte des yeux, telles que celles des vidangeurs, des limeurs, des meûniers, des chaufourniers, des batteurs en grange, des moissonneurs, etc., etc., par l'action du gaz ammoniacal, des parcelles métalliques, de la farine, de la chaux, de la poussière, des barbes de seigle, d'orge, etc., à laquelle ces personnes sont sans cesse exposées. On nous trouverait sans doute ridicule, si nous proposions l'usage d'un voile *ad hoc* à ces différentes classes d'ouvriers ; et cependant, combien ils agiraient prudemment en recourant à ce salutaire préservatif !

De tous les organes extérieurs, il n'en est point dont la délicatesse et la sensibilité égalent celle du globe de l'œil. De même qu'une cause tant soit peu irritante peut l'enflammer et le désorganiser, de même aussi son action prolongée peut en déterminer la faiblesse, et même la perte entière de percevoir les couleurs : de là la nécessité d'accorder à cet organe le temps de repos nécessaire, et de ne point le fatiguer par un exercice immodéré et outré. Qu'on se garde donc bien de le fixer pendant plusieurs heures sur des ouvrages fins et susceptibles d'amortir son activité. Que de personnes ne doivent la perte de la vue qu'à cette funeste habitude !

Une nourriture trop succulente et nullement proportionnée aux exercices habituels, devient souvent cause de l'inflammation des yeux, par suite de la formation d'une quantité excessive de sang, lequel, se portant vers ces organes, s'y accumule et les rend siéges de fluxions plus ou moins opiniâtres: l'on sent, dans ce cas, la nécessité de retrancher une portion de sa nourriture.

De même que la trop grande quantité de sang dans l'économie devient souvent cause de l'inflammation des yeux, de même la pauvreté de ce liquide peut causer la faiblesse et même la perte entière de l'action de ces organes. Qu'on se garde donc bien de se soumettre à des saignées trop copieuses et trop fréquemment répétées, à moins que des circonstances graves n'en réclament la nécessité. Mêmes réflexions sur les sueurs, les purgations et toutes autres évacuations excessives.

Il existe entre l'estomac et l'œil les liens de la plus étroite sympathie. Aussi voyons-nous ce dernier s'exalter ou s'affaiblir, selon que le premier est frappé d'irritation ou d'atonie. Que d'inflammations des yeux cèdent à une simple application de sangsues sur la région de la peau correspondant au point qu'occupe l'estomac dans le ventre ! De là on conclura quels doivent être les effets sur ces parties de l'usage abusif des boissons spiritueuses ou d'un jeûne trop prolongé.

Rien ne fatigue autant les yeux que les veilles prolongées : rien ne les délasse autant qu'un sommeil doux et paisible. Qui n'eut cent fois occasion d'observer que ces organes deviennent rouges et très sensibles chez les personnes qui passent plusieurs jours et plusieurs nuits sans se livrer au sommeil ?

La lumière est le modificateur par excellence de l'œil: à ce titre, elle mérite toute notre attention.

Rien ne fatigue autant la vue que les corps qui produisent la sensation du blanc. Aussi, combien la cécité est commune chez les Russes et chez les différents autres peuples dont le sol est couvert de neige pendant la plus grande partie de l'année !

De toutes les couleurs, le rouge est celle qui frappe les yeux avec le plus d'éclat, et qui produit sur eux les plus vives impressions. Avec quel empressement les enfants et les peuples sauvages recherchent-ils les objets teints de cette couleur ! Personne n'ignore que le rouge vif semble jeter l'effroi chez certains animaux et les met en fuite. De toutes, elle est aussi celle qui peut exercer les influences les plus fâcheuses sur les yeux. Que de cécités n'ont-elles point pour cause la dangereuse habitude d'avoir regardé trop longtemps fixement des corps en combustion, et notamment des métaux incandescents !

La couleur verte est celle qui fatigue le moins la vue, et sur laquelle elle se repose le plus longtemps et le plus volontiers : la nature l'a répandue avec profusion sur toute la surface du globe. Aussi, combien il importe d'user de voiles ou de verres teints de cette couleur, quand on est forcé de parcourir des terrains sablonneux, couverts de neige, parsemés de pierres blanches, etc. ; quand le soleil darde une grande dose de rayons lumineux, dans les temps d'orages, où l'atmosphère est en feu par la grande quantité des éclairs, et dans toutes les circonstances où l'on est forcé de fixer l'œil sur des objets très éclairés et qui réfléchissent le blanc et le rouge.

Le noir, qui est l'abnégation de toute couleur, et d'où résulte l'obscurité, prive à la longue la vue de sa sensibilité naturelle. L'œil, depuis longtemps fixé sur le noir ou plongé dans une obscurité plus ou moins complète, peut être frappé d'une cécité subite, en se dirigeant tout à coup sur des objets très illuminés.

Après avoir parlé des effets spéciaux de la lumière sur les yeux, examinons quelle est son action sur tous les êtres organisés et vivants.

La vie consiste dans l'action perpétuelle des organes auxquels elle est confié ; (*tota sita est in motû vita*). Ceux-ci n'exécutent leurs fonctions que sous l'influence de certains agents excitants. La lumière tient le premier rang parmi les excitants extrinsèques. Nous comparons les particules lumineuses à autant d'aiguillons qui, pénétrant dans la substance des organes, les titillent et les sollicitent à exercer leurs fonctions avec plus de vivacité et d'énergie.

Le végétal, exposé à l'action de la lumière, croît avec vigueur, se colore, est solide ; acquiert beaucoup de matériaux sapides, odorants, combustibles, nutritifs et pharmaceutiques; exhale une très grande quantité d'air vital ou oxygène, lequel assainit l'air vicié par la respiration des animaux. Aussi, quels heureux effets ne ressentent pas les personnes asthmatiques et pulmoniques d'une promenade faite dans un lieu couvert de végétaux, lorsque le soleil, dans sa force, darde sur eux une très grande quantité de rayons lumineux !

La plante, au contraire, qui vit sous l'ombrage ou dans des lieux souterrains, est pâle, languissante, grêle, inodore, nullement sapide, dépourvue de principes nutritifs et pharmaceutiques, et sans solidité aucune : en un mot, elle est *étiolée*. C'est ainsi qu'en dérobant aux rayons lumineux les végétaux alimentaires, tels que la laitue, la chicorée, le choux, etc., nous leur enlevons leur âcreté et en faisons des aliments très peu nutritifs, il est vrai, mais doux et de la plus facile digestion, lesquels conviennent parfaitement aux estomacs faibles et aux convalescents. C'est la dégénérescence de ces plantes, qui, pour nous, est une qualité.

La chair de l'animal qui vit hors l'influence de la lumière est blanche, tendre, de très facile digestion, et convient en général dans les mêmes cas que les végétaux alimentaires étiolés.

Rien dans l'étude de la lumière n'est plus digne d'intérêt que son action sur l'homme. Les rayons lumineux produisent sur la surface de la peau une excitation bienfaisante, laquelle, se communiquant sympathiquement à tous les organes de l'économie, leur fait exécuter leurs fonctions d'une manière plus facile, plus prompte et plus énergique. Les battements du cœur deviennent plus rapides ; une plus grande dose de sang, source de toute force, est portée dans toutes les parties du corps ; on se sent plus de penchant à l'exercice et un appétit plus vif ; les digestions sont plus actives, et il en résulte une corroboration générale.

La lumière produit dans l'âme un sentiment de satisfaction et de gaîté, un état d'aise d'où résulte nécessairement le bien-être physique, par la raison du lien de la plus étroite sympathie qui unit les deux principes constitutifs de notre être.

L'homme, au contraire, privé de l'action de ce puissant excitant, est pâle, mou, indolent, faible, sans énergie physique et morale, et disposé à une foule de maladies asthéniques et chroniques.

Jetons un regard, pour nous rendre ces vérités sensibles, sur les personnes forcées de passer leur vie dans des prisons ou dans des lieux souterrains, comparées à celles qui jouissent de leur liberté, et peuvent chaque jour aller recevoir la salutaire action de la lumière solaire. La force, la gaîté, une vaillante santé sont le partage des uns, tandis que les autres traînent une existence chétive et donnent le jour à une progéniture féconde en scrofules, rachitis, pâles-couleurs, etc., etc.

C'est surtout aux nouveaux-nés et aux convalescents que la lumière solaire est indispensable. Qu'on s'empresse donc de les exposer à son action excitante, dès que leurs organes se seront assez fortifiés pour pouvoir en supporter la vive impression.

Oreille. — Sons.

Le *cérumen*, ou humeur visqueuse qui lubrifie naturellement le conduit auditif externe, est susceptible de se durcir par son long séjour dans ce canal, et d'apporter ainsi un obstacle plus ou moins invincible au cours des rayons sonores vers la membrane du tympan. On conçoit dès lors la nécessité d'enlever fréquemment le cérumen à l'aide d'instruments *ad hoc*. Cette négligence est souvent devenue cause de surdité. On sait que plusieurs chirurgiens ne se sont fait une brillante réputation dans l'art de guérir cette maladie, que par leur habileté à enlever cette humeur endurcie lorsqu'elle produisait l'occlusion du conduit auditif.

L'intégrité de la membrane du tympan est indispensable à la perception parfaite des sons. Les instruments non suffisamment mousses, introduits avec peu de ménagement dans le conduit de l'oreille, peuvent la déchirer. De là les instruments et le ménagement avec lequel il convient d'en user.

L'introduction, dans le conduit auditif, d'un air froid, de certains corps légers et irritants, d'insectes, etc., peuvent déterminer l'irritation, l'inflammation et même la perte de l'ouïe. Chacun pourra trouver un préservatif bien simple dans l'usage habituel du coton, de la ouate, etc.

Les *sons*, en général, ne bornent point leur action sur l'organe de l'ouïe et le cerveau. On sait qu'ils peuvent déterminer un ébranlement général de la machine vivante et exercer ainsi la plus puissante influence sur l'exercice des fonctions, et conséquemment sur la santé.

Les sons très forts peuvent être dangereux : 1° en agissant vivement sur la membrane du tympan et en enflammant la muqueuse auditive ; 2° en provoquant une puissante réaction cérébrale, d'où saisissements, tremblements, convulsions, évanouissements, etc.; 3° enfin, dans certains cas, en déterminant la rupture de la membrane du tympan, ainsi qu'il arrive souvent chez les artilleurs, les marins, etc.; lesquels, comme on sait, sont affectés de très bonne heure de surdité.

La *musique* agit d'une manière active sur l'économie entière ; mais c'est surtout sur l'âme qu'elle exerce sa puissante influence. Par ses modes variés, elle peut susciter tour à tour tous les genres de sentiments et de passions dans le cœur. Thimothée savait enflammer et calmer subitement la colère d'Alexandre le Grand, selon qu'il recourait à un ton martial ou tendre. L'histoire fourmille de traits analogues.

Eu égard à leurs effets sur l'économie animale, l'on pourrait rapporter à huit chefs principaux, les différentes espèces de chants : 1° le *largo*, le *larghetto*, le *moderato*, qui, exécutés avec plus ou moins de lenteur et de douceur, calment l'ardeur d'une imagination déréglée, et peuvent produire les plus salutaires effets sur les personnes affectées d'irritation mentale ; 2° le *grave* et le *sostenuto*, lesquels produisent à peu près les mêmes effets que les précédents, et, de plus, élèvent l'âme et inspirent de la gravité ; 3° l'*affettuoso*, le *piano*, le *pia-*

nissimo, etc.; lesquels suscitent dans le cœur des affections douces et tendres ; 4° l'*amoroso* et le *smorzando*, qui enivrent l'âme de la plus douce volupté, mais peuvent, à la longue, énerver les puissances physiques et morales ; 5° l'*allegro*, l'*allegretto* et le *vivace*, lesquels épanouissent le cœur et remplissent l'âme de gaîté et de joie ; 6° le *presto*, le *prestissimo*, etc., lesquels aiguillonnent le physique comme le moral, et conviennent ainsi aux personnes indifférentes et apathiques ; 7° le *presto*, le *forte*, le *fortissimo* et le *rinforzando*, lesquels stimulent vivement l'âme, enflamment le courage, et portent souvent aux actes les plus héroïques ; 8° enfin le *grazioso*, le *dolce*, le *mezzo voce*, etc., auxquels sont surtout dus les puissants effets de la musique sur le caractère et les mœurs des hommes.

Nez. — Odeurs.

La muqueuse qui tapisse l'intérieur du nez jouit d'une exquise sensibilité qui la rend très susceptible de s'enflammer et de constituer ainsi la maladie connue sous le nom de *coryza* ou *rhume de cerveau*. L'exposition à un air froid et humide, le refroidissement de la plante des pieds sont les causes les plus communes du coryza. Dès lors les précautions à prendre pour éviter cette affection se présentent d'elles-mêmes à l'esprit. — Il est encore une cause de coryza qu'il importe de faire connaître ici : c'est l'action des liqueurs alcooliques chaudes sur la muqueuse du nez. Ainsi, je vis plusieurs personnes contracter un rhume de cerveau seulement pour s'être exposées à recevoir sur cette membrane les vapeurs d'un café très chaud mêlé à une certaine quantité d'eau de vie, de rhum, etc. Cet effet sera d'autant plus à redouter, qu'on aura moins l'habitude d'user de ces liquides.

De tous les organes extérieurs, il n'en est point qui soit uni au cerveau par des liens plus étroits que le sens de l'odorat. On sait, en effet, que le nerf olfactif ne parcourt qu'un très court trajet, et qu'il peut, conséquemment transmettre au cerveau, avec la rapidité de l'éclair, toutes les différentes impressions perçues par ce sens.

6

Ainsi l'application d'une substance excitante sur la muqueuse du nez ramène souvent à l'instant même d'un état de faiblesse ou de syncope ; ainsi, certaines odeurs pénétrantes peuvent susciter subitement des convulsions, des évanouissements, etc., etc.

Nous savons que les modificateurs par excellence de la muqueuse nasale sont des odeurs. Mais avant de parler de ces agents, disons un mot de l'usage du tabac en poudre, lequel est si généralement répandu.

Pour juger de la nature des véritables effets d'une substance quelconque sur l'économie animale, il faut bien se garder de ne chercher à les apprécier que quand on a contracté la longue habitude d'en user. On sait, en effet, que celle-ci tend à rendre le corps insensible aux actions les plus énergiques. Or, voyons ce qui se passe chez une personne qui use du tabac en poudre pour la première fois : le nez se sent vivement stimulé, l'éternuement survient, les larmes coulent, la face s'anime ; les facultés intellectuelles s'exécutent avec plus de vivacité, etc., etc. Tous ces effets ne sont-ils point les résultats d'une véritable stimulation, et n'indiquent-ils point que le tabac doit être rangé dans la classe des excitants, et non des narcotiques ? La propriété narcotique n'est que secondaire, et ne peut résulter que de l'abus de cette substance : alors, il est vrai, vertiges, douleurs de tête, altérations des sens, troubles des facultés intellectuelles, envies de vomir, défaillance générale et même la mort, si la dose fut portée trop loin. De là nous concluons que l'usage modéré du tabac est généralement salutaire ; mais que l'excès de ce végétal peut porter les plus fâcheuses atteintes à la santé.

Les bornes étroites dans lesquelles nous sommes forcé de nous resserrer, ne nous permettent pas de passer en revue toutes les différentes espèces d'odeurs : elles sont assurément trop nombreuses. Nous allons donc nous contenter de jeter un coup-d'œil rapide sur les principales d'entre elles. La *bétoine* est susceptible, dans les temps très chauds, de déterminer un état d'ivresse. Les *pavots* et l'*opium* provoquent le sommeil. La *jusquiame*, la *belladone*, la *mandragore*, la *pomme épineuse* et la plupart des *solanées* causent des vertiges, des convulsions, et peuvent même donner la mort. L'habitude de respirer à chaque instant les parfums: le *lis*, la *tubéreuse*, le *narcisse*, le *laurier-rose* et même la *rose*, peuvent occasionner de violentes douleurs de tête, et prédisposer à une foule de maladies nerveuses. Le *romarin*, la *sauge*, l'*hyssope*, la *lavande*, la *menthe*, le *thym*, la *mélisse* et la plupart des autres *labiées* produisent constamment sur le cerveau une influence salutaire, laquelle active l'exercice des fonctions tant physiques que morales. Le *camphre* peut causer des éblouissements, de fortes douleurs de tête, et même un état simulant parfaitement celui de l'ivresse. Le *houblon* exhale une odeur fortement agissante sur le cerveau, dont elle trouble les fonctions, lorsqu'elle est concentrée : l'on a vu plus d'une fois des individus être frappés d'un engourdissement et d'un sommeil mortel, pour être restés trop longtemps dans des magasins remplis de ce végétal. Le *chanvre*, par son odeur désagréable et vireuse, peut exercer l'influence la plus délétère sur l'économie. « Aussi, dit » le professeur Richard, lorsqu'on reste pendant quel-» que temps exposé aux émanations qui s'élèvent d'une » plantation de chanvre, on ne tarde pas à éprouver » une céphalalgie violente, des vertiges, en un mot, » les premiers symptômes de l'ivresse. » Le *musc*, récemment retiré du ventre du *moschus moschiferus*, peut enflammer la muqueuse du nez. Les cantharides causent de violentes douleurs de tête, et peuvent irriter les organes urinaires et génitaux. Les *matières animales en putréfaction* attaquent vivement la muqueuse nasale et peuvent, par leur entrée dans les poumons, causer les accidents les plus fâcheux dans l'économie. Les vapeurs d'*arsenic* peuvent donner subitement la mort.

Les plantes exhalent ou absorbent dans l'air des principes différents, selon qu'elles sont soumises à l'influence solaire, ou qu'elles sont soustraites à sa puissante action. Dans le premier cas, elles laissent échapper une très grande quantité d'oxygène ou de ce gaz indispensable à la respiration et à la vie, en même temps qu'elles absorbent le gaz acide carbonique qui, comme on sait, n'est nullement respirable, et cause au contraire l'asphyxie et la mort ; dans le second cas, et surtout pendant la nuit, les plantes, lancent une plus ou moins grande quantité de gaz acide carbonique, tandis qu'elles s'emparent du gaz oxygène. De là l'on sentira facilement le danger de laisser séjourner des fleurs dans les appartements où on se livre au sommeil, surtout s'ils sont peu spacieux, et qu'ils n'offrent point d'ouvertures par lesquelles l'air extérieur puisse venir renouveler l'air intérieur, doublement vicié par la respiration des personnes et des plantes. Que de personnes, par suite de cette funeste imprudence, furent trouvées asphyxiées et mortes au réveil du matin !

Goût. — Saveurs.

Le sens du goût est évidemment placé à l'entrée du canal digestif pour avertir l'homme des qualités des aliments dont il a besoin de se nourrir. L'on peut dire, en général, que les substances qui produisent une sensation agréable sur la langue et le palais, recèlent des principes réparateurs, et qu'il convient de s'en nourrir, tandis qu'il faut rejeter toutes celles qui l'affectent désagréablement.

Certaines substances, et surtout les condiments très actifs, en excitant un appétit factice, peuvent solliciter à prendre une plus grande quantité d'aliments que l'estomac ne peut en digérer : d'où des digestions pénibles, des indigestions et tous les accidents qui peuvent en être la suite. Il convient donc d'user modérément des épices.

Les aliments très épicés et les liqueurs fortes agissent sur le sens du goût d'une manière tellement active, qu'ils le privent à la longue de la faculté de percevoir les saveurs des corps.

Le sens du goût se pervertit dans la plupart des maladies, c'est-à-dire, qu'il rejette ce qu'il affectionnait le plus, tandis qu'il peut appéter les substances qui, auparavant, lui inspiraient le plus de répugnance. On conçoit, dès lors, que cette perversion du sens du goût est un indice certain de maladie, à la recherche de laquelle il convient de se livrer.

Toucher. — Qualités tactiles.

La peau, comme l'on sait, est le sens du toucher. Les conditions nécessaires pour que le toucher s'exerce d'une manière parfaite, sont la finesse, la souplesse et une légère humidité de cet organe. Les bains et les lotions tièdes, l'usage des gants, et surtout ceux de taffetas, sont les principaux moyens de maintenir la peau dans cette triple condition. Les circonstances capables de la détruire sont : un froid intense, une chaleur trop forte, l'habitude de toucher des corps durs et raboteux, les compressions extérieures, etc. Ce sens, comme tous les autres, est susceptible de s'émousser par l'inaction, et de se perfectionner par l'exercice. On sait que certaines personnes, et surtout les aveugles, peuvent acquérir une telle finesse dans le toucher, qu'elles parviennent à distinguer jusques aux traces des caractères d'imprimerie sur le papier.

Sensations intérieures.

En même temps que le cerveau est l'organe le plus important de l'économie, en ce qu'il donne la vie à tous les autres, par le fluide nerveux dont il les vivifie, il est aussi le plus mou et le plus susceptible de se désorganiser. La moindre lésion de ce viscère peut causer les accidents les plus fâcheux et même donner subitement la mort. L'on peut rapporter à quatre sortes les différentes causes capables d'agir d'une manière délétère sur le cerveau : 1° les blessures, les coups, les chutes ; 2° le sang et les diverses humeurs attirées en quantité excessive vers cet organe ; 3° les substances vénéneuses ; 4° la mauvaise direction des facultés de l'âme.

Les blessures profondes du cerveau sont nécessairement suivies d'une mort subite. Les coups et les chutes sur la tête et même le reste du tronc, peuvent également donner subitement la mort par la violente commotion de la masse cérébrale. S'ils ne donnent point la mort à l'instant même, ils sont fréquemment suivis d'inflammation et d'abcès, lesquels peuvent faire périr après un temps plus ou moins long. La saignée est le plus sûr préservatif de ce funeste résultat.

L'abondance excessive du sang dans l'économie devient fréquemment cause d'un funeste accident, connu sous le nom d'*apoplexie*. La prédisposition à l'apoplexie s'annonce par la rubicondité de la face, un cou court, le battement violent des artères de la même partie, l'exaltation mentale, ou une pente irrésistible au sommeil, etc. Il est alors de la plus haute importance d'user d'un régime très doux, de n'exercer les facultés intellectuelles que d'une manière très modérée, et surtout de pratiquer une copieuse saignée au pied.

Il est certaines substances qui agissent d'une manière délétère et irritante sur le cerveau, déterminent vers lui l'afflux du sang, et peuvent causer l'apoplexie et la mort. Parmi ces substances figurent surtout les narcotiques, comme l'opium, la belladone, etc. Nous devons parler ailleurs de ces poisons cérébraux.

L'exaltation de la sensibilité morale tient sans cesse l'organisme dans un état d'irritation qui hâte l'exercice de toutes les fonctions, use promptement les organes, et prédispose à une foule d'affections nerveuses. Les principales causes de cet excès de sensibilité sont les études des arts qui donnent un libre cours à l'imagination, comme la musique, la poésie, la littérature dramatique, etc.; les affections trop fortes, les passions véhémentes, les lectures sentimentales, la fréquentation des spectacles et des sociétés bruyantes, l'usage immodéré des liqueurs spiritueuses, et surtout l'abus du café.

L'attention trop longtemps soutenue de l'âme sur le même sujet la fatigue, l'épuise, relâche ses ressorts, et peut conduire à une espèce d'hébêtement très voisin de l'idiotisme.

La contemplation continuelle de la même idée concentre l'âme dans elle-même, rend indifférent à toutes les autres choses, et devient souvent cause de mélancolie.

Autant l'exercice modéré de la mémoire est nécessaire à sa perfection, autant l'exercice outré de cette faculté est nuisible aux autres opérations de l'intelligence, et même à l'économie entière. Accablée sous le poids d'un trop grand nombre d'idées, l'âme cesse d'apercevoir les rapports qui les enchaînent, ne classe plus, ne coordonne plus, en un mot, semble avoir perdu toutes ses autres facultés. Le corps, à son tour, participant à cet affaissement du moral, exécute lentement ses fonctions, et tombe à la longue dans la langueur.

Le défaut d'analyse dans les études jette le trouble et la confusion dans l'âme, fatigue le physique comme le moral, fait divaguer, et devient fréquemment cause de démence, ainsi que Pinel eut tant de fois occasion de l'observer.

Les études où la comparaison, le jugement et le raisonnement sont surtout mis en jeu, et qui exigent une grande contention d'esprit, peuvent, quand elles sont trop longtemps soutenues, déterminer vers le cerveau une congestion sanguine qui, comprimant cet organe, prédispose singulièrement aux attaques d'apoplexie. Les hommes adonnés aux études profondes sont aussi fort sujets aux indigestions, à la constipation et aux hémorrhoïdes.

Le plaisir est au moral ce qu'une bonne alimentation est au physique : il épanouit l'âme, facilite le jeu des opérations intellectuelles, exerce son influence bienfaisante sur tout l'organisme, et contribue puissamment à l'exercice libre, facile et régulier de toutes les fonctions de l'économie. Sans le plaisir, l'entendement s'émousse, se perd et se pervertit. De là la nécessité, pour la conservation de la santé, de rechercher des sensations gaies, et de fuir toutes les circonstances capables de faire naître la douleur dans l'âme. Les jeux et les plaisirs innocents, les bals où respire une gaîté modérée, les sociétés aimables, les spectacles divertissants, les promenades et les voyages d'agrément, l'usage modéré de la liqueur bachique, en un mot, tout ce qui est susceptible d'épanouir le cœur, sont autant de jouissances capables de procurer à l'âme cet état d'aise et de satisfaction si nécessaire à la conservation de la santé et à la prolongation de la vie.

Le désir trop prononcé d'inventer, exalte, fatigue, pervertit l'imagination, peut jeter le trouble dans les autres facultés de l'âme, et détermine ainsi la perte de la raison.

Sans l'esprit d'observation, nulle connaissance ; mais aussi la vie essentiellement contemplative rend indifférent aux choses humaines, relâche les liens sociaux, conduit à une sombre abstraction, à l'oubli des jouissances indispensables au maintien de l'existence, et même au mépris de la santé.

Non pénétré de sa supériorité sur tous les êtres vivants, l'homme s'assimile à la brute, est dépourvu de grandeur d'âme, et devient impropre à tout acte héroïque et vertueux.

Sans ordre et sans méthode, l'homme n'acquiert que des connaissances éparses et nullement liées entre elles, fatigue considérablement dans ses études, et, en même temps qu'en travaillant peut-être plus que les autres, il acquiert moins de connaissances vraiment solides ; la confusion qui règne dans ses idées le tourmente, l'accable et le conduit à un épuisement prématuré. De plus, l'on sait que c'est surtout chez les hommes dépourvus d'ordre que s'observe fréquemment la manie.

L'ignorance du bien et de la justice font de l'homme un véritable fléau pour la société, et l'expose à chaque instant à une foule d'actes nuisibles à lui-même comme au corps social. L'athéisme rétrécit l'âme et rend impropre à tout acte éclatant et héroïque. L'irréligion endurcit le cœur, étouffe tout sentiment de vertu, et rend insensible aux larmes de l'humanité souffrante. Le vrai matérialiste ne peut être vertueux qu'en apparence : le crime est dans son cœur, et la loi seule le maintient dans son devoir.

L'amour du Souverain-Être ouvre dans le cœur un accès à tous les sentiments de justice, d'humanité et de tendresse, qui caractérisent l'homme vraiment vertueux. L'oubli des auteurs de nos jours et de nos proches est le signe le plus infaillible de l'ingratitude et de la dureté du cœur. L'inhumanité est le propre des âmes desséchées et féroces. L'amour de la patrie, de la liberté et de l'égalité, partage des âmes sensibles, vertueuses et grandes, ouvre le cœur à l'humanité, à la bienfaisance et à tous les sentiments généreux et tendres ; élève l'âme ; développe le courage et les vertus militaires ; pénètre l'homme de la supériorité de son rang ; l'empêche de se dégrader ; contribue puissamment au perfectionnement du physique et du moral ; en un mot, fait la félicité publique quand il anime tous les membres d'une même nation. Cet attachement à la patrie et aux droits naturels trouve sa source dans la religion, et est inspiré par la Divinité même, qui ne peut vouloir qu'un égal bonheur pour tous les hommes qu'elle appela à la vie. L'esclavage ravale l'homme à la condition de la brute et étouffe en lui tout élan vers la gloire, la vertu et le perfectionnement du moral. Il n'appartient donc qu'à des âmes viles et basses de faire l'abnégation de ces droits sacrés et inaliénables, et de courber servilement la tête devant le sceptre odieux de la tyrannie.

L'égoïste ne jouit qu'avec lui-même : son insensibilité aux jouissances de ses semblables le prive du plus doux des plaisirs et du plus puissant moyen de parcourir sa carrière agréablement. L'amour excessif d'un sexe différent du sien trouble l'âme, écarte le sommeil et peut conduire à la folie. La joie tressaillante anime l'entendement et active toutes les fonctions de l'économie ; mais, portée à l'extrême, elle peut en provoquer tout à coup la suspension. L'espérance inquiète tient l'âme dans l'anxiété, suspend l'action de l'estomac, et peut ainsi devenir cause d'un épuisement général. Le désespoir ralentit les mouvements du cœur, semble glacer le sang dans ses canaux, et jette le corps entier dans le plus grand affaissement. La cupidité et l'ambition tiennent sans cesse l'âme en éveil, la font tour à tour passer du plaisir à la douleur, de la douleur au plaisir, de l'espérance à l'inquiétude, de celle-ci à une joie excessive, etc., etc., et jettent ainsi le plus grand désordre dans les facultés de l'entendement, ainsi que dans toutes les autres fonctions de l'économie. L'avarice dessèche l'âme et le corps. Le zèle indiscret fascine la raison, est père de l'imprudence, et peut conduire aux plus grands périls. Le fanatisme est intolérant, persécuteur, visionnaire et très sujet à la manie.

La haine, avec désir de nuire, tient l'âme dans une tourmente perpétuelle, ralentit les mouvements vitaux, dessèche les organes, et peut conduire, par sa longue durée, au dernier degré d'épuisement et de marasme. La jalousie et l'envie éteignent tout sentiment de générosité, engendrent la plus noire tristesse, troublent l'action de l'estomac, et peuvent conduire à une foule de maladies par défaut de ton. La crainte, la terreur et l'effroi peuvent tout à coup arrêter les battements du cœur et occasionner une syncope mortelle. L'impatience agace l'âme, la tourmente et peut troubler les fonctions cérébrales. La colère et la fureur peuvent, lorsqu'elles sont portées au plus haut degré d'intensité, donner subitement la mort, soit en arrêtant tout à coup les battements du cœur, soit en occasionnant une excitation cérébrale des plus promptes et des plus vives.

REPOS DES ORGANES DE RELATION.

Nous avons à parler du sommeil, des rêves, du cauchemar et du somnambulisme.

Le *sommeil* est le repos des organes des sens et du mouvement, pendant lequel le corps répare ses forces ; le sommeil est pour tous les êtres animés un besoin impérieux, qui, chez presque toutes les espèces, se renouvelle chaque jour et coïncide ordinairement avec la nuit. Le temps du repos doit être proportionné à la fatigue : en général, sept heures l'été, et huit heures l'hiver, suffisent à réparer les forces. Les enfants doivent dormir un peu plus. Croyons, du reste, que, dans nos climats, l'habitude de la méridienne est toujours funeste, et que si, pendant les fortes chaleurs de l'été, on éprouve des insomnies, c'est encore moins à l'élévation de la température qu'il faut l'attribuer, qu'à l'usage où l'on est de se livrer à un repos qui ne peut jamais être complétement réparateur, puisqu'il est pris à l'époque de la journée où les causes d'excitation jouissent de la plus grande énergie.

La position la plus favorable pour se livrer au sommeil, est d'être étendu horizontalement, la tête un peu élevée. Il est indifférent, pour une personne qui se porte bien, d'être sur le côté droit, ou sur le gauche, ou sur le dos ; le décubitus sur le côté droit favorise le passage des aliments de l'estomac dans les intestins ; mais nous avons dit que l'on ne devait se coucher qu'après la digestion stomacale ; celui sur le dos a l'inconvénient de favoriser l'excitation des organes génitaux ; celui sur le côté gauche nuit, dit-on, aux mouvements du cœur ; mais si l'on considère que cet organe est situé au milieu de la poitrine, et que sa pointe seule est dirigée à gauche, on verra bientôt que la circulation doit être empêchée par toute autre cause, et qu'il faut prendre en considération le foie, organe volumineux, lâchement fixé dans l'hypochondre droit, et le changement de rapports des organes abdominaux déterminés par la chute de celui-ci. Laissons donc à chacun en particulier à choisir la position qui lui sera le plus favorable.

On doit être couvert dans le lit de manière seulement à ne pas avoir froid ; la trop grande chaleur énerve, surtout si elle est jointe à la mollesse des matelas ; la transpiration est plus active, la circulation accélérée, et, à son réveil on se trouve plus accablé qu'avant de se mettre au lit. Le corps doit être débarrassé de tout lien, la tête peu ou point couverte.

Un lit, pour être convenable à la santé, doit être un peu dur, et placé de manière que l'air puisse librement circuler autour ; on ne doit pas s'enfermer dans des rideaux ou dans une alcôve. Il est important d'habituer les enfants à dormir sur toute sorte de coucher. On dort partout lorsqu'on a besoin de repos. Les Écossais dormaient sur la neige ; Turenne, sur l'affût d'un canon, pendant une nuit d'hiver.

Des *rêves*. Alors que les cinq sens sont endormis, il arrive fort souvent que l'espèce humaine conserve assez d'activité pour opérer, lier des idées, et les associer dans un ordre quelquefois assez logique, le plus souvent complétement extravagant. C'est ce qu'on appelle les *songes*. Dans toutes les conditions de la vie, et jusqu'à tous les âges, ce phénomène est susceptible d'être observé. Cependant on l'observe plus chez les hommes qui jouissent d'un grand développement intellectuel que chez l'homme simple et borné, dont les idées ne vont pas au delà de la satisfaction des premiers besoins de la vie.

Comme nous avons précédemment établi que l'esprit humain ne pouvait se manifester au dehors qu'à l'aide de certaines conditions organiques, et que l'appareil spécialement affecté aux actes intellectuels et moraux est le cerveau, il suit de là que les songes ne peuvent avoir lieu qu'autant que l'encéphale, trop vivement excité par les travaux et les fatigues de la veille, ne participe pas au repos des autres organes dans une proportion égale à ceux-ci. Du reste, c'est une grande question, sur laquelle les physiologistes et les psychologues sont loin d'être d'accord, et même sur laquelle les physiologistes ne possèdent que de vagues données, que celle de savoir si dans les rêves qui nous occupent, l'esprit humain opère sans le secours de l'organisation du cerveau. Cette question se rattache évidemment à celle de la double nature de l'homme sur laquelle ce n'est point ici le lieu de se prononcer.

Quoi qu'il en soit, il est certain au moins que le sommeil n'est ni aussi parfait, ni aussi réparateur lorsqu'il est agité par les songes, que lorsqu'il est complet; et même, si un songe est pénible, le réveil est constamment accompagné de fatigue plus ou moins grande. Ce qui prouve jusqu'à l'évidence que l'organisme n'est jamais étranger à ces phénomènes.

Mais si les songes ont pour résultat constant de fatiguer nos organes, il faut donc les éviter autant qu'il est en nous. La chose n'est pas toujours possible. Cependant, disons qu'on n'y sera d'autant moins exposé, que l'on évitera plus soigneusement, pendant la veille, de s'abandonner trop exclusivement à des travaux ayant pour objet des matières ardues, et que l'on sera moins dominé du désir d'obtenir la solution des difficultés que l'on veut vaincre. D'un autre côté, ceux qui vivent avec sobriété, qui ne font aucun abus des excitants alcooliques, qui passent leurs soirées loin des nombreuses réunions où tout trouble et agite ceux qui s'y trouvent, seront encore moins tourmentés par des rêves que celui qui, bénévolement, se place dans des conditions tout opposées. Enfin, si l'on ne peut se soustraire entièrement à toutes les causes d'excitation que nous venons de signaler, il sera utile de faire diversion aux idées qui nous préoccupent, avant de se mettre au lit; ce qu'on obtiendra par une promenade, une conversation attrayante, quelquefois même tant soit peu futile, ou par un travail manuel quelconque.

Le *Cauchemar* est le sentiment d'un poids qui comprime la poitrine ou la région de l'estomac, avec impossibilité de se mouvoir, de parler, de respirer, survenant pendant le sommeil, et produisant un réveil brusque suivi d'anxiété extrême. Il n'est pas rare, dans cet état pénible, de croire voir un fantôme, un animal comprimer la région épigastrique, ou un précipice s'ouvrir sous nos pas et nous engloutir.

Le cauchemar reconnaît ordinairement pour cause 1° une digestion difficile; 2° une position pénible du corps; 3° les affections morales tristes; 4° une maladie de l'estomac, des poumons, du cœur ou du cerveau. On n'attribue plus, comme autrefois, ce sentiment de suffocation à des *esprits* dont on était obsédé, et sur lesquels les contes les plus ridicules ont été imaginés.

Les moyens de combattre le cauchemar varient selon les causes qui lui donnent lieu. « Comme traitement général, cependant, il est bon de se préserver de tout ce qui émeut le sentiment et l'imagination d'une façon effrayante ou triste, et de se préparer, au contraire, au repos par des lectures ou des conversations agréables, de ne point manger trop ou trop tard, et surtout des aliments indigestes, de se livrer pendant le jour à un assez grand exercice, de se coucher le corps incliné du côté droit, la tête et les épaules élevées. Toutes les fois qu'on le pourra, il faudra provoquer le réveil lorsque le trouble de la respiration, l'expression d'anxiété du visage, la sueur du corps annoncent la présence du cauchemar. Après quoi l'on s'empressera de calmer l'esprit, si l'on a affaire à des sujets jeunes et impressionnables. » Le cauchemar étant assez souvent le symptôme d'une affection de l'estomac, on comprend qu'il ne puisse disparaître qu'avec l'éloignement des causes qui le produisent.

DU SOMNAMBULISME.

Le *somnambulisme* est un état intermédiaire entre la veille et le sommeil, ou, si l'on veut, une affection cérébrale dans laquelle l'individu exécute, en dormant, certaines actions qui n'ont ordinairement pas lieu pendant le sommeil, telles que marche, parole, étude, etc. C'est une névrose des fonctions cérébrales ; ce n'est peut-être aussi qu'un degré de plus des songes ordinaires.

DEUXIÈME CLASSE.

HYGIÈNE DES FONCTIONS DE NUTRITION.

Hygiène de la Bouche.

Des Dents.

Tous les soins que réclame l'entretien des dents se réduisent à les tenir constamment à l'abri de l'accumulation du tartre qui s'amasse avec tant de facilité à leur surface ; à éviter les chocs mécaniques violents qui résultent du brisement de corps durs entre les arcades dentaires ; à éviter les impressions de chaud et de froid ; à fuir l'action des substances trop acides, et surtout le froid de la tête, lorsque cette partie est le siège d'une transpiration trop abondante ; car, dans ce cas, il survient souvent des fluxions dentaires, des inflammations et des névralgies, maladies qui deviennent, pour les dents, des causes de destruction beaucoup plus actives que l'accumulation du tartre.

Les moyens les plus propres à éviter ce dernier accident consistent à soumettre journellement les dents au travail de la mastication ; car il est certain que les hommes qui se nourrissent beaucoup plus de substances liquides que de solides, ont ces organes presque constamment recouverts de mucus buccal ; et les paysans, dont les dents sont ordinairement si blanches, n'emploient aucun autre moyen que de mordre à même un pain épais et souvent dur ; il convient, en outre, après chaque repas, de se débarrasser avec un cure-dent de toutes les matières tant végétales qu'animales qui se placent dans leurs intervalles, et de se gargariser la bouche à plusieurs reprises avec de l'eau pure. Chez l'homme auquel une cause quelconque fait cesser la mastication des aliments solides, et même chez ceux qui le matin ont les dents recouvertes d'une quantité plus ou moins grande de mucus buccal, il convient, à l'aide d'une brosse molle et d'eau pure, d'en débarrasser ces organes. Ce soin est surtout nécessaire dans certaines affections même légères des voies gastriques. Si cependant des concrétions plus ou moins épaisses venaient à se former, il conviendrait de les faire enlever, car leur présence entraîne toujours un suintement purulent des gencives ; le déchaussement des dents amène l'odeur forte de la bouche, et quelquefois des ulcères des gencives.

Le soin que réclament les dents est devenu une mine féconde que le charlatanisme exploite avec ardeur et souvent habileté ; une foule de poudres, d'eaux et d'opiats ont été inventés et proposés à la crédulité publique ; l'hygiène doit les proscrire. Cependant, comme il arrive souvent que, chez les femmes surtout, les gencives sont le siége d'une congestion permanente, qui entraîne avec elle des hémorrhagies légères, tous les matins, pour peu que l'on frotte ou presse légèrement la muqueuse gengivale ; comme d'autre part ceux qui ont l'habitude de fumer ou de chiquer ont constamment les dents noires et sales, dans ces différents cas, l'usage d'une brosse molle et d'eau pure est insuffisant à rendre aux dents leur blancheur. C'est alors que l'on peut, sans inconvénient, faire usage d'une poudre de charbon bien fine et bien tamisée, ou de pierre ponce lavée, porphyrisée, et teinte en rouge avec du carmin. Dans le cas de congestion gengivale, il est bien de se gargariser et de se laver la bouche avec un liquide émollient; et si, comme il arrive quelquefois, cet engorgement était ancien, indolent et passif, on emploierait avec avantage la poudre de charbon, à laquelle on pourrait joindre un peu de poudre de quinquina, également tamisée.

L'abus des liqueurs fermentées, des assaisonnements de haut goût, l'action du froid après la coupe des cheveux, l'usage pernicieux, quoique généralement répandu, de boire après le potage chaud un verre de vin, sont autant d'habitudes que doit éviter celui qui est jaloux de conserver ses dents.

Outre l'inconvénient qu'a l'usage de la pipe de noircir les dents, comme en fumant l'on boit souvent des liquides froids, cette habitude présente tous les inconvénients qui résultent de l'action du froid succédant instantanément à la chaleur

L'habitude de chiquer, de même que celle de la pipe, a le grave inconvénient d'exciter la sécrétion des glandes salivaires, hors le temps de la mastication; de les rendre moins sensibles à l'action des aliments; d'amaigrir le malade par l'épuisement qu'entraîne après soi une perte de substance quelquefois considérable, et d'amener des irritations pulmonaires et gastriques d'autant plus dangereuses qu'elles marchent chroniquement. Il faut convenir néanmoins que l'habitude modifie singulièrement ces résultats.

Lors de l'éruption des premières dents chez les enfants, phénomène qui ne s'accomplit jamais sans de vives douleurs, il conviendra d'appliquer sur les gencives des topiques émollients pour en faciliter la déchirure; et, comme alors, la muqueuse buccale est constamment le siége d'une congestion sanguine plus ou moins considérable, qui entraîne souvent à sa suite des affections cérébrales, le plus souvent meurtrières à cette époque de la vie, il faut que l'enfant, pendant le temps que dure le travail de la première dentition, soit soumis à un régime adoucissant, c'est-à-dire à l'usage de boissons émollientes et au sein de sa nourrice. On aura soin aussi d'entretenir le ventre libre ; car, du moment où la tête est irritée, il survient constamment une constipation opiniâtre qui, à son tour, contribue à entretenir les congestions cérébrale et gengivale. Il n'est pas sans inconvénient d'obéir à l'usage reçu de faire mordre aux enfants des corps plus ou moins durs, dans le but d'amincir les gencives ; on ne doit leur donner que des corps qui, comme la racine de guimauve, se déchirent facilement ; car les morceaux de corne ou d'ivoire qui décorent leurs hochets étant très durs, irritent les gencives, les durcissent, et les rendent calleuses. Les mêmes règles sont applicables à la seconde dentition ; mais de plus, comme cette époque est le moment où tombent les premières dents pour être remplacées par celles de la seconde dentition, il faut avoir soin d'arracher les dents infantiles du moment où elles sont chancelantes ; et même il ne faut pas attendre cet instant, du moment où un engorgement douloureux de la gencive annonce qu'une seconde dent cherche à faire issue.

Lorsque les vieillards perdent leurs dents, ils doivent, quand ils le peuvent, en faire replacer d'artificielles, afin d'assurer la mastication et de conserver à l'acte digestif toute sa perfection ; cependant, il faut avouer qu'il est des vieillards qui n'ont pu supporter l'application d'un faux ratelier. (Dr *Simon.*)

DES ALIMENTS.

L'*aliment* est toute substance qui, introduite dans le canal alimentaire, a la propriété de fournir des matériaux propres au renouvellement ou à l'accroissement du corps.

Les aliments qui servent à la nourriture de l'homme sont tirés des végétaux et des animaux ; mais si l'on réfléchit que la plupart des animaux qui fournissent nos aliments se nourrissent exclusivement de végétaux, on sera porté à considérer le règne végétal comme servant de base à l'alimentation. On sait d'ailleurs que le pain, produit du gramen, peut suffire à l'entretien d'un animal carnassier, et contient les *principes immédiats* de la chair. Haller avait reconnu implicitement ce fait quand il a dit qu'entre le gramen et le lion, il n'y a que le bœuf qui mange l'un et qui est mangé par l'autre. Cette pensée du célèbre physiologiste a été développée d'une manière remarquable par MM. Dumas et Boussingault. Ces chimistes ont posé en principe, 1° que l'albumine, la caséine et la fibrine existent dans les plantes ; que, par une sorte de *substitution*, ces matières passent toutes formées dans le corps des herbivores, d'où elles sont transportées dans celui des carnivores ; 2° que les plantes seules ont le privilége de fabriquer ces trois produits dont les animaux s'emparent, soit pour se les assimiler, soit pour les détruire, selon les besoins de leur existence.

Les corps simples qui entrent dans la composition des aliments sont : l'oxygène, l'hydrogène, le carbone, l'azote, le phosphore, le soufre, le chlore, le calcium, le sodium, le magnésium, le silicium, le fer, le manganèse, etc.

L'aliment le plus simple renferme au moins les trois premiers de ces éléments ; mais des expériences faites sur les animaux ont prouvé que les aliments qui ne renferment que ces trois corps simples ne peuvent entretenir longtemps la vie, et que l'aliment par excellence doit contenir en outre de l'azote. Ces quatre éléments doivent être regardés comme la base de toute matière organisée. Le soufre et le phosphore prennent place immédiatement après eux.

L'association des éléments simples en proportions variables, donne naissance à des composés organiques qui existent tout formés dans les végétaux ou les animaux, et qui ont reçu le nom de *principes immédiats*.

Certains corps simples, quoiqu'en moindre quantité dans la composition intime de nos aliments, n'en sont pas moins indispensables à la formation de nos humeurs et de nos parties solides. Qui ne prévoit, en effet, l'atteinte profonde et même mortelle que subirait notre économie, si notre sang était dépourvu de fer et nos os de phosphore ?

L'homme, par la conformation de l'articulation de sa mâchoire inférieure, de ses dents, et par celle de son canal alimentaire, tient le milieu entre les herbivores et les carnivores ; ce qui donne à penser que l'Auteur de la nature a voulu qu'il vécût de substances végétales et animales, comme on le voit presque partout, d'où la division toute naturelle des aliments en végétaux et animaux. Ce n'est pas toujours impunément d'ailleurs que l'homme se nourrit exclusivement de végétaux ou d'animaux ; car on a remarqué que l'usage seul des premiers diminue les forces du corps et de l'esprit, tandis que celui des seconds fait prédominer l'acide urique, prédispose à la goutte, aux tophus articulaires, à la gravelle, aux calculs vésicaux. *Un régime mixte* est donc ce qui convient le mieux à la nature de l'homme et qui est le plus en harmonie avec la conformation de son appareil digestif.

M. de Gasparin, dans un mémoire intéressant, fait en réponse à un travail de Magendie sur le régime alimentaire des mineurs belges, a prouvé, par les observations consignées dans ce mémoire, que la valeur nutritive des aliments est en raison directe de l'azote qu'ils contiennent. Des Irlandais, dit cet auteur, nourris exclusivement de pommes de terre, en consommaient 6 kil. 30 par jour, qui contiennent 23 grammes d'azote. On voit quelle énorme charge l'estomac recevait pour pouvoir y trouver la quantité de substances albuminoïdes (azotées) nécessaires à l'existence. Quand la pomme de terre manqua, le gouvernement fit venir du maïs d'Amérique, et les Irlandais adultes consommaient 1 kil. 34 de farine de ce grain, contenant 22 grammes d'azote. Quel était l'effet de ce changement de régime ? On se plaignait d'abord que le maïs laissait une sensation désagréable de vacuité de l'estomac, laquelle provenait de ce que les organes de la digestion n'éprouvaient pas la distension à laquelle les avait habitués la quantité des pommes de terre consommées. Il n'en est plus ainsi aujourd'hui, le peuple s'est non seulement habitué à l'usage du maïs, mais il le préfère et il reconnaît qu'il se sent plus fort, plus soutenu, que lorsqu'il se nourrissait de pommes de terre.

Dans nos petites villes du Midi, les artisans se nourrissent alternativement de viandes et de légumes. Pour les personnes qui ne connaissent pas la formule exacte de la substitution alimentaire, elles n'apprendront pas sans étonnement que l'on remplace 250 grammes de viande (os compris, comme on la vend à la boucherie) par 150 grammes de haricots secs; mais leur étonnement cessera lors qu'elles sauront que les haricots contiennent 3,80 pour 100 d'azote, et la viande seulement 2,42 pour 100. La substitution semblait avoir consulté la théorie pour régler ces doses relatives. Des recherches récentes faites par MM. Dumas, Boussingault et Payen, il résulte que la puissance nutritive de toute substance alimentaire se décompose en deux influences essentiellement distinctes : 1° aptitude à être assimilée ; 2° aptitude à subir l'action de l'oxygène introduit dans le sang par la respiration.

D'après ces données, on conçoit que les substances alimentaires azotées, telles que la fibrine, la caséine, l'albumine, administrées seules, et quoique absorbées en quantité par les intestins, sont insuffisantes pour entretenir la vie, parce qu'elles ne fournissent pas à l'économie assez d'éléments combustibles. Pour qu'elles nourrissent complétement, il faut qu'elles soient associées à des substances alimentaires non azotées, essentiellement *combustibles* ou *respiratoires*, telles que l'amidon, le sucre, les acides organiques, et peut-être la gélatine. De même aussi, ces dernières substances ne pourraient nourrir qu'autant qu'elles seraient associées à des aliments azotés.

De toutes les classifications des aliments, celle qui est fondée sur la considération de leurs principes immédiats nous paraît préférable pour l'étude, en ce qu'elle les partage par groupes dont les caractères sont connus, et qui ont des effets spéciaux sur l'économie.

En considérant les aliments sous ce point de vue, nous les diviserons en huit classes :

1° *Aliments fibrineux*. La chaire musculaire et le sang des divers animaux, notamment des mammifères adultes et des oiseaux.

La base de ces aliments est constituée par la fibrine. Il n'en est pas qui fournissent au sang des matériaux plus réparateurs ;

2° *Aliments gélatineux*. Les tendons, les aponévroses, le chorion, le tissu cellulaire, les animaux très jeunes, etc., ont pour base la gélatine, et pour effet de ne fournir qu'une alimentation insuffisante. Ils sont adoucissants.

3° *Aliments albumineux*. Le cerveau, les nerfs, les huîtres, les riz-de-veau.

Cette classe, comme son nom l'indique, a pour base l'albumine.

L'aliment albumineux nourrit beaucoup et laisse peu de résidu ; il séjourne d'autant moins dans l'estomac qu'il est moins cuit.

4° La *fibrine*, la *gélatine* et l'*albumine*, se trouvent en proportion à peu près égales dans les poissons ; nous ferons de ceux-ci une classe à part d'aliments, en y ajoutant quelques crustacés, comme le homard, la langouste, l'écrevisse, la crevette, etc.

L'osmazôme, substance d'une saveur et d'une odeur agréables, qui existe dans les mammifères et les oiseaux et qui donne la couleur aux viandes rôties, se rencontre à peine dans les poissons. Sous le rapport de l'alimentation, les poissons tiennent le milieu entre les végétaux et les viandes. C'est un préjugé de leur attribuer des propriétés aphrodisiaques lorsqu'ils sont frais.

5° *Aliments féculents*. Froment, orge, avoine, seigle, épeautre, sarrasin, maïs, pommes de terre, sagou, salep, pois, haricots, lentilles, marrons, châtaignes, arow-root, etc.

Ils ont pour base la *fécule* ou *fécule amylacée*, appelée aussi *amidon*.

Ils sont les plus nourrissants des végétaux, mais ne soutiennent pas autant que les fibrineux.

7.

6° *Aliments mucilagineux* ou *gommeux*. Carotte, bet-terave, navet, salsifis, panais, asperges, épinards, choux, laitue, artichaud, mâche, bette, haricots verts, petits pois verts, courge, concombre, melon, potiron, rave, radis, etc. Les fruits font aussi partie de cette classe d'a-liments.

Ils sont les plus nourrissants des végétaux, mais ne soutiennent pas autant que les fibrineux.

Ils ont pour base le mucilage, qui n'est autre chose que la gomme associée à quelque corps amer, sucré, âcre ou acide.

Ils ne peuvent servir à la nourriture qu'autant qu'ils sont associés aux aliments féculents.

7° *Oléagino-féculents*. Amandes douces, cacao, olives, noix, noisette, les faines, la noix du cocotier, etc.

Ils ont pour base la fécule et l'huile ; ils se rappro-chent des aliments féculents, mais sont un peu plus dif-ficiles à digérer, par rapport à l'huile qu'ils contiennent.

8° *Aliments caseux*. Ils comprennent le lait et ses pré-parations.

Dans le but de relever la saveur des aliments et de fa-ciliter leur digestion, on emploie certaines substances connues sous le nom de *condiments* (*voy.* ce mot).

Nous indiquerons au mot *Boisson*, les liquides qu'on introduit dans l'estomac pour étancher la soif ou stimu-ler les organes.

Le corps ne se soutient dans l'état de santé qu'au moyen d'aliments destinés à réparer les pertes journa-lières qu'il fait par les selles, les urines, les sueurs, etc. Ils doivent être pris en quantité suffisante, autrement il y a *inanition*.

Pris habituellement en trop grande quantité, ils dis-posent à la pléthore, source d'une foule de maladies. Les gourmands devraient toujours avoir présent à l'es-prit cet axiome de l'école de Salerne.

> Pone gulæ metas, et erit tibi longior ætas.
> (Mets des bornes à ta gueule, et tu vivras longtemps.)

Ce conseil, quoique donné en termes peu polis, n'en est pas moins très salutaire.

La quantité et la nature des aliments sont subordonnés à l'âge, à la saison, au climat, à l'exercice, etc.

On a calculé pour l'homme adulte (régime du cavalier français), qu'il fallait dans nos climats :

	Grammes.	Matière azotée sèche.	Matière non azotée sèche
Viande fraîche	125	70	»
Pain blanc de soupe. .	516 ⎫	64	596
Pain de munition. . .	750 ⎭		
Légumineux.	200	20	150
		154	746

Les **154** grammes de matières azotées sèches correspondent à **22** grammes 05 d'azote , et les **746** grammes de matières non azotées sèches représentent **328** de carbone.

Les nombres auxquels M. Dumas est arrivé se rapprochent un peu de ceux-ci. Malgré cela, il ne faudrait pas accorder à ces évaluations une importance trop absolue , car la ration doit toujours être relative à la dépense. L'homme sain de corps et d'esprit, dit Moreau de la Sarthe , peut·trouver dans ses sensations un guide plus sûr, une mesure plus exacte que la balance de Sanctorius. (Dr *Louyet.*)

Alimentation. Action de se nourrir ; résultat de cette action. L'alimentation doit varier suivant les âges , les constitutions , les climats, car, dans le cas contraire, ce qui conviendrait aux uns pourrait devenir souverainement nuisible aux autres. Ainsi , 1° aux *jeunes enfants* (enfants sevrés), aliments doux : lait, fécules, farineux ; abstinence d'excitants de toute nature (spiritueux , café , etc.) ; le régime sera d'autant meilleur qu'il sera plus simple , et n'abrégera pas la vie en accélérant les actes de l'organisme. De la viande sera permise à un enfant lorsqu'il aura presque toutes ses dents ; 2° aux *adolescents*, aliments doux, mais plus nourrissants; usage de vin coupé, mais abstinence de café, d'eau-de-vie, de liqueurs; 3° aux *adultes*, alimentation nutritive variée, mais toujours prise avec modération. — Relativement aux constitutions, les sujets faibles et irritables useraient d'aliments doux et nutritifs (fécules, œufs, poissons, viandes blanches) ; les individus lymphatiques se trouveront bien de substances toniques et réparatrices (viandes azotées, vin généreux) ; les personnes nerveuses feront usage d'une alimentation douce et rafraîchissante (laitage, légumes frais, viandes blanches); celles qui sont bilieuses pourront user de tous les aliments, à l'exception des substances stimulantes. Sous le rapport des climats, l'habitant des pays septentrionaux a besoin d'une alimentation stimulante, substantielle, fortement réparatrice, afin de résister à l'action d'un froid rigoureux ; celui des pays chauds doit s'alimenter principalement de fruits et de végétaux ; enfin dans les climats tempérés, le régime doit participer des deux alimentations, c'est-à-dire être à la fois frugal et animal.

On appelle *assaisonnements* les substances destinées à relever la saveur des aliments et à les rendre plus digestibles. Ils peuvent être empruntés au règne minéral (sel), au règne végétal (vinaigre, cannelle, muscade, poivre, etc.), ou au règne animal (graisse, lait, beurre, miel, etc.). L'usage des assaisonnements paraît indispensable à l'homme, puisqu'on le trouve dans tous les pays; mais l'abus est dangereux, attendu qu'il excite un appétit factice, émousse le goût, détermine à la longue l'atonie de l'estomac, ou produit des inflammations chroniques. Les personnes sobres et prudentes qui font faire leurs assaisonnements avec les végétaux les plus simples, tels que le cerfeuil, l'oignon, etc., n'ont point à redouter cette foule de maux auxquels sont sujettes celles dont la tempérance et la sobriété ne sont pas exemplaires.

DES BOISSONS.

On appelle *boisson* toute substance liquide introduite dans la bouche, et de là dans le tube digestif. Nous adopterons les divisions des boissons en *aqueuses, acidules, fermentées, spiritueuses* et *aromatiques*.

1. **Boissons aqueuses.** —Elles comprennent les eaux de rivières, de canaux, de marais, de pluie, de sources, et de puits.

1° *Eau de rivière*. C'est celle qui réunit les qualités désirables, surtout lorsqu'elle coule rapidement sur un lit de sable ou de roc. Elle constitue la boisson par excellence. Elle seule, dit Requin, est indispensable à la vie ; elle seule répond et suffit au besoin naturel de la soif; pure ou mélangée, elle doit venir arroser presque incessamment l'organisme; l'être animé qui en est privé succombe bientôt à de cruelles souffrances. Heureusement, pour la conservation du règne animal et de l'humanité, l'eau est abondamment répandue sur la surface du globe, en fontaines, en lacs et en rivières. Mais les animaux vivent heureux et sains en n'usant que des dons de la nature pour se désaltérer. L'homme, au contraire, par une supériorité d'industrie, qui ne tourne pas toujours au profit de la santé et de la longévité, a imaginé une foule de breuvages divers pour satisfaire sa sensualité et son immodéré désir d'excitation. Toujours est-il, néanmoins, que l'eau est encore un des éléments principaux de ces boissons artificielles. Un grand nombre d'entre elles, en effet, ne sont, pour ainsi dire, que de l'eau assaisonnée, comme, par exemple, la limonade, l'orangeade, l'orgeat, etc. Celles même qui ont l'alcool pour principe actif et prédominant, et qui lui doivent leurs plus remarquables propriétés, contiennent encore beaucoup d'eau. Si, contrairement à l'opinion des anciens, nous n'avons point admis dans les diverses espèces d'aliments un principe commun toujours identique et exclusivement assimilable, il n'en est pas de même à l'égard des boissons ; car celles-ci ont toutes un principe commun, exclusivement propre à réparer certaines pertes de l'économie : ce principe, c'est l'eau.

Sans être aussi enthousiaste de cette boisson que la plupart des hygiénistes, nous dirons que les personnes habituées aux toniques se trouvent ordinairement fort mal de l'usage exclusif de l'eau; que, pour d'autres, elle diminue l'excitation dont l'estomac doit être le siége pour la digestion; mais c'est une erreur de croire qu'elle engendre des crudités.

Les *eaux de pluie* reçues dans des citernes sont excellentes, pourvu qu'elles n'aient point été en contact avec des métaux (zinc ou plomb).

Les *eaux de sources* ne sont que les eaux de pluie filtrées à travers la terre. Selon les terrains qu'elles traversent, elles sont ou non potables.

Les *eaux de canaux*, de *marais*, renferment des matières végétales et animales, suivant la lenteur du courant ou relativement à leurs masses ; il faut les faire bouillir, les filtrer à travers le sable ou le charbon pulvérisé, et leur donner de l'air, si l'on est forcé d'en boire.

Les *eaux de puits* manquent d'air et contiennent des matières calcaires ou salines qui les rendent peu propres aux usages domestiques (1).

Quant à l'eau froide bue lorsque le corps est en sueur, elle peut causer des accidents redoutables : inflammations, la mort même ; témoin le dauphin, fils de François Ier, qui mourut en quatre heures d'une pleurésie aiguë, pour avoir bu un verre d'eau fraîche, après s'être extrêmement échauffé, en jouant au jeu de paume, à Tournon.

II. Boissons acidules. — Ce sont la *limonade*, l'*orangeade*, l'*eau vineuse*, etc., dont se trouvent bien seulement les tempéraments sanguins et bilieux. V. *Acides*.

III. Boissons fermentées. — Les principales sont : le *vin*, la *bière*, le *cidre*, le *poiré*, le *cormé*, etc.

1° *Vins*. Produits de la fermentation du *moût* ou *jus de raisin*. Considérés chimiquement, ils sont un composé d'eau, d'alcool, de matière sucrée, d'acides malique, tartrique, acétique, de tartrate acidulé de potasse,

---

(1) C'est parce que les eaux de puits sont chargées de ces matières calcaires ou salines, qu'elles ne peuvent cuire les haricots ni dissoudre le savon; dans le premier cas, une couche de ces sels recouvre les haricots; dans le second, le savon ne peut être dissous par l'eau qui en est saturée.

d'une matière colorante assez analogue au tannin , et quelquefois d'une substancea romatique (bouquet) et d'acide carbonique. Les vins sont d'autant plus toniques , nourrissants et excitants qu'ils contiennent plus d'alcool ; les *vins rouges* sont généralement moins excitants que les *blancs* , surtout ceux de Bordeaux et du Rhin. Viennent ensuite les vins de Bourgogne , plus digestibles, et les vins capiteux du Roussillon, du Languedoc, de Madère et de Malaga.

Les *vins blancs* de Chablis , de Pouilly, de Sancerre, sont les meilleurs , bien qu'ils ne doivent pas servir de boisson habituelle. Les vins mousseux , légers , comme ceux de Champagne , stimulent vivement et promptement , désaltèrent bien , mais donnent lieu , même en petite quantité, à une ivresse instantanée, qui se borne à égayer, à étourdir, mais sans résultats fâcheux pour la santé.

Quant aux *vins doux* et *sucrés* de Frontignan, de Lunel , d'Espagne , d'Italie , etc., ils contiennent plus de principes nutritifs, mais sont moins digestibles.

L'influence puissante que le vin peut exercer sur la santé est mise souvent à profit par le médecin dans les maladies. Produisant une douce chaleur, ranimant la circulation et donnant de l'activité à toutes les fonctions, le vin est prescrit dans les cas de faiblesse , de convalescence (sans symptômes inflammatoires), dans le scorbut, etc., ainsi qu'aux vieillards et aux personnes lymphatiques ; ce sont surtout les vins vieux de Bourgogne et de Bordeaux qu'on ordonne comme médicaments , attendu qu'ils sont généreux, sans être capiteux.

Nous avons dit que les vins étaient d'autant plus toniques et stimulants qu'ils contiennent plus d'alcool. Nous terminerons donc ce que nous avons à dire des vins en présentant le tableau suivant , qui indique la quantité d'alcool contenue sur 100 parties des principaux vins.

Syracuse,	25,28
Madère,	22,17
Ténériffe,	19,79
Constance blanc,	19,75

Lacryma-Christi,	19,70
Xérès,	19,17
Constance rouge,	18,92
Roussillon,	18,13
Hermitage blanc,	17,43
Malaga,	17,26
Clairet,	15,52
Lunel,	15,10
Bourgogne,	14,57
Sauterne,	14,22
Barsac,	13,86
Frontignan,	12,79
Champagne,	12,61
Hermitage rouge,	12,32
Côte-Rôtie,	12,32
Rhin,	12,08

2° *Bière.* Cette boisson, préparée avec l'orge et le houblon, contient, outre les éléments fournis par ces deux substances, beaucoup d'eau, de petites quantités d'alcool, de sucre, de gluten, de gomme, de phosphate de chaux et de magnésie, tenus en dissolution dans les acides acétique et phosphorique. L'acide carbonique, dont elle est plus ou moins chargée, la fait mousser. C'est une boisson nourrissante, qui excite les organes digestifs et facilite la sécrétion des urines. Prise en trop grande quantité, elle cause des vertiges et une ivresse prolongée et stupéfiante. La *petite bière*, moins nutritive, désaltère bien et convient à presque tous les estomacs.

3° *Cidre.* Produit du jus de pommes fermenté. Il est composé d'eau, de sucre de ferment, de mucilage, d'acides malique et oxalique, d'alcool en quantité variable de 2 à 10 pour 100, et plus tard, lorsqu'il a été en bouteilles, d'acide carbonique. En général, le cidre constitue une boisson salubre, rafraîchissante et tonique quand il est vieux. Bacon cite huit vieillards qui vécurent plus de cent ans, et ne burent jamais que du cidre.

Cette boisson remplace le vin dans le nord-ouest de la France, et produit l'ivresse quand on en prend trop.

Le *cidre nouveau* est loin d'être aussi salutaire : l'estomac le supporte mal, et il exerce sur l'intestin une action purgative.

On fait encore, dans les campagnes, du cidre avec des poires (*poiré*), avec les fruits du cormier ou sorbier (*cormé*), et avec les pommes des haies. Ces boissons, qui ne sont pas très agréables au goût, ne laissent pas, lorsqu'elles sont bien préparées, d'être préférables à l'eau, par les particules légèrement spiritueuses et actives qu'elles contiennent.

IV. Boissons spiritueuses ou *alcooliques* (dont l'alcool est le véhicule). — Les principales sont l'eau-de-vie, le rhum , le kirschwasser, les différentes liqueurs de table.

L'*eau-de-vie*, liqueur spiritueuse, s'obtient en distillant le vin, le cidre, le sucre de canne ou de betteraves, les grains , la pomme de terre , etc. Celle du vin est la meilleure, et Cognac, Aix et Montpellier fournissent les plus estimées. Une petite quantité de vieille et bonne eau-de-vie, prise après le repas, est quelquefois utile , surtout pour les personnes habituées aux toniques , ou pour les estomacs froids ; mais les enfants , les femmes et les vieillards doivent s'en abstenir sévèrement.— Les effets du *rhum* (eau-de-vie de sucre) et ceux du *kirschwaser* (eau-de-vie de cerises ou de merises) sont identiques à ceux de l'eau-de-vie. Quant aux *liqueurs de table*, elles sont moins excitantes et conviennent moins après le repas.

V. Boissons aromatiques.—Les principales sont le café et le thé.

1° Le *café*, qui contient de l'acide gallique et une substance particulière appelée *caféine*, est la graine du *caféier*, arbrisseau toujours vert, qui atteint jusqu'à dix mètres de hauteur, et dont la cime pyramidale offre un aspect fort agréable. C'est la torréfaction qui donne au café son arome , et y développe à la fois le tannin et une huile empyreumatique amère, à laquelle il doit ses propriétés excitantes.—*L'action de cette boisson sur nos organes est-elle utile ou nuisible ?* Chez les personnes qui n'en font point un usage habituel, le café active singulièrement la digestion, et son action sur le cerveau est telle, qu'elle paraît doubler les facultés intellectuelles et faire d'un esprit lourd un homme spirituel. Plus d'un poète, plus d'un musicien lui doivent leurs plus belles inspirations, et ce n'est point le moindre des mérites de cette boisson de chasser le sommeil pour faire tourner les veilles au profit de l'étude ; mais de l'usage fréquent à l'abus, il n'y a qu'un pas, et toutes les fois qu'il faut en prendre outre mesure pour arriver à un degré d'excitation de plus, la susceptibilité nerveuse devient extrême, les digestions laborieuses, des symptômes d'irritation chronique de l'estomac se manifestent, et la dégénérescence cancéreuse de cet organe chez les personnes âgées qui en font presque leur unique nourriture est peut-être due à l'abus de cet excitant, qu'on réserverait utilement dans certaines circonstances, si l'on avait la sagesse de ne pas s'y accoutumer.

Mêlé au lait, le café perd la plus grande partie de ses propriétés ; il peut même devenir un débilitant pour les personnes qui en prennent tous les jours : Broussais le défendait formellement en temps de choléra. — Les personnes tristes et hypochondriaques, celles qui sont sujettes aux migraines, s'en trouvent assez bien ; mais il est très nuisible dans les affections du cœur. La médecine l'emploie comme contre-poison de l'opium.

2° Le *thé.* L'analyse chimique a trouvé dans les feuilles de cette plante (le *thea bohea* de la Chine, du Japon, etc.) du tannin, une huile volatile, de la cire et de la résine, de la gomme, des substances azotées, quelques sels et un alcali végétal appelé *théine,* identique à la *caféine.* Employé comme boisson d'agrément, le thé est un excellent *diffusible* ; mais, pris à l'excès, il agit sur le système nerveux, cause l'insomnie, et son usage, continué longtemps, peut irriter l'estomac et produire, chez les sujets prédisposés, des palpitations, des névralgies, l'amaigrissement, et, selon quelques médecins, une affection organique des reins. — Néanmoins, le thé convient aux constitutions molles, lymphatiques, aux habitants des climats humides et brumeux, comme ceux de la Hollande et de l'Angleterre. — Employé comme médicament, le thé est excitant, digestif et tonique; on l'ordonne encore comme sudorifique; mais dans ce cas il doit une grande partie de cette propriété à l'eau chaude.

Ce serait le cas de parler ici de *l'indigestion* et de *l'ivresse*. Nous renvoyons pour ces mots au Dictionnaire de médecine.

Parlons de *l'abstinence*, de la *faim* et de la *soif*.

L'abstinence (de *abstinere*, s'abstenir, se priver), est la privation complète ou incomplète d'aliments solides ou liquides. Ce mot, détourné de son acception primitive, est souvent employé comme synonyme de *diète*. L'abstinence peut être observée par un individu bien portant ou par un individu malade. — Voyez, pour l'abstinence dans l'état de maladie, les mots *Aliments* et *Convalescence*.

Les effets généraux de l'abstinence complète chez un individu sain sont les suivants : faiblesse de toutes les fonctions (l'absorption exceptée); cette faiblesse porte principalement sur la locomotion et les facultés intellectuelles; les impressions éprouvées par les sens sont moins vives; la circulation et la respiration se ralentissent; la calorification diminue de plus en plus; les sécrétions sont réduites, puisque chaque jour diminue le poids du corps; l'haleine devient tellement fétide, que des mineurs, enfermés dans une houillière, étaient contraints de se tourner le dos. La privation des aliments persistant, l'absorption exerce alors son empire destructeur sur tous les tissus, en y puisant avec énergie des matériaux réparateurs du sang. Il n'y a plus de pus sur les ulcères, dit Haller, plus de lait dans les mamelles, plus de venin dans la bouche de la vipère exténuée ! Une fièvre ardente se déclare, la faiblesse augmente de plus en plus, enfin il y a perversion des fonctions intellectuelles (délire), et mort d'autant plus prompte, que l'individu est plus jeune. Haller, dans sa grande physiologie, a cité un grand nombre d'exemples d'une longue abstinence; mais, en vérité, il faudrait être doué d'une foi bien robuste pour croire à une abstinence de dix-huit mois et plus ! Burdack, suivant nous, se rapproche beaucoup plus de la vérité lorsqu'il dit « que, dans l'état ordinaire des choses, un homme ne peut vivre plus d'une semaine sans manger, et qu'il faut des circons-tances spéciales pour dépasser ce terme. » Parmi ces circonstances, nous mentionnerons l'âge, l'embonpoint, l'habitude, l'état de maladie, le froid, une ferme vo-lonté, etc.

La *faim*, est la sensation qui sollicite, qui presse de prendre des aliments, et qui cesse lorsqu'on a satisfait au besoin qui l'excite. « La faim se manifeste ordinai-rement par une sorte de titillation et de resserrement dans la région épigastrique ; d'autres fois par une cha-leur accompagnée de bâillements et de borborygmes. La fatigue, la douleur et la faiblesse augmentent avec la durée de la faim et avec son intensité. Tous les organes sont moins actifs, la chaleur du corps plus faible; les fonctions et les sécrétions se ralentissent et sont moins abondantes. On n'a pu expliquer encore le mécanisme physiologique de la faim : quelques auteurs l'ont attribué au froncement de l'estomac pendant sa vacuité; d'autres au frottement de ses rides et de ses houppes nerveuses les unes contre les autres; d'autres à la lassitude des fibres de sa tunique musculaire trop longtemps contrac-tées ; d'autres enfin à la compression des nerfs quand l'organe est resserré sur lui-même, ou bien au tiraille-ment du diaphragme par le foie et la rate, dont l'estomac et les intestins ne soutiennent plus le poids. Quelques-uns ont cherché dans l'accumulation de la salive et des fluides gastriques, d'autres dans l'alcalescence de ces sucs, la cause de ce phénomène, qui paraît tenir plutôt au mode de vitalité propre de l'organe digestif. »

La faim diffère suivant l'âge, la force des individus, et la constitution. Chez les jeunes gens, la croissance et les pertes qu'occasionne leur constante activité, enfin l'éner-gie de leur estomac, rendent la faim bien plus impé-rieuse, et exigent beaucoup d'aliments. Les raisons op-posées ôtent à peu près l'appétit aux vieillards. Le besoin d'aliment étant un des plus forts instincts par lequel l'homme puisse être maîtrisé, on a observé que lorsqu'il est dans l'impossibilité de le satisfaire, au bout de quelques jours l'hémorragie du nez survient, la dissolution et la putréfaction des liquides se manifestent, la fureur, la férocité, et enfin la mort terminent les souffrances les plus atroces, vers le septième ou huitième jour.

La soif est ce sentiment qui nous avertit du besoin de prendre des boissons. Les physiologistes ne sont pas d'accord sur le siége de la soif; les uns le placent dans l'arrière-bouche, les autres dans l'estomac; quand ce besoin ne peut être satisfait, il devient la cause des plus grandes souffrances et des plus grands dangers.

HYGIÈNE DE LA RESPIRATION.

De l'Air.

L'*air* (du grec *aer*) est ce corps gazeux, formant autour du globe terrestre une enveloppe d'environ 80,000 mètres (20 lieues) d'épaisseur, désignée sous le nom d'*atmosphère*. Il est composé de 20,81 d'oxygène en volume, pour 79,19 d'azote. Il contient, en outre, 4 à 8 centièmes d'acide carbonique, suivant les saisons et même suivant l'heure du jour, et une quantité de vapeur d'eau extrêmement variable et souvent considérable. L'*oxygène* de l'air est indispensable à la respiration et à la combustion ; l'*azote*, au contraire, n'est pas respirable et éteint les corps en combustion ; mais réuni à l'oxygène, il constitue l'air atmosphérique, sans lequel aucun être organisé ne pourrait subsister. L'*acide carbonique* est impropre à la respiration, qui le produit et le rejette ; mais la *vapeur d'eau*, lorsqu'elle n'est pas en excès, est plutôt utile que nuisible.

Le poids de la colonne d'air qui presse sur une surface d'un centimètre carré étant de 1 kilogr. environ, il en résulte que l'homme supporte une pression évaluée à 16,000 kilogr., pression contre-balancée par les fluides élastiques qui existent dans toutes les parties de son corps.

Quand la température de l'air est à **14** degrés de chaleur au thermomètre de Réaumur (**17°50** centigr.), elle ne fait sur nos organes aucune impression (**1**); l'air n'est ni froid ni chaud. Si la chaleur vient à diminuer, il exerce sur les fibres vivantes une impression pénible qui est déjà très forte quand le thermomètre marque zéro, et qui devient violente quand il s'abaisse beaucoup au-dessous. Quand le froid est modéré, la chaleur augmente manifestement dans les divers organes; les fonctions se font avec plus de régularité, les mouvements sont plus forts ; mais ils sont moins libres et moins précis ; la sensibilité seule est engourdie. — L'action de l'air sec et froid n'est fortifiante que pour les personnes qui se nourrissent bien, qui font usage d'aliments substantiels et se vêtent chaudement ; car chez les individus mal nourris, mal vêtus, il produit cet état de langueur et de faiblesse que nous observons en hiver chez les indigents. Quand le froid est excessif et que l'on n'est pas suffisamment vêtu, les membres grelottent, les articulations se raidissent, le sang s'arrête dans les vaisseaux sous-cutanés, la peau devient violette et insensible, le mouvement cesse à la circonférence, l'engourdissement devient universel, et l'homme meurt ! Au contraire, si le calorique libre de l'atmosphère est assez abondant pour que la température soit de plus de 14° degrés R. (17°50 centigr.), il stimule nos organes, accélère leurs mouvements, et rend l'homme plus irritable et plus sensible. Quand la chaleur et la sécheresse de l'air deviennent excessives, les végétaux se dessèchent, les animaux sont affectés de maladies convulsives et spasmodiques, et la nature languissante ne présente plus que des déserts stériles et inhabitables !

Diverses maladies et même l'empoisonnement peuvent arriver par la voie de la respiration. C'est ainsi que la colique métallique ou des peintres est occasionnée par l'habitude de respirer un air chargé de particules de plomb ; que la respiration de l'oxyde d'arsenic en combustion tue subitement, qu'une foule de maladies

______

(1) **Dr Andrieux.**

contagieuses pénètrent dans le corps avec l'air, etc.
« Les appartements clos, et où surtout séjournent un
grand nombre d'hommes, d'animaux, de végétaux ou de
matières en combustion, sont toujours plus ou moins
meurtriers pour les personnes qui y restent trop longtemps, par la rareté du fluide éminemment vital que
nous avons fait connaître sous le nom d'*oxygène*, et par
la grande abondance du gaz acide carbonique, de
l'azote, et de différentes matières végétales ou animales
malsaines, répandues dans l'air trop promptement
vicié et non suffisamment renouvelé dans ces circonstances. Dans ce cas, les substances délétères tendent
toujours à se porter en bas, en vertu de leur pesanteur
spécifique plus considérable que celle de l'oxygène.
Donc, dans les salles de spectacles et autres lieux clos,
renfermant un grand nombre de personnes, il sera
toujours préférable d'occuper les places les plus élevées.
Mêmes réflexions pour les grandes villes, et surtout
pour celles dont les maisons sont très-rapprochées les
unes des autres, et où l'air ne circule point librement :
certes, les habitants du quatrième étage, particulièrement à Paris, se trouvent dans des circonstances plus
favorables pour la conservation de la santé, que ceux
qui occupent le premier ou le rez-de-chaussée. »

DES VÊTEMENTS.

On appelle *vêtements* ce qui sert à se vêtir, à couvrir le corps. Les vêtements sont essentiellement tirés
des végétaux et des animaux. Le chanvre, le lin, sont
abondamment fournis par les premiers, et donnent les
habillements les plus légers, les moins chauds. A l'égard
des seconds, leurs peaux, leurs poils, leur soie, donnent les vêtements les plus chauds en général, mais
aussi les plus pesants. Cependant, quelques sauvages,
après avoir mis en hiver les poils des animaux immédiatement sur leur corps, ne changent pas pour cela
d'habits pendant l'été. Ils ne font que les retourner de
l'autre côté.

« Les vêtements doivent être adaptés aux saisons, aux

pays, aux âges, aux tempéraments. Les vêtements de laine ou de soie étant mauvais conducteurs du calorique, retiennent mieux la chaleur du corps : ils conviennent, pour ce motif, aux pays froids et aux saisons froides. Les vêtements de lin, de chanvre, de coton, sont frais, parce qu'étant bons conducteurs du calorique, ils le laissent passer librement du corps à l'air : ils conviennent aux pays chauds et aux saisons chaudes.—Dans la jeunesse, il est bon que les vêtements soient légers, afin d'accoutumer les enfants aux vicissitudes du froid et du chaud ; d'ailleurs, les vêtements chauds et pesants auraient, à cet âge, l'inconvénient de provoquer d'abondantes transpirations, de disposer aux congestions cérébrales, etc. Dans l'âge avancé, au contraire, il est utile de porter des vêtements chauds, afin de favoriser la transpiration, de ramener la chaleur à la périphérie, et de ralentir les progrès de la concentration qui caractérise la vieillesse.

« Les habits de soie, de peau, de poils, étant *idioélectriques*, retiennent l'électricité animale dans le corps, et conviennent, pour ce motif, aux constitutions humides ; les habits de laine, de toile, de coton, étant *anélectriques*, excitent l'électricité par les frottements auxquels ils donnent lieu ; ils conviennent aux constitutions sèches parce qu'ils empêchent le fluide électrique de s'accumuler dans le corps. Les habits de laine s'imbibent facilement de la sueur et préviennent les refroidissements subits ; mais aussi ils retiennent les miasmes qui peuvent nuire à la peau et y faire naître des gales, des dartres, etc. ; pour éviter cet inconvénient, il faut en changer fréquemment.—Les étoffes blanches, étant les plus propres à réfléchir le calorique en le transmettant moins facilement, semblent être les plus convenables pour toutes les saisons et pour tous les climats : en été et dans les pays chauds, elles garantissent de la chaleur ; en hiver et dans les pays froids, elles conservent la chaleur naturelle du corps. Il faut que les vêtements soient aisés, autrement ils font obstacle à la circulation du sang et des humeurs, et peuvent occasionner de graves accidents : on a vu souvent des défaillances, des vertiges, des op-

pressions, des toux, des hémoptysies, et même des apoplexies et autres affections mortelles dus à la compression produite par les jarretières , les cravates trop serrées, et surtout par les corsets garnis de baleines. »

Nous devons parler ici de l'usage des corsets et du
danger de les porter trop serrés.

Un des plus grands philosophes qui aient honoré la
France a dit : *Tout est bien sortant des mains du Créateur,
tout dégénère entre les mains de l'homme.*—C'est relativement à la femme, c'est surtout contre l'usage du corset,
usage désavoué par la raison , mais toujours entretenu
par la coquetterie, que Rousseau s'est élevé, sans que sa
voix éloquente ait rien pu obtenir de ces conseils sincè-
res, et de l'exposé des dangers que cette espèce de lien
constricteur entraîne avec lui. Si faible que soit notre
voix, elle se fera entendre dans cette circonstance, trop
heureuse si elle parvenait à sauver un seul enfant des
maux auxquels expose ce vêtement homicide !

Nous admettons l'usage du corset lorsqu'il s'agit de
remédier aux déviations de la taille; hors de là, nous le
condamnons, car il comprime simultanément la poitrine
et le ventre. Quoique ces deux cavités se touchent par leur
base, le corset change violemment cette disposition normale, puisqu'il donne l'image de deux cavités qui tendent à s'étrangler à leur point d'union.— Ce n'est pas
tout ; le thorax et l'abdomen doivent varier leur dimension à chaque seconde pour effectuer l'acte de la respiration, et voilà que le corset vient leur opposer forcément
une sorte d'immobilité! Que résulte-t-il de là ? Que la
circulation et la respiration sont gênées, et que les viscères du bas-ventre sont comprimés et refoulés. Il n'est
pas de médecin qui n'ait vu de crachements de sang et
de phthisies dont il ne devait pas chercher la cause ailleurs.

Nous avons parlé de la circulation et de la respiration;
mais la digestion elle-même a sa part dans ces dé-
rangements fonctionnels : de là ces anxiétés , ces douleurs insupportables et profondes qu'éprouvent les jeunes filles après leur repas.—Si les conseils de la science
sont sans influence contre une mode source de tant de

maux, nous croyons que la loi devrait intervenir, au nom des femmes et des générations futures, contre un abus aussi révoltant. Et ici nous n'exagérons rien : nous parlons en médecin, avant de terminer en pédagogiste.

Il n'est pas un seul homme, quelque peu familier avec les principes de l'hygiène et de la physiologie, qui ignore que la femme ne compromet pas seulement son existence, mais encore celle des enfants qui naissent d'elle, en employant le mode actuel adopté pour les corsets. La femme appelée à devenir mère a besoin du concours de tous les organes de la vie pour partager son existence avec l'être qu'elle porte dans son sein. Ses digestions doivent être légères, sa circulation modérée, sa respiration libre.—Or, ces fonctions peuvent-elles s'accomplir d'une manière convenable lorsqu'un étau vient comprimer ce que la nature a voulu laisser libre ? Le législateur ne serait donc pas blâmable lorsqu'il voudrait atteindre de son glaive un usage barbare, qui nuit à la bonne constitution de la société.

Envisageons maintenant la question au point de vue de la pédagogie.—Quel est le rôle de l'institutrice à l'égard des parents ? De remplacer la mère qui lui confie ses enfants. Or, l'institutrice est appelée non seulement à donner l'éducation intellectuelle et morale, mais encore à veiller au développement du corps de ses élèves. Donc, ce que les mères ne font pas toujours, l'institutrice doit l'exiger, si elle veut remplir convenablement sa mission. Et ici nous allons exprimer des idées qui, nous le pensons, seront partagées par beaucoup de personnes.

Nous croyons fermement que l'autorité devrait poursuivre, dans tous les pensionnats, un genre de destruction qui prépare à la société une population rachitique de corps et de pensée. — Les inspecteurs des écoles doivent savoir qu'une forte constitution prépare des esprits forts, et, lorsqu'on leur montre des jeunes filles à *taille de guêpe*, loin de sourire agréablement et de féliciter l'institutrice, ils devraient la blâmer sévèrement et plaindre les victimes malheureuses qui croient n'obéir qu'à un caprice de mode.

Qu'on ne croie pas, néanmoins, que nous voulions proscrire entièrement ce vêtement qui comprime les seins et les atrophie, quoique, selon l'expression d'une énigme célèbre, il ait pour but de *contenir les superbes, de soutenir les faibles et de ramener les égarés*. Nullement ; nous voudrions seulement qu'au lieu de corsets armés d'un busc métallique et de baleines, les jeunes filles fissent usage de gilets à parois résistantes, sans être dures, maintenus par des cordons plats et élastiques. Accoutumées de bonne heure à son action, les enfants se tiendraient fermes et droites, et, ne comptant plus sur un soutien infidèle et dangereux, les muscles du dos et de la poitrine acquerraient tout leur développement et toute leur force.

Nous concluons donc que l'usage du corset, tel qu'il est établi, est vicieux, nuisible à la santé de la femme et des êtres qu'elle donne à la société ; que les institutrices doivent employer toute leur influence pour faire comprendre aux parents le danger qu'il y a pour les enfants de porter des corsets trop serrés ; enfin que les lois devraient sévir contre des abus qui mettent en péril l'existence des individus.

DES BAINS.

On appelle *bains* l'immersion totale ou partielle des corps dans l'eau pendant un certain temps suivant leur *température* ou leur *composition*. Les bains produisent des effets variables ; nous allons les étudier successivement

Des Bains considérés sous le rapport de la température.

On les distingue en froids, tempérés et chauds.

1° Les *bains froids*, pris en été dans les rivières ou la mer (**12 à 18°** centigr.) agissent comme tonique, en rafraîchissant les sujets riches en chaleur animale : la natation en augmente les bons effets. Les bains de mer ont une action excitante et tonique, qui tient aux principes salins qui s'y trouvent, au choc des vagues et à la plus grande densité de l'eau. Ces bains sont utiles dans une foule de maladies nerveuses et inflammatoires, dans la chlorose, l'aménorrhée, les scrofules, etc., mais dangereux pour les sujets débiles, les individus pléthoriques, ceux dont les bronches sont irritables, pour les femmes enceintes et les vieillards; — les *bains frais* (18 à 25° centigr.) produisent les mêmes effets que les bains froids, mais à un moindre degré.

2° Les *bains tempérés* (de 27 à 35° centigr.) sont ceux qu'on prend comme moyen d'hygiène. Ces bains sont utiles à l'homme dans tous les temps de son existence ; ils conviennent aux enfants du premier âge, pour les nettoyer et faciliter le développement de leurs organes. On doit prendre des bains au moins une·fois par mois. C'est le moyen de faciliter toujours les fonctions dépuratrices. Les vieillards trouveront dans l'usage du bain un peu plus chaud l'avantage de retarder la rigidité de leurs fibres, et de prolonger la durée de leurs jours. Les femmes, celles des villes surtout, qui font peu d'exercice, doivent prendre souvent des bains tièdes; la souplesse de la peau sera ainsi bien entretenue, la transpiration et toutes les fonctions s'exécuteront mieux, et c'est là un point important pour les personnes sédentaires.

3° Les *bains chauds*, c'est-à-dire qui dépassent 35° centigrades, ne conviennent que dans des cas appréciables par le médecin, car la sueur qu'ils provoquent ne pouvant contre-balancer le calorique excédant, les plus graves accidents (inflammation, rupture d'anévrisme, suffocation, apoplexie même) peuvent en résulter.

Voici quelques considérations essentielles relatives à l'usage des bains. On ne doit point entrer dans le bain lorsqu'on est en sueur ou très fatigué, surtout dans le bain froid ou frais, la répercussion de la transpiration pouvant devenir funeste. On sait qu'Alexandre faillit perdre la vie pour s'être baigné, étant en sueur, dans la rivière du Cydnus. Il faut attendre 3 *à* 4 *heures* après le repas pour prendre un bain, et s'y plonger en un seul temps, pour que la pression du liquide soit égale. Le temps le plus favorable pour se baigner en grande eau est celui du coucher du soleil, afin de n'être point exposé aux accidents de l'*insolation* Il faut éviter d'avoir froid en sortant du bain. Lorsqu'on a même quelque raison d'augmenter la transpiration en sortant du bain, il faut se coucher et se bien couvrir.

Si, après un bain chaud, on craignait un relâchement des fibres musculaires, quelques frictions avec de la flanelle seraient utiles. Quand on prend des bains de rivière ou de mer, il faut se mettre à l'ombre, éviter que l'eau soit trop agitée, et surtout bourbeuse et croupissante. Une des choses les plus essentielles pour les bains, chose à laquelle on ne fait souvent que peu d'attention, c'est d'en proportionner la chaleur au degré de sensibilité de ceux qui les prennent. Il est certain qu'un peu plus de chaleur ou un peu moins n'est point indifférent; ce qui est froid pour celui-ci est chaud pour celui-là. Aussi, pour avoir une règle sûre, surtout pour ceux qui chauffent les bains, il est nécessaire d'employer des pèse-bains, bien calibrés et bien divisés.

Enfin, il faut s'essuyer avec des linges bien secs; cette précaution est de la plus haute importance.

DES DIFFÉRENTS MODES DE CHAUFFAGE.

On appelle *chauffage* les matières combustibles employées pour échauffer l'air des appartements pendant l'hiver. Il est inutile de dire que le bois est le combustible par excellence, car il n'a pas la fumée et l'odeur désagréables des diverses espèces de charbon de terre. — Quant aux divers systèmes de chauffage, les cheminées, les poêles et les calorifères sont les seuls en usage en Europe. Les *cheminées* ont l'avantage de renouveler constamment l'air de la chambre où elles se trouvent, et par conséquent donnent moins de chaleur. On remédie à la fumée soit en rétrécissant l'ouverture et le conduit de la cheminée, soit à l'aide de ventouses qui amènent l'air du dehors sur le devant du foyer.

Les *poêles* donnent une chaleur plus égale et plus

douce, mais qui est moins saine et cause des céphalalgies. Ils ne chauffent guère que les parties moyennes et élevées des habitations, et ont surtout le désavantage de rendre sensible au froid extérieur. En plaçant sur les poêles un vase rempli d'eau, la chaleur vaporise ce liquide, qui vient alors rendre à l'air une partie de l'humidité que lui enlève ce mode de chauffage.

Les *calorifères* constituent un excellent mode de chauffage. Les tuyaux sont en terre, en fonte ou en cuivre. Dans les habitations, les tuyaux de fonte sont préférables aux tuyaux de cuivre, qui portent une odeur désagréable. Ceux-ci sont employés de préférence dans les séchoirs des fabriques, attendu qu'ils sont meilleurs conducteurs du calorique et n'ont pas l'inconvénient de tacher les étoffes. Le foyer est ordinairement placé dans une cave; il en part des tuyaux qui se ramifient dans toutes les pièces du local, et tout l'appartement se trouve ainsi chauffé d'une manière tout hygiénique.

La circulation a pour but, comme on l'a vu, de porter à tous les organes de l'économie le sang nécessaire à l'exercice de leurs fonctions. Le fluide sanguin est, avec le fluide nerveux, le principe de toute force, de toute action et de tout sentiment. C'est par lui que l'homme croît et entretient son existence; sans lui la vie cesserait à l'instant même. La régularité ou le trouble de la fonction circulatoire exerce donc l'influence la plus manifeste sur la santé : trop active, elle devient cause d'une foule de maladies inflammatoires; trop peu énergique, les fonctions languissent et la vie est menacée de s'éteindre. Il est une foule de circonstances susceptibles d'influencer cette importante fonction : ainsi les passions fortes, les grands exercices, les aliments épicés, les boissons spiritueuses, un air trop vif, une température trop chaude, etc., précipitent l'action du cœur, lequel lance alors vers tous les organes de l'économie une dose exubérante de sang, qui prédispose à une foule d'inflammations; les passions tristes, l'inaction, l'excès du sommeil, une nourriture non suffisamment substantielle, un air peu vivifiant, une température trop froide, etc., ralentissent son action, privent le corps du degré d'alimentation et d'excitation nécessaires à la vie, et peuvent ainsi jeter tous les organes dans le plus grand affaissement. L'excès et la pauvreté du sang deviennent également causes : le premier, de maladies inflammatoires; la seconde, de maladies par faiblesse. Le premier état, désigné en médecine sous le nom de *pléthore*, est caractérisé par la force considérable du pouls, la rougeur et l'injection sanguine de la face, des douleurs et pesanteur de tête, et reconnaît pour causes principales une nourriture trop substantielle, l'abus des spiritueux, le défaut d'exercice, etc. Le second état, désigné sous le nom d'*anémie*, est surtout occasionné par la tristesse, l'ennui, l'inaction complète ou des travaux excessifs, une nourriture non suffisamment fortifiante, etc.

Nous avons parlé de l'absorption dans la Physiologie.

HYGIÈNE DES SÉCRÉTIONS.

Les *membranes muqueuses* sont continuellement le siége d'une sécrétion qui lubréfie leurs surfaces, empêche leur adhérence et aide quelques fonctions. Mais le produit de ces sécrétions étant continuellement mêlé avec celui des follicules que ces membranes contiennent et des glandes qui les avoisinent, nous les réunissons ici pour passer successivement en revue l'action des modificateurs sur chacune d'elles.

Les yeux sont irrités par toutes les vapeurs âcres, la poussière, etc.; il en résulte l'afflux des larmes et quelquefois une ophthalmie ; il est inutile d'indiquer les précautions à prendre pour s'en garantir, elles sont connues de tout le monde.

La membrane *pituitaire* exhale la mucosité nasale, et cette exhalation est augmentée par tous les excitants. Celui dont on se sert le plus souvent est le tabac en poudre; il excite d'abord l'éternuement et même le larmoiement, bientôt on s'y habitue et il devient indispensable. L'habitude de prendre du tabac est des plus impérieuses, et du nombre de celles auxquelles toutes les personnes qui l'ont contractée voudraient échapper ; ainsi comme, excepté dans des cas fort rares, le tabac prisé est tout à fait inutile, que de plus cette habitude est souvent tyrannique, nous ne voyons pas pourquoi on la prendrait ; la sensualité seule y trouve son compte. D'un autre côté, les falsifications dont le tabac est souvent l'objet rendent son usage dangereux dans certaines circonstances.

Le Nimois Jean *Nicot*, en introduisant le tabac en France, a rendu un grand service à tous nos oisifs; ils en ont varié les moyens de consommation. Fumé, le tabac augmente la sécrétion des mucosités buccales et des glandes salivaires; son effet narcotique se fait sentir sur le cerveau, l'occupe, pour ainsi dire, un instant, et dispose au sommeil. La monotonie qui résulte de la répétition des mêmes actes doit entrer pour quelque chose dans cet effet et dans le plaisir du fumeur. C'est une erreur de croire que de fumer facilite la digestion; la salive, qui est si nécessaire pour dissoudre le bol alimentaire, est rejetée et ne peut que difficilement être compensée par la petite quantité qui, imprégnée de la vapeur du tabac, est avalée et irrite l'estomac. L'habitude de fumer noircit les dents, les dispose à la carie, et donne à l'haleine une odeur repoussante.

Les marins, les gens du peuple mâchent le tabac; pris de cette manière, il a les mêmes effets que fumé, et par conséquent les mêmes inconvénients.

Les muscosités stomacales et intestinales sont unies au fluide pancréatique et à la bile. Ces divers liquides, en délayant le bol alimentaire, le dissolvent et aident efficacement la digestion, qui ne pourrait s'opérer sans eux. Les aliments agréables au goût sont en général faciles à digérer, parce qu'ils facilitent la sécrétion des humeurs de l'appareil digestif. C'est de la même manière qu'agissent les liqueurs spiritueuses, prises en petite quantité, et les drastiques que les gourmands prenaient autrefois sous le nom de pilules *ante-cibum*.

Par l'irritation qui se communique au foie, la *sécrétion de la bile* augmente; elle peut même être surabondante et irriter le canal intestinal. Comme cette surabondance de la sécrétion biliaire est toujours le résultat d'un excès d'activité de l'appareil destiné à la produire, c'est sur le foie qu'il convient de diriger les moyens propres à en diminuer l'abondance, et c'est à la médecine qu'il appartient d'indiquer ces moyens. Il ne faut pas s'habituer aux purgatifs; ceux dits de précaution sont toujours nuisibles ; cependant, si l'on en a contracté l'habitude, on ne peut s'y soustraire sans inconvénient.

La chaleur paraît avoir une action immédiate sur la sécrétion du foie, elle rend la bile plus âcre, plus visqueuse : on y remédie par l'usage des boissons acidules, telles que la *limonade*, l'*orangeade*, etc., qui conviennent contre toutes les irritations gastriques

Les sécrétions dont nous venons de parler ne tendent pas d'une manière bien directe à la décomposition de l'individu, en ce qu'elles servent à faciliter des fonctions qui entretiennent la vie en lui ; il n'en est pas de même de celles dont nous avons à nous entretenir : ce n'est jamais sans un danger plus ou moins grand que leurs produits sont retenus.

Sécrétions urinaires. Les reins et la vessie sont les couloirs principaux par lesquels l'économie se débarrasse des parties qui ont vieilli sous l'influence de la vie; le sang, après avoir traversé les reins, est débarrassé d'une partie des principes étrangers qu'il contenait et de l'excès des portions aqueuses; de là vient que le besoin d'uriner se fait plus fréquemment sentir après le repas, surtout lorsqu'on a pris beaucoup de boissons aqueuses; par un temps froid et humide; pendant l'hiver, lorsque la perspiration cutanée est réduite à peu de chose, et après le bain, surtout le bain froid.

On ne doit pas résister trop longtemps au besoin d'uriner, car on peut ainsi donner lieu à beaucoup d'accidents fâcheux, et dont un des moindres est la formation de calculs dans la vessie. C'est pour cette raison que les hommes de lettres, qui tout entiers à leurs occupations, gardent sans s'en apercevoir leurs urines pendant longtemps, sont plus exposés à cette affection. La vessie semble ne pas être étrangère à la sécrétion de l'urine ; on croit qu'elle sépare du sang un fluide aqueux qui est mêlé à celui qui vient des reins.

Quelques substances ont une action spéciale sur les organes urinaires; il appartient à la Pathologie d'examiner celle du nitrate de potasse et des cantharides : l'essence de térébenthine donne à l'urine une odeur de violettes; les asperges lui communiquent une odeur fétide; les betteraves rouges, une couleur de sang, etc.

L'allaitement est l'alimentation de l'enfant pendant les premiers temps de son existence hors du sein de la mère. On distingue l'allaitement en maternel, étranger et artificiel.

1° ALLAITEMENT MATERNEL. Les avantages de cet allaitement sont incontestables pour l'enfant et pour la mère; le premier y trouve une nourriture parfaitement appropriée à son âge, à sa constitution, et la seconde évite souvent les accidents résultant de l'engorgement et de l'inflammation des mamelles, de la fièvre de lait, etc. Raspail a fait ressortir admirablement l'importance de cet allaitement dans le passage suivant : « Lorsque, par un instinct inné, le nourrisson attache ses lèvres au bout du sein de la mère nourricière, le lait aspiré par la succion passe des vaisseaux maternels dans l'estomac de l'enfant, comme s'il circulait d'un canal lactifère dans un autre, et, à l'abri du contact de l'air, il parvient à la nutrition du petit parasite avec toutes les qualités qu'il apporte des tissus dans lesquels il s'est formé. Mais il n'en est plus de même dès l'instant qu'on est obligé de substituer l'allaitement naturel et de remplacer la mamelle de la mère par le biberon ; toutes les conditions de la nature sont changées ; il faut que la vigilance la plus active tienne lieu de tout ce qui manque, et que les soins de propreté se multiplient pour conserver intacte au passage la substance que la mère se contentait d'offrir. Le lait de la mère est une panacée contre tous les maux de l'enfant ; il le nourrit, le guérit, le soulage, le console. Le lait étranger ne le nourrit que péniblement. Après s'en être repu, on voit qu'il lui manque quelque chose ; ses lèvres semblent chercher la coupe qui seule saurait le désaltérer, et si la douleur vient à envahir cette existence incomplète, il faut que toute la science de la médecine lutte longuement contre un mal qu'une goutte de nectar maternel aurait dissipé sur l'heure. »

Toutes les fois donc qu'une mère a du lait en suffisance, et que sa santé est bonne, la nature lui impose le devoir sacré d'allaiter son enfant. Mais c'est en vain que des philosophes, plus versés dans les études spéculatives que dans l'observation des faits, prétendraient imposer à toutes les femmes l'obligation morale de nourrir leurs enfants : ce serait souvent au détriment de la santé de la mère et de l'enfant. Une jeune mère qui n'a qu'une petite quantité de lait, ne peut pas nourrir ; celle dont le lait est trop séreux exposerait ses enfants aux dévoiements séreux et aux coliques venteuses ; celle qui serait affectée de scrofules, de scorbut, de phthisie, enfin de toutes ces maladies que l'expérience a démontré pouvoir se transmettre héréditairement, ne doit pas allaiter, malgré l'assertion du philosophe de Genève, qui prétend que *l'enfant ne peut avoir de mal à redouter du sang qui l'a formé*. La femme, enfin, qui ne prendrait pas la ferme résolution de renoncer aux bals, aux spectacles, aux réunions nombreuses, ou qui serait sujette à éprouver trop souvent des commotions physiques ou morales, doit se résoudre à ne point nourrir son enfant, si la santé de celui-ci est l'objet du plus cher de ses vœux. Disons aussi qu'il est du devoir du médecin de s'opposer à la volonté de la mère, qu'une vive sollicitude vient à aveugler, lorsqu'elle se trouve dans l'une des conditions que nous avons fait connaître.

Quatre à cinq heures après l'accouchement, la mère doit présenter le sein à l'enfant ; celui-ci y puisera le premier lait (*colostrum*), dont les propriétés, légèrement laxatives, sont en rapport avec le besoin qu'il a de rendre *le meconium* (*voy.* ce mot). Désormeaux regardait ce premier lait comme étant d'une telle importance pour l'enfant, qu'il le remplaçait par quelques purgatifs quand le nouveau-né s'en trouvait privé par une circonstance fortuite.

Il y a certains enfants nouveau-nés, qui présentent le singulier caractère de n'avoir aucun besoin apparent de s'alimenter. Ils sont en quelque sorte absorbés, engourdis; dans un état de somnolence telle, qu'ils ne tètent pas le doigt qu'on leur met dans la bouche, que le contact du sein même ne les excite pas à téter, et si par hasard ils font automatiquement quelques efforts de succion, ils ne tardent pas à se rendormir au sein. Si l'on concluait de ce repos que l'enfant n'a pas besoin d'être alimenté, et si l'on ne prenait pas les moyens nécessaires pour le tirer de cette espèce de sommeil léthargique, on le verrait passer bientôt du sommeil à la mort. Dans ce cas, il faut placer les enfants devant le feu, frictionner toute la surface de leur corps, appliquer aux pieds de petits cataplasmes sinapisés, les présenter souvent au sein, et les exciter pendant qu'ils y sont, enfin, leur faire couler dans la bouche du lait de femme ou de vache coupé avec trois quarts d'eau sucrée. J'ai vu des enfants qui, sans ces précautions, se seraient laissés périr de faim (1).

Manière de régler les repas de l'enfant. On a essayé, dans des vues bien plus théoriques et pratiques, de déterminer le nombre de fois que le sein doit être livré à l'enfant : évidemment, ce point, qui tient à la fois de la force de la mère, de l'avidité de l'enfant et du plus ou moins de la facilité qu'aura la mère de réparer ses forces, en raison des circonstances au milieu desquelles elle se trouve, ne peut réellement être résolu à l'avance. On peut dire seulement que la femme qui nourrit, proportionnant ses efforts à sa capacité, imbue de ce principe que du lait insuffisamment saturé de substances nutritives est nuisible, s'abstiendra de donner à téter dès qu'elle verra que son lait est clair et séreux. Dès les premiers mois l'enfant paraît végéter dans le sommeil, d'où il n'est retiré de temps en temps que par le sentiment de la faim; il l'exprime par des cris. Ce sentiment paraît revenir à des distances variables selon la constitution de l'enfant et la qualité du lait de la mère. Il faut donc le remettre à la mamelle toutes les fois qu'il s'éveille et qu'il réclame la satisfaction de son appétit (2).

C'est vers le cinquième mois environ qu'il devient utile

(1) Dr Honoré Chailly.
(2) Désormeaux.

d'ajouter au lait maternel quelques aliments étrangers ; ce sont ordinairement de petites crèmes féculentes, des panades avec la croûte de pain séchée au four, etc. Toutefois, la constitution de l'enfant, le lait plus ou moins riche de la mère, apportent des modifications dans l'époque précise où quelques aliments légers peuvent être ajoutés à la lactation.

2° ALLAITEMENT ÉTRANGER. C'est celui qui est confié à une nourrice. Les qualités que celle-ci doit réunir sont : âge de vingt à trente ans ; *état de santé parfaite* (ce qu'un médecin seul peut apprécier) ; mœurs pures ; lait d'un beau blanc, médiocrement consistant, d'une saveur légèrement sucrée. Disons que si le microscope peut constater les qualités physiques, matérielles de ce liquide, il n'apprend rien sur ses qualités vitales ou morbides, et que la santé de l'enfant qui en fait usage est le seul moyen de juger sa valeur. Quelques auteurs préfèrent que la nourrice soit à son deuxième ou troisième allaitement, et qu'elle nourrisse depuis six mois au moins ; d'autres, au contraire, veulent qu'elle soit délivrée à peu près à la même époque que la mère de l'enfant qu'on va lui confier.

3° ALLAITEMENT ARTIFICIEL. C'est celui qui se fait à l'aide du lait d'une vache, d'une ânesse, d'une jument ou d'une chèvre. On l'administre au moyen du biberon ou de la cuillère, d'abord coupé de deux tiers d'eau d'orge, ou sucrée. On le chauffe au bain-marie ; dès le second mois on peut mettre moitié lait et moitié eau (1). Vers cinq à six mois on le donne pur, et l'on commence à joindre au lait l'usage des crèmes farineuses A l'hôpital des Enfants, à Paris, on a coutume de mettre dans chaque biberon cinq à six centigrammes de bicarbonate de soude, pour s'opposer à la fermentation acide. L'allaitement au biberon, sans doute bien in-

---

(1) Au lieu de couper le lait avec de l'orge, de l'eau sucrée, il vaudrait mieux, dans ce mode d'allaitement, et surtout pendant les premiers mois, se procurer le premier lait de chaque traite. l'analyse ayant démontré que ce lait, plus léger et moins nutritif, ne contient que 9 à 10 pour cent de crème, tandis que celui de la fin de la traite en renferme jusqu'à 20 pour 100.

férieur à l'allaitement naturel, est cependant susceptible de donner de bons résultats ; on sait qu'en certaines contrées, en Normandie surtout, les femmes élèvent ainsi leurs enfants pour laisser un lait plus frais, moins fatigué, aux nourrissons étrangers qui leur sont confiés.

Quant à l'allaitement par une femelle d'animal, on donne la préférence à la chèvre, à cause de la facilité avec laquelle elle se laisse téter, et de l'attachement qu'elle porte à son nourrisson. Bien que cette espèce d'allaitement soit peu en usage aujourd'hui, nous dirons, pour les personnes qui y auraient recours, qu'il faut choisir une chèvre de seconde portée, blanche et sans cornes. Le lait d'ânesse, se rapprochant davantage du lait de femme, serait préférable à celui de la chèvre, dont la digestion est plus difficile et cause parfois des insomnies. Néanmoins, ce lait actif, nourrissant, convient aux enfants lymphatiques.

L'allaitement dure ordinairement de douze à dix-huit mois ; mais, dans certains cas, l'enfant est sevré plus tôt.

Le *sevrage*, de *sevrer*, qu'on dérive lui-même, par corruption, de *séparer*, est l'action de sevrer un enfant, c'est-à-dire de substituer à l'allaitement une nourriture plus solide.

Pour arriver à sevrer les enfants avec méthode et facilité, il faut les accoutumer, dès le cinquième ou le sixième mois, à prendre quelquefois des aliments légers et de facile digestion, tels que la croûte de pain pilée, avec du lait ou du bouillon léger. Ce sera le moyen de soulager la mère, et d'amener, petit à petit, les enfants à prendre des aliments plus solides. Lorsqu'ils se portent bien, vers quinze à dix-huit mois, quand la dentition se termine, qu'ils commencent à marcher, que l'estomac a de la force, on peut sevrer les enfants, mais de telle sorte que le lait soit leur principale nourriture longtemps après le sevrage. A cette époque, la soupe, les panades avec la croûte de pain pilée, des bouillies faites avec des fécules nourrissantes, sont ce qui leur convient le plus ordinairement ; on peut même leur donner de petits morceaux de croûte de pain qui ne soient pas trop durs, dès qu'ils pourront un peu mâcher, ce qui facilitera la sortie des dents, en ramollissant les gencives. Au reste, la force de l'enfant, l'accroissement de ses dents, l'abondance du lait maternel, doivent déterminer l'instant où il faudra le sevrer, et l'on observera seulement qu'on doit prendre les précautions nécessaires pour que le changement de nourriture arrive petit à petit, de manière que la mère et l'enfant ne puissent s'en trouver incommodés.

CHAPITRE SUPPLÉMENTAIRE.

DES AGES.

On appelle *âges* les périodes de la vie de l'homme depuis sa naissance jusqu'à sa mort. On distingue quatre âges, dont voici le tableau :

1° L'ENFANCE (1), *infantia*. } de 1 an à 14.

2° L'ADOLESCENCE, *adolescentia*. } de 14 ans à 20 chez l'homme. de 11 ans à 18 chez la femme.

3° L'AGE ADULTE, *virilitas*. } de 20 ans à 60.

4° LA VIEILLESSE, *senectus*. } de 60 ans à la mort.

L'imitation est l'apanage de l'enfance ; l'adolescence donne naissance à la comparaison des idées, à l'imagination ; la réflexion, le jugement et les productions importantes de l'esprit caractérisent la virilité ; la santé et la gaîté sont, dans la vieillesse, la juste récompense d'une sage conduite et de l'ascendant que les hommes ont su prendre sur leurs passions.

Considéré sous le rapport pathologique, chaque âge a ses maladies. « L'*enfance* prédispose aux convulsions, aux fièvres éruptives, au croup, au carreau, au rachi-

(1) On subdivise l'*enfance* en première enfance, qui se termine à sept ans, et en seconde enfance, qui finit vers quatorze ans pour les garçons et onze à douze pour les filles.

tisme, aux scrofules, à la coqueluche, aux affections vermineuses et gastro-intestinales aiguës; l'*adolescence* est sujette aux hémorrhagies, à l'hypertrophie du cœur, aux pollutions nocturnes, à une foule de maladies résultant de la rupture d'équilibre entre les principaux organes, par l'effet de la rapidité de l'accroissement; la *puberté* expose aux inflammations de la gorge, des poumons, des amygdales; l'*âge mûr* est doté des hémorrhoïdes, des affections du foie, de l'hypochondrie, de la gastrite chronique, de l'apoplexie, etc. La *vieillesse* possède en partage l'affaiblissement des sens et des facultés cérébrales, la surdité et la cécité, les paralysies, les maladies du cerveau et des voies urinaires, la gangrène sénile, et toutes les infirmités. »

DE L'ACCLIMATEMENT.

L'*acclimatement* [du grec *climax*, climat] est la modification que peuvent éprouver les êtres organisés sous l'influence de climats notablement différents de ceux auxquels ils sont accoutumés. S'il est en physiologie un fait avéré et incontestable, dit Royer-Collard, c'est que la vie, dans ses formes innombrables, n'est jamais qu'un résultat de l'action combinée des puissances extérieures sur les êtres organisés. Cette loi se manifeste clairement dans les deux règnes de la nature auxquels ils appartiennent. Voyez ces graines végétales que les vents emportent, que les courants entraînent, que les oiseaux dévorent, ou qui séjournent dans nos herbiers ; elles restent stériles jusqu'à ce qu'elles trouvent enfin le sol fécond qui peut seul les faire éclore. Lorsque la plante est parvenue à son entier développement, il lui faut, pour continuer à vivre, certains aliments d'une substance spéciale, certaine quantité de température, de lumière, d'électricité. Est-elle privée d'eau ou d'acide carbonique? elle meurt et se dessèche; manque-t-elle d'une chaleur suffisante ? elle languit et s'étiole. Les orages et toutes les variations qui surviennent dans l'électricité atmosphérique exercent sur les végétaux une influence marquée; il est des fleurs qui replient leurs corolles à l'approche de la nuit, d'autres qui dégagent des lueurs électriques à des heures déterminées. Qui ne sait enfin que le développement de toutes les espèces végétales, sans exception, est toujours subordonné au climat qu'elles habitent, et que chacune d'elles a sa patrie naturelle dans telle ou telle région particulière?

Si l'on examine les rapports des animaux avec les agents extérieurs, la corrélation est exactement la même. Partout l'animal est sous la dépendance immédiate des influences physiques qui l'entourent.

L'homme seul, néanmoins, doué d'une organisation supérieure à celle de tous les animaux, d'une force intime qui n'appartient qu'à lui, enfin d'une volonté dirigée par l'intelligence, peut s'accommoder et vivre sous tous les climats; et il est même des organisations assez heureuses pour voir l'acclimatement s'opérer quelquefois sans secousse et sans maladie.

En général, cependant, l'homme ne peut s'éloigner d'un climat pour aller vivre dans un autre sans qu'il s'opère dans son économie des changements notables. En changeant de climat, il se trouve soumis à une influence complexe résultant de l'action du calorique, de la lumière, des diverses qualités de l'air, du sol, de la nature des eaux, des productions, etc. Les habitants des régions tempérées possèdent au plus haut degré la faculté de s'acclimater; le froid qu'ils éprouvent l'hiver, la chaleur qui s'y fait sentir l'été, les rendent plus aptes à vivre dans d'autres climats. Il n'en est pas de même des habitants des régions équatoriales; toutes les fois qu'ils se trouvent dans une contrée froide, les fonctions des poumons acquièrent un surcroît d'activité qui désorganise cet organe: de là ces inflammations aiguës qui enlèvent un si grand nombre de créoles pendant les premières années de leur séjour en France. Si, au contraire, le changement se fait d'un pays froid à un pays chaud, la respiration diminue d'activité, l'individu acquiert de l'embonpoint, des congestions inflammatoires tendent à se manifester sur tous les points de l'économie. Toutes choses égales d'ailleurs, le passage d'un pays froid à un pays chaud est plus dangereux que la condition opposée.

L'effet de l'acclimatement est de rendre le sujet qui
l'a subi semblable, sous beaucoup de rapports, aux naturels du pays qu'il est venu habiter. Le Français, dit
le docteur Rochoux, qui débarque pour la première fois
dans une des îles de l'archipel américain, change peu à
peu ; il perd cette vivacité qui nous est si familière, déjà
ses traits ne sont plus ce qu'ils étaient : on dit alors
qu'il est acclimaté.

DES TEMPÉRAMENTS.

On appelle *tempérament* la constitution particulière
à chaque individu, résultant de la prédominance d'un
système d'organes. Un de nos savants maîtres, **M**. le professeur Rostan, admet six espèces principales de tempéraments, fondées sur le degré de prédominance ou
d'infériorité des divers appareils organiques qui remplissent, dans notre économie, les fonctions les plus
importantes.

1° *Tempérament dans lequel domine l'appareil digestif.* L'homme dans lequel cet appareil prédomine est
remarquable par la vivacité de son appétit, la force de
son estomac, la rapidité des digestions ; une partie de
la bile, dont la sécrétion est fort abondante, rentre dans
la circulation, stimule les organes intérieurs, et donne
une teinte particulière à toute la surface. L'homme
ainsi constitué n'est pas moins remarquable par le développement de son intelligence et là vivacité de son imagination ; il ne connaît pas la modération ; il exécute,
par la violence et l'opiniâtreté, ce qu'il entreprend avec
audace ; ses passions sont impétueuses. C'est dans ce
tempérament qu'on rencontre les tyrans, les génies, les
bienfaiteurs, les conquérants, etc.

2° *Tempérament où dominent les appareils respiratoire et circulatoire.* Il est caractérisé par le développement de la poitrine et des organes thorachiques, la force
et l'activité de leurs fonctions, la largeur et la vivacité

du pouls; les fonctions organiques s'exécutent avec aisance, les mouvements sont prompts et faciles; l'imagination est moins profonde, mais elle est riante et animée; l'esprit est très-mobile, partant peu apte à la méditation; les passions sont moins impétueuses, les impressions se succèdent avec rapidité, et ne laissent que des traces fugitives.

3° *Tempérament où domine l'encéphale et ses dépendances.* Dans cette constitution, la vie semble avoir abandonné les fonctions végétatives pour se réfugier dans l'appareil nerveux; le corps est élancé et maigre, la peau sèche et froide, la physionomie triste, les digestions lentes et pénibles, le pouls faible et tardif; les mouvements sont circonspects; les sensations, au contraire, sont vives, les passions éternelles. L'homme ainsi organisé a une imagination soucieuse et égarée, mais toujours active, et une pénétration très grande. Lorsque cette constitution s'associe à la première, il en naît des hommes qui étonnent l'univers : Pascal, Rousseau, etc.

4° *Tempérament où domine l'appareil locomoteur.* Dans celui-ci, au contraire, toutes les fonctions organiques sont pleines d'énergie, les os sont fort développés, les saillies musculaires sont très considérables, la poitrine est évasée, les épaules sont larges; les fibres musculaires, denses et serrées, sont capables des plus violents efforts; mais, en revanche, les sensations sont obtuses; l'esprit lourd ou très médiocre, les passions assez froides, etc.

5° *Tempérament où domine l'appareil génital.* Il est caractérisé par un grand développement de l'appareil sexuel et l'activité de ses fonctions, par des désirs amoureux sans cesse renaissants, une imagination libidineuse, des érections fréquentes, une barbe forte et serrée, un embonpoint au dessous du médiocre, une voix grave et sonore. Cette exaltation érotique se rencontre plus fréquemment chez la femme que chez l'homme; elle coexiste ordinairement avec une grande activité de l'appareil digestif; sans cette condition, elle conduit inévitablement à un épuisement prématuré.

6° *Tempérament caractérisé par l'atonie de tous les*

appareils. Le corps est lourd, pâle et chargé d'embonpoint, la physionomie est sans expression, les mouvements sont tardifs et pénibles ; la digestion est longue et laborieuse, la circulation lente, le pouls mou, facilement dépressible. Le moral n'offre pas une plus grande activité : les sensations sont obscures ; l'esprit est juste, mais il manque de vivacité et de pénétration. L'homme qui est doué de ce tempérament est indolent, impassible, sans passions et peu apte aux plaisirs vénériens.

DE L'IDIOSYNCRASIE.

L'idiosyncrasie [du grec *idios*, propre, et *synkrasis*, tempérament] est une disposition particulière à un individu et qui fait qu'une seule et même cause produit sur lui un effet différent de celui qu'elle fait naître sur un autre. La défaillance à la vue de certains animaux, la répugnance à la vue de tels ou tels aliments, appartiennent à l'idiosyncrasie.

DE LA MORT.

La *mort* est la cessation définitive des fonctions de la vie. « Les belles pages où Buffon a tracé la dégradation successive que la vieillesse imprime à l'organisation humaine sont connues de tous les médecins ; Cabanis, les reprenant en sous-œuvre, y a ajouté des considérations savantes et ingénieuses, pour expliquer l'altération particulière que présente l'intelligence des vieillards : les acquisitions de l'âge mûr s'effacent rapidement, et celles de l'enfance et de la puberté reparaissent en proportions correspondantes, ou plutôt celles-ci ont toujours régné et n'ont été que recouvertes par les autres. Elles étaient le produit des sens doués de toute leur vigueur ; elles s'écrivaient sur une table rase. Tout ce qui est venu quand les sens ont été affaiblis, ou quand la table était couverte, a dû produire des impressions molles et confuses, qui ont été les premières enlevées quand est venu cet âge de destruction, si justement nommé seconde enfance. On comprend comment le vieillard proteste contre le présent pour donner la préférence aux idées du passé : ces idées portent avec elles un souvenir enchanteur, celui de la jeunesse, et de plus elles furent élaborées à une époque où l'individu était plein de foi en lui-même. La paresse et l'engourdissement l'empêcheraient de juger convenablement les idées nouvelles, quand même sa conscience ne lui assurerait pas que ce passé qu'on ose attaquer fut infaillible. Avec l'affaiblissement de la vie animale, c'est-à-dire des sens extérieurs et de leur intelligence, arrive bientôt celui de la vie organique, en commençant par la force musculaire et la force digestive. Enfin, la mort elle-même s'ensuit. »

Winslow, Louis, Bruhier, Nysten, etc., ont fourni des documents importants pour l'histoire des signes de la mort.

Malgré la réunion des signes suivants de la mort : absence de circulation et de respiration, raideur du corps ; front ridé et aride, yeux caves, nez pointu, bordé d'un cercle violet ou noirâtre ; tempes affaissées, creuses et retirées ; oreilles redressées, lèvres pendantes ; pommettes saillantes ; menton ridé et racorni, couleur plombée ou violette de la peau ; poils des narines ou des cils parsemés d'une espèce de poussière d'un blanc jaunâtre ; malgré la mollesse, l'affaissement, la flaccidité et l'obscurcissement des yeux, le froid glacial de toutes les parties du corps, et l'insensibilité aux incisions, aux brûlures, aux cautérisations, la putréfaction, qu'il faut distinguer avec soin de la gangrène, l'expert ne pouvait se prononcer qu'avec réserve, lorsqu'il s'agissait de déclarer qu'un homme était bien mort. Cette question importante des signes certains de la mort a fait un pas important depuis la publication du beau rapport de M. Rayer, sur un mémoire du docteur Bouchut. Voici l'analyse des conclusions de ce rapport :

1° La cessation définitive des battements du cœur, indiquée par la cessation des bruits cardiaques, est un signe immédiat et certain de la mort.

2° La rigidité cadavérique est aussi un signe certain de la mort.

3° *Le défaut de contractilité musculaire, sous l'influence de l'électricité ou du galvanisme, est le troisième signe certain de la mort.*

C'est à la réunion de ces signes, et surtout au dernier, que nous attachons une immense importance, lorsqu'il s'agit de constater la mort, car :

1° L'*absence de circulation*, prise isolément, n'indique nullement que la vie soit éteinte. Qu'on explore les artères sous la partie interne des bras, dans le creux de l'aisselle, sur les côtes du cou, etc., sans pouvoir apprécier les phénomènes de la circulation, on ne peut pourtant point déclarer la mort réelle, puisque les médecins savent parfaitement qu'on peut vivre plusieurs heures sans que les bruits circulatoires aient pu se manifester à nos moyens d'investigation ;

2° L'*absence de respiration* n'indique pas non plus qu'un individu a succombé, puisqu'il est prouvé que cette respiration peut se rétablir, après un temps plus ou moins long, bien qu'elle n'ait pu être constatée par les moyens ordinaires, c'est-à-dire l'*agitation* de la flamme d'une bougie ou de corps légers devant les narines ; l'obscurcissement d'un miroir placé devant la bouche ou les ouvertures du nez, etc.;

3° La *raideur du corps*, indiquée comme un des signes les plus certains de la mort, peut être due à la congélation, aux convulsions, à certaines syncopes et à l'asphyxie. Mais, dit le docteur Foy, si l'on se rappelle que chez les personnes qui ont été gelées et qui peuvent être ramenées à la vie, la dureté des organes est égale à celle des muscles (dans la raideur cadavérique, les muscles seuls présentent de la résistance); que, dans la raideur *convulsive*, les membres ne peuvent être changés de position qu'avec la plus grande difficulté; qu'ils ne peuvent rester fixes lorsqu'on est parvenu à les déplacer (le contraire a lieu dans la raideur cadavérique); que dans la syncope, la raideur est instantanée et la chaleur encore sensible au ventre et à la poitrine (c'est le contraire dans la raideur cadavérique); enfin, que chez les asphyxiés, la raideur est toujours un signe certain de la mort; car, chez ces derniers, la mort est prompte, et la rigidité ne se manifeste qu'après dix ou douze heures, laps de temps au bout duquel un asphyxié ne peut être rappelé à la vie; il ne sera pas difficile de prononcer sur la valeur de la raideur cadavérique;

4° L'*aspect cadavéreux de la face*, si bien décrit par le père de la médecine, peut manquer chez les personnes qui meurent subitement; et dans les maladies, il précède la mort de un ou deux jours;

5° L'*insensibilité aux incisions, aux brûlures, aux cautérisations*, ne se manifeste nullement dans certaines maladies;

6° La *putréfaction* seule, que le médecin devrait distinguer des taches livides, des ecchymoses, de l'odeur d'un organe gangrené, pouvait donc être regardée comme le signe certain de la mort. Néanmoins, et malgré de nombreuses recherches faites sur ce sujet, l'incertitude des signes de la mort était encore la cause des méprises les plus funestes. Combien n'a-t-on pas vu se ranimer d'individus qui étaient déjà dans la tombe! L'épreuve de l'électricité ou le galvanisme doit donc être mise en usage toutes les fois que cela est possible, puisqu'elle offre non seulement le moyen de s'assurer si la mort est réelle, mais encore celui de pouvoir rappeler à la vie, dans le cas de mort apparente, et de réveiller à l'instant même les personnes endormies par l'éther ou par le chloroforme.

APPENDICE.

HYGIÈNE DES POILS ET DES ONGLES.

On donne le nom de *cheveux* à ces poils de la tête dont les bulbes sont situés dans l'épaisseur de la peau. Ils présentent des différences suivant les individus et suivant les races humaines. Ils sont plus longs chez la femme que chez l'homme, et l'on a remarqué qu'ils tombaient bien plus rarement chez les sujets féminins. La coupe des cheveux, chez les enfants bien portants, et par une température douce, augmente la vitalité des bulbes pileux et surexcite légèrement la peau de la tête. Raser les cheveux chez des sujets qui relèvent de maladie, pourrait amener des accidents. Du reste, lorsque les cheveux tombent après une maladie, on les voit le plus souvent repousser après la convalescence. On attribue quelquefois une action salutaire à la présence des poux à la tête des enfants; c'est une grave erreur : il faut détruire impitoyablement ces parasites. Règle générale, il faut, chez les enfants comme chez les adultes, entretenir les cheveux dans un état de propreté constant, les peigner chaque jour, les brosser et les laver de temps en temps pour enlever ce qui peut s'amasser dans leurs interstices, et rendre ainsi plus facile la transpiration de la tête. Il ne faut pas oublier que les meilleurs cosmétiques sont le peigne, la brosse et les lotions d'eau tiède, pure ou légèrement savonneuse. Quant aux préparations destinées à les teindre, elles sont généralement nuisibles, surtout si elles séjournent sur le cuir chevelu, ce qui est inévitable pour obtenir le résultat voulu.

Les poils sont susceptibles d'une foule de nuances dans leur couleur, suivant les pays, les climats, les latitudes, les températures, les tempéraments, les habitudes, etc. Dans nos pays, les couleurs principales sont le noir, le brun, le châtain, le châtain-clair, le blond, le blond hardi, le rouge, le rouge de feu, le rouge-flamme et le roux. Bichat se livre sur les poils, et notamment sur les cheveux, à des considérations physiologiques si curieuses et si importantes, que nous croyons faire plaisir à nos lecteurs en les insérant ici textuellement :

Tous les médecins, dit-il, ont fait entrer la couleur des cheveux parmi les caractères des tempéraments. Le noir est l'expression de la force et de la vigueur. Une figure d'athlète avec des cheveux blonds serait presque ridicule. Ces derniers sont l'attribut de la faiblesse et de la mollesse ; ils flottent sur la tête des figures que les peintres ont rendues étrangères aux grandes passions, aux choses fortes et héroïques ; ils se trouvent sur les figures des jeunes gens, dans les tableaux où les ris, les jeux, les grâces et la volupté président aux sujets qui y sont exprimés. Ces deux couleurs, le noir et le blond, ainsi que leurs nuances secondaires, se trouvent distribuées chez les femmes en proportion presque égale : or, réfléchissez à l'espèce de sentiment que ce sexe vous inspire, suivant celle qu'il en partage ; et, abstraction faite de toute autre considération, vous verrez qu'une femme blonde fait naître un sentiment que semblent dicter la beauté et la faiblesse réunies. Les épithètes que nous lui donnons expriment même ce double attribut. Au contraire, l'expression de brune piquante annonce, dans celles qu'elle désigne, un mélange de force et de beauté. La beauté est donc un don commun qui nous attire, mais qui, modifiée diversement par les formes extérieures, nous attire en nous touchant, en nous intéressant, en nous agaçant, etc. Des yeux où se peint la langueur, sont fréquemment associés à des cheveux blonds, tandis que des cheveux noirs se rencontrent presque toujours avec ceux dont la vivacité, le pétillant semblent annoncer un surcroît de vie qui cherche à se répandre.

L'habitude qui use tout, change nos goûts pour la couleur des cheveux, comme pour celle de nos habits. Les noirs, les blonds et leurs nombreuses nuances sont tour à tour en France un objet de mode ; et, comme l'organisation ne change point ainsi que nos goûts, nous avons imaginé les chevelures artificielles, moyen heureux qui semble asservir à notre inconstance la marche invariable de la nature, et qui, changeant à notre gré l'impression que la physionomie emprunte des cheveux, peut à tout instant présenter l'homme sous des formes que le bon ton préconise aujourd'hui, et que le ridicule poursuit demain. Or, parmi ces variations sans nombre qui se succèdent chez nous dans la mode des cheveux, jamais, ni ceux qui sont d'un rouge de feu, ni leurs diverses nuances, ne trouvent place. La plupart des peuples ont pour eux une aversion non équivoque : c'est presque, à nos yeux, un vice de conformation que de naître avec eux. Cette opinion est trop générale pour n'avoir pas quelque fondement réel ; le principal me paraît être la connexion ordinaire de ces cheveux avec le tempérament, et par là même avec le caractère qui résulte de celui-ci : or, l'espèce de caractère associé à ce genre de cheveux, n'est pas communément la plus heureuse, quoiqu'il y ait beaucoup d'exceptions à ce principe passé en proverbe. Un autre motif d'aversion pour les cheveux couleur de feu, c'est que l'humeur huileuse qui les lubrifie, exhale souvent une odeur fétide, étrangère aux autres espèces de cheveux.

Quel est le rapport qui peut exister entre les cheveux et le caractère ? Les premiers influencent-ils le second ? Non : voici comment on doit concevoir la chose. Chaque homme a son mode d'organisation et de constitution. Ce mode forme le tempérament. Or, à chaque mode sont attachés, d'une part, telle ou telle espèce de cheveux ; de l'autre, la prédominance de tel ou tel viscère intérieur ; laquelle nous frappant moins, n'est pas moins réelle. Cette prédominance dispose manifestement à certaines passions qui sont les attributs principaux du caractère. Donc la couleur des cheveux et celui-ci sont deux résultats divers d'une même cause, savoir : de la constitution ; mais l'une n'influe point sur l'autre, etc.

L'homme, qui dénature tout, s'est fait une habitude, dans la plupart des sociétés, de la section des cheveux, de la barbe, etc. Pour le vulgaire, c'est une affaire de mode ; pour le médecin, c'est un usage qui influe peut-être plus qu'on ne croit sur les fonctions. En effet, dans l'état naturel, une fois que le système pileux a acquis son accroissement, il ne présente plus que le mouvement habituel de composition et de décomposition. Au contraire, chez l'homme qui le coupe, il est habituellement le siége de ce mouvement et de celui de l'accroissement. Cet usage perpétue donc les phénomènes qui s'y passent dans l'enfance, et y appelle par conséquent un travail plus actif, qui peut-être se fait aux dépens de celui de beaucoup d'autres parties.

Chez la plupart des animaux, les mâles sont distingués des femelles par quelques productions extérieures qu'ils ont de plus. La crête du coq, la crinière du lion, les bois du cerf, etc., sont un exemple de ces caractères distinctifs. Chez l'homme, c'est principalement la barbe qui est l'attribut du mâle; elle occupe tout le menton, les côtés de la face, l'une et l'autre lèvre et la partie supérieure du cou; elle laisse les joues à nu ainsi que les environs de l'œil : ainsi, remarquez que c'est principalement là que se peignent les passions, dont l'expression nous serait cachée par les poils, si le bas de la figure en était le siége. La barbe, moins longue en général que les cheveux, l'est plus que tous les autres poils; elle partage assez communément la couleur des premiers, est plus rarement blonde cependant, et tend plus qu'eux à prendre la teinte rouge de feu, laquelle coïncide souvent avec des cheveux blonds. La nature des poils de la barbe est la même que celle des poils des parties génitales, des sourcils, etc. Ils frisent, sont plus raides, plus résistants et constamment moins huileux que les cheveux.

La quantité de la barbe varie singulièrement chez les différents hommes. En général, la force et la vigueur sont l'apanage de ceux où elle abonde et où elle est d'une teinte noire très-foncée. Remarquez aussi que les mâles les plus forts dans les diverses espèces d'animaux sont ceux où la production extérieure qui les distingue des femelles, est le plus prononcée. On dirait que cette production caractéristique est l'indice de l'énergie ou de la faiblesse de leur constitution. Une belle crinière n'appartient pas à un petit lion; de grands bois, des cornes longuement contournées appartiennent toujours à un cerf ou à un bélier bien constitué. Observez qu'il n'en est point de même des autres poils communs aux deux sexes; souvent chez l'homme faible, ceux des bras, des cuisses, etc., sont aussi marqués et même plus nombreux que chez le plus musculeux.

L'habitude de couper la barbe, comme la plupart des Européens, de la conserver comme les Asiatiques, de la tresser en divers sens comme les Chinois, donne à la face une expression diverse et qui caractérise les peuples. Une physionomie mâle, vigoureuse, et qui exprime la force et l'énergie, ne peut être dépouillée de cet attribut extérieur sans perdre une partie de son caractère. Celle des Orientaux présente une apparence qui coïncide avec la force de leur corps, et qui contraste avec la mollesse de leurs mœurs. Je ne sais si, en consultant l'histoire des différents peuples qui laissent croître leur barbe, et celle des nations qui la coupent, on ne serait pas tenté de croire que la force musculaire est, jusqu'à un certain point, liée à son existence, et que cette force diminue toujours un peu lorsqu'on s'en prive habituellement. Tout le monde connaît la vigueur des anciens, celle des peuples à barbe longue, celle même de certains hommes qui, parmi nous, la laissaient croître par les lois d'une institution monacale. Sans doute, beaucoup de causes peuvent faire coïncider la faiblesse avec la barbe; mais, en aperçu général, je crois qu'on peut admettre un certain rapport entre elle et les forces. Coupez à un coq la crête, qui est son attribut caractéristique de mâle, comme la barbe est celui de l'homme, il languira en partie. Je suis persuadé que l'on ôterait au lion une partie de sa force en lui enlevant la crinière. On connaît le résultat des expériences de Russel, faites sur la castration des cerfs : leurs bois, après cette opération, ont végété d'une manière irrégulière, ou même n'ont point poussé. Cet attribut extérieur du mâle dans cette espèce se manifeste, comme on sait, à l'époque de la virilité, où les forces croissent. Il en est de même de la barbe humaine. Cette coïncidence prouverait seule que l'usage de cette dernière est de servir de caractère extérieur au sexe masculin. L'eunuque, dont les forces sont peu marquées, perd aussi souvent beaucoup de poils de sa barbe.

Tels sont nos préjugés dans l'idée que nous nous formons de la beauté, que nous attachons le ridicule au beau réel, au beau absolu ; car ce qui indique la perfection organique est certainement tel. Un paon mâle sans queue d'émeraudes, un bélier sans ses cornes, un cerf sans son bois, nous déplaisent : pourquoi l'homme sans la barbe ne nous choquerait-il pas ?

Les ongles paraissent évidemment être chez l'homme ce que sont les griffes et les extrémités des doigts chez la plupart des mammifères et des oiseaux. En effet, la forme quadrilatère qu'on leur observe est loin d'être celle de la nature, mais le résultat de l'habitude d'en faire la section dès qu'ils tendent à outrepasser les extrémités des doigts. On sait que, chez les sauvages qui ne les coupent point, ces productions s'allongent considérablement, se portent vers la paume des mains et la plante des pieds, s'arrondissent, deviennent crochus et aigus, et forment quelquefois des espèces de serres, dont ils se servent pour saisir et déchirer leur proie, comme les carnassiers ; ou pour monter aux arbres, comme les animaux grimpeurs. Cependant, chez nul animal la portion de l'ongle adhérente aux doigts n'est aussi large et aussi peu épaisse que chez l'homme : ce qui forme un des caractères distinctifs de l'espèce humaine.

L'habitude de couper les ongles, dit Bichat, nous semble, dans nos mœurs naturelles, une chose de pure bienséance. Mais, pour peu qu'on réfléchisse à la société, aux arts nombreux qu'elle a enfantés, à la perfection, à la délicatesse, à la précision, à la rapidité des mouvements que les doigts sont forcés souvent d'exécuter, de les croiser de mille manières, on verra bientôt que cet usage est presque inévitablement amené par l'état social, et que ce qui nous paraît un ton est réellement un besoin. L'homme n'a, dans l'état naturel, qu'un toucher grossier et obscur ; il faut seulement qu'il saisisse les objets nécessaires à sa nourriture, à sa défense, à ses agressions, etc. ; qu'il grimpe surtout, et qu'il s'accroche aux arbres pour s'y soutenir : or, ces ongles lui sont, sous ce rapport, d'un grand usage. Ce qu'il perd de ce côté dans la société, il semble le gagner par la précision, par l'étendue que prend son toucher, par la faculté qu'acquièrent les doigts de distinguer les qualités tactiles les plus fines. Ses mains lui servaient beaucoup, dans le premier état, à la locomotion ; presque nulles dans cet usage pour le second, elles gagnent dans les mouvements partiels de leurs doigts ce qu'elles perdent dans leurs mouvements de totalité, qui deviennent d'un besoin moins urgent.

La figure de l'ongle ainsi coupé est quadrilatère, et présente à l'étude une extrémité postérieure, une extrémité antérieure, un corps et deux bords latéraux.

1° L'*extrémité postérieure* se divise elle-même en deux portions, dont l'une, dite *racine*, offre un bord inégal qui s'enfonce dans le tissu de la peau ; et l'autre, située entre la portion de l'épiderme qui s'avance sur l'ongle en arrière, et le corps, est de couleur blanche, a la forme d'un croissant, et a reçu, pour cette dernière raison, le nom de *lunule*, mot latin qui signifie *petite lune, petit croissant ;* 2° l'*extrémité antérieure* est le bord libre qui termine l'ongle vers l'extrémité des doigts : elle est ordinairement plus épaisse et plus solide que le reste de l'ongle, et a la plus grande tendance à se prolonger en forme de griffe, dès qu'on cesse de la couper, ainsi que nous l'avons dit précédemment; 3° le *corps* est la portion qui constitue à lui seul la plus grande partie de l'ongle; il présente : 1° une *face externe*, convexe, lisse et parsemée de très petits sillons, lesquels marchent de derrière en avant; 2° une *face interne*, concave, fortement adhérente à la peau, située au-dessous; 4° enfin, les *deux bords latéraux* sont libres dans leur moitié antérieure, à peu près, et implantés dans la peau en arrière.

TROISIÈME PARTIE

DICTIONNAIRE DE MÉDECINE

PATHOLOGIE GÉNÉRALE, INTERNE ET EXTERNE

ABATTEMENT.—État de faiblesse et de découragement de l'âme, causé par les peines qu'elle éprouve. En médecine, on donne le nom d'abattement à cette diminution considérable des forces qui s'observe presque toujours au début des maladies. Il prend différents noms, suivant son degré d'intensité : lorsqu'il est le résultat de pertes sanguines considérables, de sueurs excessives, d'une abondante diarrhée, on l'appelle *épuisement*. — L'*affaissement* est un degré plus avancé : on l'observe surtout après la période d'excitation des maladies aiguës. — L'*accablement* est caractérisé par un sentiment de pesanteur qui se joint à l'abattement qu'éprouve le malade : il s'observe surtout au début des maladies graves. L'*abattement* moral est aussi un symptôme dont le médecin doit tenir compte dans les maladies; il accompagne ordinairement l'extrême abattement physique ; il le provoque même lorsqu'il n'en est pas le résultat. — Indépendamment des affections morales qui peuvent produire cet état, on le voit souvent se manifester dans les maladies chroniques ; c'est alors qu'il conduit quelquefois au désespoir.

ABCÈS (chirurgie). — Collection de pus dans une cavité naturelle ou accidentelle, résultant toujours de l'inflammation des tissus. — On distingue les abcès : 1° en *abcès chauds* ou *aigus* résultant d'une inflammation qui parcourt rapidement ses périodes ; 2° en *abcès froids* ou *chroniques*, si la marche de l'inflammation a été lente et peu apparente ; 3° en *abcès par congestion* ou *symptomatiques*, si la collection de pus, dans une partie, résulte d'une inflammation qui a son siége dans une région éloignée. — Les symptômes des abcès varient suivant les tissus qu'ils occupent ; cependant on peut en reconnaître un certain nombre au gonflement des parties qui les environnent et à la douleur qu'on y produit lorsqu'on les touche : la peau est rouge, tendue et luisante (excepté dans les abcès froids ou par congestion) ; elle forme une tumeur saillante, douloureuse au toucher, et dont le sommet se laisse déprimer plus facilement que les parties environnantes. Quelquefois on y sent des espèces de pulsations. On reconnaît que l'abcès est mûr quand une sorte de fluctuation se manifeste sous la pression : c'est alors que s'il ne s'ouvre pas naturellement, l'art doit intervenir.

Le pronostic des abcès est d'autant plus grave qu'ils sont moins superficiels ou qu'ils siègent dans des organes importants à la vie, tels que les poumons, les plèvres, le foie, etc. Toutes choses égales d'ailleurs, le danger sera d'autant moins grand, qu'on aura pu donner issue plus tôt à l'amas de pus. — Voici le traitement des abcès en général. Lorsque l'*abcès chaud* est bien formé, il faut l'ouvrir à l'aide du bistouri, et le couvrir ensuite de cataplasmes émollients, jusqu'à sa détersion complète. — L'*abcès froid*, tel que celui qui vient au cou des personnes scrofuleuses, réclame l'emploi des cataplasmes émollients ou maturatifs. Un fragment de potasse caustique ou le bistouri doit donner issue au pus de bonne heure, afin d'éviter le décollement de la peau ou de larges et hideuses cicatrices ; l'*abcès par congestion* doit être ouvert, au contraire, le plus tard possible, à cause du danger de l'introduction de l'air dans la tumeur. Cette ouverture doit se faire en plusieurs fois, au moyen d'une ponction étroite et oblique. Enfin, on vide encore cet abcès au moyen du trocart, par la canule duquel on in-

jecte dans le foyer purulent un mélange de sept parties
d'eau et d'une de teinture d'iode. — Quant aux abcès
profonds et indolents, qu'on ne doit point ouvrir, on favorise la résorption du pus par les astringents, les fondants et les purgatifs.

ABEILLES (histoire naturelle. — Médecine). —
Genre d'insectes connus de tout le monde, soit par le
produit qu'on en retire, soit par la piqûre qu'on en a
éprouvée. Presque tous ces insectes sont armés d'un aiguillon caché, mobile, très acéré, terminé par de petites
dents en forme de scie, visible au microscope ; cet aiguillon est creusé d'une rainure qui facilite l'écoulement
d'une substance âcre, acide, renfermée dans une poche
située à la base de l'aiguillon et à la partie inférieure de
l'abdomen de l'insecte. Lorsque l'abeille pique, la poche
est pressée par les muscles qui servent d'attache au
dard ; alors le venin s'écoule par le canal de l'aiguillon
jusque dans la plaie produite par cette arme.

La piqûre d'abeille cause assez souvent une vive douleur, surtout à la face : elle donne lieu à une petite tumeur rouge et dure, qui se termine par résolution au
bout de quelques jours. Le mâle est dépourvu de ce per-
fide aiguillon, qui reste souvent dans la plaie après la
piqûre. — Sans aucun doute, quelques piqûres isolées
n'ont rien de grave, mais il n'en est pas de même lorsque
celles-ci sont en grand nombre ; il survient alors un
gonflement érysipélateux, de la fièvre et quelquefois des
symptômes généraux de la plus haute gravité. On cite
des cas de mort d'individus qui avaient eu l'imprudence
de s'approcher d'un essaim d'abeilles.

On calme la souffrance occasionnée par les piqûres
d'abeilles en extrayant l'aiguillon qui peut être resté dans
la plaie. Pour cela, on coupe avec des ciseaux tout ce qui
forme saillie, puis l'on enlève le dard à l'aide d'une aiguille très fine. On fait immédiatement après des lotions
avec de l'eau contenant de l'ammoniaque, du vinaigre,
de l'extrait de saturne, etc. Si des symptômes inflammatoires se manifestent, le médecin doit être appelé.

Si une abeille venait à s'introduire dans l'arrière-bouche ou même dans le canal qui conduit à l'estomac, il faudrait immédiatement boire de l'eau salée, afin d'éviter les accidents que pourraient occasionner les piqûres de l'insecte sur ces parties. L'abeille pourrait être entraînée ensuite dans l'estomac sans danger.

ACCÈS (médecine) [d'*accedere*, s'approcher]. — Ensemble de symptômes qui cessent et reviennent à des intervalles plus ou moins éloignés, surtout dans les *fièvres intermittentes* (*voyez* ce mot). Les accès présentent toujours, au milieu des symptômes variables, un frisson suivi de chaleur et de sueur. Ces trois phénomènes, qui se succèdent dans chaque accès, ont été appelés *stades*. L'accès complet est celui qui présente ces trois stades; il est incomplet si un ou deux stades viennent à manquer; enfin on nomme *apyrexie* ou *intermission* l'intervalle qui sépare les accès.

ACCIDENTS DE LA DENTITION. — Si l'éruption des dents s'effectue quelquefois sans donner lieu à des troubles morbides, dans bien des cas elle produit de la rougeur, de la douleur, de la tuméfaction des gencives, de l'agitation, des plaintes, etc. Néanmoins, on réserve le nom d'*accidents de la dentition* à ces insomnies, ces mouvements convulsifs, ces diarrhées ou constipations, vomissements, muguets, éruptions diverses, rougeurs de la peau (feux de dents), qui se manifestent d'autant plus que l'enfant est faible ou nerveux, en même temps que la dentition est plus en retard. Voici le traitement de ces divers accidents :

« Il faut mettre dans les mains des enfants des hochets de racine de guimauve, leur donner des boissons gommeuses ou mucilagineuses, et les plonger de temps en temps dans un bain tiède ; ces moyens conviennent dans tous les cas. Lorsque surviennent des troubles du côté du cerveau, des spasmes, des mouvements convulsifs, de l'assoupissement, etc., il faut appliquer sur les extrémités des cataplasmes sinapisés, administrer des lavements, et même, dans les cas de constipation, un léger laxatif, tel que le sirop de fleur de pêcher ou celui de chicorée dans de l'eau. Ce traitement simple peut être employé par les parents en attendant le médecin, qu'il y ait ou non menace d'accidents ou convulsions. Si les accidents cérébraux augmentent, on applique une ou deux sangsues, suivant l'âge du sujet, à chaque oreille ou à chaque malléole interne. Y a-t-il, au contraire, des signes d'inflammation de l'estomac et des intestins ? c'est à la diète, aux fomentations et cataplasmes sur le ventre, aux bains, aux lavements et aux boissons adoucissantes qu'il faut recourir. On présentera plus rarement le sein au nourrisson. Il ne faut pas oublier qu'une diarrhée légère doit être respectée, parce qu'elle détourne l'irritation du cerveau ; une diarrhée séreuse qui ne s'accompagne pas de fièvre marquée, est également sans danger pendant la dentition, quand même on observe de l'amaigrissement, de la mollesse des chairs, ce qui est inévitable. »

ACÉPHALOCYSTES (histoire naturelle. — Médecine) [du grec *a* privatif, *cephalè*, tête, et *cystis*, vessie]. — Genre d'hydatides qui se développent dans certaines parties du corps de l'homme et des animaux supérieurs, qui se composent de ce qu'on appelle *vers vésiculaires*. Si ces êtres sont réellement plus animaux que végétaux, il faut convenir qu'ils doivent être considérés comme le premier échelon du règne organique.

Dans la nature, dit Martin, tout se touche, tout s'enchaîne ; les êtres passent les uns aux autres par des transitions insensibles ; depuis le dernier des animaux jusqu'à l'homme, on trouve tous les intermédiaires, et nulle part la chaîne n'est interrompue. Il y a plus : non seulement les êtres d'une même classe forment ainsi des séries continues ; mais il existe des passages d'un règne à l'autre. Les eaux de nos rivières et de nos étangs nourrissent des productions ambiguës, problématiques, que l'on ne peut rapporter ni au règne animal ni au règne végétal ; et le naturaliste, embarrassé, placé sur la limite de ces deux règnes, les fait passer alternativement de l'un à l'autre, ou même en fait un règne intermédiaire. Il en est de même de la pathologie et de la zoologie ;

il existe un point où le médecin et le naturaliste se rencontrent ; le premier croit avoir sous les yeux l'effet d'une maladie, une dégénérescence de nos tissus, une altération pathologique ; le naturaliste, au contraire, croit trouver un être, un animal d'une structure autre infiniment simple qui s'est développé dans le sein d'un animal plus parfait. — Ces considérations étaient nécessaires pour faire comprendre la difficulté de donner une définition du mot acéphalocyste. Suivant les uns, ce sont des vers vésiculaires; suivant d'autres, des kystes, c'est-à-dire des poches développées accidentellement et remplies de liquide. Quoi qu'il en soit de la nature de ces productions, il faut laisser presque indécise et sans solution la grande question de leur animalité. Qui sait? peut-être n'y a-t-il pas de limites bien tranchées entre un travail morbide et la création d'un être nouveau ; peut-être (et ces idées ont été soutenues en Allemagne) toutes les modifications de nos tissus ne sont-elles que des tendances organisatrices, des efforts de la nature, pour former les êtres ou des organes nouveaux. Qui peut dire que l'art ne reconnaîtra pas plus tard que des altérations morbides ne sont que le résultat du travail des tissus pour s'élever à un état d'organisation plus parfait?

Les acéphalocystes consistent en une simple vessie plus ou moins transparente, sans fibre, sans corps ni tête, et sans aucun orifice naturel, sans mouvements spontanés, ni rien qui ressemble à des fonctions digestives. C'est cette simplicité d'organisation qui a fait douter que ces êtres fussent de véritables animaux : on les a regardés comme des kystes, c'est-à-dire des membranes renfermant un liquide qu'elles ont sécrété par leur face interne; mais bien que les mouvements des acéphalocystes n'aient été observés qu'une fois par Percy, leur analogie avec les *Cysticerques*, autres hydatides dont l'existence n'est pas douteuse, les a fait ranger parmi les antozoaires vésiculaires.

On trouve des acéphalocystes dans le poumon, les reins, l'utérus, le cerveau, et principalement dans le foie. Ils troublent les fonctions en agissant à la manière d'un corps étranger, et peuvent causer la mort par la rupture du kyste, par son inflammation, etc. Quelquefois ces entozoaires périssent spontanément, et alors les parois du kyste se soudent et une cicatrice a lieu. — La science ne possède aucun moyen de s'opposer au développement des acéphalocystes, ni de les détruire sûrement lorsqu'ils n'existent pas dans un endroit accessible à l'instrument tranchant : le médecin qui découvrirait un agent thérapeutique capable d'amener la mort de ces entozoaires rendrait le plus grand service à l'humanité ; mais il faudrait autre chose que les moyens proposés jusqu'à ce jour, car l'expérience n'a encore pu sanctionner l'utilité du chlorure de sodium, de l'huile empyreumatique, du protochlorure de mercure, etc.

ACNÉ (médecine). — Maladie de peau caractérisée par des pustules peu étendues, séparées les unes des autres, environnées d'une auréole rosée ou livide, plus ou moins dure à leur base, répandues sur le nez, les joues, le front, quelquefois sur les parties supérieures du cou et du front. On peut distinguer trois variétés principales d'*acné* : 1° l'*acné simple*, dans laquelle les pustules paraissent ordinairement vers les régions des tempes, au front, sur les épaules, à la partie supérieure du dos, ou sur la poitrine ; 2° l'*acné indurée*, forme qu'affecte le plus souvent la *mentagre* (*voyez* ce mot) ; 3° l'*acné rosacée* (couperose), dont les pustules paraissent successivement aux joues, au nez, au front, quelquefois sur les oreilles et à la partie supérieure du cou.

Les diverses formes de l'acné paraissent offrir une sorte de rapport avec les différentes époques de la vie. L'*acné simple* se montre presque toujours dans l'adolescence et dans la puberté ; l'*acné indurée*, dans la jeunesse ; l'*acné rosacée*, chez les hommes d'un âge mûr et chez les femmes à l'âge critique. Les vieillards en sont rarement atteints. Relativement au sexe, les femmes y paraîtraient plus sujettes que les hommes. Le tempérament bilieux est celui qui prédispose le plus à l'acné dans l'âge adulte : dans la jeunesse, c'est le tempérament sanguin.

Le traitement de l'acné varie selon l'espèce de cette

affection. Voici d'abord ce qui convient aux différentes espèces d'acné : Régime doux, boissons rafraîchissantes, bains, laxatifs, topiques émollients ; éloignement des causes qui peuvent faire affluer le sang vers la tête.

Contre l'*acné simple :* lotion avec l'eau de son, la décoction de semence de coing, l'émulsion d'amandes amères. Wilson aurait obtenu de bons résultats de l'emploi du colodion étendu sur les surfaces malades.

L'*acné indurée* réclame un traitement plus actif. Selon M. Cazenave, on doit commencer par les bains simples, les applications émollientes, les boissons rafraîchissantes. On passe ensuite aux bains sulfureux, aux douches de vapeur ; enfin, lotions au bichlorure de mercure, à l'hydrochlorate d'ammoniaque, pommades au protochlorure ammoniacal de mercure, à l'iodure de soufre. Si le mal ne disparaît pas, on peut tenter l'application d'un vésicatoire, la cautérisation.

L'*acné rosacée*, ou *couperose*, est presque au-dessus des ressources de l'art. On essaye de la combattre, néanmoins, par un régime doux et des boissons rafraîchissantes, par les laxatifs, les diurétiques, la saignée même. Il faut éviter avec soin le passage subit du froid au chaud et *vice versâ*. La solution de sulfate de fer en topique a donné quelquefois de bons résultats.

ADÉNITE (médecine) [du grec *aden*, glande].—Inflammation des ganglions lymphatiques, presque toujours symptomatique d'une inflammation dont le siége est plus ou moins éloigné : c'est ainsi que s'engorgent les ganglions des parties latérales du cou et les ganglions sous-maxillaires, à la suite d'une fluxion, de l'érysipèle, d'une angine grave, d'une dentition difficile, etc.; c'est de la même manière que les ganglions de l'aisselle, ceux de l'aine, se tuméfient, s'enflamment consécutivement à une piqûre faite aux mains ou aux pieds, à une plaie, au cancer du sein, à un ulcère de la jambe, etc. Cette affection est aiguë ou chronique ; à l'état aigu, elle présente tous les caractères de l'inflammation ; la chaleur, la douleur, la tuméfaction, etc. Si l'inflammation s'étend au tissu cellulaire environnant, la suppuration se manifeste rapidement ; si, au contraire, elle reste limitée aux ganglions, la résolution ou l'induration la termine ordinairement ; sous la forme chronique, l'adénite débute chez les sujets lymphatiques, scrofuleux, etc. Les ganglions devenus durs, indolents, reçoivent alors le nom vulgaire de *glandes*. Plusieurs de ces tumeurs réunies sont susceptibles de s'enflammer.—L'adénite aiguë réclame impérieusement le traitement du *phlegmon* (*voy.* ce mot). L'abcès doit être ouvert promptement, et plus tard les pommades mercurielles et iodées doivent favoriser la résolution des ganglions engorgés. C'est à ces derniers moyens qu'il faut aussi recourir dans l'adénite chronique, mais, dans tous les cas, il faut s'attacher à combattre la cause qui entretient cette maladie.

ADHÉRENCE (pathologie) [d'*adhœrere*, être attaché à]. — Réunion de deux parties qui ne doivent être que contiguës ; par exemple, lorsqu'à la suite d'une brûlure ou d'une plaie, plusieurs doigts se réunissent entre eux, on dit qu'il y a *adhérence*. Les viscères du ventre et de la poitrine, qui ne sont séparés que par des membranes séreuses et qui se réunissent souvent dans les inflammations, contractent aussi des adhérences. Il y a souvent adhérence des parois de la poitrine, adhérence des intestins entre eux, et des organes du ventre avec d'autres organes voisins. Enfin, il y a des adhérences naturelles que l'on nomme *congéniales*, parce qu'elles ont lieu avant la naissance ; c'est ainsi que l'ouverture des paupières, de la bouche, de l'anus, est souvent fermée par l'adhérence des parties qui les forment ; les doigts sont aussi souvent adhérents entre eux. Les adhérences congéniales sont souvent comprises dans l'ordre des monstruosités ou vices de conformation.

ADYNAMIE (médecine) [du grec *a* privatif, et *dynamis*, force ; privation de force]. — Etat morbide caractérisé par l'abattement profond de la physionomie, la mollesse des chairs, l'obscurcissement des sensations, des affections morales et des fonctions intellectuelles, la faiblesse des pulsations du cœur et des artères, les hémorrhagies passives, etc. Ce mot, dans sa véritable acception, étant synonyme de *faiblesse*, c'est-à-dire indiquant un état d'impuissance, le manque de force de l'organisme, une affection ne peut être appelée *adynamique* qu'autant qu'elle s'accompagne d'un fond de faiblesse réelle, et qu'elle exige l'emploi des stimulants pour être combattue. La véritable adynamie s'accompagne : 1° de petitesse et de mollesse du pouls ; 2° de décolorification et de pâleur de la peau ; 3° de sueurs froides ; 4° de défaillances (lypothymies) répétées ; 5° d'apathie, d'abandon des muscles soumis à l'influence de la volonté ; — mais c'est une erreur d'appeler *maladies adynamiques* la faiblesse qui survient dans l'apoplexie, les convalescences de maladies inflammatoires, les fièvres même dites autrefois *fièvres adynamiques*, puisque toutes ces affections dépendent d'un excès de *stimulus* (*voyez* ce mot), et sont de nature à réclamer un traitement antiphlogistique. Sans aucun doute, dans les maladies que nous venons de citer, une sorte d'oppression des fonctions semble dénoter un défaut de stimulus ; mais un examen léger suffit pour reconnaître leur nature. Par exemple, si le pouls est petit quelquefois, on le trouve dur, résistant et fréquent ; si le système musculaire semble anéanti, les membres conservent leur chaleur ; la peau est ordinairement sèche, etc.

« On combat l'état adynamique dès son début au moyen de boissons acidulées, de limonades vineuse et alcoolique ; souvent des vésicatoires, quelquefois une saignée au début, si l'individu est jeune et vigoureux ; d'autres fois, de légers purgatifs, lorsqu'il y a embarras des intestins. Dans la deuxième période on emploie les toniques, l'acétate d'ammoniaque, le camphre, le musc, les préparations de quinquina ; enfin, l'on proportionne l'énergie de ces moyens au degré plus ou moins avancé de la maladie ; cette médication, qui était employée par les anciens médecins, est souvent remplacée par les boissons délayantes, les dérivatifs et quelquefois les évacuations sanguines, lorsque l'on croit que l'état adynamique est produit par une inflammation de l'un des organes intérieurs. »

AFFECTION (médecine). — Terme générique par lequel on désigne les maladies, les infirmités, les difformités et les monstruosités. Ce mot est généralement synonyme de *maladies*.

AGACEMENT DES DENTS. Sensation pénible que fait éprouver à tout l'appareil dentaire l'usage de fruits ou de plantes acides, ou le bruit particulier dont s'accompagnent certains frottements, tels que l'action d'une scie sur une substance dure, la section d'un morceau de liége, etc. Dans le premier cas, des linges chauds appliqués sur les dents, des gargarismes de huit parties d'eau et d'une d'eau-de-vie feront disparaître cette exaltation de la sensibilité ; dans le second, aucun traitement ne doit être employé, l'action qui produit la sensation désagréable n'étant que momentanée.

AGE CRITIQUE (physiologie, hygiène). — Epoque de la disparition définitive des règles chez la femme : elle arrive vers quarante à quarante-cinq ans, en même temps que se perd pour elle la faculté procréatrice. Le temps critique s'annonce par une irrégularité dans le retour de la menstruation, une diminution progressive de l'écoulement, enfin la suppression complète de la fonction. La plupart des médecins ont beaucoup exagéré le danger de l'âge de retour : sans doute l'époque critique doit modifier la vitalité de la matrice et faciliter le développement des maladies auxquelles la femme pouvait être prédisposée ; mais peut-on oublier que la cessation définitive des règles est un acte physiologique, une fonction normale ? Disons donc que l'âge de retour s'opère généralement sans accidents chez les personnes habituellement bien portantes et dont la vie a été sage et régulière. Quant aux femmes qui seraient sujettes aux migraines, aux crampes d'estomac, aux spasmes, aux agacements nerveux, aux convulsions hystériques, etc., elles chercheront dans une hygiène bien entendue à éloigner ces accidents : elles doivent être très réservées sous le rapport des devoirs du mariage ; faire usage d'aliments légers et rafraîchissants, éviter les émotions vives, les veilles, les exercices pénibles, combattre la constipation par des lavements simples ou calmants, prendre quelques bains tièdes chaque mois. Nous ne parlerons pas des maladies que la cessation des règles fait surgir chez quelques femmes, telles que : écoulements blancs, démangeaisons violentes, inflammation de la matrice, cancer, pléthore, rhumatismes, affections cutanées, etc., le médecin seul étant apte à les constater et à les traiter convenablement.

AGONIE [du grec *agon*, lutte, combat]. — Dernière lutte de la vie contre la mort, c'est-à-dire des agents qui animent l'organisme contre les puissances qui tendent à l'anéantir.

Le cortége des symptômes qui annoncent presque sûrement la cessation de toutes les fonctions constituerait-il un état distinct entre la vie et la mort, comme la convalescence entre la maladie qui a cessé et la santé qui n'existe pas encore ? Cette question embarrasserait peut-être bien des praticiens, qui n'y verraient que le plus haut degré d'affections pouvant avoir une issue fatale. De quelque manière que la vie s'éteigne, par suite de causes morbifiques, il faut reconnaître un groupe de symptômes sinistres qui, bien que variant selon la nature des maladies, ont une apparence commune qui constitue l'agonie. Ainsi le malade éprouve une prostration complète des forces ou une violente agitation des principes vitaux ; dans certains cas, il conserve l'usage de ses facultés intellectuelles, dans d'autres il perd connaissance. Son visage est pâle et jaunâtre, ses yeux sont ternes, sa peau est ridée, son nez est contracté, sa respiration est embarrassée. Disons cependant que dans les affections aiguës, aucun pronostic de mort n'est certain, et que les signes même de l'agonie ne doivent point dissiper toute lueur d'espérance. La durée de l'agonie varie de quelques heures à plusieurs jours, et présente des phénomènes divers, selon les maladies et les âges : on a vu souvent des vieillards décrépits s'éteindre par gradation et terminer leurs jours sans agonie.

Quelque douteux qu'il soit que l'agonisant puisse entendre, voir et comprendre, il convient d'éloigner de lui toutes scènes de désolation. Cet instant fatal ne peut plus être adouci que par les prières, la sollicitude, les consolations de ceux qui entourent le moribond. Mais pourquoi, disent quelques uns, prolonger le supplice d'un agonisant ? Pareille exclamation, dit le Dr Lagasquie, n'échappera certainement pas à quiconque aura assisté dans ses derniers moments une personne qui lui fut chère. D'ailleurs il ne s'agit pas ici seulement de ce que le cœur nous invite à faire ; c'est l'expérience qui nous apprend que des agonisants ont été rappelés à la vie, et quelque rares que soient ces heureuses exceptions (surtout dans les maladies chroniques), il convient de se conduire toujours comme si ce bonheur inespéré était possible dans la circonstance présente.

Nous devons signaler encore une pratique barbare qui existe dans certaines localités, et qui consiste à ôter au moribond l'oreiller qui soutenait sa tête peu d'instants avant que l'âme retourne au ciel, d'où elle est descendue !

AIGREURS D'ESTOMAC (médecine). — Sensations désagréables causées par la mauvaise digestion des aliments. Si les personnes qui ont l'estomac délicat ou paresseux sont sujettes à avoir des aigreurs ; si cette incommodité se manifeste aussi chez les femmes enceintes ou hystériques, chez les hypochondriaques, les convalescents, les ouvriers mal nourris, ou encore chez ceux qui travaillent au milieu de matières acescentes ou acides (amidonniers, distillateurs d'eau forte, etc.), bien souvent, elle ne constitue qu'un des symptômes de la gastralgie (*voy.* ce mot), et l'on comprend que c'est cette dernière maladie qu'il faut chercher à traiter pour remédier aux aigreurs d'estomac.

AIGUËS (maladies). — Nom donné aux affections dont le début est prompt, la marche rapide : telles sont ordinairement les fièvres et les inflammations. En général, une maladie aiguë qui se prolonge trente à quarante jours passe à l'état chronique, mais on ne peut rien établir de certain sur l'époque à laquelle cette maladie prend réellement le caractère chronique. Il est aussi des affections chroniques qui passent à l'état aigu par l'effet de nouvelles causes d'irritation chez le sujet malade ; mais si ce nouvel état est, pour quelques uns, une cause de guérison, bien souvent aussi il amène la mort chez les individus épuisés par une longue et douloureuse affection.

ALBINISME (d'*albus*, blanc).—Affection qui a pour caractère essentiel la *coloration blanche de la peau et des cheveux et l'absence de pigmentum de la choroïde* (membrane de l'œil).

La singularité des *albinos*, dit M. Achille Comte, consiste en ce que ces individus, nés de parents de couleur cuivrée ou noire, au lieu d'avoir la peau fortement colorée, ne présentent sur toute la surface de leur corps qu'une teinte pâle, d'un blanc mat et fade, comparable au lait, au papier, au linge et à la cire blanchie. Leurs cheveux, leurs sourcils, leurs cils et les poils peu abondants qui composent leur barbe, offrent aussi une teinte blanchâtre, soit qu'ils les aient soyeux et fins, soit que, suivant leur race, ils les aient plats ou crépus. Leurs yeux, larmoyants et très sensibles à la lumière, ont l'iris ordinairement rose ou rouge ; leur prunelle est d'un rouge de feu, ce qui fait ressembler les yeux de ces individus à ceux des perdrix ou des lapins blancs. Les *albinos* ne peuvent supporter une lumière constante : l'iris a une transparence trop grande ; le pigmentum noirâtre, matière qui enduit une des membranes de l'œil, lui manque ; cette membrane laisse passer les rayons lumineux les plus excentriques ; ceux-ci, après avoir frappé la rétine, se réfléchissent sur les parois internes du globe oculaire, dont la choroïde est rosée ; et, réfléchis à leur tour, sous mille angles variés, ils jettent une confusion inextricable dans la peinture des images au fond de l'œil. Aussi voit-on les albinos préférer l'obscurité au grand jour, et ne s'écarter que rarement des cavernes où ils demeurent ; circonstance qui leur a valu le nom d'hommes nocturnes. — La stature des *albinos* est peu élevée ; leur constitution est ordinairement grêle ; ils vivent dans un état de misère et de malpropreté déplorable, et sont l'objet d'une répugnance et même d'une animosité générales. Leur caractère moral et leurs facultés intellectuelles sont extrêmement faibles ; ceux qui habitent parmi les nègres sont en butte à leurs mauvais traitements ; et, attrapés par eux, ils sont vendus comme objet de curiosité. On a vu pourtant des albinos doués d'une assez grande intelligence ; tel était l'Allemand Sachs, qui publia un *Essai d'Histoire naturelle* sur sa propre personne et sur sa sœur, qui était dans le même état que lui.

On donne le nom *de nègres blancs* ou *nègres pies* aux nègres atteints d'albinisme. Ces albinos, tachetés de blanc sur diverses parties de leur corps, ressemblent aux panachures des pétales et des feuilles de certains végétaux cultivés. — En Afrique, les albinos sont nommés *Dondos* ; à Ceylan, *Bedas* ; à Java, *Kacrelas* ; en France, *Blafards*, nègres blancs, etc.

L'albinisme peut se produire non seulement chez toutes les races d'hommes d'une manière accidentelle, mais encore il apparaît souvent chez les animaux d'un ordre inférieur : c'est ainsi qu'on l'a observé, parmi les mammifères, chez le putois, la zibeline, la belette, l'ours, le blaireau, la taupe, le castor, le rat, la souris, l'éléphant, le bœuf, le renne, le chat, etc.; parmi les oiseaux, chez le faucon commun, la pie-grièche grise, le corbeau commun, la corneille, le choucas, le geai, la pie, l'oie, le paon, la poule, etc. Le docteur Breschet pensait que l'albinisme peut se transmettre par hérédité ; mais il n'y a point de fait avéré qui constate que les albinos soient aptes à se reproduire en s'accouplant entre eux ; il paraîtrait qu'ils doivent leur origine à l'union de deux individus, dont l'un nègre ou mulet, l'autre blanc ou albinos.

Quelle est la nature et quelles sont les causes de l'albinisme? — Sans aucun doute, a dit le professeur Requin, cet état peut survenir, dans le cours de la vie, par une décoloration vraiment maladive qu'on doit généralement attribuer à l'influence de causes débilitantes.

M. Isidore Geoffroy-Saint-Hilaire a constaté la production graduelle de l'albinisme imparfait chez des singes tenus en cage, et privés d'exercice pendant de longues années ; il a déterminé plus promptement le même phénomène chez de jeunes poissons dorés de la Chine, en les plaçant pendant quelques semaines dans de l'eau de puits. C'est ainsi qu'une plante qui croît dans l'obscurité est toujours peu colorée. C'est ainsi que nos dames, qui mènent une vie sédentaire, et qui fuient les rayons du soleil, acquièrent et conservent une peau blanche. Nul doute non plus que la peau et les cheveux ne puissent blanchir presque tout à coup par suite d'une vive émotion : témoin, entre cent autres exemples, ce seigneur italien qui, condamné à mort par François de Gonzague, duc de Mantoue, obtint sa grâce parce que ses cheveux blanchirent en peu d'heures, ce qui parut tenir du prodige. Les médecins qui ont écrit sur les maladies de la peau n'ont pas manqué de signaler ces altérations, lentes ou subites, du pigmentun. Mais ce n'est point là le cas des véritables albinos, c'est-à-dire de ceux qui naissent et demeurent tels, non point par la maladie, mais par anomalie. Cet albinisme doit être rapporté à un arrêt de développement. En effet, le pigmentum manque chez le fœtus jusqu'à une époque très avancée de la vie intra-utérine ; et l'on sait même que, chez les peuples de couleur, la peau est encore, quelque temps après la naissance, presque aussi blanche que chez les nouveaux-nés de notre race. Il est donc facile de concevoir que l'évolution fœtale soit entravée avant l'époque où le pigmentum doit se former à la peau, dans les bulbes pilifères et dans le globe de l'œil, et qu'ainsi un état d'organisation qui n'aurait dû être que transitoire devienne permanent. Cette hypothèse est d'autant plus admissible, que la plupart des albinos offrent plusieurs signes d'imperfection. Mais à quelle cause occasionnelle faut-il attribuer cet arrêt de développement, que nous reconnaissons comme cause prochaine de l'albinisme ? Ici la science doit se taire et garder une sage ignorance, plutôt que de répondre à cette obscure question par de banales hypothèses, en supposant, par exemple, une vive frayeur de la mère pendant sa grossesse, ou en prêtant gratuitement à l'imagination une influence inexplicable.

ALBUGO (médecine) [d'*albus*, blanc]. — Tache blanche irrégulière plus ou moins étendue, qui vient ordinairement à la suite d'une inflammation violente de l'œil, et qui dépend de l'épanchement d'une lymphe dense et concrescible entre les lames de la cornée transparente. On les appelle vulgairement *taies*. Les collyres astringents ou légèrement excitants provoquent l'absorption de la lymphe épanchée (voyez *Ophthalmie*).

ALIÉNATION MENTALE. — Terme générique sous lequel on réunit les diverses maladies mentales, telles que la *monomanie*, la *lypémanie*, la *manie*, la *démence* et l'*idiotie*. Néanmoins, il est souvent difficile de classer certains cas d'aliénation mentale dans l'un de ces cinq genres de *folie* (*voyez* ce mot).

ALOPÉCIE (médecine) [du grec *alopex*, renard, parce que cet animal est sujet à une espèce de gale suivie de la perte de ses poils.] — Chute complète ou partielle des poils, des cheveux, soit à la suite d'excès ou de maladies, déterminant l'altération des bulbes pileux, soit par l'effet d'une atonie générale accidentelle, soit enfin par l'abus de cosmétiques irritants. Beaucoup de personnes confondent souvent les mots *alopécie* et *calvitie*, c'est une erreur : l'alopécie est une maladie, tandis que la calvitie ne doit s'entendre que de la chute des cheveux par les progrès de l'âge. — Le traitement de l'alopécie diffère essentiellement selon les causes. Quand l'affection reconnaît pour cause une faiblesse générale accidentelle, elle disparaît au retour des forces. Le conseil donné souvent de se raser fréquemment la tête a été utile dans bien des cas, parce que le suc nourricier n'allant pas se perdre dans la longueur des cheveux, arrive avec plus d'abondance et sert à l'accroissement du plus grand nombre : néanmoins, il y aurait imprudence à raser les cheveux après une maladie aiguë, car nous avons été témoin, dans ces circonstances, de rechutes et d'accidents graves (1). On peut aussi lotionner la tête avec des décoctions toniques de petite centaurée, de feuilles de noyer, etc. ; mais si la maladie tenait à un état d'irritation du cuir chevelu, à des affections dartreuses, syphilitiques, il faudrait employer les lotions adoucissantes, un peu sulfureuses vers la fin, enfin, faire usage du traitement général de la syphilis. Quant à cette foule de philocomes indiqués comme remèdes contre l'alopécie, tels que graisses d'ours, de cerf, de lapin, de serpent, etc., etc., ils ne peuvent qu'enrichir ceux qui les exploitent avec tant de succès.

AMAUROSE (médecine) [du grec *amaurosis*, obscurcissement]. — Diminution ou perte complète de la vue, produite par la paralysie de la rétine, du nerf optique ou d'une partie du cerveau chargée de recevoir l'impression de la lumière. Le nom de *goutte sereine*, donné aussi à cette affection, est d'origine arabe ; il a été appliqué à l'amaurose par allégorie, les anciens s'étant imaginé que la cécité amaurotique était envoyée par les dieux, au moyen d'une goutte d'eau claire qu'ils faisaient tomber sur les yeux.

L'amaurose est *idiopathique*, *symptomatique* ou *sympathique*.

L'*amaurose idiopathique* est de deux sortes : ou la rétine est surexcitée (*amaurose sthénique*), ou, au contraire, elle manque de ton (*amaurose asthénique*) : dans le premier cas, l'exposition de l'œil à une vive lumière, les lectures assidues, les études microscopiques, la vue des corps blancs, des éclairs, etc., ont amené la maladie ; dans le second, l'épuisement, par suite de l'abus des plaisirs, d'hémorrhagies abondantes, d'abstinences prolongées ; la vieillesse, l'empoisonnement par l'acide carbonique, la belladone, le plomb, etc.

(1) Nous avons vu, en 1854, une jeune fille de dix-sept ans, qui venait d'avoir la fièvre typhoïde, se raser les cheveux, et être prise immédiatement après d'une pleurésie aiguë dont elle faillit mourir. Un accident du même genre est arrivé en avril 1855 à un soldat du 24e de ligne qui était convalescent de la fièvre typhoïde.

L'amaurose symptomatique est celle qui se rattache à une affection du nerf optique ou du cerveau ; elle reconnaît pour cause une foule d'altérations difficiles à préciser pendant la vie, telles que : ramollissement, tumeur osseuse comprimant le nerf optique, etc.

L'amaurose sympathique, soit d'une névralgie des nerfs trifaciaux, soit d'un embarras gastrique, de vers intestinaux, de calculs, soit enfin de l'hystérie, de la catalepsie, de l'éclampsie, etc.

Quelle que soit la cause de l'amaurose, la maladie a lieu tantôt graduellement, tantôt subitement. Dans le premier cas, les objets paraissent moins distincts ; le malade les voit comme couverts d'un voile, puis leurs formes lui échappent peu à peu : jusque-là c'est l'*ambliopie*, ou *vue trouble*. Plus tard, ces mêmes objets semblent se confondre, se mouvoir... enfin, ils disparaissent complétement. Dans le second cas, qui est plus rare, du reste, la cécité est complète.

Le pronostic de cette affection est très-grave, surtout si la maladie occupe les deux yeux, si elle est très ancienne, si la pupille est déformée, dilatée, enfin si l'on voit une teinte grisâtre au fond de l'œil. Toutefois, la durée de l'amaurose est ordinairement longue. — Le traitement varie selon les causes nombreuses. Si l'affection est de nature sthénique, les émissions sanguines (sangsues, ventouses derrière les oreilles), les dérivatifs internes (purgatifs) et les révulsifs (bains de pieds sinapisés) seront mis en usage. Si elle est due à l'asthénie, les toniques, les vésicatoires, la noix vomique, l'électricité, devront être employés ; dans ces sortes d'amauroses, dites *torpides*, on réveille la sensibilité de la rétine en touchant le pourtour de la cornée transparente avec l'azotate d'argent (1). Si l'amaurose était sympathique, elle disparaîtrait avec l'affection qui la produit.

Quant aux remèdes locaux, on emploie, selon les causes, les frictions et applications narcotiques sur l'œil :

(1) Ce moyen, employé avec succès par M. Serres (d'Uzès), a complétement échoué entre les mains de M. Velpeau. Il a déterminé constamment le resserrement de la pupille, et il n'en est résulté aucune amélioration pour l'amaurose : la cécité a persisté.

celles de baume de Fioraventi, de gaz acide sulfureux, de gaz ammoniac ; la vapeur d'éther phosphoré, les sachets aromatiques, dont on couvre les yeux, les sternutatoires, etc., etc.

AMÉNORRHÉE (médecine) [de *a* privatif, *men*, mois, et *rhéo*, couler]. — Absence des règles chez une femme en âge de les avoir, et non enceinte.

AMPUTATION (chirurgie). — Opération qui consiste à retrancher pour toujours, au moyen de l'instrument tranchant, un organe ou une partie d'organe saillant du reste du corps. — S'il est une opération que le malade repousse de toutes ses forces, c'est bien celle dont le résultat, tout en lui épargnant des souffrances et en lui sauvant souvent la vie, doit le priver d'un de ses membres. Mais parce qu'un malade aura guéri sans avoir subi cette opération que le chirurgien jugeait nécessaire, on taxera celui-ci d'ignorance ? Une telle idée n'est pas soutenable, et les gens du monde doivent bien se persuader que lorsqu'une opération aussi redoutable est proposée par le chirurgien, c'est qu'il y a dix chances de mort pour le malade contre une de guérison. — Beaucoup d'amputés croient pendant longtemps éprouver des douleurs dans la partie dont ils ont été privés par l'opération. Ces douleurs, tout à fait nerveuses ou imaginaires, selon M. Velpeau, ne doivent les tourmenter en aucune façon.

AMYGDALITE (médecine). — Dite aussi *angine tonsillaire*, *esquinancie*. Inflammation des amygdales, produite le plus souvent par un refroidissement subit. Elle commence ordinairement par une de ces glandes qu'elle abandonne bientôt pour se porter sur l'autre. Les symptômes sont un sentiment de gêne, de douleur, de sécheresse dans la gorge ; si l'inflammation occupe les deux amygdales à la fois, l'action d'avaler, de respirer et de parler est très difficile ; la douleur se propage à l'oreille par la trompe d'Eustache, l'ouïe devient dure, enfin il y a fièvre, inappétence, soif, enduit blanchâtre de la langue, et menace d'asphyxie si les symptômes persistent. En déprimant la langue, on voit les amygdales gonflées et rouges dépasser les piliers du voile du palais. — La maladie dure de quatre à quatorze jours, et se termine, dans les cas prononcés, par suppuration : une tache grisâtre sur l'amygdale indique cette terminaison, et le rejet d'un pus fétide par la toux ou le vomissement délivre instantanément le malade.

Le traitement consiste dans la diète, les boissons délayantes, mucilagineuses, les cataplasmes émollients autour du cou, les vapeurs de même nature dirigées vers l'arrière-bouche. Si la douleur et l'inflammation sont très fortes, la saignée générale est indiquée, surtout chez les sujets sanguins : on applique aussi des sangsues au cou; mais, pour obtenir de bons effets de cette pratique, il faut la faire suivre de bains de pieds *sinapisés* et de moyens dérivatifs énergiques. Les vomitifs sont indiqués lorsqu'un enduit sale recouvre la langue, que des signes d'embarras gastrique existent, et encore dans le but d'amener la rupture du foyer purulent, ou de combattre l'imminence de l'asphyxie, qui heureusement n'arrive que dans des cas très rares. Quelques praticiens parviennent à faire avorter l'amygdalite au moyen de quelques ponctions sur la glande avec une lancette disposée à cet effet : cette pratique, qui demande de l'habitude, nous a réussi quelquefois.

ANAPHRODISIE (médecine) [du grec, *a* privatif, et *Aphroditè*, Vénus, désirs]. — Absence des désirs vénériens ou impossibilité de les satisfaire, reconnaissant pour cause, le plus souvent, ou l'abus des plaisirs, ou les excès de liqueurs alcooliques, qui frappent d'impuissance tout le système nerveux. Ce mot est synonyme d'*impuissance*.— Voyez *Impuissance* et *Stérilité*.

ANASARQUE (médecine) [du grec, *a* privatif, et *asarcòs*, maigre; c'est-à-dire non maigre, bouffi]. — Infiltration de sérosité dans le tissu cellulaire, et surtout dans le tissu sous-cutané. Comme toutes les *hydropisies* (*voyez* ce mot), elle est active, passive ou symptomatique.

Dans cette affection, qui commence souvent par les membres inférieurs (autour des malléoles), le corps acquiert quelquefois un volume énorme : les parties gonflées sont dures ; la peau mince, luisante, d'un blanc mat, conserve l'impression des doigts. L'anasarque survient souvent chez les enfants, à la suite de la rougeole ou de la scarlatine, lorsqu'on les expose trop tôt à un air froid ou humide. — Le traitement de cette affection est exposé dans celui de l'*hydropisie*. Parmi les moyens employés pour la combattre, les sudorifiques et les évacuants tiennent le premier rang ; la compression, les frictions aromatiques, les toniques et les ferrugineux viennent en aide à la nature.

ANÉVRYSME (chirurgie) [du grec *aneurusma*, dilatation]. — Tumeur produite dans l'intérieur d'une artère par la dilatation des membranes qui constituent ses parois ; c'est ici *l'anévrysme vrai*, qui survient sans cause apparente. Mais l'on a étendu le nom d'anévrysme aux tumeurs produites par le sang épanché hors d'une artère (*anévrysme faux*), ainsi qu'aux dilatations du cœur. Chacune de ces divisions renferme différentes espèces, distinguées par des symptômes que l'homme de l'art peut seul apprécier. Nous ne dirons ici qu'un mot des anévrysmes du cœur, distingués en *actifs* et en *passifs*. Les anévrysmes dits *actifs*, sont ceux dont la dilatation des cavités coïncide avec l'épaississement des parois du cœur ; ils sont désignés sous le terme plus rigoureux *d'hyperthrophie* (hyperthrophie excentrique). — Les anévrysmes *passifs* consistent dans un amincissement des parois du cœur, d'où résultent l'agrandissement de ses cavités et le trouble de ses fonctions (battements de cœur petits, faibles, pouls mou, etc.). Le diagnostic de ces affections est très difficile, même pour le médecin exercé ; c'est pourquoi les personnes craintives sur leur santé doivent se prémunir contre cette idée de se croire atteintes de la plupart des maladies dont elles lisent l'histoire. — Voyez *Palpitations*.

ANGINE (médecine) (de *angere*, étrangler). — On

donnait autrefois ce nom à une affection caractérisée par une douleur à la gorge, accompagnée d'une difficulté d'avaler et de respirer ; ce mot a été conservé, mais en le faisant suivre d'un qualificatif de sa nature et du siége de l'organe malade. Voici les principales espèces d'angines :

1° L'Angine gutturale, ou inflammation de toutes les muqueuses qui s'étendent de l'arrière-bouche à une portion assez profonde du pharynx. Elle reconnaît pour causes les variations atmosphériques, un refroidissement subit. Elle est caractérisée, au début, par un sentiment de gêne, de douleur à la gorge et de difficulté d'avaler : la muqueuse du fond de la gorge est sèche, rouge, luisante ; plus tard, une matière filante forme quelquefois une couche grisâtre, surtout sur les amygdales ; parfois nausées, amertume de la bouche, soif et fièvre ; le pronostic n'est pas grave.

2° L'Angine pharyngée, qui a son siége au bout du tube supérieur par lequel les aliments descendent dans l'estomac ou *pharynx* : ici l'action d'avaler est moins difficile, mais une toux pénible provoque l'expulsion d'un mucus tapissant la paroi postérieure de l'arrière-bouche. Elle n'offre pas non plus de gravité.

3° L'Angine tonsillaire. — Voyez *Amygdalite*.

4° L'Angine couenneuse (maligne), qui a pour caractère spécial la formation et le développement sur le voile du palais, les amygdales et le pharynx, de concrétions d'un blanc grisâtre ou jaunâtre dues à une exsudation particulière de la muqueuse qui tapisse ces organes ; il y a en même temps douleur, fétidité de l'haleine, fièvre, etc. Cette affection, qui est quelquefois épidémique chez les enfants, se termine souvent par la mort, à moins de secours prompts. Elle complique quelquefois aussi la scarlatine. Il est prudent d'éloigner les enfants et les malades de ceux qui sont atteints de cette espèce d'angine.

5° L'Angine gangréneuse, qui ne nous paraît guère qu'une terminaison de l'angine couenneuse, et dans laquelle les membranes sont ramollies et souillées d'une sanie fétide, de taches livides, noirâtres au fond de la gorge ; elle est précédée ou accompagnée de symptômes généraux graves , et se termine presque toujours par la mort. Elle est épidémique dans les contrées malsaines , et susceptible de se propager par contagion.

Il est souvent imprudent d'entreprendre le traitement des angines sans consulter un médecin ; ce traitement est en général celui des inflammations aiguës, mais varie selon l'espèce.—Voyez *Amygdalite, Croup, Laryngite.*

ANGINE DE POITRINE (médecine).—Maladie caractérisée par une constriction déchirante que le malade éprouve le plus souvent à la partie inférieure du sternum , d'où elle s'irradie vers le côté gauche et se propage au bras et au cou. Le malade est pâle , saisi d'épouvante , et quand les attaques, qui ordinairement ne durent que dix à vingt minutes, deviennent très fréquentes , elles peuvent amener la mort. La nature de cette maladie n'est pas encore bien connue. Considérée par des médecins comme une névrose ou une névralgie, et nous croyons que c'est le cas le plus fréquent, d'autres la regardent comme symptomatique d'hyperthrophie du cœur, d'anévrysme de l'aorte, etc. Les hommes, plus que les femmes, y sont sujets de cinquante à soixante-dix ans. Nous l'avons vue plusieurs fois chez des jeunes sujets robustes et doués d'embonpoint, surtout chez des hommes assujettis par leur profession aux vicissitudes atmosphériques.

Le traitement consiste dans l'usage des sangsues sur le devant de la poitrine, des narcotiques, anti-spasmodiques , révulsifs externes; de l'électricité ; sulfate de quinine , si les accès reviennent à époque à peu près déterminée.

ANIMALCULES. — Animaux tellement petits , qu'ils ne peuvent être distingués qu'à l'aide du microscope. On les appelle encore *infusoires microzoaires*. Le corps de ces animalcules, tantôt arrondi , tantôt allongé, est souvent hérissé de petits cils, et offre dans son intérieur plusieurs estomacs groupés autour d'un canal, avec ou sans communication apparente avec l'extérieur.

La nutrition chez les animalcules se borne à l'absorption des molécules organiques tenues en dissolution dans l'eau : leur génération a lieu le plus souvent par la division de leur corps en fragments, dont chacun continue d'exister et devient bientôt un nouvel individu semblable au premier.

Les propriétés les plus remarquables dont jouissent les *animalcules*, dit Salacroux, sont d'abord un tact d'une délicatesse extrême, et ensuite une contractilité non moins développée; aussi, bien que plusieurs de ces animaux ne nous offrent ni nerfs, ni muscles distincts de la masse du corps, ils sentent et se meuvent avec une vivacité que l'on chercherait en vain dans des êtres plus élevés dans la série animale. On les voit, à l'aide d'un bon microscope, s'agiter en tous sens dans une goutte d'eau pour fuir un péril ou pour attaquer une proie. Ils ont la surface extérieure assez sensible pour s'apercevoir s'ils se trouvent dans un endroit où le liquide s'évapore et où ils sont en danger d'être bientôt à sec ; dans ce cas, ils se hâtent de gagner une eau plus profonde pour prolonger leur existence; car aucun de ces animaux ne peut vivre hors de cet élément. Dès qu'ils en sont sortis, ils se dessèchent et perdent toute espèce de mouvement, et, quoiqu'on ait avancé le contraire, ils ne reviennent pas à la vie après en avoir été privés.

Ces animaux sont tellement petits, que des naturalistes ont estimé que plusieurs millions réunis tiendraient sur la pointe d'une aiguille !

ANKYLOSE (médecine) [du grec *agkilos*, courbé]. — Diminution ou impossibilité absolue des mouvements d'une articulation naturellement mobile : elle est *vraie* ou *complète* si les mouvements sont définitivement perdus; *fausse* ou *incomplète* lorsque les surfaces articulaires exécutent encore quelques mouvements les unes sur les autres. L'ankylose suppose toujours que la partie où elle a lieu est restée longtemps immobile, comme il arrive à la suite de toutes les affections des os (fractures.

luxations, tumeurs blanches, etc.). Nous avons connu un jeune sujet chez lequel l'ankylose complète s'est étendue à tous les membres. — L'ankylose vraie est au-dessus des ressources de l'art; la fausse ankylose se traite au moyen de bains émollients longtemps répétés, d'embrocations huileuses, et par l'usage des eaux thermales de Bourbonne, de Baréges, prises en bains, douches et boissons. Aussitôt que les parties molles commencent à être relâchées, on fait exécuter des mouvements gradués à l'articulation malade.

ANTHRAX (chirurgie) [du grec *anthrax*, charbon]. — Tumeur inflammatoire de la peau et du tissu cellulaire sous-cutané, dont on distingue deux espèces :

1° L'*anthrax bénin*, qui se montre particulièrement à la nuque, sur le cou, sur le dos, sur les membres. La tumeur est dure, rouge, très bien limitée; elle donne lieu à une douleur excessive, à une chaleur brûlante. Au point le plus élevé, s'élèvent une ou plusieurs vésicules, au-dessous desquelles se trouve une tache noire, entourée d'un cercle luisant et d'un rouge brun. Cette tache s'élargit et s'ouvre au bout de quelques jours. Quelquefois les tissus qui sont sous la peau tombent en gangrène, et laissent voir à nu les muscles, les tendons et les gros vaisseaux.—Le traitement consiste dans l'application d'un grand nombre de sangsues, de cataplasmes émollients, et surtout du débridement de la tumeur, au moyen d'une large incision en croix. On expulse ensuite, par des pressions méthodiques, le pus et les matières détachées, et l'on panse avec des plumasseaux de charpie enduits d'onguent détersif, par-dessus lesquels on met des cataplasmes émollients.

2° L'*anthrax malin*, ou *charbon*, qui se développe le plus souvent par contagion chez les individus exposés au contact des animaux morts de charbon. Il peut aussi résulter d'une alimentation malsaine, de l'habitation dans les lieux bas, humides. On l'observe souvent vers les lèvres ou les joues chez les enfants, mais il peut se développer sur presque toutes les parties du corps. « Presque toujours le développement du mal est indiqué par des symptômes qui prennent au milieu d'une bonne santé l'individu qui a été exposé à la contagion ; il sent de l'abattement, du malaise, de la prostration ; il a des nausées, de la douleur de tête, d'estomac, des vomissements ; il tombe rapidement dans un état d'affaissement profond. Il survient de la fièvre, et la tumeur qui fait le caractère de la maladie se développe alors avec une telle rapidité qu'on peut à peine en suivre la marche : le malade meurt souvent au bout de quelques heures. Cette tumeur est une plaque saillante, très dure, fort douloureuse, le plus souvent recouverte de quelques vésicules qui contiennent un liquide noirâtre, d'un noir grisâtre, charbonnée au milieu, rouge, luisante et tendue à sa circonférence ; les parties voisines deviennent à leur tour grisâtres et tombent en gangrène. Le mal est beaucoup plus étendu, plus large dans la profondeur des tissus qu'à la surface de la peau. La douleur est excessive ; il y a une chaleur brûlante. Avant de se gangréner à leur tour, les parties qui entourent le mal sont énormément gonflées et distendues ; quand c'est le cou qui en est le siége, quelquefois il atteint un tel volume, que la tête, le cou et le tronc semblent confondus dans une même masse. »

Dès que le caractère de cette redoutable affection est reconnu, il faut inciser la tumeur, enlever les parties gangrenées et cautériser profondément la plaie. Des antiseptiques (quinquina, chlorures, etc.) seront appliqués ensuite, en même temps qu'un traitement interne, variable selon l'intensité du mal.

ANTHROPOLOGIE [du grec, *anthropós*, homme, et *logos*, discours]. — Science universelle de l'homme, comprenant, s'il est considéré comme individu, l'anatomie, la physiologie, la psychologie, la morale et la théodicée, et, s'il est considéré comme espèce, l'étude des races vivant en société et se perfectionnant par la civilisation. *Nulle science n'est plus vaste que l'anthropologie*, a dit un savant physiologiste ; elle embrasse tout l'homme, qui comprend tous les mondes par son organisation physique et par la triple faculté de son âme :

sensibilité, intelligence et volonté. Chaque branche de l'anthropologie constitue à elle seule une science assez étendue ; chacune de ces branches a été étudiée avec soin et développée par des esprits éminents, mais personne n'a encore exposé en un corps de doctrine cette science si grande, si importante de l'anthropologie. Ce serait une grave erreur de croire que, pour la créer, il suffit de réunir dans l'ordre naturel les traités épars qui en composent les différentes divisions. Ces traités, tout éminents qu'ils peuvent être, ayant été faits par différentes classes de savants, et partant toujours de principes opposés ou exclusifs, ne pourraient former qu'un tout hétérogène. L'homme de génie, la vaste intelligence qui doit mettre d'accord l'anatomie, la physiologie et la psychologie, c'est-à-dire qui doit donner au monde une anthropologie complète, est encore à trouver. C'est de l'Allemagne qu'il sortira probablement, car depuis longtemps elle s'occupe de l'étude de l'homme sous ce point de vue si vaste et si unitaire.

M. le docteur Antonin Bossu, médecin de l'infirmerie Marie-Thérèse, a publié récemment un ouvrage intitulé : *Anthropologie*, ou étude des organes, fonctions et maladies de l'homme et de la femme, et a ainsi démontré que la médecine est la partie pratique par excellence de l'anthropologie. Cet ouvrage est parvenu rapidement à sa cinquième édition.

APHTHES (médecine) [du grec, *aphthein*, enflammer, brûler.]—Éruption de petites vésicules blanchâtres se développant dans l'intérieur de la bouche ou du tube digestif, devenant pustuleuses et se transformant, après deux ou trois jours, en ulcérations douloureuses, qui se terminent ordinairement par cicatrisation. Les aphthes sont *discrets* ou *confluents ;* dans le premier cas, ils constituent une affection légère, fréquente surtout dans l'enfance et la jeunesse. La succion ou la mastication est gênée; mais la guérison s'opère facilement ; — dans le second, la maladie est précédée et accompagnée de fièvre, de diarrhée, de vomissements même : c'est que l'éruption s'étend jusqu'au canal intestinal. Quand elle se complique d'accidents typhoïdes ou secondaires, les aphthes sont le symptôme d'un état général plus ou moins grave.

Cette affection s'observe à tous les âges de la vie, quelquefois même chez les nouveaux-nés.

Traitement. Les aphthes simples et discrets guérissent le plus souvent sans traitement. Cependant, on peut employer les boissons adoucissantes et laxatives (eau d'orge, eau de veau, petit lait).

Dans notre pratique, nous touchons les aphthes avec l'azotate d'argent en crayon, et nous obtenons ainsi une prompte cicatrisation. Quant aux aphthes confluents, fort rares d'ailleurs en France, outre l'emploi des astringents, des caustiques, etc., le médecin doit encore combattre l'état général par les moyens appropriés.

APOPLEXIE (médecine) [du grec, *apoplesso*, frapper avec violence]. — Maladie du cerveau caractérisée par un épanchement de sang dans la cavité du crâne et par la perte du mouvement et du sentiment.

Les symptômes de cette affection varient selon les trois degrés suivants de l'hémorrhagie :

1er *Degré.* CONGESTION CÉRÉBRALE (le sang ne s'échappe pas des vaisseaux); le malade éprouve des étourdissements, des vertiges, des sifflements d'oreilles, de l'embarras dans la parole, de la tendance au sommeil, de la faiblesse et des fourmillements dans un côté du corps. Si la congestion est soudaine, le malade tombe, et une paralysie momentanée survient.

2e *Degré.* HÉMORRHAGIE SANS DÉCHIRURE DE LA SUBSTANCE CÉRÉBRALE. Elle produit la perte plus ou moins rapide du sentiment et du mouvement. Les effets ne se dissipent que lentement, le sang épanché devant être résorbé avant la disparition de la paralysie.

3e *Degré.* HÉMORRHAGIE AVEC DÉCHIRURE DE LA SUBSTANCE CÉRÉBRALE. Elle produit une paralysie plus complète du sentiment et du mouvement; quelquefois l'attaque survient d'une manière brusque et inopinée (apoplexie foudroyante), et la mort peut avoir lieu sur-le-champ. Les causes de l'apoplexie en général sont tout ce qui détermine un afflux considérable de sang vers le cerveau : pléthore sanguine, excès de travaux intellectuels, émotions morales trop vives, nourriture trop succulente, abus des liqueurs alcooliques, exposition à un soleil trop ardent ou à un froid trop intense, suppression d'une évacuation habituelle, certaines maladies (anévrysmes, épilepsie); l'hérédité, le sexe masculin, l'âge de quarante-cinq à soixante ans.

Dans certains cas, l'apoplexie ne reconnaît pas pour cause un épanchement de sang; quelquefois c'est une sérosité plus ou moins abondante qui s'épanche dans les membranes ou dans les ventricules du cerveau ; d'autres fois on ne reconnaît aucune lésion matérielle : l'apoplexie est dite alors *nerveuse* (1).

Le pronostic de l'apoplexie est généralement grave, attendu que cette affection est très sujette à récidive. Néanmoins, un certain nom're de malades qui restent paralysés d'un côté du corps ne voient point survenir de nouvelles attaques.

Traitement. Lorsqu'un individu est frappé d'apoplexie, il faut desserrer ses vêtements, l'exposer à une température fraîche, éloignée du bruit ; maintenir la tête élevée et découverte, tirer du sang sur-le-champ, soit par des ventouses, soit par des sangsues appliquées derrière les oreilles, ou enfin par une saignée copieuse faite à la jugulaire, au pli du bras ou à la saphène. On applique en même temps sur la tête des compresses imbibées d'eau froide et souvent renouvelées. On seconde ces moyens par des bains de pieds sinapisés, des lavements laxatifs, un purgatif (séné, sulfate de soude, aloès, etc.); enfin par la diète, les boissons délayantes, etc. Dans les cas d'*apoplexies séreuses* et surtout *nerveuses*, les saignées sont contre-indiquées.

Le *traitement prophylactique* consiste dans un régime doux, peu substantiel. La plus grande liberté du ventre sera toujours entretenue. Au moindre signe de conges-

(1) Voir, dans l'*Abeille médicale*, t. 12, année 1855, le diagnostic différentiel que nous avons établi entre l'*apoplexie sanguine* et l'*apoplexie nerveuse*.

tion vers la tête, sangsues à l'anus. Eviter les émotions physiques ou morales.

APOPLEXIE DES NOUVEAUX-NÉS. — La compression des vaisseaux ombilicaux de l'enfant pendant un accouchement laborieux, une espèce de strangulation opérée par l'enroulement du cordon ombilical autour du cou, ou par les cuisses de la mère, sont la cause que le nouveau-né présente les signes d'une congestion sanguine. Dans ce cas, il faut couper promptement le cordon et laisser couler une certaine quantité de sang. Si à cet état se joint l'*asphyxie*, il faut lier le cordon avant de le couper, plonger l'enfant dans un bain un peu chaud, faire des frictions stimulantes, souffler de l'air dans les poumons, employer l'électricité et le galvanisme.

APPÉTIT (physiologie) (d'*appetere*, désirer, rechercher).—Désir de manger qui s'annonce par une excitation des papilles nerveuses, et quelquefois par une sécrétion abondante de salive. Il a son siége, comme la faim, dans les nerfs du système ganglionnaire ; mais la faim apaisée, il peut subsister encore. Dans les maladies, l'appétit peut être remplacé par un dégoût invincible pour les aliments (*anorexie*) ; il peut être exagéré (*boulimie*), perverti (*envies de femmes grosses*, malacie). Une augmentation extraordinaire de l'appétit, sans raison ni motif, indique sûrement quelque état morbide. Il n'est pas rare de voir chez les phthisiques un appétit dévorant se déclarer peu de jours avant la mort. J'ai été témoin d'un fait de ce genre.

APYREXIE (médecine) [du grec, *a* privatif, *pyrexis*, feu]. — Cessation du mouvement fébrile. Nom donné dans les fièvres intermittentes à l'intervalle des accès.

ARTHRITE (médecine) [du grec *arthron*, articulation]. — Inflammation simple des tissus fibreux et séreux des articulations, reconnaissant pour unique cause

les violences extérieures (coups, chutes, plaies, etc.).
Il ne faut pas la confondre avec la goutte et le rhumatisme, appelés aussi *arthrites* par quelques médecins,
attendu que l'arthrite véritable n'atteint que l'articulation sur laquelle la cause a agi directement. Le traitement de l'arthrite consiste dans des applications de
sangsues et de topiques émollients ou résolutifs.

ASCITE (médecine) [du grec *ascités*, enflé, dérivé
d'*ascos*, outre, à cause de la forme du ventre dans cette
maladie]. — Hydropisie du bas-ventre, dont les causes,
les symptômes et le traitement sont les mêmes que dans
les autres espèces d'*hydropisies.*—*Voyez* ce mot.

ASPHYXIE (médecine). — Etat de mort apparente
et imminente par défaut d'air respirable. La mort est
ici le résultat de la non-conversion du sang veineux en
sang artériel, le premier exerçant sur les organes une
action stupéfiante. Les causes de l'asphyxie peuvent
procéder de l'individu lui-même (maladies diverses :
asthme, croup, etc.), ou résulter d'accidents. Nous ne
devons nous occuper dans cet article que des moyens
de porter secours dans *l'asphyxie* en général, et dans
les asphyxies par *submersion*, par *strangulation*, par la
vapeur du charbon, par les *gaz des fosses d'aisance*, des
égouts, des *celliers*, etc.

TRAITEMENT DE L'ASPHYXIE EN GÉNÉRAL.—La première
chose à faire est d'éloigner la cause de l'asphyxie ; on
expose donc le malade au grand air et on le débarrasse
de ses vêtements. On irrite ensuite la peau par des
frictions stimulantes, faites avec le baume de Fioraventi,
de l'eau de Cologne ou de l'eau-de-vie ; on exerce des
pressions méthodiques sur la poitrine et sur le ventre,
afin d'exciter les mouvements des muscles de la respiration ; on passe de temps en temps un flacon d'ammoniaque sous le nez ; on insuffle de l'air dans les poumons
(au moyen d'une sonde introduite dans le larynx, de
l'acupuncture); enfin, on a recours à l'électricité, au
galvanisme, à l'électro-puncture. Dans tous les cas, il ne
faut pas craindre de discontinuer les secours, lors même

qu'ils paraîtraient infructueux, car l'expérience prouve que tant que le corps n'est pas en putréfaction, la vie peut être rappelée soudainement. — Si l'on a le bonheur de voir que le malade revienne à lui, il importe quelquefois de le faire vomir.

ASPHYXIE PAR SUBMERSION (noyés). — Placer le noyé sur le côté, la tête légèrement élevée ; le déshabiller, le réchauffer au moyen de linges, de briques, de fers chauffés, de frictions stimulantes ; employer enfin tous les moyens indiqués dans le cas précédent. On est quelquefois parvenu à rappeler très promptement la vitalité chez le submergé en appliquant au creux de la poitrine le gros bout d'un marteau trempé dans l'eau bouillante. « Il ne faut pas désespérer, dit Orfila, de sauver un submergé parce qu'il a passé trop de temps sous l'eau ; beaucoup d'individus ont été rappelés à la vie après une demi-heure de submersion, quelques-uns après trois quarts d'heure, d'autres après trois heures. D'illustres médecins, Boerhaave, Franck, ont affirmé avoir fait revivre des noyés après six heures de submersion. Morgagni rapporte qu'un homme submergé pendant une demi-journée recouvra bientôt la vie, par le seul secours du chlorhydrate d'ammoniaque qu'on approcha de ses narines. » La pensée qu'on avait autrefois que la mort arrive chez les noyés pour avoir avalé une trop grande quantité d'eau, avait conduit à l'usage singulier qu'on retrouve quelquefois encore de les suspendre par les pieds. Cette pratique, justement condamnée, était l'exagération d'un moyen nécessaire. Il peut être utile de placer pendant quelque temps le noyé dans une position favorable à l'écoulement de l'eau qu'il a avalée, mais cette position toutefois ne doit durer qu'une ou deux minutes au plus.

Voici un extrait de l'instruction adoptée par le Conseil de salubrité de la ville de Paris sur les secours à donner aux noyés et asphyxiés :

1º La première opération à pratiquer, c'est de détacher, ou, pour aller plus vite, de couper le lien qui entoure le cou, et, s'il y a suspension (pendaison), de descendre le corps en le soutenant, de manière qu'il n'éprouve aucune secousse ; *tout cela sans délai et sans attendre l'arrivée de l'officier public.* Défaire les jarretières et la cravate, les cordons de jupes, le corset, la ceinture de culotte ; en un mot, toute pièce de vêtement qui pourrait gêner la circulation.

2° On placera le corps, toujours sans lui faire éprouver de secousses, selon que les circonstances le permettront, sur un lit, sur un matelas, sur de la paille, etc.; de manière cependant qu'il y soit commodément, et que la tête, ainsi que la poitrine, soient plus élevées que le reste du corps.

3° Si le corps est dans une chambre, on doit veiller à ce qu'elle ne soit ni trop chaude ni trop froide, et à ce qu'elle soit aérée.

4° Il est instant d'appeler le plus tôt possible un homme de l'art, parce que la question de savoir s'il faut ou s'il ne faut pas faire une saignée, reposant en grande partie sur des connaissances anatomiques, relatives à la direction de la corde ou du lien, il n'y a que le médecin qui puisse bien apprécier les circonstances que présente cette direction.

5° Dans aucun cas la saignée ne doit être pratiquée si la face est pâle.

6° Dans le cas où, après l'enlèvement du lien, les veines du cou sont gonflées, la face est d'un rouge tirant sur le violet, si l'empreinte produite par le lien est noirâtre, et si l'homme de l'art tarde d'arriver, on peut mettre derrière les oreilles, ainsi qu'à chaque tempe, six à huit sangsues.

7° La quantité de sang à tirer devra être proportionnée au degré de bouffissure de la face, à l'âge, à la constitution de l'asphyxié. Il est rare qu'on soit obligé d'extraire plus de deux palettes de sang.

8° Si la suspension ou la strangulation a eu lieu depuis peu de minutes, il suffit quelquefois, pour rappeler la vie, de faire des affusions d'eau froide sur la face, d'appliquer sur le front et sur la tête des linges trempés dans de l'eau froide, de faire en même temps des frictions aux extrémités inférieures.

9° Dans tous les cas, il faut, dès le commencement,

exercer sur la poitrine et le bas-ventre des compressions intermittentes, comme pour les noyés, afin de provoquer la respiration.

10° On ne négligera pas non plus de frictionner l'asphyxié avec des flanelles, des brosses, surtout à la plante des pieds et dans le creux des mains.

11° Les lavements ne peuvent être utiles que lorsque le malade a commencé à donner des signes non équivoques de vie.

12° Dès qu'il peut avaler, on lui fait prendre, par petites quantités, du thé ou de l'eau tiède mêlée à un peu de vinaigre ou de vin.

13° Si, après avoir été complétement rappelé à la vie, il éprouve des étourdissements, de la stupeur, les applications d'eau froide sur la tête deviennent utiles.

14° En général, il doit être traité, après le rétablissement de la vie, avec la même précaution que les autres asphyxiés.

Asphyxie par strangulation. — On coupe le nœud de la corde et l'on pratique une saignée du bras ou de la jugulaire. Les moyens sont ensuite les mêmes que ceux indiqués pour l'asphyxie par submersion.

Asphyxie par la vapeur du charbon (due au gaz acide carbonique). — On couche le malade, la tête et la poitrine élevées, dans une chambre dont on laisse les portes ouvertes ; on asperge le visage avec de l'eau froide vinaigrée. On fait des frictions sur tout le corps avec de la flanelle imbibée d'eau-de-vie, d'eau de mélisse ou de Cologne. On lui fait respirer du vinaigre, de l'alcali, ou l'on passe sous le nez une allumette soufrée en combustion ; on insuffle de l'air dans la poitrine, et, quand le malade peut avaler, on lui fait prendre quelques cuillerées de bon vin chaud sucré. La saignée est souvent nécessaire ; et, dans tous les cas, des sinapismes doivent être placés aux mollets.

Mettre en usage, dans l'asphyxie par la vapeur du charbon, le reste du traitement indiqué pour l'asphyxie en général.

Asphyxie des fosses d'aisances (due au gaz acide hydrosulfurique, hydrosulfate d'ammoniaque et azoté). —

Le malade éprouve une vive douleur à l'estomac, des nausées, des défaillances, du délire, etc. On emploie le traitement général de l'asphyxie. De plus, aspersion d'eau vinaigrée au visage, sinapismes aux membres inférieurs. On place sous le nez du patient une compresse de toile imbibée de vinaigre, dans lequel on a introduit une certaine quantité de chlorure de chaux, et on lotionne les narines avec une dissolution de chlorure de soude.

ASPHYXIE DES ÉGOUTS (due à l'hydrogène sulfuré qui rend le sang noir et diffluent). — Faire respirer avec prudence de l'acide hydrosulfurique et du chlore.

ASPHYXIE DES CELLIERS, PUITS, etc. (due à l'acide carbonique). — Comme pour l'asphyxie par la vapeur du charbon.

ASPHYXIE PAR LE FROID. — Mettre le malade dans un bain d'eau à la température ordinaire, puis l'on verse peu à peu de l'eau chaude jusqu'à ce que le bain soit à 25 degrés. Lorsque la chaleur et la souplesse naturelle sont revenues, frictions excitantes, bouillon, vin coupé ; pas de liqueurs spiritueuses.

ASPHYXIE PAR LA CHALEUR (due aux ardeurs du soleil, au feu violent des fonderies, etc.). — Le malade doit être transporté dans un lieu moins chaud ; saignée du bras ou du pied, sangsues à la nuque, boissons rafraîchissantes (limonade, petit lait), bains de pieds peu chauds.

ASPHYXIE PAR LA FOUDRE. — Cette espèce d'asphyxie produit la suspension des mouvements volontaires et organiques. Si les effets sont plus violents, toutes les facultés de la vie sont anéanties : l'individu meurt en quelque sorte apoplectique. Dans le premier cas, on conseille les stimulants, l'électricité, le galvanisme. On aurait obtenu des succès en enterrant le malade jusqu'au cou, dans de la terre humide.

ASPHYXIE DES NOUVEAUX-NÉS. — Voyez *Apoplexie*.

ASTHÉNIE (médecine) [du grec, *a* privatif, et *sthénos*, force].—Diminution de force, débilité générale du corps ; c'est l'état contraire de la *sthénie* ou de l'irritation. — Voyez *Atonie, Chlorose, Hémorrhagies.*

ASTHME (médecine [du grec *asthma*, essoufflement]. — Difficulté de respiration purement nerveuse, revenant par accès irréguliers et non accompagnés de fièvre, et reconnaissant surtout pour causes les variations atmosphériques, les émotions vives, les excès, la pléthore, les odeurs, les poussières irritantes, etc. Les accès ont souvent lieu le soir ou la nuit. « L'invasion est subite ; elle débute par un sentiment de resserrement de la poitrine ; le malade ne peut rester couché ; il a besoin de se tenir assis ou debout et de respirer un air frais : il s'agite et craint d'étouffer ; la respiration est précipitée, haletante, entrecoupée, bruyante ; la toux est pénible, suffocante ou convulsive ; la figure est altérée, pâle et fatiguée, ou, au contraire, gonflée et livide ; enfin les accidents se calment, la toux s'humecte, l'expectoration s'établit. » Entre les accès, qui se succèdent à des intervalles très variables, la santé est plus ou moins parfaite.

Il est un aphorisme populaire, dit le docteur Bell, qui prétend que *l'asthme est un brevet de longue vie ;* à s'en tenir à cet adage, l'asthme serait non seulement une maladie sans gravité, mais qui aurait l'avantage de préserver d'autres maux. C'est là la déduction d'un fait vrai ; l'asthme simple, sans complication organique, peut attaquer pendant de longues années un individu sans le faire succomber ; et les observateurs superficiels, frappés de voir des accidents, si menaçants en apparence, se répéter souvent sans altérer la santé des malades, en ont conclu que la maladie avait le pouvoir de prolonger la vie ; de plus, l'asthme étant beaucoup plus fréquent chez les vieillards, on a attribué leur longévité à l'affection qui les tourmentait. La vérité, au contraire, est que cette maladie peut être fort grave, surtout chez les vieillards affaiblis, et que le plus souvent elle détermine des affections secondaires qui peuvent à leur tour avoir une issue funeste.

Traitement. Il consiste d'abord à éloigner du malade tout ce qui peut empêcher le libre accès de l'air ou gêner la respiration. Si l'accès est long ou intense ; si le sujet est fort, sanguin ou affecté de quelques maladies du cœur ou des poumons, la saignée est indiquée. On a recours ensuite aux révulsifs (bains de pieds et de mains sinapisés, lavements, purgatifs) ; puis viennent les antispasmodiques, les narcotiques et une foule d'autres moyens, tels que : Infusion de menthe, fumigations d'azotate de potasse, cautérisation de la partie postérieure du pharynx, au moyen d'un pinceau trempé dans l'ammoniaque à 23°; chlorure de platine (de 25 milligr., à 1 décigr. par jour). L'électricité galvanique a amené souvent de bons résultats ; sur cent asthmatiques traités par l'électricité, à l'hôpital de Worcester (Angleterre), le docteur Labaume aurait obtenu quatre-vingts guérisons. Ce moyen, employé par nous, a réussi une fois sur trois.

Les *moyens hygiéniques* sont de la plus grande importance pour modérer le retour des accès ; ils consistent à éviter le froid, le vent, les brouillards, à respirer l'air pur de la campagne, à user d'aliments doux et légers (pas d'alcooliques surtout). Les voyages sur mer, les vêtements chauds, l'usage de la flanelle, seront d'utiles auxiliaires.

ATONIE (médecine) [du grec, *a* privatif, et *tonos*, ton, ressort]. — Faiblesse générale de tous les organes due à une constitution lymphatique, aux privations, à des pertes sanguines répétées, ou bien à l'effet d'une maladie plus ou moins grave. Dans le premier cas, les toniques, les corroborants conviennent ; dans le second, ils seraient dangereux, puisqu'en voulant tonifier on ne tarderait pas à ramener l'inflammation mal éteinte. Cette distinction est très importante, et ne peut être appréciée convenablement que par le médecin.

ATROPHIE (médecine) [du grec, *a* privatif, et *trophê*, nourriture]. — Diminution progressive de tout le corps ou d'une de ses parties. L'*atrophie générale* est moins une maladie que le symptôme grave d'une altération du canal intestinal ou des organes de la respiration. L'*atrophie partielle* résulte le plus souvent du repos absolu d'un membre, de la compression qu'il a supportée, ou de l'effet d'une autre affection (rhumatisme, par exemple). — Quant à l'*atrophie mésentérique*, voyez *Carreau*.

ATTAQUES DE NERFS (médecine). — On donne ce nom aux spasmes et à divers phénomènes nerveux qui s'observent particulièrement chez les femmes, et qui ne sont qu'un des symptômes si variés de l'*hystérie*. — *Voyez ce mot.*

AUSCULTATION (médecine) (de *auscultare*, écouter). — Emploi de l'ouïe pour déterminer plus sûrement diverses maladies, telles que les affections des poumons, des plèvres, du cœur, etc. Elle est *immédiate* si l'on applique l'oreille nue sur les parois de la poitrine, et *médiate* si l'on se sert d'un cylindre de bois appelé *stéthoscope*. C'est à l'immortel Laennec qu'on doit cette découverte, la plus importante de notre siècle, basée sur la connaissance des bruits que l'organisme en fonction produit, tant dans l'état sain que dans l'état de maladie. L'auscultation, dit Requin, constate, en telle ou telle région des parois de la poitrine, et, partant, en telle ou telle portion correspondante du poumon, la présence ou l'absence, et, dans le premier cas, la faiblesse ou l'intensité du murmure respiratoire, les divers modes de résonnance de la voix et de la toux, et, s'il y a lieu, certains bruits accidentels, râles, tintements, gargouillements, etc. Elle explore le cœur sous un quadruple point de vue : elle a égard 1° à la force d'impulsion avec laquelle il vient heurter le côté gauche simultanément à chaque battement du pouls ; 2° au caractère particulier de chacun des deux bruits très rapprochés, mais ordinairement très distincts, qui ont lieu dans l'intervalle d'un battement à l'autre, et que notre langue, par une heureuse onomatopée, caractérise si bien sous le nom de *tic-tac* ; 3° au rhythme suivant lequel ces bruits se succèdent l'un à l'autre ; 4° enfin, à l'étendue dans laquelle ils se font entendre, depuis la région précordiale, où se borne, à l'état normal, leur retentissement, jusqu'aux régions latérale et postérieure de la poitrine dans certains cas de maladie.

L'auscultation immédiate est employée de préférence à l'auscultation médiate par la plupart des praticiens, et c'est un sentiment de pudeur exagéré de la part de quelques dames de se refuser à ce mode d'exploration. Quand il s'agit de la santé, et quelquefois de la vie, il faut mettre de côté toute susceptibilité en présence de l'homme de l'art, qui ne craint pas de surmonter tous les dégoûts et de braver les contagions pour assurer le succès de ses cures. Depuis Laennec, on a étendu les moyens d'investigation, consacrés d'abord à l'étude des bruits du poumon et du cœur, aux recherches des fractures, des calculs de la vessie, des maladies du cerveau, de la caisse du tympan, et au diagnostic de la grossesse, etc. — Vóyez *Percussion*.

B

BALANITE (médecine), ou *fausse chaudepisse* [du grec *balanos*, gland].—Inflammation du gland et de la face interne du prépuce, reconnaissant pour cause la malpropreté, l'accumulation de la matière sébacée que sécrètent les follicules de la base du gland, l'action irritante des écoulements blancs des femmes et du sang menstruel pendant les rapports sexuels, enfin l'onanisme, etc. Le gonflement, la douleur, la démangeaison du gland, un écoulement muco-purulent plus ou moins abondant, constituent les principaux symptômes de cette affection ordinairement légère, qui cède aux bains locaux, aux lotions émollientes ou astringentes. Si de petites érosions existent derrière la couronne, on les cautérise avec l'azotate d'argent. Cette affection amène cependant quelquefois un *phymosis* accidentel.

BLENNORRHAGIE (médecine).—Nom scientifique de l'inflammation contagieuse de la membrane muqueuse de l'urèthre, affection désignée sous le nom vulgaire de *chaudepisse*. — Voyez *Vénériennes* (*Maladies*).

BLÉPHARITE (médecine) [du grec *blépharon*, paupière]. — Inflammation du bord libre des paupières, se développant sous l'influence d'une constitution lymphatique ou scrofuleuse, et se montrant plus ou moins rebelle, selon que celle-ci est plus ou moins prononcée. Après avoir combattu l'inflammation, on emploie les collyres résolutifs, alumineux, astringents, la pommade au précipité blanc, etc.

BLESSURES (chirurgie) [du grec *blessein*, frapper]. — Terme générique par lequel on désigne les brûlures, les plaies par instruments tranchants, piquants, contondants, les contusions, les luxations, fractures, etc.

Les blessures réclament un traitement différent, selon leurs causes et leur état de gravité. Voici le résumé des recommandations prescrites à ce sujet par le conseil d'hygiène et de salubrité. Aussitôt qu'une personne a été blessée assez grièvement pour qu'il soit nécessaire d'appeler un homme de l'art, on peut, en attendant celui-ci :

1° *En cas de plaie*, découvrir doucement la partie blessée, en coupant, s'il est nécessaire, les vêtements avec des ciseaux, et laver la blessure avec une éponge ou du linge imbibé d'eau fraîche, pour la nettoyer et pour mieux se rendre compte de son étendue ou de sa gravité ;

2° *S'il n'y a qu'une simple coupure*, et que le sang soit arrêté, on peut rapprocher les bords de la plaie et les maintenir en cet état avec un morceau de taffetas d'Angleterre ou de bandelettes de sparadrap amollies à la flamme d'une bougie ou sur ces charbons ardents ;

3° *S'il y a bosse ou contusion*, on peut appliquer sur la partie blessée des compresses imbibées d'eau fraîche, avec addition de quinze ou vingt gouttes d'extrait de saturne pour un verre d'eau, et, à défaut, de sel ordinaire. Ces compresses sont maintenues au moyen d'un mouchoir ou de tout autre bandage médiocrement serré, et on les tient humides en les arrosant fréquemment ;

4° *S'il y a hémorrhagie*, on peut appliquer sur la plaie de l'amadou ou des gâteaux de charpie que l'on maintient, soit avec la main, soit avec un bandage, de manière à exercer une compression suffisante sans être exagérée ; si le sang s'échappe par un jet rouge écarlate et saccadé, et que le blessé soit pâle, défaillant et en danger de mort, il faut s'empresser de comprimer fortement avec les doigts l'endroit d'où part le sang ; on peut ensuite remplacer cette compression par un tampon d'amadou, de charpie ou même de linge appliqué sur la plaie et maintenu par une bande bien serrée ;

5° *Si le blessé crache ou vomit du sang*, on le place sur le dos ou sur le côté correspondant à la blessure, la tête et la poitrine élevées, et on lui fait avaler de l'eau fraîche par petites gorgées ; on peut aussi lui appliquer sur la poitrine ou sur le creux de l'estomac des compresses trempées dans de l'eau aussi froide que possible ;

6° *En cas de brûlure*, on conserve et on remplace avec le plus grand soin les parties d'épiderme soulevées ou en partie détachées ; on perce les cloches ou ampoules pour en faire sortir le liquide ; on couvre la partie brûlée d'un linge fin enduit de cérat ou d'huile d'amandes douces, et on met par-dessus des compresses humides que l'on arrose fréquemment avec de l'eau fraiche ;

7° *En cas de foulure ou d'entorse*, on plonge la partie blessée dans un vase rempli d'eau fraîche et on l'y maintient le plus longtemps possible, en renouvelant l'eau à mesure qu'elle s'échauffe ; si la partie ne peut être plongée dans l'eau, on l'enveloppe de compresses imbibées d'eau fraîche, en ayant soin de les arroser continuellement ;

8° *En cas de luxation ou de déboîtement*, on évite de faire exécuter au membre malade aucun mouvement brusque ou étendu ; on se contente de placer ou de soutenir ce membre dans la position qui cause le moins de douleur au blessé, et on attend l'arrivée du chirurgien ;

9° *En cas de fracture*, on évite encore davantage d'imprimer aucun mouvement au membre blessé ; si le malade a besoin d'être transporté d'un lieu à un autre, on le soutient avec la plus grande précaution. Si la fracture est au bras ou à la main, on rapproche doucement le membre du corps et on le soutient avec la plus grande précaution. Si la fracture est au bras ou à la main, on rapproche doucement le membre du corps et on le soutient au moyen d'une écharpe ; si elle est à la jambe ou à la cuisse, on place doucement le blessé sur un lit, puis on étend avec précaution le membre fracturé sur un oreiller, et on l'y maintient avec deux ou trois rubans : on peut aussi rapprocher le membre blessé du membre sain et les unir dans toute leur longueur, sans trop les serrer ; il faut avoir soin surtout de soutenir le pied, de manière qu'il ne tombe ni en dedans ni en dehors ;

10° *En cas de syncope ou d'évanouissement*, il faut desserrer promptement les vêtements, enlever ou relâcher tous les liens qui peuvent comprimer le cou, la poitrine et le ventre. — Voyez *Syncope*.

BOURDONNEMENT D'OREILLES (médecine). — Bruit sourd que les malades, et quelquefois les personnes en état de santé, croient entendre, et qui est extrêmement variable dans son type, sa violence et ses causes. Il peut être produit par le bruissement du sang poussé avec force dans les canaux du cerveau, par la présence d'un corps étranger, etc. Assez souvent il est purement nerveux, et dû alors à un trouble des nerfs acoustiques.

BOUTON (médecine). — Nom vulgaire de toutes les élevures qui surviennent à la surface de la peau, qu'elles soient solides ou remplies de liquide, qu'elles se terminent par desquamation (petites écailles) ou suppuration. Depuis que le langage est devenu plus précis et plus rigoureux, surtout en ce qui concerne les maladies de la peau, le mot *bouton* a été rejeté du vocabulaire médical, comme exprimant une idée vague, indéterminée. Des médecins ont nommé *papules* les élevures pleines et solides, *vésicules* celles qui contiennent un liquide clair, et *pustules* celles qui renferment du pus.

BRONCHITE (médecine) [du grec *brogchos*, gorge], dit aussi *catarrhe pulmonaire*. — Inflammation de la membrane muqueuse des bronches, avec sécrétion de mucosités plus ou moins épaisses et abondantes. L'action du froid et les variations de la température, surtout au printemps et en automne, en sont la cause la plus ordinaire, bien que quelquefois la maladie paraisse survenir spontanément chez des personnes faibles ou lymphatiques. Dans le premier degré, il n'y a que de la toux accompagnée de crachats plus ou moins abondants, filants, visqueux, et parfois teints de sang : c'est le simple *rhume*. Dans un degré plus intense, il y a malaise, frisson, rhume de cerveau, mal de tête, douleur obtuse; en même temps toux sèche, suivie de crachats limpides, muqueux, et enfin visqueux et opaques; difficulté de respirer qui peut aller jusqu'à la suffocation. Tantôt il y a un sentiment de compression à la poitrine qui gêne la respiration; tantôt, au contraire, ces mouvements sont parfaitement libres. Bruits dans la poitrine, qui sont entendus de loin; sifflement ou extinction de la voix. Souvent la toux est violente et revient par accès; la difficulté de respirer augmente au point d'occasionner une véritable asphyxie. La bronchite se termine par résolution ou passe à l'état chronique (catarrhe chro-

nique). Si l'inflammation se propage aux dernières ramifications des bronches (bronchite capillaire), le danger est imminent. La durée de la bronchite est de vingt
à quarante jours. Lorsqu'il n'y a pas de complications
(pleurésie, pneumonie), il est rare qu'elle se termine par
la mort.

Traitement. C'est celui de toutes les inflammations
du même genre : saignées locales ou générales, cataplasmes sur la poitrine, boissons douces et sucrées, narcotiques pour calmer la toux et procurer le sommeil ;
régime sévère, soins hygiéniques.

BRONZÉE (Maladie). — Espèce d'anémie dont les
symptômes communs à tous les états morbides de ce
genre s'accompagnent d'une *coloration particulière de
la peau.* Les commencements de cette affection étrange
passent inaperçus, mais, dans quelques cas, le progrès
est rapide, et peu de semaines suffisent pour que la
constitution soit profondément altérée, ou même que la
vie soit compromise. C'est au docteur Addison, doyen
des médecins de *Guy's-hospital*, à Londres, qu'on doit
la découverte et le nom de cette maladie. En 1855, il
publia sur cette affection une monographie dont
M le docteur Lassègue publia l'analyse dans les *Archi-
ves de Médecine;* presque en même temps, M. Cazenave
en observait un cas à Saint-Louis, et peu après (1856),
M. le professeur Trousseau en recevait un autre à l'Hôtel-Dieu, à l'occasion duquel il a appelé l'attention de
l'Académie de Médecine sur cette étrange affection.
Quelques cas de *maladie bronzée* se sont encore présentés depuis 1856, et, jusqu'à ce jour, on n'a pu constater
à l'autopsie qu'une altération des reins, qu'on ne regarde pas, jusqu'à ce jour, comme cause de cette affection. Nous avons publié dans le tome III du *Dictionnaire universel d-s connaissances humaines*, pages 210
et suivantes, l'analyse de toutes les observations relatives
à cette nouvelle maladie.

BRULURE (médecine). — Lésion produite sur une
partie vivante par l'action du feu ou d'un corps liquide

ou solide fortement chauffé. Depuis Dupuytren, on admet généralement six degrés dans les brûlures. Dans le premier, il y'a simple rougeur de la peau ; dans le deuxième, l'épiderme est soulevé par de la sérosité épanchée : il y a ce qu'on nomme vulgairement *ampoule*; pans le troisième, la peau est désorganisée dans une dartie de son épaisseur, une eschare superficielle est formée ; dans le quatrième, il y a eschare complète du derme; dans le cinquième, la combustion des tissus a lieu jusqu'aux os; enfin dans le sixième, les os mêmes sont carbonisés. Cette division classique est peu facilé à observer sur le malade, en raison d'une foule de circonstances qui font que tous les degrés peuvent se trouver réunis ou se confondre

Dans les brûlures, dit le docteur Bossu, il se manifeste aussitôt après l'accident une chaleur et une douleur vives, mordicantes, qui s'apaisent au bout de quelques heures. Mais quelque temps après surviennent la douleur et la chaleur propres à la réaction. Lorsque la lésion est profonde, lorsqu'elle est étendue surtout, des symptômes généraux se déclarent, tels que céphalalgie, fièvre, soif, agitation. Dans les brûlures qui occupent une large surface, on doit s'attendre à des complications inflammatoires du côté du canal intestinal, du cerveau ou des poumons; de là, en effet, diarrhée, délire, convulsions, tétanos; de là aussi des pneumonies partielles, d'autant plus graves qu'elles sont insidieuses dans leur marche, obscures dans leurs symptômes, et, partant, le plus souvent méconnues. Lorsque les malades ont traversé cette période aiguë, tout danger n'a pas disparu : l'abondance de la suppuration peut les épuiser et les faire succomber. Le travail de cicatrisation a cela de remarquable dans les brûlures, que le tissu de nouvelle formation attire les parties voisines avec une force extraordinaire, supérieure à la contractilité de la peau et des muscles eux-mêmes, et qu'il se forme, malgré tous les efforts et en dépit de tous les moyens mécaniques employés pour s'y opposer, des cicatrices couturées, des difformités hideuses qui gênent les mouvements et les fonctions des organes qui en sont le siége. Nous avons vu un enfant qui, par suite d'une blessure au cou, portait le menton adhérent à la région du sternum.

Traitement. Dans les brûlures du premier et du deuxième degré, il faut placer immédiatement la partie malade dans l'eau froide, ou, si cette immersion est impossible, employer les affusions d'eau froide, d'eau à la glace, longtemps continuées (plusieurs heures). S'il y a des ampoules, il faut les percer sans enlever la peau, et si cet accident arrivait, il faudrait recouvrir la partie dénudée d'un linge fin enduit de cérat, et recouvert lui-même de compresses imbibées d'eau blanche. S'il survient des symptômes inflammatoires, les saignées générales ou locales, les boissons rafraîchissantes, les purgatifs, etc., seront employés. Dès les troisième, quatrième et cinquième degrés, on combat d'abord l'*inflammation* (voyez ce mot), ensuite l'on cherche à obtenir la cicatrisation par des applications émollientes, puis de charpie enduite de cérat. Les onguents excitants hâtent la chute des eschares, et des appareils appropriés sont employés dans le but de prévenir ou de corriger les difformités de certaines cicatrices. Quant aux brûlures du sixième degré, l'amputation est de toute nécessité.

Disons que tous les remèdes vantés par le vulgaire (pulpes de pomme de terre, de carotte, gelée de groseille, etc.) n'agissent pas mieux que l'eau froide, et font perdre souvent un temps précieux. — Lorsqu'on songe qu'une brûlure qui peut, du reste, se réduire à une simple rubéfaction, peut aussi, dans des degrés plus avancés, détruire le corps muqueux, le derme, les parties subjacentes, et même carboniser les membres, on comprendra sans peine qu'il ne s'agit pas toujours d'une maladie susceptible d'être guérie par un remède simple et invariable. Combien de gens, cependant, prétendent posséder un remède souverain contre la brûlure! On doit bien se persuader, au contraire, qu'il n'existe ni eau ni onguent contre les accidents de la brûlure; que des charlatans seuls sont capables de soutenir le contraire, et que le médecin doit uniquement diriger l'emploi de tel ou tel médicament d'après les phénomènes de l'accident. Il est aussi une pratique absurde dont malheureusement quelques médecins partagent l'avis : c'est celle qui consiste à *exposer la partie brûlée à l'action d'un foyer ardent.* Ce procédé inutile, qui n'augmente que la douleur dans les brûlures légères, peut l'exalter considérablement dans une brûlure étendue, et produire une inflammation dont les médecins instruits peuvent apprécier l'issue funeste.

BUBON (médecine).—Voyez *Vénériennes* (*Maladies*).

C

CACHEXIE (médecine) [du grec *cacos*, mauvais, et *hexis*, disposition]. — État de dépérissement qui survient après de longues maladies ou à la fin de certaines affections (scorbut, cancer), et que caractérisent l'amaigrissement, un teint jaune ou plombé, l'infiltration des tissus et la langueur de toutes les fonctions.

CALCULS (chirurgie). — Concrétions qui se forment dans certaines parties du corps de l'homme par l'effet de la stagnation des liquides, et qui sont formées d'un sédiment auquel du mucus sert de lien : on en trouve dans les articulations, le foie, la vessie, les reins mêmes ; on les appelle vulgairement *pierre.* — Voyez *Gravelle.*

CANCER (erreurs et préjugés). — Maladie qui désorganise les tissus, les envahit de proche en proche et les détruit quelquefois complétement, sans que la science soit assez puissante pour en triompher. Longtemps on a cru que le cancer était contagieux. Les expériences qu'on a tentées à ce sujet, telles que de faire manger à des animaux la chair cancéreuse, d'inoculer ce prétendu virus, ont prouvé le contraire. D'autres personnes voient dans le cancer un animal réel qu'elles prétendent devoir nourrir en lui donnant chaque jour un morceau de veau énorme… Nous croyons que citer de tels préjugés, c'est les réfuter complétement.

CANCER DU SEIN. — C'est celui de tous qu'on voit apparaître le plus souvent, surtout de quarante à quarante-cinq ans, chez la femme, car il est rare avant trente ans, et plus rare encore à mesure qu'on dépasse soixante ans. Notre intention, en parlant de ce cancer, est de prémunir les femmes contre des craintes puériles, relativement à des tumeurs ressemblant à des squirrhes, c'est-à-dire dures, inégales, sensibles, qui se développent au sein par des attouchements réitérés. « Le chirurgien Vacher rapporte qu'en 1732, un de ces opérateurs intrépides, qui ne marchent jamais que le fer à la main, jeta l'alarme parmi les dames de Besançon : presque toutes finirent par découvrir dans leur sein des duretés que leurs attouchements réitérés y avaient fait naître ; bon nombre d'entre elles se soumirent à une opération inutile : les autres, plus sages, virent disparaître d'eux-mêmes leurs prétendus squirrhes en suivant les conseils de Vacher, qui eut soin de calmer leur imagination et de les faire renoncer à des perquisitions aussi nuisibles qu'inutiles. » Nous avons cru utile de citer cet exemple, surtout pour les personnes qui cherchent constamment à découvrir les traces d'une affection qu'elles n'ont heureusement point, mais que des manœuvres répétées sur le sein pourraient leur simuler.

CARREAU (médecine). — Nom vulgaire de l'affection appelée par les médecins *atrophie mésentérique*, et qui consiste dans une dégénérescence tuberculeuse des glandes du mésentère. Cette maladie, qui attaque particulièrement les enfants, surtout ceux qui ont été sevrés trop tôt et nourris d'aliments indigestes, présente pour symptômes un trouble général des fonctions digestives (gaz, diarrhées), une dureté excessive du ventre, jointe à l'amaigrissement des membres et de la face. L'affection peut durer plusieurs mois et guérir, surtout quand l'appétit est conservé ; mais d'autres fois, une diarrhée continue, due à des ulcérations intestinales, se montre rebelle à toute espèce de traitement, et le malade succombe.

Traitement. — Régime adoucissant, cataplasmes,

bains émollients; sangsues si le gonflement du ventre est inflammatoire; puis régime tonique, amers, huile de foie de morue, ferrugineux, etc.

CATALEPSIE (médecine) [du grec *catalepsis*, surprise, saisissement]. — Névrose cérébrale intermittente, le plus souvent sans fièvre, caractérisée par la perte instantanée du mouvement et de l'entendement, et surtout par une raideur des muscles qui permet aux membres et même au tronc de conserver, tout le temps de l'accès, la position qu'ils avaient au moment de l'invasion, ou celle qu'on leur donne. Les tempéraments nerveux, les individus sujets à l'hystérie, à l'épilepsie, à la chorée, etc., s'y trouvent prédisposés naturellement. Les magnétiseurs assurent pouvoir produire à volonté une catalepsie totale ou partielle sur certaines personnes: nous avons été témoin d'un fait de ce genre, ce qui ne veut nullement dire que nous soyons convaincu. Voici le traitement indiqué par le docteur Lagasquie:

L'accès cataleptique est un état aigu qui se termine de lui-même et n'a pas ordinairement de durée. Il est donc inutile d'accabler ces malades de soins superflus. Après les avoir couchés, desserré leurs vêtements, dégagé leur cou, suffisamment couvert leur corps et leurs pieds, élevé leur tête, donné accès à un air pur et tempéré, à une lumière douce et même un peu vive, on reste paisiblement auprès d'eux sans agitation, sans alarme, car il en est qui voient et entendent ce qui se passe à leurs côtés. Si l'accès se prolonge, l'incertitude de son issue et l'ignorance des soins actifs qu'il réclame doivent faire recourir au médecin; lui seul peut prescrire et pratiquer une saignée, ordonner une potion antispasmodique et d'autres moyens énergiques commandés par la nature variée des symptômes et de l'intensité du mal. En attendant son arrivée, on réchauffe les parties qui se refroidissent, on pratique des frictions sur les extrémités inférieures, on peut mettre des cataplasmes chauds simples ou sinapisés aux pieds, administrer un lavement émollient ou laxatif, faire flairer légèrement l'éther, l'ammoniaque, les alcools et les vinaigres aromatiques. Ces moyens (moins l'olfaction) conviennent aussi après l'accès, lorsqu'il existe de l'embarras et de la douleur dans la tête. Quant à l'hygiène à observer dans l'intervalle des attaques, elle consiste surtout à éviter les causes morales que nous avons signalées; de plus, les abus vénériens, les excès alcooliques, les aliments indigestes ou pris en trop grande quantité; à exercer le corps avec persévérance et l'esprit sans fatigue, avec calme, agrément et variété; à tenir le ventre libre, ne point dormir dans le jour sur les repas, etc. Nous ne dirons rien de la saignée, des sangsues aux tempes, des bains froids et des topiques à la même température sur la tête, des antispasmodiques variés, des purgatifs, de l'électricité et d'autres moyens actifs, salutaires dans l'occurrence, mais qui sont loin de l'être dans tous les cas de catalepsie, et dont le médecin doit seul décider la convenance et l'opportunité.

La catalepsie est, du reste, une maladie très-rare, qu'on n'observe guère que chez les femmes. Elle a fait le sujet, en 1841, d'un ouvrage du docteur Boudin, et d'une thèse du docteur Favrot (1844). On trouvera dans ces deux ouvrages des faits physiologiques vraiment extraordinaires.

CATARACTE (chirurgie) [du grec *cataractès*, tomber]. — Espèce de cécité survenant comme « par l'effet d'un voile qui tomberait sur les yeux, » et qui consiste dans l'opacité du cristallin ou de sa membrane. Les rayons lumineux ne parvenant plus jusqu'à la rétine, il en résulte la perte de la vue. Quand la cataracte est complète, il n'y a d'autre remède que l'opération chirurgicale; celle-ci consiste dans l'*abaissement*, l'*extraction* ou le *broiement* du cristallin.

CÉPHALALGIE (médecine) [du grec *képhalè*, tête, et *algos*, douleur]. — On donne ce nom à tout *mal de tête* (voyez *Migraine*), à toute douleur qui occupe la tête en tout ou en partie.

CHALEUR ANIMALE (physiologie). — Chaleur

dégagée par les êtres vivants. Chez l'homme, la température moyenne est de 37 degrés centigrades ; elle est due aux phénomènes chimiques déterminés dans l'organisme par l'oxygène qui y entraînent la respiration et la circulation du sang. Il faut reconnaître aussi que l'influence exercée par le système nerveux sur la circulation joue un rôle assez important dans la production de la chaleur animale. —Voyez *Respiration* et *Circulation* dans la *Physiologie*.

La caloricité, faculté qu'ont les organes de préparer la quantité de calorique nécessaire à la vie, et de se maintenir ainsi dans la même température, quel que soit le milieu dans lequel le corps est plongé, est aussi indispensable à la vie que l'air à la respiration ; il pénètre, échauffe, dilate, épanouit les organes, facilite le cours des humeurs, en un mot, il anime tout, et sans lui la vie s'éteindrait à l'instant même. Autant serait mortelle l'absence de ce fluide, autant, dit le Dr Morel, serait nuisible sa trop grande abondance : en excès, il réduirait toutes les humeurs en vapeurs, irriterait, enflammerait et même désorganiserait les tissus vivants.

Mais que de causes tendent à changer le juste degré de chaleur nécessaire à l'existence ! L'homme, par les voyages, peut séjourner tour à tour sous les zônes glaciale, tempérée et torride ; le retour ou le départ du soleil, ainsi que les changements subits de l'atmosphère, peuvent le faire passer subitement d'une température à une autre ; ses diverses professions l'exposent, tantôt à la chaleur la plus ardente, et tantôt au froid le plus intense. Les différentes espèces d'aliments et de boissons dont il fait usage ; l'air plus ou moins vif qu'il respire ; les divers genres d'exercices auxquels il se livre, paraissent également très propres à augmenter ou à diminuer la quantité de calorique nécessaire à l'existence de la vie. On sait que ce fluide tend toujours à l'équilibre. C'est ainsi qu'un corps chaud, placé auprès d'un froid, lui transmet son calorique, et tend à l'amener à la même température que la sienne.

Mais l'auteur de toutes choses donn à l'homme l'admirable faculté de lutter victorieusement contre tant de causes destructrices, et de maintenir son corps dans le juste degré de température nécessaire au libre exercice des fonctions. Quelque climat qu'il habite, à quelque degré de froid ou de chaleur qu'il s'expose, toujours il offre la même température. Les habitants de la glaciale Laponie et de la brûlante Éthiopie présentent toujours au thermomètre le même nombre de degrés.

Des nombreux moyens donnés à l'homme pour combattre le chaud et le froid excessif, les uns sont inhérents à l'exercice même des fonctions organiques; les autres sont le fruit de son industrie. Au nombre des premiers nous rangerons : 1° l'augmentation de l'appétit et un plus grand désir de l'exercice, dans les temps ou les climats froids; 2° la diminution de l'appétit, l'abondance de la transpiration et l'amour du repos dans les circonstances opposées.

On sait que les froids développent un vif appétit. Le Russe mange deux fois et trois fois plus que l'Asiatique. La concentration des forces à l'intérieur rend alors les digestions beaucoup plus actives. De là la formation d'une plus grande dose de chyle et de sang. La circulation devient plus prompte et plus énergique ; la respiration plus fréquente ; le sang est porté en plus grande abondance dans toutes les parties du corps. Or, le sang est un des principes essentiels de la chaleur; il échauffe, anime et vivifie toutes les parties de l'économie.

Dans les temps froids, surtout quand l'air est sec ; l'homme se sent plus dispos, plus léger, plus leste, plus ami de l'exercice ; il marche, court, s'agite en mille sens divers, en un mot, le repos lui fait horreur. De cette augmentation dans les mouvements, résultent l'accélération de la respiration et de la circulation, la préparation d'une plus grande quantité de sang, le transport d'une plus grande quantité de ce liquide dans toutes les parties du corps, l'augmentation de l'appétit, des digestions plus actives et plus promptes, un surcroît général de force, enfin toutes les conditions nécessaires pour lutter avantageusement contre l'action nuisible du froid.

La diminution d'appétit qu'entraînent ordinairement les grandes chaleurs, est, sans contredit, un des puis-

sants moyens que la nature met en œuvre pour repousser les effets d'un chaud excessif. La peau, sans cesse
irritée par le calorique, détourne les propriétés vitales
des organes intérieurs, et notamment de l'estomac, rend
ainsi les digestions lentes, d'où la préparation d'une
quantité moins considérable de sang, dont l'excès, en
augmentant la chaleur générale du corps, le priverait
de la faculté de se soustraire aux influences malfaisantes
d'une chaleur extérieure intense.

Quand le soleil darde ses rayons brûlants sur la surface du corps, ou que celui-ci se trouve plongé dans un
milieu d'une température beaucoup supérieure à la
sienne, la nature, mettant en jeu ses efforts conservateurs, appelle la chaleur du centre à la circonférence,
et produit ainsi les effets salutaires des révulsifs appliqués à l'extérieur, pour détourner l'inflammation des
organes intérieurs essentiellement importants à la conservation de la santé. L'irritation dont la peau devient le
siége, prévient celle des organes très susceptibles de
donner la mort par une lésion tant soit peu grave, et les
pernicieux effets de la chaleur excessive limitent presque leur action sur une partie infiniment essentielle à la
vie. De plus, la quantité énorme de fluide qui, s'é-
chappant en gaz par les pores de la peau, se condense
et forme la sueur dont se couvre le corps, entraîne avec
elle une dose proportionnée de calorique, et en délivre
ainsi les organes de l'économie.

L'apathie, l'indolence, la paresse même des habitants
des régions méridionales, ne leur sont pas moins nécessaires que l'exercice à ceux des pays septentrionaux. De
même que les mouvements grands et fréquents sont
indispensables aux derniers pour développer en eux
une grande dose de chaleur vitale, de même le repos
l'est aux premiers pour prévenir la formation d'une trop
grande quantité de sang capable d'irriter les organes
que l'ardeur du soleil tend sans cesse à phlogoser.

Dans notre *Traité de la Chaleur humaine*, nous avons
démontré que la température de l'homme vivant varie
en raison d'une foule de circonstances : qu'elle est un
peu plus forte le matin que le soir ; qu'elle est plus

faible chez le nouveau-né et chez le vieillard pendant le sommeil que durant la veille; enfin qu'elle n'est pas la même dans les diverses parties du corps, puisqu'elle diminue constamment du centre à la périphérie.

CHARBON. — Voyez *Anthrax malin.*

CHARLATANS. — Lorsqu'en 1793, toutes les facultés de médecine furent supprimées, il fut permis à toute personne, instruite ou non, d'exercer la médecine. Les villes, les campagnes surtout furent envahies par des hommes parcourant les foires, les marchés, sur des chars brillants, et annonçant au son de la trompe et des fanfares de prétendues panacées universelles. Ces substances, fussent-elles plus que médiocres, se débitaient par milliers, tant la crédulité se laissait prendre au ton grave et à la jonglerie de ces charlatans. — Plus tard, le gouvernement, jugeant qu'il était nécessaire d'arrêter les progrès d'un fléau si dangereux, fit la loi du 19 ventôse an XI, destinée à régler l'exercice de la médecine. Mais le but que se proposait cette loi, de détruire le charlatanisme, ne fut nullement atteint; les charlatans se soumirent aux formalités voulues et purent souvent se soustraire au glaive de la loi. — Aujourd'hui, on peut diviser les charlatans en trois classes : les *charlatans nomades*, les *charlatans non titrés*, les *charlatans titrés*, c'est-à-dire munis d'un diplôme.

La première classe de charlatans n'a plus guère que les campagnes pour théâtre de ses exploits, et l'on peut dire que l'extinction des hommes qui la composent est prochaine.

La deuxième classe comprend les rebouteurs, les magnétiseurs, les somnambules lucides, les guérisseurs de ceci, de cela; cette classe est nombreuse, et bien secondée par le journalisme, qui y trouve aussi son profit. Plusieurs charlatans de cette classe étant détenteurs de remèdes secrets, ces remèdes, pour être vendus publiquement, doivent avoir l'approbation de l'Académie de médecine. Mais, comme ce corps savant rejette quatre-vingt-dix-neuf de ces remèdes sur cent qui lui sont présentés, l'autorisation que sollicite l'inventeur n'est point accordée. Il semblerait que tout doit finir là pour l'industriel : il n'en est cependant point ainsi. Quelques mois se sont à peine écoulés, que la presse périodique annonce au public un nouveau *spécifique* contre telle ou telle maladie, spécifique présenté au gouvernement, et sur lequel les docteurs tels ou tels, membres de l'Académie de médecine, ont fait un rapport. L'auteur de la découverte se garde bien de faire connaître l'esprit et les conclusions de ce rapport, et le bon public se laisse duper.

Du reste, les hommes qui occupent cette deuxième classe sont vraiment curieux à connaître. Voici, pour en avoir une idée, quelques extraits de leurs ouvrages ou de leurs prospectus. L'un de ces charlatans, qui donnait des séances particulières sur la manière d'employer son spécifique, s'exprimait ainsi :

« Doué d'une manière de voir à laquelle on a daigné prodiguer les éloges les plus flatteurs en Italie, en Suisse, dans les provinces françaises et dans mon pays natal ; inscrit dès avant mes principaux voyages, et mentionné honorablement dans le meilleur et le plus complet des dictionnaires biographiques, dans le catalogue des grands hommes et des philosophes, le seul qui ait été impartial, véridique et vraiment digne de fixer l'attention du public, je présume que vous consentirez à prendre part à mes séances particulières tenues à Paris, et à vous munir de mon spécifique. »

Qu'on juge par là de la modestie et du style de l'industriel.

Un autre, qui avoue avec orgueil ne posséder aucune notion d'anatomie et de physiologie, écrit dans un de ces ouvrages destinés à propager sa panacée :

« Je substitue à la médecine une science exacte et des procédés d'une certitude mathématique. Ma manière de voir et d'agir, ainsi que de créer des moyens de guérir, est toute raisonnée, c'est-à-dire que, connaissant la nature des maladies, j'ai tellement bien pu calculer et saisir les rapports qui existent entre le mal et le remède, que je suis parvenu au point de pouvoir répondre des malades que j'entreprends. Plusieurs personnes ont accepté mon défi en faveur de leurs parents malades. Ma bourse ni ma liberté n'ont jamais souffert dans cette occurrence, et si je ne dois mourir que de la main d'un individu qui me verra manquer à ma parole, au préjudice de l'un des siens, j'ai la conviction entière, et je vous jure que mon bail est fait pour vivre si longtemps que je serais fort embarrassé de pouvoir fixer le terme de son expiration. »

Un autre du même genre écrit aussi, page 24 d'un livre de 392 pages, destiné à initier le public à sa méthode de traitement :

« Je guéris et préserve non-seulement sans avoir recours aux préparations pharmaceutiques, mais encore sans consulter les indications des urines, des selles; sans avoir besoin de tâter les pouls, de faire tirer la langue, sans presque m'inquiéter du nom, du siége, de la classification, de l'étymologie et de la définition de la maladie, non plus que de son genre de complication, et même sans voir les malades, autant de choses dans lesquelles vous voyez que je diffère du médecin. »

Enfin, un certain Larcheret, inventeur d'un *élixir universel*, fatigué d'exploiter sa découverte, a été jusqu'à l'offrir au roi Louis XVIII :

« Je supplie S. M. de daigner me permettre, par une loi particulière, de vendre l'élixir universel, après toutefois que S. M. aura ordonné les informations qu'il lui plaira de faire prendre sur ce spécifique. Je désire que l'auguste chef du gouvernement daigne m'accorder ce privilége exclusif ou brevet pour débiter ce remède, si mieux n'aime et ne préfère S. M. m'allouer et me faire toucher une prime de 300,000 francs pour prix de cette découverte, et pour en communiquer la recette, selon l'usage ordinaire, laquelle, dans ce dernier cas, serait imprimée et divulguée sur-le-champ par le ministère public. »

Quelle prétention ! demander 300,000 francs pour faire connaître un élixir dont l'utilité n'existe que dans l'imagination de son inventeur ! Quelle générosité, surtout, et quel dévouement au bonheur de l'humanité ! —

Nous ferons grâce au lecteur de nouvelles citations.

La troisième classe de charlatans se compose de médecins qui n'ont pas craint de parcourir une route que leurs maîtres leur avaient toujours signalée comme dangereuse et déshonorante. Ces médecins, qui ont chacun une méthode, un système différents, déversent le sarcasme et l'ironie sur ces praticiens modestes pour lesquels la science est le but, la médecine l'unique moyen, et qui sourient de pitié en voyant tout ce que le désir de la fortune suggère autour d'eux en savoir-faire et en petits moyens — C'est dans cette classe que doivent figurer les auteurs de la médecine chimique, du traitement végétal, dépuratif, de la méthode Raspail, etc. — Nous poserons seulement cette question à nos lecteurs : Il y a en France une vingtaine de médecins qui prétendent posséder la vraie doctrine médicale : se peut-il que vingt personnes puissent avoir raison contre vingt mille médecins qui sont d'un avis contraire? A ceux qui, sans réfléchir, répondraient *peut-être*, nous leur dirions que le fait est matériellement impossible, attendu que ces charlatans professent chacun une doctrine opposée, et cependant prétendent chacun être dans le vrai : preuve incontestable qu'ils ont tous tort. Ils le savent d'ailleurs, bien que dans leurs ouvrages aucun médecin instruit ne soit épargné. — Sans doute, la route des praticiens honnêtes ne conduit pas en peu d'années à une fortune scandaleuse, mais elle conduit à quelque chose qui peut bien manquer dans l'opulente retraite des médecins charlatans : la conviction de n'avoir point abaissé un art aussi noble que l'art de guérir au niveau d'un vil métier, et la satisfaction d'avoir fait le bien, avant tout, pour le plaisir de le faire.

CHIRURGIE. — *Erreurs et préjugés.* — Branche de la médecine qui a pour objet le traitement des maladies externes. Il n'existe aucune limite tranchée et absolue entre la chirurgie et la médecine, car des maladies identiques, relativement à leur nature, sont attribuées à l'une ou à l'autre, suivant qu'elles naissent dans telle ou telle partie du corps. Et, bien que consacrée par l'usage, dit le professeur Denonvilliers, la division de l'art de guérir est artificielle ; la médecine et la chirurgie ne sauraient marcher dans une complète indépendance l'une de l'autre, et ces deux branches d'une même science, qui se touchent en tant de points, doivent se prêter, dans la pratique comme dans l'étude, un appui mutuel. De même que le médecin ne peut, sans danger pour le malade, rester étranger aux notions chirurgicales, de même, et à plus forte raison encore, est-il indispensable que celui qui se livre à l'exercice de la chirurgie soit profondément versé dans la connaissance des désordres intérieurs et des altérations médicales.

Depuis longtemps la médecine et la chirurgie sont réunies avec le plus grand avantage dans l'école de Paris. Pourquoi donc les maladies chirurgicales et celles qui sont du ressort de la médecine font-elles encore, dans presque tous les ouvrages publiés jusqu'à ce jour, deux corps séparés de doctrines ? Pourquoi ne les réunit-on pas, ou plutôt ne les confond-on pas dans un seul et vaste système de connaissances ? Est-ce que le grand œuvre de cette réunion, aujourd'hui si avancé, ne pourrait point être consommé à l'aide des chefs-d'œuvre qui en sont le produit ?

« Quelle étude immense, dit Pinel, que la médecine interne et externe ! Ne serait-il pas possible, néanmoins, de les posséder l'une et l'autre à un très haut degré ? »

Oui, répondrons-nous, et il suffit, pour le prouver, de citer les grands noms de Dupuytren, Boyer, Dubois, Gerdy, Roux ; les noms actuellement célèbres de MM. Velpeau, Malgaigne, Nélaton, Maisonneuve, Andral, Chomel, Cruveilher, Louis, etc.

Nous regrettons donc, pour notre part, que les auteurs persistent à séparer dans leurs ouvrages deux sciences qui sont faites pour marcher de pair, qui s'éclairent l'une par l'autre, et qui, en un mot, ne constituent réellement qu'une seule et même étude.

Un préjugé étonnant existe dans le monde relativement à la médecine et à la chirurgie. Tous les jours nous entendons dire : *La médecine est un art probléma-*

tique, mais la chirurgie est une science positive. C'est faire un singulier abus des mots, puisque, comme science, la chirurgie rentre dans la médecine. — *La chirurgie, dites-vous, est seule positive;* mais, c'est parce que vous ne connaissez ni la médecine ni la chirurgie que vous parlez ainsi. — Dans l'art du médecin, vous ne voyez rien, mais dans celui du chirurgien, vous le croyez plus sûr parce que vous voyez une jambe coupée, une tumeur enlevée ! Croyez-vous que l'art de couper une jambe, d'enlever une tumeur, constitue la chirurgie ? C'est pourtant là l'erreur dans laquelle vous tombez en raisonnant ainsi: Sachez donc, au contraire, que la médecine est aussi positive que la chirurgie quand elle diagnostique une pneumonie, une pleurésie, une fièvre typhoïde et tant d'autres affections dont elle suit la marche et le progrès avec appréciation mathématique des symptômes et des lésions qui les produisent ; et si parfois la médecine est incertaine, la chirurgie n'est pas plus sûre dans une foule de circonstances. — Enfin, les gens du monde doivent savoir que lorsqu'un chirurgien a fait une opération, pour lui commence le rôle de médecin, qui ne finit qu'avec la guérison de son malade.

DES OPÉRATIONS CHIRURGICALES.

Les opérations chirurgicales se divisent en *majeures* et en *petites :* Les premières sont la *ligature* des artères ou des grandes veines, dans le cas d'hémorrhagie résultant de la blessure de ces vaisseaux; la ligature des polypes, à l'effet de les étrangler et de les faire tomber; l'*amputation,* l'*excision,* l'*extirpation,* qui consistent à séparer du corps, avec les instruments, une partie gangrenée, ulcérée, horriblement meurtrie, etc.; la *laryngotomie* et la *trachéotomie,* lesquelles consistent à ouvrir le larynx ou la trachée-artère, soit pour donner passage à l'air intercepté, soit pour en extraire des corps étrangers; l'*œsophagotomie,* qui consiste à faire une ouverture à l'œsophage, pour en extraire des corps étrangers; la *gastrotomie,* qui est la même opération que la précédente, pratiquée sur l'estomac; le *catéthérisme,* ou l'action d'introduire une sonde dans la vessie, par le canal de l'urèthre; la *lithothritie*, autrement dite opération de la *taille*, laquelle consiste dans l'extraction des pierres de la vessie; l'opération de la *cataracte*, qui est l'abaissement ou l'extraction du crystallin devenu opaque; la *paracentèse*, ou ponction des parois du ventre, pour en faire sortir les eaux constituant l'hydropisie de bas-ventre; l'opération de l'*empyème*, qui est la même que la précédente, pratiquée sur la poitrine; l'opération de l'*hydrocèle*, laquelle a pour but d'évacuer les eaux contenues dans la tunique séreuse des testicules, en cas de l'hydropisie de cette membrane ; l'opération des *fistules*, qui consiste à rétablir l'écoulement naturel des fluides, ou à leur pratiquer une route artificielle; la *réduction* des hernies, ou replacement des parties déplacées dans leurs situations naturelles; la *suture*, qui consiste à coudre ensemble des parties divisées, et qu'il est urgent de maintenir en contact; la *coaptation*, ou l'action de remettre en contact les extrémités fracturées des os; la *réduction* des luxations, ou replacement des articulations déplacées dans leurs rapports naturels, etc. etc.

Les secondes, autrement dites opérations de la chirurgie *ministrante* ou *petite* chirurgie, sont, particulièrement, l'avulsion ou extraction des dents, la saignée; l'application des sangsues, celle des ventouses, du séton, du moxa et des vésicatoires; la vaccination et la perforation du lobule de l'oreille. Disons quelques mots de chacune de ces opérations.

1°. *Avulsion* ou *extraction des dents*. Cette opération consiste à saisir les dents à l'aide d'instruments *ad hoc*, et à les enlever des mâchoires. Elle se pratique spécialement dans le cas de carie de ces petits os.

2°. *Saignée*. C'est la section d'une veine ou d'une artère, à l'effet de retirer une quantité de sang superflu. Cette opération convient dans toutes les inflammations violentes; dans les chutes, les coups, les saisissements, très souvent dans la grossesse, etc.

3°. *Application de sangsues*. « Le moyen le plus simple et le plus expéditif, dit Coster, pour appliquer les sangsues, est le suivant. On met dans un linge fin le nombre de sangsues dont on se propose de faire usage, et on les réunit toutes en une espèce de peloton, en les enveloppant dans le linge; on place ce peloton sur le lieu d'élection, sous un verre destiné à empêcher que les sangsues ne s'éloignent; on tire alors sur les bords du linge pour faire appliquer les sangsues sur la peau: par ce moyen, elles ne peuvent pas s'attacher aux parois du verre, et, si elles sont bien choisies et disposées à mordre, elles ne peuvent le faire que sur la peau.

» Lorsque les sangsues sont tombées, on entretient l'écoulement du sang en lavant avec de l'eau tiède les petites plaies qu'elles ont faites; si elles ne tombent pas d'elles-mêmes, il suffit de répandre sur elles quelques grains de sel, ou un peu de tabac, de vinaigre, etc. Pour arrêter l'écoulement, il suffit ordinairement d'appliquer par-dessus les piqûres une compresse sèche un peu serrée. Si ce moyen ne réussit pas, on a recours aux lotions froides, astringentes, à l'application d'un morceau d'agaric sur l'ouverture. Si, malgré ces moyens, le sang continue à couler, on cautérise les petites plaies avec le nitrate d'argent, le sulfate de cuivre, ou même le cautère actuel. On a proposé, en outre, un moyen fort simple et qui réussit dans tous les cas : il consiste à placer sur l'ouverture un morceau de linge plié en plusieurs doubles, sur lequel on applique l'extrémité d'une spatule ou une autre pièce de fer comme le, et chauffée de manière à ne pas occasionner de brûlure; la chaleur fait évaporer les parties les plus ténues du sang, et le reste forme un coagulum qui s'oppose à l'écoulement, et arrête ainsi l'hémorrhagie. »

4°. *Application de ventouses*. Elle consiste à faire un vide sur l'un des points de la peau, à l'effet d'y attirer un afflux de sang, dont on provoque souvent l'issue par des incisions faites avec la lancette. — Les ventouses et les sangsues ont pour avantage de détourner une inflammation éloignée et de produire de très bons effets dans les inflammations locales.

5°. *Séton*. L'opération du séton consiste à faire pénétrer et sortir par deux points de la peau une aiguille plate et large, enfilée d'une bandelette de linge, laquelle doit rester à demeure dans la plaie. On pratique ordinairement cette opération à la nuque, c'est-à-dire derrière le cou, contre les maux d'yeux.

6°. *Moxa*. L'opération du moxa consiste à brûler une portion de la peau, à l'aide d'un cylindre ou d'un cône de coton filé ou autre matière combustible ayant le plus ordinairement 13 millimètres de hauteur et quatre de diamètre. Cette opération convient dans les mêmes cas que les vésicants, les rubéfiants et les escarrotiques, et est surtout recommandée contre les névralgies, les anciens rhumatismes et certaines paralysies.

7°. *Vésicatoires*. Les vésicatoires s'appliquent le plus souvent avec l'*emplâtre vésicatoire*.

L'on applique cet emplâtre sur le point de la peau indiqué par la

maladie. C'est un véritable vésicant, dont il partage toutes les propriétés.

Lorsque les vésicatoires ne sont employés que comme *rubéfiants*, c'est-à-dire à l'effet de rougir et d'enflammer légèrement la
peau, ils prennent le nom de *volants*, et doivent être retirés trois
heures environ après leur application ; quand, au contraire, on doit
les faire suppurer pendant un certain temps, il ne faut retirer l'emplâtre que vingt ou vingt-quatre heures après l'application, pour
que la cloche ait le temps de se former complétement.

Avant d'appliquer l'emplâtre, il est très prudent de frotter la
peau avec du vinaigre, et de la raser, tant pour faciliter son action,
que pour prévenir les tiraillements douloureux des poils pendant
les pansements. Alors on pose l'emplâtre, on le recouvre de compresses, et l'on maintient le tout avec une bande de toile appliquée
convenablement.

Quinze, vingt ou vingt-quatre heures après l'application du vésicatoire, selon l'effet que l'on veut déterminer sur la peau, on
lève bien doucement le petit appareil, on perce la cloche, et on enlève lestement l'épiderme, à moins que, pour prévenir une trop
grande irritation de la plaie, l'on préfère ne l'enlever que le lendemain ou le surlendemain.

Le pansement des vésicatoires se fait avec un morceau de linge,
de papier brouillard ou une feuille de poirée, que l'on a soin de
recouvrir de beurre frais.

Lorsque le vésicatoire ne coule point suffisamment, on substitue
au beurre frais de l'onguent basilicum, ou même un mélange
d'axonge ou de poudre de cantharides. Quand, au contraire, il sera
trop actif, on pourra le panser avec du cérat. S'il était très enflammé, ou que des croûtes s'y formassent, on y remédierait facilement par l'application d'un cataplasme de farine de graine de lin.

La suppression du vésicatoire s'obtient facilement à l'aide du
cérat ; mais elle doit se faire avec d'autant plus de lenteur, qu'il
est plus ancien. Ainsi, l'on peut supprimer tout d'un coup un vésicatoire qui n'existe que depuis quelques jours ; mais celui qui
compte un ou plusieurs mois d'existence ne devra être supprimé
que d'une manière graduelle et presque insensible. De plus, il sera
toujours prudent de se purger une, deux ou trois fois après la cessation complète de la suppuration.

8°. *Cautères.* Les cautères offrent beaucoup d'analogie avec les
vésicatoires, quant à leurs effets curatifs, leur pansement, etc. Ils

se pratiquent dans trois endroits différents : 1° dans l'enfoncement qui se trouve en dehors et en bas du moignon de l'épaule; 2° dans celui qui existe en bas et en dedans de la cuisse, au-dessus du genou; 3° enfin dans celui qui se rencontre en haut et en dedans de la jambe, au-dessous du genou. Ils se pratiquent à l'aide de la lancette, d'une pierre à cautère ou de l'*emplâtre vésicatoire*. Ce dernier moyen est le plus simple, celui qui effraie le moins le malade et le seul dont nous allons parler.

Appliquez dans l'un des trois enfoncements ci-dessus désignés une mouche d'emplâtre vésicatoire, et laissez-l'y à demeure pendant le temps nécessaire à la formation de la cloche, c'est-à-dire vingt à vingt-quatre heures. Alors levez le petit appareil, enlevez l'épiderme soulevé, et placez-y un pois enduit d'un mélange d'axonge et de cantharides, lequel devra y être maintenu solidement et renouvelé toutes les vingt-quatre heures, jusqu'à ce qu'enfin le trou se soit suffisamment formé.

9°. *Vaccination*. Les vaches sont sujettes à une maladie du pis, désignée par les Anglais sous le nom de *cowpox*, laquelle consiste en une éruption pustuleuse qui offre de l'analogie avec la petite vérole. Le docteur *Jenner* imagina de faire passer dans l'économie de l'homme le pus contenu dans les boutons du pis, comme préservatif de la petite vérole. Le même liquide, pris sur des boutons d'individus ainsi inoculés, est infiniment préférable, en ce que son action est beaucoup plus douce, et non susceptible de déterminer d'accidents. Voyez *Vaccine*.

10°. *Perforation du lobule de l'oreille*. Après avoir, par différentes pressions en tous sens sur le lobule, amorti la sensibilité de cette partie, pour prévenir la douleur de l'opération, assujétissez-le contre un bouchon de liége, et percez-le avec une aiguille d'or ou de platine, de figure conique. Le lobe percé, on retirera l'aiguille, et on la remplacera par un fil de plomb, lequel y restera à demeure, jusqu'à ce que la petite plaie se soit convertie en une ouverture permanente et nullement suppurante. Les boucles d'oreilles paraissent jouir de quelqu'efficacité contre les maux d'yeux, d'oreilles et de tête. (*Dr Morel.*)

CHLOROSE (médecine) [du grec *chlôros*, verdâtre], vulgairement *pâles couleurs*. — Maladie caractérisée par la « décoloration, la pâleur excessive de la peau, surtout celle de la face, la flaccidité des chairs, un état de faiblesse habituelle et de langueur générale, la dépravation des fonctions digestives, la petitesse et la fréquence du pouls, les palpitations, la gêne de la respiration, les lassitudes spontanées, la tristesse, etc. » Cette affection paraît tenir à un état d'*anémie*, c'est-à-dire à un affaiblissement des qualités stimulantes du sang (diminution du chiffre des globules). — Voyez *Sang*.

Causes. Constitution faible, lymphatique, vie sédentaire, habitation des grandes villes, excès de sommeil ou de veille, mauvaise alimentation, amour contrarié, nostalgie, troubles de la menstruation, abus de certains plaisirs. La chlorose se manifeste surtout chez les jeunes filles, à l'époque de la puberté : nous avons vu des exemples d'hommes chlorotiques.

Symptômes. Ils sont exposés en partie dans la définition que nous avons donnée de cette maladie. Ajoutons-en un des plus remarquables : c'est la vibration que rendent sous le stéthoscope les artères carotides et sous-clavières (*bruits carotidiens, de soufflet, de ronflement de diable*, etc.). On entend ces bruits divers en appliquant l'oreille à la base du cou, au-dessus de la clavicule ; ils sont continus et non intermittents.

Durée. Pronostic La durée de cette maladie est très variable : elle peut céder en un mois ; mais, lorsqu'elle est ancienne, il n'en est pas de même. Elle est, du reste, rarement dangereuse ; cependant, comme toutes les autres maladies chroniques, elle peut, avec le temps, mais dans des circonstances rares, produire l'inertie ou une grande irritation des organes digestifs, et donner lieu d'abord au marasme, et par suite à la mort.

Traitement. La première indication est de rendre au sang ses propriétés, et de combattre la faiblesse générale. Le traitement doit donc être :

1° *Hygiénique :* séjour à la campagne, habitation dans des lieux élevés, exposés au soleil ; air sec, exercice à pied, à cheval, en voiture ; jardinage, travail de ménage ; vêtement de flanelle sur la peau ; frictions sèches, aromatiques, sur tout le corps ; électricité ; régime tonique, chocolat ferrugineux.

2° *Pharmaceutique :* boissons toniques, amères, infusions d'aunée, de houblon, d'absinthe, de centaurée, de gentiane, de quinquina ; médicaments *ferrugineux*, surtout, employés à l'état élémentaire ou de sel (sous-carbonate, lactate), associés à l'iode. Il faut aussi quelquefois réveiller l'excitabilité de l'utérus (bains de pieds irritants, sangsues en petit nombre à la vulve, courants électriques à travers le bassin), surtout à l'époque des règles. Les eaux de Spa, de Plombières, de Vichy, de Passy, viendront seconder utilement le traitement.

CHOLÉRA ou **CHOLÉRA-MORBUS** (médecine) [du grec *choléra*, maladie bilieuse]. — Empoisonnement miasmatique du sang, maladie épidémique dont les symptômes les plus apparents consistent en vomissements et selles de matières aqueuses, blanchâtres : plus tard, quelquefois dès le début, suppression de la sécrétion urinaire, refroidissement de tout le corps, même de la langue, couleur violacée de la peau, qui devient flasque, ridée ; dyspnée, amaigrissement rapide.

Quelquefois l'invasion de la maladie est brusque, et nous avons vu des malades enlevés en douze à quinze heures (choléra foudroyant) ; d'autres fois, un malaise particulier, de la faiblesse, de la perte d'appétit, *rarement des douleurs de ventre*. Enfin une diarrhée jaune, muqueuse, des sueurs, l'accélération et quelquefois la lenteur du pouls constituent le premier degré de cette affection redoutable, degré auquel divers auteurs donnent le nom de *cholérine*. Du reste, nous avons vu des cas de cholérine se terminer par la mort.

Lorsque le choléra est confirmé, les symptômes acquièrent une affreuse intensité. Des vomissements et des selles, d'abord de matières bilieuses, séreuses, albumineuses, puis blanchâtres, ressemblant à une décoction d'eau de riz, se manifestent et se succèdent avec une rapidité effrayante pour le malade et pour les spectateurs. La soif devient vive ; le patient ne cesse de demander des boissons froides, glacées, acidulées ; le ventre est rétracté, peu sonore, quelquefois le siège de douleurs que la pression augmente. Les matières vomies sont d'une odeur fade ; les selles fétides.

Le *pouls*, quoique souvent petit, faible, monte à 120.

130, 140 pulsations. Nous avons pu constater que sa force diminuait en raison de sa fréquence.

La *respiration* était souvent anxieuse, difficile, quelquefois très accélérée (grave). La percussion et l'auscultation n'ont pu nous faire découvrir, dans quelque cas que ce soit, le moindre trouble morbide. Nous avons remarqué chez la plupart des cholériques un affaiblissement assez marqué de la voix. Dans la seconde période de la maladie (cyanose), il y avait même chez quelques-uns perte complète de la voix.

Le *facies* est aminci, affilé ; les yeux vifs néanmoins, signe d'irritation cérébrale. Quelques-uns éprouvent des bourdonnements d'oreilles, de la céphalalgie, des vertiges ; d'autres, des crampes douloureuses dans les mollets, les bras, les doigts même. C'est alors que le malade s'affaiblit considérablement, que son visage exprime l'anxiété, l'angoisse, la souffrance ; que ses yeux s'enfoncent dans leurs orbites ; qu'ils se bordent d'un cercle bleuâtre, noir.

La langue est blanche, bleuâtre, pâteuse ; l'intelligence intacte. Enfin, si les accidents vont en augmentant, le corps se refroidit, la face se cyanose, ainsi que la pulpe des doigts et des orteils, surtout au pourtour des ongles. Quant à la peau de ces parties, elle est flasque, ridée, comme si elle avait séjourné quelque temps dans un bain chaud. Elle conserve assez bien le pli qu'on lui donne lorsqu'on la pince entre les doigts. *Toutes les sécrétions diminuent*, s'arrêtent quelquefois complétement, et le malade entre en cyanose.

Alors les membres et la face se cyanosent complétement, l'humeur aqueuse de l'œil se résorbe, la peau est froide, quoique souvent couverte d'une sueur visqueuse. Un thermomètre que nous avons placé sous l'aisselle de plusieurs malades est descendu chez l'un à 10° 6/10 ; chez un autre, il marquait 12° ; chez un troisième, 13° 8/10. Les vomissements diminuent, mais les selles sont souvent involontaires ; la voix est généralement éteinte, l'haleine très froide, les battements du cœur presque éteints. La sensibilité tactile devient nulle aussi ; tous les sens sont obtus. Chez deux malades nous avons rencontré du délire ; les autres sont morts lentement et quelquefois tout à coup.

Si le malade ne périt pas dans cette période, dite *algide, d'asphyxie,* l'état morbide se rétablit peu à peu ; il n'y a plus ni selles, ni vomissements, ni crampes, mais souvent des congestions sanguines au cerveau, à la poitrine, et plusieurs convalescents ont succombé à la suite de ces inflammations, que rien ne pouvait combattre avec succès.

Disons que les effets de la réaction se manifestent souvent sur l'estomac ; de là cette douleur vive qu'accusent les malades, ces nausées, ces vomissements de matières de diverses couleurs, ces hoquets incessants. Dans d'autres cas, surtout chez les femmes et les vieillards, la réaction se porte vers les poumons ; de là, toux violente, dyspnée considérable, fièvre, enfin tous les phénomènes morbides de l'engorgement pulmonaire hypostatique.

Quant à la convalescence, elle est plus ou moins rapide. Ainsi, quelques malades reprennent assez promptement leurs forces ; d'autres restent plus d'un mois, quelquefois plusieurs années d'une faiblesse extrême.

Traitement. — Nous l'avons établi ainsi dans le département où nous avons été envoyé, en 1854, par M. le ministre de l'agriculture :

1° Moyens hygiéniques ;

2° Moyens thérapeutiques.

MOYENS HYGIÉNIQUES.

En prescrivant ces moyens, nous savions parfaitement qu'il nous était impossible d'atteindre la cause essentielle du choléra ; néanmoins, il est des moyens prophylactiques que l'expérience a signalés comme pouvant intervenir avec quelques succès contre certaines conditions locales ou individuelles.

C'est ainsi que nous avons recommandé la plus grande propreté dans les logements, le renouvellement constant de l'air, de grands feux dans les habitations, un régime diététique variable selon les âges, les habitudes, le tempérament, etc.

Nous avons beaucoup insisté sur l'importance :

1° D'éviter le froid et l'humidité, surtout la nuit, parce que nous avions l'expérience que les trois quarts des cas de choléra s'étaient manifestés de minuit à quatre heures du matin ;

2° D'entretenir la chaleur animale par des exercices musculaires bien combinés, par des frictions, etc. ;

3° De se nourrir convenablement, et surtout d'éviter la bière, le cidre, le lait, etc. ;

4.° De se vêtir chaudement.

MOYENS PHARMACEUTIQUES.

Choléra moyen (Cholérine).

Air pur, souvent renouvelé. — Diète absolue. —Eau de riz avec sirop de coing.— Lavements amylacés, laudanisés. — Tilleul, camomille. — Sinapismes, pédiluves sinapisés, etc.

Choléra grave (Choléra confirmé).

I.

PÉRIODE ALGIDE.

1° Nous cherchions à RAMENER LA CHALEUR, la circulation et à provoquer la réaction par les moyens suivants :

Malade placé dans un lit chaud. — Enveloppé dans des couvertures de laine. — Bouteilles de grès remplies d'eau bouillante. — Frictions stimulantes sur les membres, l'épigastre, le rachis. — Frictions rubéfiantes. — Liniment ammoniacal, ou SULFATE DE STRYCHNINE. — Infusions chaudes de tilleul, de fleurs d'oranger, de menthe, de thé, de camomille, etc.

2° Nous COMBATTIONS LA CYANOSE PAR : Sirop de gro-

seille, de limon, éther, potions à l'acétate d'ammoniaque, au sulfate de strychnine.

3° Nous calmions les douleurs abdominales et
nous modérions les selles par : Cataplasmes émollients, laudanisés ; demi-lavements amylacés, opiacés,
astringents.

4° Nous modérions les vomissements par : Limonade,
eau de seltz, sous-nitrate de bismuth, bicarbonate de
soude.

5° Nous apaisions les crampes par : Frictions avec
l'huile de camomille camphrée, liniment ammoniacal,
huile de térébenthine, laudanum, etc.

II.

PÉRIODE DE RÉACTION.

1° Si elle était forte : Antiphlogistiques, boissons
émollientes, révulsifs sur la peau ;

2° Si elle était modérée : Médecine des symptômes.

Nous combattions les différents états typhoïde, coma-
teux, ataxique, adynamique, etc., par les moyens appropriés.

Nota. Nous avons employé sans succès, même dès le
début de la maladie, quelques prétendus spécifiques qui
n'ont amené aucun résultat, entre autres le *sulfate de
strychnine*.

TRAITEMENT DU DOCTEUR BEAUREGARD.

Selon le docteur Beauregard, du Havre, la médication
suivante lui aurait donné des succès hors ligne :

Pendant la première période.

Éther sulfurique,	6 à 8	grammes.
Laudanum de Sydenham,	2 à 3	—
Sirop diacode,	40	—
Eau de menthe,	90	—

F. s. a. une potion à prendre par cuillerée à bouche.

deux coup sur coup ; puis les quatre autres premières
tous les quarts d'heure ; les quatre suivantes de demi-
heure en demi-heure et enfin d'heure en heure.

L'effet de ce médicament serait, dès la seconde, troisième ou quatrième cuillerée, d'arrêter presque spontanément les vomissements et les selles séreuses, de suspendre les crampes et les douleurs de bas-ventre. —
La continuation de ce médicament, aidé de tous
les moyens connus, ramène promptement la chaleur et
la réaction.

Traitement de la deuxième période.

Laissons parler le docteur Beauregard :

« Quand, après la cessation des selles et des vomissements, j'aperçois quelques symptômes bien prononcés
de réaction, tels que le retour du pouls radial, la chaleur
de la langue avec disparition du froid cholérique et de
la cyanose, au moins sur le tronc et les membres, je modère l'administration de la potion éthérée laudanisée,
pour la remplacer par la mixture suivante :

Éther sulfurique,	3 grammes.
Sirop diacode,	30 —
Vin de quinquina,	100 —

A donner par cuillerées, d'heure en heure. Tout aussitôt, je fais retirer le malade des couvertures dans lesquelles il est enveloppé, pour le faire porter dans un lit
dont les draps ont été bassinés, puis j'applique des sinapismes aux jambes ; j'attends huit ou dix minutes pour
les retirer, je les réapplique et les retire ainsi toutes les
heures régulièrement pendant tout le temps de la fièvre
de réaction, qui peut durer douze, vingt-quatre ou
trente-six heures : — à mesure que la réaction augmente,
je fais couvrir le malade plus modérément. Pendant
toute cette période, je fais entretenir soigneusement de
l'eau chaude aux pieds. — La soif est souvent ardente,
je fais cesser le thé pour le remplacer par la limonade
gommée suivante :

Acide tartrique,	6 grammes.
Gomme pulvérisée,	20 —
Sucre blanc pulvérisé,	80 —
Extrait alcool. de quinquina,	25 centigrammes.

Pour délayer dans un petit pot d'eau bouillante. Commencer à donner à boire chaud, puis tiède, dégourdi, et enfin froid ; — après la cessation de toute réaction, les malades se trouvent bien de continuer la potion et les boissons dans lesquelles entrent les préparations de quinquina. Ce tonique amer paraît contribuer à ramener l'harmonie des organes, et, règle générale, *les malades qui en prennent se rétablissent beaucoup plus promptement que ceux qui n'en font pas usage.* »

Ce traitement éprouvé, que le docteur Beauregard déclare être *traditionnel* dans l'Inde, nous paraît digne, à tous égards, d'être mis en pratique en temps d'épidémie cholérique.

Le choléra est-il contagieux ? Pour nous, qui nous sommes trouvé face à face avec ce redoutable fléau, nous croyons devoir déclarer que rien n'est moins prouvé que cette prétendue contagion. Nous avons vu une foule de personnes aller mourir dans des localités où ne régnait point le choléra ; de même qu'un grand nombre de cholériques transportés dans des pays exempts de l'épidémie, sans que leur séjour ait déterminé un seul cas de choléra. Nous repoussons donc toute idée de transmission directe, bien que nous sachions qu'il peut se créer des foyers d'infection qui rendent les habitations fort dangereuses.

CHOLÉRINE. — C'est le choléra dans son début (voyez *Choléra*). Ces premiers accidents (perte d'appétit, diarrhée jaune, muqueuse, etc.) peuvent être combattus avec succès par les moyens dont la science dispose, tandis qu'il n'en est plus de même dans les cas de choléra confirmé ; il importe donc, aux premiers symptômes de cette affection, de s'abstenir complétement d'aliments, et de prendre : 1° de la tisane de riz ; 2° une infusion légère de tilleul ; 3° des quarts de lavements amylacés et laudanisés.

CHORÉE (médecine) [du grec *choréa*, danse]. —
Dite aussi *danse de Saint-Guy, de Saint-Witt*, etc. Névrose du système musculaire, caractérisée par des mouvements involontaires et désordonnés d'une ou plusieurs
parties du corps, principalement des muscles des membres.

Causes. — Enfance (âge de 7 à 15 ans), sexe fémi-
nin (trois filles sur un garçon) ; tempérament nerveux
et irritable. Frayeur, colère, jalousie, onanisme, accroissement trop rapide, vers intestinaux, menstruation difficile. Les climats chauds et les pays très froids
paraissent ne pas présenter d'exemple de cette maladie.

Symptômes. — « La chorée s'annonce par un sentiment de fourmillement dans les membres, qui augmente peu à peu et se trouve remplacé par des mouvements convulsifs, devenant de plus en plus sensibles ;
ils attaquent, pour l'ordinaire, la jambe et le pied du
même côté; si le malade veut marcher, il traîne le
membre; dans l'état de repos le pied est agité et porté
en divers sens; le bras du même côté éprouve aussi des
convulsions en même temps, et il devient d'une agitation telle que ce n'est qu'avec les plus grands efforts que
l'enfant peut parvenir à porter quelque chose à sa bouche; l'on voit souvent les muscles de la face et ceux qui
servent à la déglutition participer aux convulsions; le
sommeil n'est jamais parfaitement tranquille ; les malades sont très mélancoliques, et, chez les filles, cette
affection offre toutes les bizarreries que l'on observe
dans l'hystérie. Les garçons ont plus de penchant aux
mouvements. »

Durée, pronostic. — De six semaines à trois mois;
mais si elle passe à l'état chronique, elle peut durer des
années entières; la chorée récidive souvent sous l'influence des moindres causes. Du reste, elle ne menace
pas prochainement l'existence, quoiqu'elle se montre
rebelle parfois à tout traitement.

Traitement. — L'indication rationnelle est de régula-
riser l'action du système nerveux et de traiter les causes.
Ainsi, *la chorée est-elle simple?* régime doux, distraction,
gymnastique, électricité, antispasmodique; *est-elle avec*

pléthore? antiphlogistiques, bains prolongés, purgatifs salins, etc. ; *est-elle avec état anémique*? toniques, ferrugineux, iodure de potassium, etc. ; *y a-t-il des troubles de la menstruation*? sangsues au périnée, à la vulve, sous-carbonate de fer, potion et sirop d'iodure de fer, de potassium; enfin, *est-elle avec affection, vermineuse*? huile de ricin, calomel, aloès, scamonée, huile essentielle et semen-contra, etc. « Il a été proposé une foule de moyens curatifs contre la chorée; la plupart ont réellement obtenu des succès, aucun ne convient dans tous les cas; c'est l'à-propos qui fait leur mérite. Nous n'apprécierons que les principaux. Parmi les toniques, le quinquina et les préparations de fer ont rendu des services incontestés ; la valériane, l'assa-fœtida, ont été plus particulièrement choisies dans la classe des stimulants anti-spasmodiques et vermifuges ; les purgatifs ont évidemment réussi dans plusieurs cas ; des guérisons ont été obtenues en agissant vivement par divers moyens le long de la colonne vertébrale. Dupuytren, auquel nous avons vu employer avec succès les bains froids par surprise, professait qu'aucune chorée ne leur résistait. »

CHRONIQUES (MALADIES). — Nom donné en médecine, par opposition aux *maladies aiguës* (*voyez* ce mot), à toutes les affections dont la durée est longue. L'expression de maladie chronique porte à l'esprit l'idée d'une affection dépourvue de phénomènes violents et parcourant lentement ses périodes.

CLOU ou Furoncle. — *Voyez* ce mot.

COLIQUE (médecine). — Douleurs de ventre le plus souvent soudaines, vives, violentes, continues ou séparées par des intervalles de calme. Voici les principales espèces de coliques reconnues par les auteurs. Le docteur P. Aubert les résume ainsi :

1° Colique venteuse. Elle est le résultat de l'accumulation des gaz dans le tube digestif: il en sera parlé à l'article Vents.

2° **Colique stercorale.** Cette maladie est ordinairement le résultat de la *constipation*. —*Voyez* ce mot.

3° **Colique bilieuse.** On la suppose produite par la trop grande sécrétion et la surabondance de la bile. Elle se reconnaît au goût amer et bilieux de la bouche, à l'enduit jaunâtre de la langue, aux nausées, aux vomissements bilieux, au dégoût des boissons, surtout fades et sucrées, à la perte de l'appétit, et à des douleurs dont l'intensité et le siége varient sans cesse; des gargouillements quelquefois très bruyants accompagnent ces douleurs, auxquelles met fin une abondante évacuation de matières bilieuses, et qui ne se renouvellent que lorsqu'une nouvelle collection de bile sollicite son expulsion. Cette maladie n'est le plus souvent qu'une indisposition que le régime seul doit guérir. Il suffit, pour la voir disparaître, d'une diète de vingt-quatre à quarante heures, aidée de boissons un peu acides, comme une légère limonade ou simplement de l'eau avec du sirop de groseilles ou de limon. On applique des cataplasmes de graine de lin sur le ventre, dans le cas où les coliques seraient trop vives; on injecterait le quart d'un lavement ordinaire fait avec une décoction de racine de guimauve et de tête de pavot, si l'anus, irrité par le passage fréquent des évacuations, faisait éprouver des épreintes. —*Voyez Diarrhée.*

4° **Colique hémorrhoïdale.** — On désigne ainsi les douleurs de ventre qui accompagnent ou précèdent les hémorrhoïdes, ou qui succèdent à leur suppression. Dans la dernière de ces trois suppositions, le mot colique hémorrhoïdale est moins convenable que dans les deux autres; car c'est une maladie du ventre, dans laquelle les hémorrhoïdes ne jouent un rôle qu'à la manière de toutes les suppressions suivies de maladies. Nous renvoyons au mot *Hémorrhoïdes.*

5° **Colique menstruelle.** — Elle est déterminée, chez les femmes, par l'approche ou la suppression des *règles.*

6° **Colique nerveuse.** — Elle survient sans cause, surtout chez les personnes dont l'imagination est vive, facile à s'affecter, à la suite d'une forte émotion de plaisir ou de peine, ou après une grande contention

d'esprit. La face devient pâle, des douleurs vives partent
de l'estomac et parcourent tout le ventre ; il survient
des sueurs froides ; le pouls est petit et inégal ; il y a des
défaillances. La durée de cette colique est courte, quelques heures suffisent pour la faire passer sans laisser de
suites. Les antispasmodiques en potion, et principalement l'éther, suffisent pour la dissiper comme par
enchantement. Si le mal se prolonge, on fait prendre
quelques tasses d'une infusion chaude de fleurs de
tilleul, de feuilles d'oranger ; on administre des lavements émollients ; on pratique des fomentations sur le
ventre, et on le couvre de cataplasmes mucilagineux.
Enfin, si les douleurs ne s'amendaient pas et qu'on n'eût
pas à craindre de troubler la digestion, l'immersion du
corps dans un bain tiède pendant un temps assez prolongé serait fort utile.

7° COLIQUE DE PLOMB, *saturnine*, *métallique*, *des
peintres*. — Colique violente, qui se manifeste chez les
individus qui travaillent le plomb, ou qui font usage de
ses préparations : tels sont les peintres, les plombiers,
les potiers d'étain, les doreurs, les fabricants et les
broyeurs de céruse ; chez les personnes qui boivent de
l'eau qui a coulé dans des conduits de plomb, qui font
usage d'ustensiles de plomb, qui boivent des vins frelatés
avec de la litharge, qui n'est autre chose qu'une préparation de plomb.

C'est un véritable empoisonnement dû à l'absorption
du plomb à l'état moléculaire.

L'invasion prochaine de la colique de plomb s'annonce par la constipation, la dureté des matières éva-
cuées et par quelques douleurs obscures et passagères
dans le ventre. Ces symptômes s'accroissent chaque jour
davantage, avec assez de lenteur pour permettre au
malade de continuer ses travaux pendant quelques jours,
et quelquefois même pendant quelques semaines.

Après cette première période, les douleurs deviennent
plus intenses et quelquefois si violentes qu'elles arra-
chent des cris au malade et lui font prendre les attitudes
les plus bizarres ; puis elles s'apaisent et ne consistent
plus qu'en un resserrement douloureux des parois du

ventre, jusqu'à ce qu'un nouvel accès les réveille. Plus violentes la nuit que le jour, elles parcourent le ventre, se faisant sentir de préférence vers le nombril et la colonne dorsale, et s'accompagnent assez souvent de vomissements, mais plus fréquemment de nausées et d'échappement de gaz.

Le traitement de cette affection, pour ainsi dire empirique, repose sur la combinaison des purgatifs et des narcotiques. Voici celui qu'on suit depuis bien des années à l'hôpital de la Charité, à Paris.

Premier jour : eau de casse avec les grains, tisane sudorifique simple, lavement purgatif le matin, lavement calmant le soir, et thériaque, 30 grammes (1 once); opium, 5 centigrammes (1 grain). — Deuxième jour : eau bénite, tisane sudorifique simple, lavement purgatif, lavement calmant, thériaque et opium. — Troisième jour : tisane sudorifique laxative, deux verres ; tisane sudorifique simple, lavement calmant, thériaque et opium. — Quatrième jour : potion purgative le matin, tisane sudorifique simple, thériaque et opium. — Cinquième jour : tisane sudorifique laxative, deux verres, tisane sudorifique simple, lavement purgatif, lavement calmant, thériaque et opium. — Sixième jour : potion purgative le matin, tisane sudorifique simple, thériaque et opium. — Enfin, septième jour : tisane sudorifique laxative, tisane sudorifique simple, lavement purgatif, lavement calmant, thériaque et opium.

Des essais faits avec soin ont aussi prouvé que l'huile de croton-tiglium, donnée seulement à la dose d'une goutte dans une cuillerée de tisane, était un excellent moyen contre la colique de plomb. Dans tous les cas, dans le cours du traitement, il faut insister sur une diète sévère et ne se permettre des aliments qu'après la cessation complète de la douleur. Dans la convalescence, on doit se tenir éloigné des ateliers, et garder pendant plusieurs jours le repos.

COMBUSTION HUMAINE SPONTANÉE. — La dénomination de *combustion humaine spontanée* s'ap-

plique à un genre particulier de *combustion* qui, sans
cause *apparente déterminante*, se développerait à l'intérieur ou à l'extérieur du corps de l'homme plein de
vie et de santé.

Lorsque des faits aussi bizarres, aussi exceptionnels,
aussi déplorables que les combustions humaines spontanées ont été observés pour la première fois, l'esprit
scrutateur de l'homme a dû d'abord se refuser d'y
croire ; de nouveaux exemples de combustions spontanées ayant été remarqués, on passa de l'incrédulité à
l'hypothèse superstitieuse des causes surnaturelles.
Enfin, de nos jours, ce genre particulier de combustions
s'étant manifesté plus souvent, et le témoignage des
hommes éminents qui l'ont observé et décrit ne pouvant
être suspecté, l'authenticité de ce phénomène a été mise
hors de doute. Ne blâmons pas, du reste, le pessimisme
bien naturel qui fit regarder autrefois les combustions
humaines spontanées comme des fables imaginées pour
tromper la crédulité publique. Qu'on songe, en effet,
dit Lagasquie, avec quelle difficulté on consumait jadis
les criminels et les victimes condamnés au supplice du
bûcher, ou les corps des personnes chéries et respectées
dont on voulait recueillir les cendres ! Qu'on se rappelle
le temps, et surtout la quantité de combustible qu'il
fallait pour cette opération barbare ou pieuse, et l'on se
demandera encore avec surprise s'il est possible qu'à
l'aide d'une étincelle de feu et de simples vêtements qui
le couvrent, à plus forte raison sans le contact préalable
d'aucune matière ignée, le corps humain puisse être
soudainement réduit en cendres ?

Il est difficile de se figurer une mort plus douloureuse, plus effrayante, que celle déterminée par la
combustion humaine spontanée ; mais si la plupart de
ces redoutables accidents ont été mortels, quelquefois
les sujets se sont trouvés assez heureux pour échapper à
cette fin funeste. « On a vu des parties du corps,
notamment les doigts, brûler avec flamme, comme de
véritables bougies, et allumer les corps combustibles
dès qu'on en approchait. Ce feu lumineux, accompagné
d'atroces douleurs, et, plus tard, de développement de

vésicules, d'altération de la peau comme dans la brûlure, était extrêmement difficile à éteindre, et résistait parfois à la submersion même de l'eau. » Lorsque des individus atteints de ces combustions spontanées ont été privés de la vie, le corps, dit Breschet, n'a jamais été complétement incinéré ; il est resté quelques parties à moitié brûlées ou torréfiées, tandis que les autres étaient entièrement consumées, réduites en cendres !

Mais comment pénétrer les phénomènes des combustions spontanées ?

Les auteurs qui ont écrit sur les combustions humaines spontanées ont beaucoup varié dans l'explication qu'ils ont donnée de ce phénomène. Ainsi, selon Dupuytren, l'imbibition des tissus par l'alcool n'entre pour rien dans le développement des combustions spontanées : l'alcool n'est que cause occasionnelle, en produisant un coma favorisant l'asphyxie par le charbon, l'insensibilité du corps, enfin l'incendie par le feu communiqué aux vêtements. Vicq-d'Azyr et Lair étaient aussi de cet avis. — Devergie admet, au contraire, l'imbibition des tissus par l'alcool, et suppose que ce liquide déterminant une modification particulière des fluides et des solides, rend ces tissus plus combustibles. — Marc n'admet point cette absorption de l'alcool, la vitalité, selon lui, détruisant ou modifiant les substances ingérées dans l'économie. Il regarde comme cause des combustions spontanées le développement d'un gaz inflammable dans le tissu cellulaire ou dans les cavités du tronc, et un état idio-électrique susceptible de produire spontanément la combustion de ces gaz. — M. Julia Fontenelle suppose qu'il existe, chez les femmes surtout, une diathèse particulière, qui, jointe à l'asthénie due à l'âge et à l'abus des spiritueux, peut donner lieu à une combustion spontanée ; l'alcool, produisant cette dégénérescence des tissus, engendrerait des produits combustibles dont la réaction déterminerait la combustion des corps.

Dans notre travail spécial sur les *Combustions spontanées* (1), nous avons essayé de résumer et de coordon-

(1) Voir l'*Abeille médicale*, de 1856 ; la *Science*, de 1857.

ner les théories des auteurs. Mais, comme aucune de ces théories ne peut rendre compte des *véritables combustions spontanées*, c'est-à-dire de *celles qui ne reconnaissent pas pour cause le contact médiat ou immédiat d'un corps en ignition*, pour expliquer ces véritables combustions, nous avons adopté la théorie suivante :

1° *L'absorption de l'alcool, et par conséquent son imbibition dans les tissus ;*

2° *L'état idio-électrique du corps dans certains cas et chez certains individus.*

Cette théorie diffère donc de celles de Vicq-d'Azyr, Lair, Dupuytren et Marc, qui n'admettent pas l'imbibition des tissus par l'alcool, et de Devergie et Julia Fontenelle, qui admettent cette imbibition, mais rejettent l'état idio-électrique.

Voici sur quoi nous basons notre théorie.

A. *Absorption de l'alcool.* Tout effet constitutionnel d'une substance ingérée est dû uniquement à son absorption. Ajoutons même que les poisons n'exerceraient sur nos organes aucun effet toxique s'ils n'étaient pas absorbés, c'est-à-dire entraînés dans le torrent de la circulation. Cela résulte pour nous des expériences concluantes de Christison, Coindet, Krinser, Magendie, etc., etc.

B. *Etat idio-électrique.* Il est certain que les dégagements d'*hydrogène* ou d'*hydrogène phosphoré* (phosphure d'hydrogène) du corps de l'homme, du tissu cellulaire, et mis en ignition, peuvent devenir la cause des combustions humaines, l'*hydrogène*, par le contact d'une étincelle visible chez certaines personnes dans les temps froids; l'*hydrogène phosphoré*, par le contact de l'air chez les vieillards, chez les personnes valétudinaires ou affaiblies, dont le principe vital offre peu de résistance à ces décompositions ou affinités chimiques. Si nous considérons encore :

1° Que l'alcool est composé de carbone, d'hydrogène et d'oxygène dans les rapports suivants :

$$C^2 H^6 O^3 ;$$

2° Que les combustions spontanées ont lieu constamment chez les individus adonnés à l'ivrognerie ;

3° Qu'elles se manifestent surtout chez les femmes, dont les tissus, moins serrés, sont plus disposés aux accumulations gazeuses ;

4° Qu'on les voit plus fréquemment en hiver qu'en été, parce que l'air froid, mauvais conducteur de l'électricité, favorise l'état idio-électrique ;

5° Qu'enfin, la région thoracique est toujours plus maltraitée que les autres parties du corps, en raison du nombre et de la grandeur de ses cavités, qui renferment un plus grand volume de gaz ;

On conviendra que cette théorie mixte est la seule admissible, la seule capable d'expliquer tous les cas de combustions humaines spontanées.

COMMOTION CÉRÉBRALE (médecine). — On donne le nom de commotion à un ébranlement, par violence extérieure, d'une partie ou de la totalité d'un organe qui en altère tout à coup les fonctions. « Les commotions cérébrales résultant d'une chute ou d'une percussion violente sont les plus graves et occasionnent souvent la mort, soit par la rupture ou le déchirement de la substance du cerveau ou des vaisseaux de cet organe, soit par les épanchements sanguins qui lui sont consécutifs. Dans les accidents de ce genre, il faut avoir recours immédiatement aux émissions sanguines. Quand la commotion est légère, on fait seulement respirer des vapeurs excitantes (vinaigre, éther), on donne un verre d'eau froide ou simplement vinaigrée, etc.

CONGÉLATION DES MEMBRES. — Exposées à l'intensité d'un froid rigoureux, les parties les plus éloignées du cœur peuvent être atteintes de phlyctènes remplies de sérosités sanguinolentes. C'est ainsi que les mains, les pieds, peuvent être frappés de gangrène : la mort peut même survenir par congélation. Ce serait une bien grave erreur d'exposer alors à une chaleur subite les parties du corps qui ont souffert d'un trop grand froid ; toute alternative trop brusque de froid excessif ou de chaleur trop élevée pourrait déterminer des accidents redoutables (inflammation, suppuration, gangrène). — Il faut donc, dans le cas qui nous occupe, rétablir peu à peu le sentiment dans les parties, en les plongeant dans l'eau très froide, dans la neige; puis, lorsq' la sensibilité est revenue, les frictionner avec des spiritueux, des liqueurs aromatiques, jusqu'à ce que la chaleur naturelle soit à l'état normal. — Dans le cas où il y aurait *apparence de mort*, il faut placer l'individu dans une chambre dont la température ne dépasse pas 6 à 8 degrés centigrades, le frictionner vigoureusement avec des linges imbibés d'eau froide ou de neige, et surtout continuer ces moyens avec persévérance, car on a vu des individus revenir à la vie après plusieurs heures de cette manœuvre. On substitue alors à l'eau et à la neige les spiritueux aromatiques; enfin, l'on administre à l'intérieur les cordiaux.

CONGESTION (du latin *congerere*, amasser, accumuler). — Nom donné à tout afflux de sang plus ou moins rapide dans les vaisseaux d'un organe tel que le cerveau, les poumons, etc. — Voyez *Apoplexie* ou *Fluxion*.

CONSTIPATION (médecine) (du latin *constipare*, resserrer). — État d'un individu dont les évacuations alvines sont rares et les matières fécales dures et laborieusement excrétées. — Les causes internes de la constipation sont peu connues. Elle est due tantôt à la paresse de l'intestin, au défaut de sécrétions muqueuses ou biliaires, à l'activité trop grande des vaisseaux absorbants qui pompent l'humidité des aliments, etc. Les causes occasionnelles ont pour point de départ la vie sédentaire, les travaux intellectuels prolongés, les affections morales, les temps froid et sec, etc.

Symptômes. — Dans la constipation qui ne s'accompagne d'aucune lésion apparente de l'intestin, il y a sentiment de pesanteur dans le bas-ventre, surtout à gauche, des borborygmes, des coliques sourdes, souvent un besoin illusoire d'excrétion; l'appétit diminue, parfois la soif est vive ; enfin l'intelligence est moins aisée et souvent le caractère irritable, ce qui suggéra à Voltaire cette idée plaisante : *Lorsque vous aurez une grâce à demander, informez-vous si Monseigneur est allé à la garde-robe.*

Si parfois l'enivrement des grandeurs ou les délires de l'amour-propre ont pu faire oublier à l'homme l'humilité de sa nature, les ignobles fonctions qui nous occupent, dit le docteur Lagasquie, étaient bien propres à l'y rappeler. Ainsi que l'a dit comiquement Montaigne, « les rois et les philosophes fientent et les dames aussi. » Il est presque humiliant, et rien moins que poétique, d'avoir à se préoccuper de la défécation. Cependant, ces soucis de la plus basse des fonctions de l'animalité ne peuvent rester étrangers aux personnes qu'afflige une constipation habituelle. Éloigner les causes de cet état, quand on le peut, est donc la première mesure. A la vie trop sédentaire, aux contentions démesurées de l'esprit, aux passions, au régime stimulant, on substitue l'exercice, les distractions, la modération des sentiments ; des aliments doux, légers, laxatifs, les végétaux tendres et peu sapides, les fruits aqueux et sucrés, notamment le raisin et les pruneaux, le lait, les viandes blanches ou celles des jeunes animaux, les bouillons de veau, de poulet, agréablement préparés aux herbes. On use modérément de vin, de café, de thé, et encore plus des alcooliques ; largement, au contraire, des boissons aqueuses, mucilagineuses, acidules. L'eau appliquée au corps dans une baignoire ou dans le courant d'une rivière réussit bien aussi. Du reste, nous ne donnons pas ces règles comme absolues ; la diversité des tempéraments et les habitudes, qui sont devenues une seconde nature, peuvent apporter de notables modifications ; ainsi, par exemple, il n'est pas rare de voir les aliments succulents, épicés, les boissons stimulantes, dompter parfaitement la constipation chez des sujets mous et lymphatiques ; d'autres, pour aller à la selle, n'ont qu'à fumer ou faire telle autre chose dont une expérience purement personnelle leur a fait connaître la singularité d'action.

La médecine triomphe cependant plus facilement d'une constipation opiniâtre que d'une dyssenterie violente, surtout lorsqu'elle dure depuis longtemps ; mais un mode de traitement dangereux que nous devons chercher à faire disparaître, c'est celui qu'emploient quelques personnes, et qui consiste à prendre un bain de pieds d'eau froide ou à marcher pieds nus sur des dalles, dans le but de combattre la constipation.

Pour vaincre l'absence de la contractilité intestinale, on a indiqué comme moyen, aux personnes constipées, celui de se présenter chaque jour à la garde-robe, et de faire des efforts comme si l'on devait obtenir une selle. Dans certains cas, en effet, on rend ainsi aux muscles de l'anus leur contractilité, et l'on voit disparaître des constipations qui avaient résisté à toutes les médications employées pour les combattre.

CONTAGION [du latin *cum*, avec ; *tangere*, toucher]. — Communication d'une maladie par le contact médiat ou immédiat.—Quoique la manière dont s'opère la contagion nous soit le plus souvent inconnue, il faut prévoir néanmoins qu'elle a lieu par le moyen d'un agent matériel nommé *principe contagieux* ou virus. — On doit établir une différence entre les maladies contagieuses et les maladies épidémiques. Celles-ci ont ordinairement l'air pour véhicule, tandis que les premières ont toujours pour cause le contact. Ce contact peut être *immédiat* si le principe contagieux est transmis directement de l'individu malade à une personne saine par contact intime, ou *médiat;* si le contact a lieu au moyen des objets appartenant au malade : vêtements, etc. L'expérience démontre que les tissus de laine, de soie, de coton, de chanvre, sont de toutes les matières celles qui reçoivent et transmettent le plus facilement le principe contagieux.

Quelles sont les maladies contagieuses? Cette question est loin d'être résolue d'une manière satisfaisante.

Au nombre des affections contagieuses par contact médiat ou immédiat, figure en première ligne la *gale,*

produite par la présence d'un *acarus*, presque invisible
à l'œil nu, qui s'introduit sous la peau, excite du prurit,
fait naître une vésicule dont il s'éloigne dès qu'elle devient purulente, et chemine ainsi en suivant les rides de
la peau et en produisant çà et là de nouvelles pustules.
—Voyez *Gale.*

La syphilis, la pustule maligne, la rage, la vaccine,
la variole, se transmettent aussi par contact médiat ou
immédiat; de même que la rougeole, la scarlatine, la varioloïde, et peut-être même le croup et la coqueluche.
L'hérédité joue un rôle important dans la transmission
des dartres, des scrofules et de la lèpre, endémique
en Égypte, à Java, en Norvége et en Suède.

Parmi les cas peu certains de maladies contagieuses,
nous devons signaler le cancer, la dyssenterie, la phthisie. Les expériences qui ont été faites sur le caractère
contagieux du cancer, semblent résoudre sa contagion
d'une manière négative, et pour ce qui est de la dyssenterie et de la phthisie pulmonaire, les faits sur lesquels
s'appuient les observateurs, pour déclarer contagieuses
ces affections, ne sont ni assez nombreux ni assez con-
cluants. Quant à certaines ophthalmies purulentes, il est
aujourd'hui démontré qu'elles se transmettent par contact. — *La fièvre typhoïde et le choléra sont-ils dangereux?* Bretonneau et Gendron, qui ont étudié la première de ces affections dans les petites villes, où il est
plus facile de s'assurer du caractère contagieux d'une
maladie, n'hésitent point à se prononcer affirmative-
ment : cependant la plupart des médecins nient cette
contagion. Quant au choléra, de lugubre mémoire, le
courage des médecins semble bien prouver sa non contagion. (Voyez *Choléra*). Mais l'infection ou action délétère exercée sur l'économie par les miasmes morbifiques, produit très sûrement ces maladies, et personne
ne conteste leurs dangers dans cette circonstance. —
Nous avons vu que la contagion de certaines maladies
est niée par un grand nombre de médecins, quoique
soutenue par d'autres. Cherchons donc à expliquer ce
point de l'étiologie. Si l'on considère le malade au moment même où il est atteint par une maladie épidémi-

que, loin de tout foyer d'infection, certes, l'on est porté
à nier le caractère contagieux de l'affection. D'où vient,
néanmoins, que des personnes en apparence bien portantes, quittent un lieu ravagé par une épidémie pour
se soustraire au fléau dévastateur, et sont cependant atteintes, quelques semaines ou quelques mois après? Ne
se pourrait-il pas que, par les effets étonnants de la prédisposition ou de l'idiosyncrasie, les causes morbifiques
eussent atteint ces personnes antérieurement, et que les
effets de ces causes ne se fussent manifestés que longtemps après l'exposition à la contagion ou à l'infection?
On contesterait difficilement cette idée en présence des
phénomènes que nous offre la période d'incubation de
plusieurs maladies, de la rage, entre autres, dont les effets sont plus ou moins longs à se manifester. Cette question de la contagion se trouverait donc ainsi résolue si
notre opinion trouvait un certain poids parmi les membres du corps médical, et l'on ne serait plus forcé de
chercher dans les *constitutions atmosphériques* les causes occultes de certaines épidémies.

CONTUSION.—Lésion produite dans les tissus vivants par le choc des corps ronds ou à large surface et
sans solution de continuité. Les fortes contusions sont
des accidents qui réclament impérieusement la présence
du médecin, parce qu'elles s'accompagnent très souvent
de déchirures ou ruptures des viscères thoraciques ou
abdominaux. Ainsi, pour ne citer qu'un fait : Un homme
tombe de la fenêtre d'un deuxième étage, et meurt sur
le coup. Il n'avait pour le vulgaire qu'une contusion au
ventre, mais l'autopsie démontra au médecin plusieurs
déchirures de l'estomac.

Lorsque la contusion est légère, elle se présente sous
la forme d'une tresse violacée, bleuâtre (ecchymose), perdant bientôt son intensité, devenant verdâtre, jaunâtre,
enfin disparaissant par l'absorption du sang. Ce phénomène, qui effraie à tort les malades, est au contraire un
signe de guérison ; mais lorsque la contusion est un peu
forte, des vaisseaux plus profonds sont rompus, et le

sang ne pouvant se disséminer, reste dans son foyer ; quand il disparaît plus difficilement, c'est ici que la pratique populaire de *comprimer les bosses* avec une pièce de monnaie, un corps, réussit assez souvent en produisant cette dissémination. Toutefois, il faut user de ce moyen avec une certaine réserve, pour ne pas risquer de faire plus de mal que de bien.

Les indications rationnelles du traitement de la contusion consistent à faciliter la résorption du sang épanché (répercussifs et résolutifs), et à combattre l'inflammation (saignée, sangsues, cataplasmes) et les accidents consécutifs (gangrène).

CONVALESCENCE. — État qui succède à la maladie, sans être cependant encore l'entier rétablissement des forces. Dans cet état, outre les rechutes auxquelles est exposé le malade, il est plus accessible à contracter d'autres affections. L'amaigrissement, la pâleur, la faiblesse musculaire, la débilité de l'intelligence, etc., tout atteste que les fonctions sont encore languissantes, et que les ménagements les plus minutieux sont indispensables. « La convalescence, courte dans l'enfance et dans la jeunesse, est progressivement plus longue dans l'âge mûr et la vieillesse ; plus longue dans les lieux bas et humides que dans les lieux secs et élevés, plus longue encore dans l'hiver et les froids que le printemps et l'été, et au milieu des circonstances hygiéniques favorables. La règle la plus essentielle dans la direction à donner à la convalescence, c'est de procéder graduellement, en observant avec attention de quelle manière chaque chose est tolérée. La nutrition étant la base fondamentale de la restauration du corps, c'est sur elle d'abord que se concentrera la sollicitude ; c'est un bon signe que l'appétit, mais il faut prendre garde qu'il n'excède les forces digestives : il ne faut donc le satisfaire qu'avec réserve et jamais jusqu'à satiété, il est important surtout de suivre une progression sévère et raisonnée dans l'alimentation du convalescent. On commence par des bouillons, des laits de poule, de légers potages préparés avec la semoule, la fécule de pommes de terre, le salep, le tapioca, etc.; quelques cuillerées de chocolat, des gelées animales ou végétales, des fruits cuits ou bien mûrs, des légumes de saison, des œufs frais et liquides. On passe successivement à une alimentation plus solide et plus restaurante; après les consommés, les poissons à écailles, les viandes rôties d'animaux jeunes et puis adultes; les sauces, les épices, ne conviennent que plus tard. L'eau rougie et un peu de vin pur dans les repas, sont ordinairement convenables; il faut également graduer l'exercice musculaire et intellectuel, ranimer les mouvements et l'esprit peu à peu et sans fatigue. Il faut en outre que le moral du convalescent soit entretenu dans un état de gaîté, par des distractions douces et variées, suivant son âge, son sexe, ses habitudes. » Nous nous bornons à ces généralités sur la convalescence, parce que nous pensons qu'il serait aussi peu philosophique qu'impossible de vouloir indiquer d'une manière absolue la nature et la mesure des agents hygiéniques et pharmaceutiques qui conviennent aux nombreuses variétés de convalescences. Le médecin seul est apte à indiquer le choix des aliments, des exercices, des lieux propices aux divers sujets qui relèvent des maladies.

CONVULSIONS (médecine) (du latin *convellere*, secouer, ébranler]. — Contractions désordonnées et involontaires des muscles. Les auteurs appellent *toniques* les contractions permanentes, et *cloniques* celles qui présentent des alternatives de relâchement. Aux convulsions toniques se rapportent le *tétanos*, la *catalepsie;* aux cloniques, l'*éclampsie*, la *chorée*, l'*épilepsie*, l'*hystérie*, l'*asthme*, les *palpitations*, etc.

Les convulsions reconnaissent pour causes : l'enfance, le tempérament nerveux, les excès de travail ou de plaisir, les émotions morales vives, les passions exaltées, la dentition, la grossesse, l'accouchement; elles peuvent aussi avoir lieu par *imitation*, comme les couvents et les pensionnats de demoiselles en ont offert des exemples; enfin elles se montrent aussi dans certaines maladies du cerveau,

Quand les convulsions dépendent d'une affection du cerveau, aiguë ou chronique, dit le docteur E. Beaugrand, elles sont ordinairement précédées de symptômes particuliers, qui décèlent la maladie principale. Mais celles qui sont purement nerveuses débutent habituellement au milieu de la plus parfaite santé et à l'occasion de l'une des causes dont nous venons de parler. Cependant il y a même alors, dans le plus grand nombre des cas, des symptômes précurseurs plus ou moins passagers qui annoncent l'invasion, surtout chez les personnes qui sont sujettes à ces accidents. Ce sont des douleurs de tête, des étourdissements, des vertiges, des picotements dans les mains, dans les pieds; une anxiété extrême; puis les membres éprouvent des secousses par saccades : assez souvent le malade tombe et perd connaissance; la respiration est pénible, fréquente; les yeux roulent dans leurs orbites; les dents se serrent et craquent; souvent il y a de l'écume aux lèvres; parfois des cris étouffés, des sanglots ou des éclats de rire; les membres sont agités de mouvements désordonnés; ils s'étendent, se fléchissent, se tordent avec violence; le visage est quelquefois pâle, le plus souvent il est rouge ou même violacé. Cet état peut durer seulement quelques minutes ou plusieurs heures, avec des alternatives d'exacerbation ou de rémission. Un sommeil profond avec ronflement ou bien une crise de larmes termine l'accès.

Le traitement des convulsions doit être celui des causes qui les produisent. Toutefois, voici les moyens généraux qu'il importe de ne pas négliger :

Mettre le malade dans l'impossibilité de se blesser; humecter les tempes avec de l'eau fraîche; faire respirer des odeurs fortes; administrer quelques potions antispasmodiques. S'il existe des signes de pléthore, les émissions sanguines sont indiquées; des bains tièdes prolongés ont quelquefois rendu de grands services. Enfin, il est une puissance morale dont l'exercice, sagement dirigé, peut, dans beaucoup de cas, maîtriser l'action musculaire la plus désordonnée : c'est la *volonté*. Sans doute, ce serait à tort que l'on compterait sur cette

puissance pour arrêter le cours des convulsions dues
évidemment à une phlegmasie (inflammation), ou à
quelque autre lésion matérielle du système nerveux;
mais toutes les fois que la maladie est uniquement le
résultat d'une habitude vicieuse, du défaut d'harmonie
ou de coordination des forces locomotrices, il est permis
d'en espérer les plus grands succès; il est même peu de
maladies convulsives auxquelles il ne puisse apporter
d'heureuses modifications; aussi, voit-on tous les jours
la volonté maîtriser des strabismes, des bégaiements,
des épilepsies, des tétanos, des toux convulsives, des vomissements, etc. Dans quelques cas, tous les efforts
doivent tendre à rompre une habitude vicieuse, à imprimer une autre direction aux mouvements actuels, à
substituer une action régulière à une action pervertie;
dans d'autres, il suffit de frapper vivement et soudainement l'attention du malade, pour distraire, en quelque
sorte, le principe du mouvement et remplacer un acte
convulsif par un acte sensitif; tel est l'effet d'un bain de
surprise, d'une nouvelle inattendue, d'une forte impression morale quelconque; tel a été sans doute autrefois l'effet des exorcismes.

COQUELUCHE (médecine) [de *coqueluchon*, sorte
de capuchon dont les malades se couvraient la tête an-
ciennement). — Affection nerveuse caractérisée par des
accès de toux violente et convulsive, avec inspirations
pénibles, bruyantes, menaces de suffocation, se terminant par une expectoration ou vomissements de matière spumeuse et filante. Elle atteint presque exclusivement les enfants (surtout les filles) de un à sept
ans, sévit sur les sujets lymphatiques et nerveux, particulièrement au printemps et en automne, principalement dans les années froides et humides. Souvent
épidémique, mais dans tous les cas *contagieuse*, la coqueluche n'attaque ordinairement qu'une fois; elle précède ou complique souvent la rougeole. Les quintes
sont plus violentes la nuit, et les douleurs de poitrine
plus déchirantes. La durée est de six semaines à cinq
mois. Le pronostic est en général peu grave, si l'affec-

tion est bien soignée; mais, dans le cas contraire, elle
peut se compliquer de hernie, d'obstructions de viscères, de phthisie même, et le malade peut mourir d'é-
puisement.

Traitement. La première indication est de changer
de lieu, s'il est possible. Pendant les accès, il faut tenir
l'enfant sur son séant, la tête élevée et le front soutenu,
et faire respirer de la vapeur d'éther (quelques gouttes
versées sur un mouchoir). Dans l'intervalle des accès,
on fera usage de boissons calmantes, expectorantes. Le
remède le plus efficace paraît être le sirop de belladone,
administré par petites cuillerées à café, toutes les deux
à trois heures. Les vomitifs, par le sirop d'ipéca, sont
très utiles une ou deux fois par semaine : la dose est de
15 grammes jusqu'à quatre ans, et de 20 à 30 au-dessus de cet âge. Les émissions sanguines sont indiquées
lorsque dans les crises la congestion cérébrale est forte :
mais ici la présence du médecin est indispensable.

COR (médecine) [de *cornu*, corne]. — Tumeur dure
et circonscrite, qui se développe sur les orteils, et qui
est ordinairement produite par la compression qu'exercent les chaussures trop étroites ou trop dures. Le cor
se compose d'une portion superficielle, formée de plusieurs couches d'épidermes superposées et d'une autre
portion plus profonde, s'enfonçant à travers le derme
jusqu'aux tendons, jusqu'aux ligaments et même jusqu'au périoste. On y a découvert des vaisseaux à l'aide
du microscope; c'est ce qui distingue le *cor* du simple
durillon. Les cors se gonflent dans les temps humides
et pressent les parties sous-jacentes, ce qui occasionne
de vives douleurs.

Voici les principaux moyens employés dans le but de
guérir les cors : « Après avoir écarté les causes qui ont
provoqué l'apparition des cors, on enlève, en dédolant,
au moyen d'un instrument bien tranchant, tel qu'un
bistouri ou un rasoir, leurs couches les plus superficielles; à mesure qu'elles sont emportées, on voit les
plus profondes, qui cessent d'être pressées avec une
égale force contre la peau, ressortir, en quelque sorte,
et se présenter successivement à l'opérateur. Il est alors

souvent possible, à l'aide d'une aiguille solide et à pointe mousse, d'isoler la racine du cor des parties saines, en grattant à l'entour avec la pointe de l'aiguille, de manière à la détacher entièrement et à l'extraire sans la plus légère douleur. Le pansement consiste ensuite à remplir-ce petit trou avec de la graisse de mouton, et à recouvrir la partie d'un emplâtre de savon ou de diachylon. Les bains de pieds, que l'on emploie habituellement pour faciliter la section des cors, ne sont pas toujours aussi utiles qu'on le croit : ils ramollissent et gonflent l'épiderme et s'opposent à ce qu'il soit aussi exactement coupé que lorsqu'il conserve sa résistance normale. D'ailleurs, les racines des cors ainsi ramollies ne peuvent jamais être détachées et extraites de la cavité qu'elles se sont creusée. Et cependant, c'est là qu'est toute la guérison. La cautérisation est également un bon moyen de détruire les cors. On peut la pratiquer d'un grand nombre de manières. Toutes ne sont pas indifférentes, car il en est quelques unes de fort dangereuses. Celle qui est préférable consiste à couper autant que possible du cor sans le faire saigner et sans causer de douleur, puis à mettre le pied dans l'eau chaude pendant un quart d'heure ou vingt minutes : alors, après avoir bien essuyé la partie, on passe sur la surface du cor le nitrate d'argent (pierre infernale). Quelques heures après, la surface est noire et sèche, et cette espèce de croûte tombe au bout de six à huit jours. quand on a soin de mettre souvent les pieds dans l'eau. Lorsqu'on a appliqué la cautérisation, il est prudent de ne pas se livrer à la marche immédiatement; car alors la moindre fatigue ou la moindre pression sur l'endroit fraîchement cautérisé peut donner lieu à des douleurs excessivement vives, à la formation d'un abcès et à l'impossibilité de marcher pendant fort longtemps. Il est donc bon de n'avoir recours à la cautérisation que le soir en se couchant; le repos de la nuit suffit ordinairement pour mettre à l'abri des accidents. On a employé aussi la potasse caustique (pierre à cautère), le beurre d'antimoine, l'eau forte, l'huile de vitriol, etc. Mais ces moyens violents exigent beaucoup de précau-

tions et sont fort difficiles à manier; ils occasionnent
même fort souvent de graves accidents, tels qu'inflammations, dénudation des tendons et même des os, ouverture des articulations, accidents tétaniques, etc. Le
nitrate d'argent n'a, au contraire, aucun de ces inconvénients, et nous pensons que c'est un moyen dont on
peut essayer sans crainte, en agissant toutefois avec prudence et en prenant les précautions que nous avons indiquées. »

CORYZA (médecine). — Mot grec, conservé en français, pour désigner l'inflammation catarrhale de la
membrane pituitaire ou muqueuse des fosses nasales,
connue vulgairement sous le nom de *rhume de cerveau*.
Cette affection a le plus souvent pour cause la suppression subite de la transpiration interne, d'où naît l'inflammation. L'impression du froid, particulièrement à
la tête et aux pieds, l'occasionne le plus souvent. Quelquefois il accompagne ou précède les épidémies de
grippe ou *influenza*, ainsi que la coqueluche, la rougeole,
la variole et la scarlatine. Les enfants, les femmes, les
sujets lymphatiques y sont plus particulièrement prédisposés.

Le coryza débute par un sentiment général de malaise et de lassitude, souvent accompagné de frissons et
de courbature dans les membres; « il s'y joint, surtout
au-dessus de la racine du nez, un mal de tête qui est plutôt
une pesanteur qu'une douleur aiguë. Les narines sont le
siége d'une démangeaison fort incommode qui occasionne
de fréquents éternuments, un larmoiement continuel des
yeux, avec tintement dans les oreilles, battement des
tempes et abolition complète de l'odorat. A mesure que
la membrane, siége du mal, se gonfle, l'air pénètre avec
plus de peine dans les fosses nasales et force le sujet à
respirer par la bouche; le pourtour du nez et la lèvre
supérieure se gonflent sous le contact d'un mucus aqueux,
irritant, qui coule sans cesse des narines, et oblige le
malade à se moucher continuellement. Au bout de deux
ou trois jours, les phénomènes généraux s'amendent,
mais le mucus nasal devient plus épais, prend une teinte

jaune verdâtre. Enfin, la durée totale de cette maladie est généralement de quatre à huit jours. »

A l'état aigu, le coryza cède ordinairement aux bains de pieds sinapisés, aux fumigations émollientes, aux boissons sudorifiques ; mais, à l'état chronique, il se lie le plus souvent à une constitution scrofuleuse et devient très rebelle, malgré l'usage des vêtements de laine, les chaussures de taffetas gommé, les frictions et fumigations aromatiques, les vésicatoires à la nuque, etc. Un des moyens qui nous ont réussi quelquefois, c'est la cautérisation de la pituitaire avec le nitrate d'argent.

COUP DE SANG (médecine). — Congestion momentanée du sang vers la tête, qui s'annonce par les mêmes symptômes que l'*apoplexie*, mais qui est promptement suivie de retour à la santé, et ne produit point de paralysie durable. — Voyez *Apoplexie*.

COUP DE SOLEIL ou *Insolation*. — Effet produit, sur une partie quelconque du corps, par l'action d'un soleil ardent. Lorsque cette action porte seulement sur un membre ou sur une partie du tronc, elle y détermine une espèce d'érysipèle ; mais quand elle frappe sur la tête, il peut en résulter une affection cérébrale intense.

Les indications de traitement consistent à calmer la douleur et à dissiper l'inflammation. Si l'insolation est légère, elle cède à la diète, au repos, à des lotions émollientes froides, à des boissons tempérantes. — Si elle est intense, elle exige la saignée du bras, du pied, les sangsues à l'anus ; des sinapismes, bains de pieds, bains tièdes, purgatifs salins.

COUPURE (chirurgie). — Nom vulgaire des petites plaies faites avec des instruments tranchants, tels que couteaux, canifs, rasoirs, etc. Ces lésions guérissent ordinairement en un jour ou deux : il suffit de laver la plaie avec de l'eau fraîche et d'en maintenir les bords rapprochés, à l'aide d'un morceau de taffetas d'Angleterre ou de sparadrap. Dans le cas où le sang coulerait encore, on appliquerait sur la plaie un peu de charpie, puis une petite compresse, et l'on exercerait, au moyen d'une bande, une compression modérée, bien qu'assez forte pour arrêter l'écoulement du sang. — Le persil haché, que tant de personnes ont l'habitude de placer pour obtenir la réunion immédiate des coupures, ne peut produire aucun effet, et les compresses d'eau salée qu'on emploie déterminent souvent une irritation qui devient une cause de suppuration.

COURBATURE. — Indisposition caractérisée par une sensation de brisement ou de contusion des membres, reconnaissant pour cause ordinaire les exercices violents, un refroidissement du corps, la suppression d'une évacuation habituelle, une impression morale vive, etc. — Les symptômes de la courbature sont les suivants : « Lassitudes générales, abattement extrême, engourdissement de tout le corps, douleurs sourdes dans les bras, les jambes, le dos, et principalement les organes musculaires, comme si ces parties avaient été brisées, contusées ou frappées à coups de bâton ; l'appétit est suspendu, il y a dégoût, amertume de la bouche, soif, nausées et quelquefois vomissement ; d'autres fois aussi des douleurs de tête, des anxiétés plus ou moins vives, une insomnie incommode ; ces symptômes sont presque toujours accompagnés d'un mouvement fébrile plus ou moins intense, pendant lequel le pouls est ordinairement plein et assez fréquent. Cet état, après avoir duré un ou deux jours, tout au plus trois ou quatre, sans accidents plus graves, se termine presque spontanément par un saignement de nez, ou, le plus souvent, par des sueurs abondantes, en sorte qu'on peut regarder la courbature, moins comme une maladie, que comme une indisposition éphémère. Cependant, il arrive quelquefois qu'elle est le prélude d'une maladie aiguë d'une tout autre importance : ainsi les fièvres éruptives, la petite-vérole en particulier, la fièvre typhoïde, la fluxion de poitrine, sont généralement précédées d'un sentiment de courbature. »

Lorsque la courbature vient à la suite de travaux pénibles, le repos absolu et les bains la dissipent promptement. Cependant, si le sujet était d'un tempérament sanguin et habitué à quelque hémorrhagie périodique qui n'eût point paru à l'époque ordinaire, il conviendrait de suppléer à cette hémorrhagie en faisant pratiquer une saignée.

CRACHEMENT DE SANG. — Voyez *Hémoptysie*.

CRAMPE. — Contraction involontaire, douloureuse, de certains muscles, particulièrement de la cuisse, de la jambe, de la main, etc., résultant ordinairement d'une fausse position ou de la *compression directe* d'un muscle ou d'un nerf; mais tenant quelquefois à une surexcitation du cerveau ou à certaines maladies (coliques de plomb, choléra, dyssenterie, grossesse, accouchement, etc.).

CRANIOLOGIE [du grec *cranion*, crâne, et *logos*, discours]. — Mot créé pour le système du docteur Gall, et qui désigne l'étude des saillies ou bosses que présente le crâne, et des indices qu'on a cherché à en tirer, relativement aux penchants des individus.

Ce mot est remplacé aujourd'hui par celui de *Phrénologie*. — *Voyez* ce mot.

CRANIOSCOPIE [du grec *cranion*, crâne, et *scopein*, examiner]. — Ce mot a la même signification que ceux de *craniologie* et de *phrénologie*. — Voyez *Phrénologie*.

CROUP (médecine) de [l'écossais *croup*]. — Maladie redoutable, caractérisée par l'inflammation de la membrane muqueuse du larynx, avec coexistence de spasmes plus ou moins violents, et surtout par la production assez rapide de fausses membranes dans les voies aériennes.

Le croup s'observe le plus souvent pendant l'hiver et au commencement du printemps, dans les lieux bas et humides et dans les grands centres de populations. Il peut être sporadique, épidémique, endémique, et peut devenir contagieux. Il affecte surtout les garçons de deux à huit ans.

La marche de la maladie peut être divisée en deux périodes. « Dans la première, il y a, comme dans la coqueluche, du malaise, des frissons, de la chaleur à la peau, en un mot, tous les signes précurseurs d'un rhume, mais d'un rhume intense, puisque la plupart du temps, le fond de la gorge est rouge, les amygdales sont tuméfiées et les glandes du cou engorgées. Mais la toux ne tarde pas à prendre un caractère particulier qui se révèle subitement la nuit. L'inspiration est sonore, sifflante, entrecoupée, les artères du cou battent avec force, les veines s'y dessinent largement; l'enfant renverse sa tête en arrière, comme pour échapper à la suffocation ou mieux à un véritable étranglement. A mesure que la maladie avance, le caractère de la toux se dessine davantage; elle devient semblable au cri d'un jeune coq, au gloussement d'une poule, ou, pour mieux dire, elle est rauque, sonore et bruyante; dans l'intervalle des accès, la voix est souvent complétement éteinte, et quelquefois, sous leur influence, il survient des vomissements au milieu desquels sont rejetés des lambeaux de fausses membranes dont l'expulsion procure un soulagement très prononcé. Dans la deuxième période, la maladie, au lieu de s'amander comme la coqueluche, augmente, au contraire, dans la plupart des cas, d'intensité. La face est bouffie, les lèvres sont bleues, le cou évidemment tuméfié, et la mort survient ordinairement alors par le fait d'une véritable asphyxie; de telle sorte que la durée de la maladie n'est guère que de trois à huit, dix ou douze jours au plus. On l'a vue emporter le malade en douze heures! »

Une maladie aussi grave, et quelquefois aussi rapide dans sa marche, exige un traitement très actif; application de sangsues au cou, vomitif à haute dose, pour faciliter le décollement et l'expulsion des fausses membranes. On y joint des laxatifs (calomel), des frictions mercurielles sur les côtés du cou, sous les aisselles; des boissons adoucissantes, pectorales, des lavements émollients, et, contrairement au préjugé vulgaire, des bains chauds prolongés qui réussissent merveilleusement à calmer les accidents spasmodiques. Les sinapismes appliqués sur les membres inférieurs, les vésicatoires volants placés à la nuque ou entre les épaules, des frictions sur ces régions avec la pommade ammoniacale, la pommade stibiée, l'huile de croton-tiglium, sont d'utiles auxiliaires comme dérivatifs. M. Guersant agissait, en outre, sur la fausse membrane elle-même, en portant jusque sur la glotte une petite éponge imbibée d'une solution concentrée de nitrate d'argent ou d'un mélange de miel rosat et d'acide chlorhydrique. M. Bretonneau, de **Tours**, pratique des insufflations avec la poudre d'alun calciné ; comme dernière ressource, on conseille et pratique avec succès, une fois sur cinq ou six, la *trachéotomie*.

CROUP (FAUX). — Il débute ordinairement la nuit, et ne diffère du vrai croup que parce qu'il n'y pas de formation de fausses membranes dans les voies aériennes : aussi n'amène-t-il jamais la mort. Quoique plus commun que le vrai croup, il exige la présence du médecin.

CYANOSE [du grec *cuanos* bleu]. — Coloration en bleuâtre, souvent aussi en bleu foncé (surtout après les mouvements), des extrémités, notamment des doigts, des orteils et du visage, parfois aussi du corps entier ; en même temps, difficulté de respirer, palpitations de cœur, manque de chaleur, faiblesse générale.

La cause prochaine est un obstacle à la conversion du sang veineux en sang artériel, par conséquent la persistance de ce liquide à l'état de carbonisation. Les causes de la cyanose sont congéniales ou acquises. Les premières, plus fréquentes que les autres, sont la persistance du trou ovale, du conduit de Botal, des lésions organiques du cœur, l'implantation de l'aorte sur le ventricule droit, l'absence des valvules, le défaut de développement des poumons (dans ce cas, la mort a souvent lieu immédiatement après la naissance). Les causes acquises, ou qui ne commencent à agir que pendant

le cours de la vie, sont la réouverture du trou ovale (par
de violents efforts, par un raptus considérable du sang
vers le cœur), des anévrysmes du cœur, l'ossification des
valvules, l'état tuberculeux des poumons, leur imper-
méabilité. L'état scorbutique, qui est aussi un état veineux du sang, peut produire des phénomènes analogues.

La durée de cette maladie n'a rien de déterminé ; elle
peut n'être que de quelques mois, ou de plusieurs années, et s'étendre même jusqu'à vingt-cinq ans. La terminaison est une décomposition progressive du sang,
l'apparition d'hémorrhagies passives, l'hydropisie et la
mort par asphyxie.

Le traitement est plutôt palliatif que curatif. Il faut,
avant tout, chercher à limiter l'activité de la circulation
par le repos, l'alimentation végétale, les boissons aqueuses ; suppléer à la fonction des poumons en excitant les
fonctions de l'appareil des sécrétions.

D

DANSE DE SAINT-GUY. — Voyez *Chorée.*

DARTRES (médecine) [du grec *dartos*, écorché].
— Terme générique servant à désigner un groupe
d'affections inflammatoires de la peau, le plus souvent
chroniques, caractérisées par des éruptions de formes
diverses (vésicules, pustules, etc.), tendant à s'accroître
en superficie, à récidiver et à se transformer d'une
espèce dans une autre. On a cherché la cause première
des dartres dans un vice interne, dans une disposition
morbide particulière que produirait l'altération du sang
et des divers fluides de l'économie. Voici les cinq principales espèces de dartres conservées par les auteurs :

« 1° La *dartre furfuracée, sèche, bénigne, farineuse,*
la plus fréquente et la plus mobile, qui consiste en
légères exfoliations ressemblant aux pellicules du son ;
elle occupe ordinairement les sourcils, le cuir chevelu,

.la face, les aines; elle affecte surtout les enfants; s'accompagne de démangeaisons très incommodes, et peut se changer en dartre squammeuse; elle commence par une rougeur très vive, puis l'épiderme s'exfolie en une espèce de farine ou d'écailles de son: on distingue la *dartre furfuracée volante*, remarquable par l'abondance des écailles, et la *dartre arrondie*, qui siége plus particulièrement autour des articulations, sous forme de plaques écailleuses circulaires.

» 2° La *dartre crustacée*, dans laquelle la dessiccation du liquide sécrété donne lieu à la formation de croûtes dures et peu épaisses, qui se détachent au bout d'un certain temps, et sont bientôt remplacées par d'autres; sa durée est très longue; elle s'ulcère fréquemment: on distingue dans cette espèce la *dartre crustacée flavescente*, qui consiste en croûtes jaunes, semblables au miel desséché, et qui occupe le milieu des joues; la *dartre crustacée stalactiforme*, en croûtes pendantes comme des stalactites, et occupant les ailes du nez; et la *dartre crustacée musciforme*, en croûtes d'un gris verdâtre, analogues à la mousse des toits, entourées d'une aréole rouge, et laissant voir au-dessous d'elles, lorsqu'on les détache, un bourgeon charnu, proéminent et granulé.

» 3° La *dartre pustuleuse*, une des plus fréquentes, qui consiste dans des boutons proéminents, dont le sommet blanchit; elle a son siége au visage, à la poitrine, aux épaules, etc.; la chute des croûtes formées par le pus desséché laisse des taches rougeâtres. Ses variétés sont: la *dartre mentagre* ou *sycosis*, qui occupe le menton (voyez **Mentagre**); la *dartre couperose* ou *acné*, fréquente sur le nez, les joues, le front, spécialement chez les buveurs et chez les femmes qui usent de certains cosmétiques (voyez *Acné*); la *dartre pustuleuse miliaire*, qui occupe le front, chez les adultes, sous la forme de très petits boutons blanchâtres et luisants comme des grains de millet; la *dartre disséminée*, occupant surtout la poitrine, les épaules et le visage, sous forme de gros boutons rougeâtres, coniques, semblables à de petits furoncles.

» 4° La *dartre rongeante*, qui affecte le visage, et qui

est caractérisée par la dureté et l'ulcération de la peau : elle fournit un pus âcre et fétide, avec prurit insupportable ; l'ulcère rongeant s'étend successivement au tissu cellulaire, aux cartilages et aux os, et amène quelquefois la fièvre, le dépérissement et la mort.

» 5° La *dartre squammeuse*, dite aussi *dartre vive*, (*lichen agrius*), qui se manifeste à l'origine des membranes muqueuses par une tache rouge, sur laquelle se forme une multitude de petites pustules d'où suinte une matière âcre et ichoreuse ; l'épiderme se détache en écailles larges, humides, qui sont bientôt remplacées par d'autres. »

Le traitement des dartres exige une main très exercée. Lorsque ces affections sont récentes, on les combat par un traitement antiphlogistique ou débilitant, proportionné à la force, à l'âge du sujet, à la violence et à l'étendue du mal. Les boissons délayantes, les saignées générales ou locales, les sangsues près du siége du mal, les cataplasmes de fécule fraîche, les bains amidonés, le repos, le régime lacté, seront mis en usage. Les pommades ou les bains sulfureux ne doivent point être ordonnés tant que le caractère inflammatoire existera. Lorsque les dartres passent à l'état chronique, on a d'abord recours aux lotions diverses, aux bains et purgatifs salins (sulfate de soude, eau de Sedlitz), puis aux douches de vapeur aqueuse, simple ou sulfureuse. Les onctions avec les pommades de calomel, d'oxyde de zinc, de goudron, de précipité rouge, camphrées ou non, sont aussi très avantageusement employées. Malgré l'usage de ces moyens, on ne parvient quelquefois à guérir une dartre qu'en changeant son mode d'inflammation, qu'on ramène de l'état chronique à l'état aigu, en cautérisant légèrement sa surface au moyen de la pierre infernale ; mais il est toujours prudent, dans ce cas, d'appliquer un cautère ou un vésicatoire au bras, et d'administrer fréquemment des dérivatifs internes. On a encore préconisé contre les dartres une foule de substances végétales (bardane, fumeterre, houblon, chicorée, quinquina), qui sont devenues, dans certains cas, d'utiles auxiliaires du traitement de ces maladies.

DÉMENCE. — Sorte d'aliénation mentale qui consiste dans l'oblitération plus ou moins complète des facultés intellectuelles et l'incohérence des idées et des actions ; elle diffère de l'idiotie, en ce qu'elle est accidentelle, tandis que l'idiotie est ordinairement congéniale. « Résultat ordinaire de toutes les causes qui impriment au cerveau des secousses brusques, profondes, mais fréquemment renouvelées, comme un travail intellectuel exagéré, des chagrins profonds, les excès vénériens, l'abus du mercure, des boissons alcooliques ou des substances narcotiques ; la démence se montre quelquefois isolément, mais, le plus souvent, elle est précédée ou compliquée de désordres qui portent sur l'intelligence ou sur la faculté de mouvoir, tels que la manie, la monomanie, l'épilepsie, les tremblements nerveux. Elle débute quelquefois d'une manière brusque, mais, dans la plupart des cas, elle est annoncée par des signes qui consistent surtout dans des congestions de cerveau répétées, une attaque d'apoplexie, par un état maniaque ou par des changements remarquables survenus dans les goûts, les habitudes, le caractère de la personne, changements portant particulièrement sur la fixité de ses idées et la force de son raisonnement. De toutes les facultés qui tendent à déchoir, la mémoire est celle qui offre les modifications les plus saillantes ; sa perte porte surtout sur les faits récents. Le malade conserve bien encore le souvenir de certaines choses élémentaires qu'il a apprises dans son enfance ; mais les idées sont rares, disposées sans ordre et souvent éloignées du but pour lequel elles semblaient avoir été sollicitées. Enfin, tôt ou tard, surviennent des signes de paralysie, triste prélude d'une fin prochaine. » — Il est difficile d'arrêter la marche de la démence qui est parvenue à un certain degré, et les médecins aliénistes sont seuls aptes à traiter convenablement les malheureux qui sont réduits à cet état. — Voyez *Folie*.

DÉVOIEMENT (médecine). — Voyez *Diarrhée*.

DIABÈTE (médecine) ou *diabetès* [de *diabatno*, pa-

ser à travers]. — Affection caractérisée par une augmentation considérable de la sécrétion de l'urine (on l'a
vue s'élever jusqu'à 100 litres par jour), qui est plus ou
moins chargée d'une matière cristallisable, fermentici-
ble, et le plus souvent sucrée (diabète sucré). Il y a en
même temps sécheresse de la peau, soif très vive, appétit dévorant, abattement des forces et des facultés morales, amaigrissement et consomption progressive.

Les causes de cette affection ne sont pas bien connues.
On a regardé l'alimentation exclusivement végétale ou
de mauvaise qualité, le séjour des contrées froides et humides, les veilles prolongées, les affections tristes, comme
susceptibles d'en favoriser le développement. Longtemps
on l'a attribuée à une surexcitation des reins. M. Cl. Bernard a récemment établi un rapport entre les fonctions
du foie, qui, même dans l'état normal, sécrète et élabore
une certaine proportion de sucre, et celles du poumon,
qui consomme par l'acte de la respiration le sucre ainsi
produit : lorsqu'un état maladif vient surexciter l'activité
du foie ou déprimer celle du poumon, la production du
sucre devient plus considérable, et, ne pouvant plus être
consommée par le travail de la respiration, cette substance apparaît dans les urines : il est d'ailleurs à remarquer que le diabète se complique souvent de phthisie
pulmonaire.

Le diabète est une affection chronique qui résiste le
plus souvent à tous les moyens employés pour la combattre. Elle affecte de préférence les sujets faibles, lymphatiques, de trente-cinq à quarante-cinq ans. Elle dure
quelquefois plusieurs années, bien qu'on l'ait vue se terminer après plusieurs mois. « Dans le *diabète sucré*, l'u-
rine ne contenant plus d'acide urique et d'urée, en même
temps que le sucre y surabonde, il convient de mettre
le malade à l'usage d'aliments azotés, de le nourrir presque exclusivement de viande, de bouillon, de lui faire
boire du bon vin, de proscrire toutes matières sucrées
et féculentes, telles que le sucre, le pain, les pommes de
terre. On a conseillé en outre les médicaments diaphorétiques, l'usage des vêtements de flanelle, les frictions
sur les lombes, les bains chauds à 30 degrés, les voyages

dans les pays chauds, l'application de vésicatoires sur les reins; l'emploi des astringents, tels que l'alun, le cachou, les acides sulfurique et nitrique, les toniques, notamment diverses préparations de quinquina et de fer. On a vanté comme une sorte de spécifique les eaux minérales de Bristol, bues sur les lieux. On peut y substituer l'eau de chaux coupée avec du lait, la gomme arabique dissoute dans le lait. » L'opium à haute dose a souvent réussi. On a encore préconisé le chlorure de sodium, le carbonate de soude et la magnésie calcinée; les bains de vapeur, les bains sulfureux, etc.

DIAGNOSTIC [du grec *diagnosis*, discernement]. — Opinion que se forme le médecin de la nature d'une maladie considérée individuellement. Dans un sens plus étendu, c'est la partie de la médecine qui a pour objet la distinction des maladies, par la connaissance des signes pathognomoniques propres à chacune d'elles. On ne peut nier que depuis soixante ans le diagnostic n'ait fait un pas immense. L'étude de l'anatomie pathologique, le perfectionnement ou la création des moyens d'investigations, ont amené des résultats d'une précision surprenante; il faut dire, néanmoins, que ces résultats précis révèlent quelquefois l'impuissance de l'art, mais aussi empêchent-ils souvent des tentatives inutiles dans le traitement des maladies incurables.

DIARRHÉE (médecine), ou *dévoiement* [du grec *diarrhéô*, couler de toutes parts]. — Fréquence et liquidité des déjections alvines, qui est quelquefois un incident sans importance, mais quelquefois aussi le symptôme d'un état de maladie. Cette définition laisse de côté toutes les subtilités de la science, et convient parfaitement aux gens du monde.

Diarrhée accidentelle. — Nous placerons en tête de ses causes certaines espèces d'aliments et de boissons, l'abus des fruits mucoso-sucrés et aqueux, des substances grasses, huileuses, indigestes, l'abondance des boissons particulièrement aqueuses, mucilagineuses, ou en état de fermentation, plutôt froides que tempérées. Une digestion imparfaite est, sans contredit, la cause la plus fréquente de ces diarrhées éphémères qui ne troublent pas sensiblement la santé, et auxquelles il suffit d'opposer momentanément une modification de régime dans la dose et l'espèce des aliments. Quelquefois, cependant, ces dévoiements passagers sont occasionnés par l'impression du froid et l'humidité aux pieds surtout ; par des émotions débilitantes dont maints poltrons ont ressenti les humiliants effets, etc. L'espèce de diarrhée dont nous parlons n'a ni gravité, ni durée, à moins qu'on n'ait la négligence de fatiguer les organes digestifs en les soumettant trop longtemps aux mêmes influences. En santé, comme dans les maladies, le dévoiement est quelquefois un *bénéfice de nature*. On peut considérer comme tel celui qui survient de temps en temps, sans cause appréciable, et sans altérations manifestes dans les autres fonctions, chez les gens replets qui mènent une vie trop sédentaire ; chez les sujets éminemment bilieux ou habituellement constipés ; chez ceux qui ont quelque autre évacuation supprimée, comme les femmes à l'âge critique. La diarrhée est beaucoup plus commune dans l'enfance qu'à toute autre époque de la vie ; dans l'activité du travail de la dentition, elle est généralement salutaire et bien préférable à la constipation. (Dr *Lagasquie*.)

Diarrhée maladive. — On l'a surnommée *essentielle*, parce que l'affection gastro-intestinale, dont elle est un symptôme, n'est que peu ou point appréciable ; on dirait qu'il s'opère tout simplement à la surface interne du tube digestif, une exhalation surabondante de mucus et de sérosité qui délaye les matières et les précipite en dévoiement. Cette diarrhée est communément l'indice d'une affection catarrhale des intestins. Si l'on réfléchit à l'abondance du liquide que sécrètent les fosses nasales dans le coryza, on concevra très bien qu'une modification de même nature, étendue sur la longue surface du canal digestif, donne lieu à ces sécrétions diarrhéiques qu'on a vues s'élever jusqu'au poids de 20 kilogrammes en un jour. Les causes occasionnelles de ce dévoiement, dit *essentiel* ou *catarrhal*, ne diffèrent pas de celles de la diarrhée éphémère; seulement elles ont agi plus profondément ou plus longtemps. Cependant, l'impression vive ou prolongée de l'humidité froide, une constitution lymphatique, déterminent plus souvent le dévoiement catarrhal que les écarts de régime. Il est aussi plutôt le résultat de la mauvaise qualité que de l'abondance des substances alimentaires.

Le traitement de la diarrhée simple, accidentelle, cesse avec la cause qui l'a produit. Si elle continue quelques jours, la diète ou un régime léger, la tisane de riz, un œuf frais pour chaque repas, en triomphent généralement. Si les selles sont bilieuses ou glaireuses, si elles présentent des stries sanguinolentes, enfin, si la langue est rouge et piquetée, et qu'il y ait de la soif, la diarrhée offre un caractère inflammatoire et doit être combattue de la manière suivante :

Le malade sera mis à une diète absolue, à la tisane de riz gommée, sucrée avec du sirop de gomme ou de coings; on mettra des cataplasmes tièdes sur le ventre, on fera prendre des lavements d'eau de riz ou d'amidon, de blancs d'œufs mêlés avec de l'eau tiède, de décoctions de têtes de pavots, etc. Du reste, quand la diarrhée est peu abondante et survient chez une personne bien portante, on peut se borner à un régime modéré pendant un jour ou deux, avant de chercher à la combattre. Il est bien entendu qu'il ne s'agit pas ici des temps d'épidémie cholérique, où les premiers symptômes de diarrhée doivent être arrêtés avec soin. Quand, au contraire, la diarrhée atteint des sujets affaiblis, des vieillards, des malheureux vivant de privations et d'aliments de mauvaise qualité, de légumes verts, de fruits, etc.; quand les coliques sont peu marquées, que le ventre n'est pas douloureux à la pression, que l'aspect général du malade, sa pâleur, la faiblesse de son pouls, l'état séreux des selles, dénotent suffisamment la débilité, les moyens de traitement ne sauraient être les mêmes. Ici on permettra une alimentation *peu abondante*, mais réparatrice : un peu de viande rôtie ou grillée, un œuf frais, une panade à l'œuf, quelques cuillerées de bouillon, un peu de vin de Bordeaux sucré. Comme boisson on préférera des

tisanes légèrement aromatiques, tilleul, camomille, bien
sucrées. Chaque jour un ou deux quarts de lavement,
avec de quatre à huit grammes de *diascordium*, ou de
huit à dix gouttes de laudanum. Chez les vieillards, on
pourra en outre donner un peu de vin de gentiane ou de
quinquina, une ou deux cuillerées par jour; en un mot,
il s'agit ici de rendre du ton aux organes, tandis que,
dans la diarrhée avec irritation, il fallait adoucir et
calmer. (Docteur Beaugrand.)

Lorsque la diarrhée tient à un état maladif, c'est-à-dire
qu'elle persiste malgré les moyens indiqués ci-dessus,
elle réclame impérieusement la présence du médecin,
qui est seul apte à opposer à l'affection dont elle est alors
le symptôme, le traitement rationnel qui lui convient.

DIATHÈSE [du grec *diathèsis*, disposition]. — État
de l'économie qui dispose à contracter une espèce déterminée de maladie. On sait, a dit un de nos maîtres,
que les transmissions héréditaires, les âges, les sexes,
disposent plus particulièrement à certaines maladies.
Mais les notions les plus générales et les plus utiles sur
les diathèses sont basées, sans contredit, sur les tempéraments généraux et sur des idiosyncrasies qui apportent des variations infinies aux espèces principales. Il
est presque inutile de rappeler que le tempérament
sanguin dispose aux inflammations; le nerveux, aux affections nerveuses, etc.; et qu'il convient de régler son
hygiène conséquemment à ces données bien établies.
Que n'aurait-on pas à dire si l'on voulait relater ce que
les idiosyncrasies ou variétés particulières de tempéraments, qu'elles soient natives ou acquises, offrent de remarquable dans l'ordre des diathèses ! l'un est disposé à
l'apoplexie, l'autre à la gastrite, etc., et les signes en sont
apparents; mais les rapporter ici, ce serait rentrer dans
la pathologie spéciale.

DIÈTE. — Partie de la thérapeutique qui s'occupe de
la nourriture des malades exclusivement. Le plus souvent,
ce mot est employé comme synonyme d'*abstinence*, et
indique alors la privation d'aliments imposée au malade.

— La nature elle-même indique la *diète* ou l'abstinence dans les *maladies aiguës*, qui s'accompagnent toujours de la perte de l'appétit. Dans beaucoup de cas, la diète seule peut amener la résolution de la maladie. Elle doit être fort sévère au début des maladies fébriles, et pendant leur développement. On peut commencer à permettre des aliments aux malades quand la fièvre a cessé et que la faim reparaît : on débute par des bouillons, auxquels plus tard on incorpore des fécules; puis on arrive aux panades, au régime lacté, aux poissons, aux légumes farineux; enfin aux viandes blanches et autres plus nutritives : ces aliments doivent être préparés simplement et sans épices. On permet en même temps une petite quantité de vin vieux, coupé avec autant d'eau ordinaire, et souvent avec un peu d'eau de Seltz. Dans les *maladies chroniques*, on a recours à la diète lactée, au régime féculent, aux viandes blanches, aux légumes, etc.

DYSSENTERIE (médecine) [du grec *dûs*, difficile, et *entéron*, intestin.] — Inflammation de l'intestin, caractérisée par une diarrhée sanguinolente avec coliques vives, épreintes, douleurs à l'anus, malaise extrême. Elle est très grave quand elle est épidémique, et surtout dans les pays chauds. Elle est *aiguë* ou *chronique ;* quand elle est aiguë, elle se termine ordinairement au bout de 15 à 25 jours *par résolution*, souvent *par la mort*, surtout lorsqu'elle se complique de gastro-entérite. Cette maladie réclame un traitement antiphlogistique très actif : repos, diète, boissons gommeuses et mucilagineuses, cataplasmes émollients, demi-lavements albumineux, amidonnés ou opiacés, sangsues, bains tièdes prolongés. — Voyez *Diarrhée*.

DYSPEPSIE [du grec *dùs* difficile, et de *péptô*, je digère : difficulté de la digestion].—État morbide caractérisé ainsi : Appétit nul, faible ou déréglé, pesanteur et tension à la région épigastrique, après avoir pris des aliments; rapports ayant le goût de ces derniers, flatulence, morosité, somnolence, propension aux indigestions, aux rapports acides, à l'état muqueux des premières voies.

Les causes de la faiblesse d'estomac sont : Régime irrégulier, mauvais, abus des plaisirs de la table et des boissons chaudes, du thé surtout, défaut d'exercice ou travaux de tête excessifs, tristesse, soucis, jouissance immodérée de l'amour physique. Pour M. Grisolle, la dyspepsie est une névrose de l'estomac. Nous partageons cette opinion.

La première chose à faire doit toujours être de rechercher s'il y a faiblesse réelle et pure, ou seulement faiblesse apparente, produite par des substances matérielles qui oppriment les nerfs de l'estomac.

Les indications de traitement sont donc : 1° de soustraire le malade à l'influence de la cause qui produit la maladie ; 2° de s'occuper des soins hygiéniques et du régime ; 3° de combiner les moyens pharmaceutiques suivant la nature de la cause de l'affection.

DYSPHAGIE [du grec *dùs*, difficile, et de *phagô*, manger]. — Difficulté d'avaler, ou déglutition pénible, sans douleur ni signes d'inflammation. Le mal peut finir par arriver au point que le malade perde entièrement la faculté d'avaler, et soit réduit à mourir de faim.

Les causes d'après lesquelles on détermine les diverses espèces de dysphagie sont :

1° Le spasme. Il est très ordinaire que les personnes hystériques éprouvent périodiquement de la difficulté d'avaler, qu'on nomme alors *boule hystérique*. Mais la dysphagie spasmodique peut aussi être permanente.

2° L'atonie et la paralysie, ce qui fait qu'on l'observe après l'apoplexie et l'hémiplégie.

3° Une métastase, principalement arthritique, scrofuleuse, etc.

4° Enfin, un obstacle mécanique, tel que le gonflement et l'induration des glandes de l'œsophage ou du pharynx, des dilatations, produisant souvent un sac dans lequel les matières alimentaires s'accumulent.

L'humidité du climat, l'abus du thé et de l'eau-de-vie, les boissons trop chaudes et trop froides, paraissent

être les causes qui prédisposent le plus à cette affection :
aussi est-elle commune en Hollande. La direction à imprimer au traitement dépend des causes.

E

EAUX MINÉRALES. — Nom générique des eaux
naturelles qui tiennent en dissolution des matières minérales ou des substances gazeuses en quantité suffisante pour être employées comme médicament.

Lorsque ces eaux ont une température plus élevée
que celle des sources ordinaires, elles prennent le nom
d'*eaux thermales*. Les substances que les eaux minérales tiennent en dissolution sont des gaz (acide carbonique, azote, acide sulfhydrique), des sels (carbonate
de chaux, sulfate de chaux, sulfate de fer), et des
matières organiques de nature variable. Ces substances
proviennent des roches que les eaux rencontrent dans
leur trajet souterrain.—On a constaté, dans ces derniers
temps, qu'un grand nombre de sources minérales renferment des quantités minimes d'arsenic, auxquelles
elles doivent en partie leurs propriétés thérapeutiques.
On classe ordinairement les eaux minérales d'après la
nature des principes auxquels elles doivent leurs propriétés actives. Voici la classification adoptée par M. C.
James, dans son *Guide pratique aux eaux minérales et
aux bains de mer*.

Eaux alcalines.—Les plus célèbres doivent leur al-
calinité aux sels de soude; d'autres sont principalement
minéralisées par des carbonates de chaux et de magnésie. Elles sont en général saturées de gaz acide carbonique.

Principales eaux alcalines. Bains (Vosges), Bussang
(Vosges), Ems, Evian, Luxeuil (Haute-Saône), Plombières (Vosges), Pougues (Nièvre), Saint-Nectaire (Puy-
de-Dôme), Schlangenbad, Treplitz, Vals (Ardèche), Vichy (Allier).

Usages. Les eaux alcalines sont fondantes, employées contre les engorgements des viscères abdominaux, spécialement du foie ; les gastralgies, la gravelle, certaines formes de la goutte et le diabète.

EAUX BROMO-IODURÉES.—Généralement froides, leur saveur est amère et désagréable.—La France n'a aucune source de cette classe.

Principales eaux bromo-iodurées. Challes, Heilbrunn, Iwoniez, Creutznach, Nauheim.

Usages. Ces eaux, qui supportent parfaitement le transport, sont surtout utiles dans les affections scrofuleuses et syphilitiques.

EAUX FERRUGINEUSES.—La plupart sont des sources froides, sans odeur appréciable, d'une saveur styptique qui rappelle celle de l'encre. Le fer s'y trouve ordinairement à l'état de carbonate, crénate ou sulfate.

Principales eaux ferrugineuses. Auteuil (Seine), Bagnères de Bigorre (Hautes-Pyrénées), Cransac (Aveyron), Éger, Forges (Seine-Inférieure), Kronthal, Passy (Seine), Pyrmont, Schwalbach, Spa, Sylvanès (Aveyron).

Usages. Ces eaux sont essentiellement fortifiantes ; utiles surtout dans l'anémie et la chlorose.

EAUX GAZEUSES. — Les eaux minérales gazeuses sont caractérisées par la prédominance du gaz acide carbonique. La plupart sont froides et mousseuses ; leur saveur est piquante, fraîche et aigrelette.

Principales eaux gazeuses. Chateldon (Puy-de-Dôme), Fachingen, Rieumajou (Hérault), Saint-Alban (Loire), Saint-Galmier (Loire), Seltz.

Usages. Ces eaux sont toniques et digestives ; mêlées au vin, elles constituent une boisson fort agréable.

EAUX SALINES. Elles contiennent, comme caractère essentiel, certains sels tellement variables par leurs nombre et doses, qu'il est impossible de les rattacher à aucune des divisions précédentes.

Principales eaux salines. Baden-Baden, Balaruc (Hérault), Birmenstorf, Bourbon-Lancy (Saône-et-Loire), Bourbon-l'Archambault (Allier), Bourbonne (Haute-Marne), Carlsbad, Chaudes-Aigues (Cantal), Epsom,

Hombourg, Ischia, Ischl, Kissingen, Loëch, Marien-
bad, Mont-d'Or (Puy-de-Dôme), Néris (Allier), Nieder-
bronn (Bas-Rhin), Pfeffers, Pullna, Sedlitz, Soden,
Wiesbaden.

Usages. Il suffit de jeter les yeux sur la liste des eaux
réunies dans cette classe pour comprendre qu'il est impossible d'indiquer leurs propriétés en termes généraux.

EAUX SULFUREUSES. — Elles sont surtout reconnaissa-
bles à l'odeur d'œufs couvés qui s'en dégage, et à leur
saveur hépatique. Le soufre s'y trouve habituellement à
l'état de sulfure et de gaz sulfhydrique; beaucoup tiennent en dissolution une matière onctueuse appelée *ba-
régine*. Celles des Pyrénées sont les premières de toutes
au point de vue thérapeutique.

Principales eaux sulfureuses. Aix-en-Savoie, Aix-
la-Chapelle, Luchon (Haute-Garonne), Barèges (Hau-
tes-Pyrénées), Bonnes (Basses-Pyrénées), Cauterets
(Hautes-Pyrénées), Enghien (Seine-et-Oise), Gréoulx
(Basses-Alpes), Saint-Gervais (Savoie), Saint-Sauveur
(Hautes-Pyrénées), Schinznach, Uriage (Isère), Vernet
(Pyrénées-Orientales), Weilhach.

Usages. On emploie les eaux de cette classe dans les
maladies de peau, les plaies, les anciennes blessures, les
rhumatismes, les paralysies, les accidents syphilitiques,
la cachexie mercurielle et les diverses affections des
voies respiratoires.

De l'utilité des eaux minérales.

Dans un assez grand nombre de maladies chroniques,
les eaux minérales sont un *moyen de traitement* souvent
utile. Qu'on remarque bien que nous disons un *moyen
de traitement*, et non de *guérison*, car nous avons l'expérience qu'on guérit aux eaux comme l'on guérit ailleurs,
par l'effet des eaux, dans quelques cas, comme par l'effet des moyens thérapeutiques dans beaucoup d'autres,
et rien de plus. Aussi ne croyons-nous guère à ces miracles tant prônés par le charlatanisme intéressé, à ces

cures merveilleuses de malades *abandonnés de tous les médecins, et qui ont retrouvé la santé aux eaux minérales.* Sans doute, l'usage de quelques eaux peut ranimer la circulation languissante, rétablir les sécrétions viciées ou supprimées, provoquer des évacuations salutaires, soit par les urines, les selles ou la transpiration ; mais, de bonne foi, et au moyen des agents thérapeutiques ordinaires, le médecin ne produit-il pas tous les jours des changements profonds dans un corps dégradé par la maladie ? n'imprime-t-il pas une nouvelle énergie vitale à tous les organes ? ne rétablit-il pas enfin toutes les fonctions de la vie ? On nous objectera qu'*il est des maladies chroniques qui sont au-dessus des ressources de l'art.* D'accord, répondrons-nous ; mais nous ajouterons que si, dans des cas rebelles, le traitement, bien dirigé, a échoué complétement, la prétendue efficacité des eaux minérales ne pourra rétablir un seul de nos malades incurables. Cela résulte pour nous d'un grand nombre de faits plus que suffisants pour nous convaincre à cet égard. — Qu'on me parle des eaux minérales comme traitement auxiliaire, je l'accepte : c'est un moyen de plus que la science peut mettre à profit. Qu'on me dise que le changement d'air, d'habitude, que la distraction, les voyages concourent à rétablir la santé de quelques hypochondriaques, de quelques femmes vaporeuses, je l'accorde encore ; mais que sérieusement on me raconte les miracles opérés par les eaux, c'est ce que mon expérience personnelle ne me permet nullement d'accepter.

Toutefois, nous ferons volontiers une exception en faveur des eaux thermales, dont la haute température les fait justement recommander pour les blessures. Elles réussissent assez bien à assouplir les parties ligamenteuses et tendineuses, à rendre plus libres les mouvements des membres qui ont éprouvé des contusions, des entorses, des fractures, à déterger les ulcères anciens, les plaies fistuleuses. Enfin, elles ont été employées souvent avec succès dans les rhumatismes, et quelquefois dans les paralysies.

On peut faire usage en tout temps des eaux minérales

naturelles transportées loin de la source; mais ce n'est que dans la belle saison que les malades peuvent les prendre sur les lieux. C'est ordinairement du mois de mai au mois d'octobre qu'on s'y rend, un peu plus tôt ou un peu plus tard, suivant la nature du climat des pays où elles sont situées.

On imite artificiellement aujourd'hui la plupart des eaux minérales, particulièrement les eaux acidules gazeuses. Depuis longtemps on est même arrivé, à l'aide des machines, à exercer une assez forte pression pour charger les produits d'une quantité d'acide carbonique bien supérieure à celle que renferment les eaux naturelles : telles sont l'eau de Seltz, qu'on ordonne avec avantage contre les gastrites chroniques et les vomissements nerveux; l'eau de Sedlitz, qui sert de purgatif, etc.

ÉCLAMPSIE [du grec *éclampô*, je brille].—Affection convulsive qui attaque les nouveaux-nés, les jeunes enfants lors de la dentition, et quelquefois les femmes, surtout les filles-mères, pendant le travail de l'enfantement. —Voyez *Convulsions*.

ÉCLECTISME MÉDICAL. — Système de médecine qui consiste à choisir dans les doctrines médicales qui ont acquis quelque célébrité, la plupart des vérités fondamentales, pour les appliquer avec discernement à un certain ordre de faits. Aujourd'hui, la plupart des médecins français professent un judicieux éclectisme. On s'occupe surtout d'anatomie pathologique; on détermine le siége des maladies, on décrit les altérations qu'elles produisent, on dirige les travaux vers les recherches microscopiques, vers l'analyse des liquides, etc.

Dans les temps anciens, des esprits sages et conciliants, repoussant les exagérations des dogmatiques et des empiriques, admirent ce qu'il y avait de mieux fondé dans les diverses opinions médicales : c'étaient des médecins éclectiques. La perte des ouvrages d'Archigène, d'Apamée, ne nous permet pas d'apprécier cet éclectisme ancien, qui, malgré Arétée et Celse, que nous regardons comme éclectiques, fut étouffé pendant des siècles, sous le fougueux dogmatisme de Galien. — L'histoire de la médecine citera un jour le professeur Andral comme l'un des hommes qui auront le plus contribué à faire renaître l'éclectisme en France, la seule vraie méthode qui s'appuie sur des faits bien établis et sur des opinions logiquement déduites.

ÉLECTRICITÉ (physique appliquée) [du grec *électron*, ambre jaune, parce que c'est dans cette substance qu'on découvrit les premiers phénomènes électriques]. — Fluide impondéré, répandu universellement, et dont on apprécie les effets variés sans en connaître l'origine ni la véritable nature.— L'idée, pleine de justesse et de vérité, que *l'électricité peut être d'un grand secours dans le traitement de certaines maladies*, a été, dans bien des cas, confirmé par l'expérience. Mais le charlatanisme s'en étant emparé, on a bientôt mis en doute la valeur des guérisons attestées par des médecins consciencieux. Quelle a été la cause de ce scepticisme presque général ? Les promesses mensongères des *électriseurs*, qui se sont vantés de guérir l'épilepsie, la cécité, etc.

Si l'électricité n'agit que comme stimulant, on conçoit aisément que ce fluide ne puisse rétablir dans un membre paralysé, par exemple, les mouvements qu'un caillot apoplectique retient enchaînés dans le cerveau ; il ne peut non plus suppléer à l'absence de l'organe ou à sa dégénérescence, et faire que la fonction soit rétablie. Oubliant ces considérations importantes de diagnostic, les *électriseurs* ne tentent pas moins leurs essais sur des sujets incurables, et compromettent ainsi un moyen qui a son utilité réelle dans des circonstances données.

On a avancé que *l'électricité accélère les pulsations du pouls*, mais c'est une erreur, attendu que les expériences faites avec des machines puissantes ont prouvé justement le contraire. — On a dit aussi que *l'électricité accélère la circulation du sang, en raison des effets produits sur les vaisseaux capillaires ;* la comparaison n'est pas exacte. On s'est fondé, dit Becquerel, sur l'expérience de Backler, qui avait placé sur un isoloir une personne électrisée à laquelle on avait ouvert la veine : dès que le patient touchait le sol, le jet perdait de sa force, de sa vitesse et de son amplitude. Cet effet n'eut lieu que parce qu'il y avait une ouverture ; sans cela, toute l'électricité se serait portée à la surface.

Quant à l'emploi de l'électricité comme moyen thérapeutique, s'il ne répond pas toujours à l'espérance des expérimentateurs, c'est qu'ils méconnaissent dans leurs essais ce grand principe que, lorsqu'il s'agit de calmer un nerf surexcité, il faut employer les courants continus, et que, dans le cas contraire, c'est-à-dire lorsque le nerf se trouve dans un état d'atonie, il faut se servir de courants interrompus.

ÉLECTROPUNCTURE (thérapeutique) [du grec *électron*, et du latin *pungere*, piquer]. — Moyen thérapeutique proposé par Sarlandière, et consistant dans la combinaison de l'électricité et de l'acupuncture. « Après avoir placé le malade sur un isoloir, on fait pénétrer dans la partie souffrante une aiguille que l'on fait ensuite communiquer avec le conducteur d'une machine électrique au moyen d'un fil métallique. La secousse qui résulte de cette communication est dirigée par la pointe de l'aiguille sur toutes les radicules des nerfs, et produit des effets avantageux dans certaines affections rhumatismales et nerveuses. »

ÉLECTROTHÉRAPIE [du grec *électron*, et de *thérapeuô*, guérir]. — Traitement de certaines maladies par l'électricité.

L'électrothérapie a procuré aux médecins qui se sont livrés à son étude les ressources les plus inespérées dans le traitement des affections nerveuses, rhumatismales et paralytiques. L'électricité, ce fluide mystérieux, a tant d'analogie avec le fluide nerveux, que plusieurs physiologistes l'ont déclaré identique. Tous les médecins connaissent, d'ailleurs, les curieuses expériences de Philipp Wilson sur la digestion, expériences qui prouvent que cette fonction continue de se faire chez un lapin

auquel on a coupé les nerfs pneumo-gastriques (nerfs
qui animent l'estomac), si l'on transmet aussitôt un courant galvanique à l'extrémité de ces nerfs.

On sait aussi tout le parti qu'ont tiré de l'électricité
les docteurs Magendie, Andral, Ratier, Andrieux, Sarlandière, Sandras, Amussat, Duchenne (de Bou-
logne), etc.

L'hygiène elle-même peut, à juste titre, réclamer l'é-
lectricité comme un des moyens certains de conserver
la santé, surtout chez les personnes faibles, sédentaires;
chez les femmes mal réglées, etc. En déterminant *sans
douleur* et *sans secousse* une série ménagée de contractions musculaires, elle remplace l'exercice si nécessaire
à la santé, fait acquérir aux organes le degré de force
et de souplesse qui leur convient, concourt enfin directement à l'accomplissement régulier des phénomènes
importants de la digestion et de la respiration. — Disons néanmoins qu'on ne peut obtenir ces heureux résultats qu'au moyen d'appareils convenables et sous la
main d'un praticien exercé, car, comme l'a dit un de
nos savants confrères, des connaissances anatomiques
précises sont indispensables à celui qui veut limiter
la puissance électrique dans les organes, muscles,
nerfs, etc., qu'il se propose d'exciter. Il faut de plus
qu'il connaisse parfaitement le degré d'excitabilité de
chacun d'eux en particulier; car, telle dose d'électricité
à peine suffisante pour contracter faiblement un muscle
de la colonne vertébrale ou de la cuisse, déterminerait,
si elle était appliquée à la face, sur les parties latérales
du cou, ou autres endroits sensibles, des contractions
qui pourraient amener des inconvénients plus ou moins
graves; mais, habilement employée, l'électricité devient
un agent thérapeutique si docile, qu'on peut en calculer
les effets avec une précision qu'on n'obtiendrait de nul
autre curatif.

Les principaux procédés d'électrisation que l'on met
en usage aujourd'hui sont, selon les cas :

1° *L'électrisation à l'aide des courants galvaniques et
électro-magnétiques;*

2° *L'électrisation par bains;*

3° *Les frictions électriques.*

On doit rejeter de la pratique l'électrisation par étincelles, celle par la bouteille de Leyde, etc., attendu que, par leurs commotions et leurs secousses désagréables, les malades ne les supportent pas bien.

Les appareils perfectionnés permettent actuellement de graduer si bien la force des courants, que le malade n'éprouve d'abord qu'un simple frôlement, semblable à un léger chatouillement de la peau, sans nulle commotion.

EMPHYSÈME (médecine) [du grec *emphysao*, enfler en soufflant]. — Tuméfaction molle, sans douleur, qui est produite par l'infiltration et l'accumulation d'air dans le tissu cellulaire. L'emphysème du poumon est le plus fréquent : c'est un des accidents ordinaires des plaies pénétrantes du thorax ou des fractures des côtes; il peut aussi avoir lieu à la suite des grands efforts de la voix ou des quintes de toux. Dans tous les cas, il réclame impérieusement les soins de l'homme de l'art.

EMPOISONNEMENT (médecine). — Effet produit par les *poisons* sur l'économie, et l'on a défini les poisons : *agents capables d'occasionner la mort lorsqu'ils sont introduits dans l'estomac.*

Les poisons ont été divisés en *irritants, narcotiques, narcotico-âcres* et *septiques.*

Il faut bien remarquer, du reste, que tous les poisons n'agissent pas de la même manière : « Les uns font ressentir leur action presque instantanément, sans laisser aucune trace de leur passage; d'autres n'agissent qu'au bout d'un certain temps, et laissent des désordres tels que, d'après ceux-ci, on peut reconnaître la nature du poison. Il n'est pas nécessaire non plus que les poisons soient introduits dans l'estomac pour qu'ils agissent : l'empoisonnement peut avoir lieu lorsqu'ils sont administrés en lavements ou appliqués sur une membrane muqueuse, sur une plaie, ou même, dans certains cas, sur la peau seulement; mais jamais leur action n'est aussi prompte que lorsqu'on les applique sur les tissus séreux ou veineux. » ·

Il est presque impossible de décrire d'une manière générale les caractères de l'empoisonnement, qui varient suivant l'espèce de poison. Toutefois, on devra le supposer, lorsqu'une personne éprouve tout à coup une partie des symptômes suivants : « Odeur nauséabonde et infecte, saveur acide, alcaline, âcre, styptique ou amère ; sécheresse dans toutes les parties de la bouche ; constriction dans la gorge ; langue et gencives jaunes ou noirâtres ; douleur plus ou moins aiguë dans toute l'étendue du canal digestif et augmentant par la pression ; fétidité de l'haleine ; rapports fréquents, nausées, vomissements douloureux, muqueux, bilieux ou sanguinolents ; hoquet, constipation ou selles abondantes ; difficulté de respirer ; angoisses, pouls fréquent, petit, serré, irrégulier, tantôt à peine sensible, tantôt, au contraire, fort développé ; frissons et refroidissement des membres, ou chaleur brûlante à la peau ; sueurs froides et gluantes ; mouvements convulsifs des muscles de la face, et souvent contorsions horribles de tout le corps ; tête souvent renversée en arrière ; vertiges, paralysie ou grande faiblesse des jambes ; altération de la voix, etc. » Il arrive cependant que des personnes meurent empoisonnées sans avoir offert ces symptômes, de même que d'autres éprouvent les accidents les plus graves, qui ne sont cependant pas suivis d'une mort prompte,

La première indication de traitement à remplir dans les cas d'empoisonnement, c'est l'*évacuation de la substance délétère*. On y parvient le plus souvent en administrant sur-le-champ un vomitif ; on a ensuite recours aux *contre-poisons*, qui varient selon la nature du poison lui-même. Il est inutile de dire qu'aucune maladie ne réclame plus impérieusement la présence du médecin.

Voici les différentes espèces de poisons, et quelques indications générales de traitement applicable à chacun d'eux.

1. Empoisonnement par les irritants. Les poisons

de cette classe enflamment, corrodent les parties avec lesquelles ils sont mis en contact. Y a-t-il empoisonnement :

1° Par les *acides* ? Eau en abondance tenant en suspension de la magnésie calcinée ou de la craie; ou bien, eau de savon, lait, eau de lin, huile. Ensuite antiphlogistiques.

2° Par les *alcalis*, l'*eau de Javelle*? Provoquer le vomissement; eau vinaigrée; boissons mucilagineuses et albumineuses.

3° Par les *arsénicaux*? Faire vomir à force d'eau sucrée ou d'eau de guimauve et par la titillation. Administrer l'hydrate de peroxyde de fer en poudre délayé dans de l'eau sucrée : ce n'est pas trop de 500 grammes en plusieurs fois. Faire vomir ensuite, puis diurétiques (vin blanc nitré mêlé d'eau de Seltz) pour éliminer le poison; toniques ou antiphlogistiques, selon les cas.

4° Par les *mercuriaux*, *le sublimé*? Faire vomir (eau tiède, titillation); eau albumineuse (blancs d'œufs, 15 pour 2 kilogrammes d'eau), ou mieux persulfure de fer hydraté; combattre les accidents inflammatoires.

5° Par les *verts-de-gris*? Vomissement d'abord (eau tiède et titillation), puis eau albumineuse comme ci-dessus, et lait, etc.

6° Par les *antimoniaux*, *tartre stibié*? S'il y a vomissement, eau sucrée, opium (5 à 15 cent.). Si le malade ne vomit pas, titillation de la luette, eau tiède en abondance, forte décoction de noix de galle ou de quinquina chaude, ou encore poudre fine de quinquina délayée dans de l'eau, si l'on est pressé.

7° Par les *sels de plomb*? Sulfate de potasse, de soude ou de magnésie, ou les sulfures de fer hydratés.

8° Par un *sel d'étain*? Le lait; à son défaut, l'eau tiède, l'eau de lin.

9° Par le *bismuth*, l'*or*, le *zinc*? Comme pour l'arsenic.

10° Par les *sels d'argent*? Muriate de soude (sel marin).

11° Par le *sulfure de potasse*? Les acides.

12° Par le *phosphore*? Comme pour les acides.

13° Par le *verre et l'émail*? Gorger le malade de panade, de choux ou de haricots, puis faire vomir.

14° Par les *cantharides*? Eau tiède, eau de lin en abondance ; injections mucilagineuses, huileuses, dans la vessie ; bains ; potion et friction camphrée ; antiphlogistiques.

15° Par les *irritants végétaux*? Faire vomir (eau sucrée tiède, titillation); café fort s'il y a abattement ; potion calmante et camphrée.

II. Empoisonnement par les narcotiques. Les principaux symptômes sont : Assoupissement, stupeur, coma, paralysie ou apoplexie. Y a-t-il empoisonnement :

1° Par les *sels de morphine*? Comme pour l'opium.

2° Par l'*opium*? Faire vomir (émétique); café noir contre le narcotisme; décoction de noix de galle; ensuite boissons acidules.

3° Par l'*acide cyanhydrique* (*prussique*)? Vomitif; affusions d'eau froide sur le rachis, les vertèbres cervicales principalement; faire respirer la compresse chloro-vinaigrée de Mialhe, ou de l'eau ammoniacale (ammoniaque, 1; eau, 12); saignée, sangsues contre la congestion.

III. Empoisonnement par les narcotico-acres. Les principaux symptômes sont : Convulsion des muscles de la face et des membres, délire, cris, dilatation de la pupille, etc. Y a-t-il empoisonnement :

1° Par les *champignons*? Vomitif, ensuite purgatif doux (huile de ricin et sirop de fleur de pêcher, parties égales); si c'est insuffisant, lavement de tabac, potion éthérée; eau vinaigrée.

2° Par la *belladone*, la *ciguë*, la *digitale*, le *stramonium*, le *tabac*? Comme pour l'opium.

3° Par la *noix vomique*, la *strychnine*, etc.? Vomitif, lavement purgatif; potion éthérée avec l'essence de térébenthine (eau, 60; éther, 4; essence de térébenthine, 8); insufflation d'air dans les poumons.

IV. Empoisonnement par les septiques. Les principaux symptômes sont : Faiblesse générale, dissolution des humeurs, syncopes, etc.

ENDURCISSEMENT DU TISSU CELLULAIRE, OU SCLÉRÉME. — « Affection qui s'observe ordinairement chez les nouveaux-nés, et qui est une des causes de décès, surtout chez les enfants *abandonnés*. Voici les principaux symptômes de cette affection : Pendant les six à huit premières semaines, fièvre, soif, taches rouges, d'abord aux extrémités, puis au bas-ventre, aux parties génitales, avec induration de la peau. Quelquefois l'induration survient sans fièvre, sans rougeur, sans chaleur, même plutôt avec du froid. Les enfants ne peuvent pas crier : ils n'émettent que des sons sourds (à cause de l'induration des muscles des mâchoires). La peau finit par devenir aussi dure que du bois. La maladie dure quatre, sept, quinze jours. La mort a lieu par gangrène ou par suffocation. L'ouverture du corps fait apercevoir des épanchements de sérosité jaunâtre dans le tissu cellulaire, un gonflement des glandes, des vaisseaux lymphatiques, du foie. » Les causes sont un refroidissement, l'omission du soin de nettoyer le canal intestinal, la malpropreté, etc.

Le traitement consiste à débarrasser les premières voies par des évacuants et des lavements, à donner des bains chauds, à faire prendre de petites doses de calomel, à employer extérieurement une poudre composée de farine de fèves, de fleurs de sureau et de roses. Dès que la rougeur devient livide, ou qu'il se manifeste des spasmes, le médecin ordonne l'infusion de valériane, le musc, les fomentations avec le quinquina et l'arnica, etc.

ENGELURE (médecine). — Gonflement inflammatoire de la peau et du tissu cellulaire sous-cutané, occupant surtout les doigts, les orteils, le talon, et qui est très-commun chez les enfants et chez les femmes, très rare chez les gens robustes, les adultes et les vieillards. Le froid alternant avec la chaleur, est la cause immédiate des engelures : rien ne favorise plus d'ailleurs leur développement que l'habitude de se réchauffer brusquement les pieds et les mains engourdis par le froid, surtout si ces parties viennent d'être mouillées. Le plus

souvent les engelures ne consistent qu'en un simple engorgement superficiel ,. avec rougeur légère et démangeaison ; quelquefois il y a engorgement profond , douleurs brûlantes, phlyctènes remplies d'une sérosité
roussâtre ; enfin, il se forme des ulcérations qu'on a
vues pénétrer jusqu'aux tendons et même aux os. Le
meilleur traitement préservatif consiste à se laver souvent les pieds et les mains avec quelques liquides spiritueux, tels que l'esprit-de-vin , l'eau-de-vie camphrée,
le vin chaud, les décoctions de quinquina, etc. On ne
doit jamais recouvrir ces parties de cataplasmes émollients ni de linges humides. — Si la peau est crevassée,
ulcérée, c'est aux pommades calmantes ou stimulantes
qu'il faut avoir recours.

ENTÉRITE (médecine) [du grec *entéron*, intestin].
— Inflammation de la membrane muqueuse du canal
intestinal, qui est aiguë ou chronique.

Les causes principales de *l'entérite aiguë* sont « l'action directe de substances âcres ou vénéneuses intro-
duites dans les voies alimentaires, l'abus des purgatifs
drastiques ou des liqueurs alcooliques, l'usage des aliments de mauvaise qualité, des eaux malsaines, des
glaces; la présence de corps étrangers, surtout de vers,
dans les intestins ; une hernie étranglée, etc. Cette affection se propage souvent à l'estomac et au gros intestin , et alors elle constitue la *gastro-entérite*. » — A l'é-
tat aigu, l'entérite présente les symptômes suivants :
abdomen tendu, brûlant au toucher ; douleur sourde et
profonde dans la fosse iliaque droite surtout ; coliques
plus ou moins fortes, avec constipation opiniâtre ; soif
ardente, nausées, vomissements, borborygmes ; urines
peu abondantes, rouges et sédimenteuses ; inappétence,
insomnie, sécheresse de la peau ; pouls dur, langue
rouge à la pointe et au pourtour, sèche et jaunâtre au
centre; et, si le mal empire, prostration des forces,
froid des extrémités. Sa durée est de cinq à vingt jours;
sa terminaison peut avoir lieu par *résolution*, par la
formation d'un *abcès*, par la *gangrène* ou par le passage
à l'état *chronique*. »

L'*entérite chronique* est le plus souvent bornée à une portion peu étendue du conduit intestinal; ses symptômes sont la fréquence des évacuations alvines et la liquidité des matières excrétées; le ventre est peu douloureux; l'appétit peut persister; cependant, l'embonpoint et les forces diminuent. Sa durée est illimitée et sa terminaison incertaine.

L'entérite aiguë est combattue par la diète, les boissons mucilagineuses, gommeuses; par les cataplasmes et les lavements émollients, enfin par les saignées générales ou surtout locales. — La convalescence exige de grands soins. L'entérite chronique réclame l'usage de viandes blanches, de boissons acidules, gazeuses, aromatiques, astringentes, les eaux minérales de Vichy, de Contrexeville, de Spa; l'habitation à la campagne.

ENTORSE (chirurgie) [du latin *interquere*, tordre], vulgairement *foulure*. — Distension violente de l'appareil fibreux et musculaire qui environne les grandes articulations, surtout celles du pied et du poignet. Un faux pas, une chute, un effort, telles sont les causes plus ordinaires de cette affection, qui est toujours accompagnée de douleur vive, d'engorgement et d'ecchymose.—Pour quelques personnes, l'entorse est un accident léger, qui ne demande qu'un peu de repos : sans doute si les désordres se bornent à une simple distension des ligaments; malheureusement il n'en est pas toujours ainsi, car ces ligaments peuvent être déchirés; les capsules synoviales peuvent être ouvertes; les cartilages articulaires contus; les tendons, les nerfs, les muscles, tiraillés ; les vaisseaux voisins rompus; les os fracturés ; enfin la suppuration, le ramollissement, la carie des os peuvent se manifester, et même une tumeur blanche survenir, et donner lieu à l'amputation du membre affecté.

Traitement. — Les répercussifs, tels que l'eau froide pure ou additionnée de vinaigre, d'extrait de saturne, employés aussitôt après l'accident, s'opposent souvent au développement de l'engorgement inflammatoire; mais cette immersion doit être continuée pendant plusieurs

heures, et il faut renouveler l'eau à mesure qu'elle s'é-
chauffe. Lorsque le membre est retiré de l'eau, on l'enveloppe de compresses imbibées d'eau blanche que l'on
mouille souvent. Si, malgré ces moyens, une tuméfaction
considérable se développe, on recourt au traitement antiphlogistique : sangsues, cataplasmes émollients et
narcotiques; repos absolu et *position élevée du membre*;
mais, dès que les symptômes inflammatoires diminuent,
on revient aux répercussifs, jusqu'à la disparition complète de l'ecchymose.

ENTOZOAIRES. — Voyez *Vers intestinaux*.

ENVIES (*nœvus*). — Nom donné à certaines taches
que les enfants apportent en naissant, et que l'on attribue à tort, suivant tous les médecins, à des désirs que la
mère a eus pendant sa grossesse. — Il faut dire qu'en
effet les femmes se plaisent, lorsque leurs enfants ont
quelques taches en venant au monde, à remonter à des
désirs dont la preuve de l'existence ne peut être donnée
ni contredite.—Jacob, Hippocrate, Gallien, citent des faits
pour accréditer cette idée; Pline va même jusqu'à dire
qu'une femme mit au monde un éléphant pour en avoir
regardé un trop longtemps; heureusement que nos dames
ne commettent plus d'aussi grosses imprudences que du
temps de Pline; mais ce qu'il y a de certain, c'est qu'il
naît tous les jours des enfants avec des lentilles, des frai-
ses, des raisins, sans que les mères aient jamais eu d'envies, tandis que d'autres, qui en ont eu beaucoup qu'elles
n'ont pu satisfaire, accouchent d'enfants qui ne présentent aucune espèce de taches. Le philosophe Mallebranche
aurait donc pu se dispenser de conseiller aux femmes qui
avaient des envies impossibles à satisfaire de se gratter
ailleurs qu'au visage.

ÉPHÉLIDES (médecine). — Vulgairement *taches de
rousseur, son, panne, cloasma, lentilles.* « Taches d'un
jaune plus ou moins foncé, de forme et de dimension
variables qui se répandent sur divers points de la peau,
principalement sur les parties exposées à l'air ou à l'action

des rayons solaires. Elles sont plus communes chez les femmes, les enfants, les sujets blonds ou roux ; les femmes enceintes y sont particulièrement sujettes. Tantôt elles naissent spontanément, tantôt elles proviennent d'une exposition trop prolongée à l'action de la chaleur (*éphélides ignéales*), ou d'une altération des voies digestives (*éphélides hépatiques*); souvent elles accompagnent le scorbut ou la syphilis (*éphélides scorbutiques, syphilitiques*). » Ces taches disparaissent quelquefois d'elles-mêmes, mais souvent elles résistent avec opiniâtreté à tout traitement.

Voici néanmoins les moyens qu'on oppose aux éphélides : on évite l'exposition au soleil, au grand air ; on fait usage de tisanes amères (bardane, douce-amère), de frictions avec les pommades de borax, mercurielle, de concombre, du lait antéphélique de Candès, quelquefois de purgatifs salins (sulfate de soude, de magnésie, eau de Sedlitz).

ÉPIDÉMIE [du grec *épi*, sur, et *démos*, peuple.] — On appelle *épidémies*, ou *maladies épidémiques*, toutes les maladies qui, dans une localité, frappent sur un grand nombre d'individus à la fois, mais dont la cause est accidentelle, fortuite, passagère, le plus souvent inconnue. La coqueluche, le croup, la scarlatine, la dyssenterie, les fièvres intermittentes, le typhus, la fièvre jaune, la peste, le choléra, la variole, la suette, les fièvres éruptives, les névroses, etc., peuvent revêtir la forme épidémique.

« Les épidémies sont aujourd'hui moins fréquentes et moins meurtrières qu'autrefois, grâce aux progrès de la civilisation et des soins hygiéniques. Leur durée est fort capricieuse et incertaine ; elles ne cessent guère avant trois à quatre mois. Rarement deux maladies épidémiques graves règnent simultanément ; et, durant les épidémies, les maladies sporadiques sont sensiblement plus rares que de coutume. On a remarqué aussi qu'après les épidémies meurtrières, la mortalité et le nombre des malades étaient notablement diminués. Les maladies épidémiques sont particulières aux climats situés entre les tropiques et les pôles ; dans leur marche, elle se dirigent ordinairement de l'est à l'ouest, comme on l'a remarqué pour le choléra-morbus. »

ÉPILEPSIE (médecine) [du grec *épilepsis*, saisissement], vulgairement *mal caduc*, *haut-mal*, *mal sacré*, *mal lunatique*, etc. — Affection nerveuse cérébrale qui se manifeste par accès plus ou moins rapprochés, ordinairement brusques, dans lesquels il y a abolition complète des fonctions des sens et de l'entendement, et mouvements convulsifs. « L'épilepsie se déclare plus souvent avant qu'après la puberté, chez les tempéraments nerveux et irritables, chez les femmes, dans les climats froids ; quelquefois elle est héréditaire et presque toujours incurable. La frayeur, la colère, les excès de toute nature, surtout les habitudes solitaires, les passions vives, les lésions sur la tête, en sont les causes ordinaires. L'accès est quelquefois précédé de malaise et de vertiges, ou d'assoupissement, et souvent d'une sensation particulière (*aura epileptica*) qui, de la tête, de l'un des bras ou de quelque autre point du corps, gagne rapidement le cerveau ; d'autres fois le malade tombe comme foudroyé. L'œil est fixe, le visage rouge, gonflé, livide, la bouche écumante et distordue, la respiration bruyante, stertoreuse ; tout le corps devient insensible, et est agité de mouvements convulsifs ; après l'accès, stupeur et accablement général, pesanteur de tête, face pâle, sueur abondante ; nul souvenir de tout ce qui s'est passé. Les attaques d'épilepsie, très irrégulières dans leur marche et dans leur retour, durent ordinairement de cinq à vingt minutes ; elles peuvent aussi se prolonger plusieurs heures ; alors la mort peut en résulter. »

La prudence exige que pendant une attaque d'épilepsie, les malades soient couchés sur un matelas et que l'on éloigne d'eux ce qui pourrait les blesser.

De plus, on devra placer dans la bouche du malade, lors de l'attaque, un tampon de linge ou un morceau d'amadou très épais, afin d'empêcher l'épileptique de se mordre la langue ou les lèvres. Si le sujet est pléthorique, ou si la violence de l'attaque peut faire craindre une congestion cérébrale ou une hémorrhagie, la saignée est indiquée.

ÉRYSIPÈLE (médecine) [du grec *éryein*, attirer, et *pélas*, proche, cette maladie s'étendant ordinairement de proche en proche]. —Inflammation superficielle de la peau, non contagieuse, avec fièvre générale, tension et tuméfaction de la partie, douleur et chaleur plus ou moins cuisante, et rougeur inégalement circonscrite, disparaissant momentanément sous la pression du doigt. La partie affectée est parsemée, au bout de quelques jours, de petites pustules ou vésicules, remplies d'une sérosité roussâtre, qui bientôt se rompent, se dessèchent et tombent sous forme d'écailles furfuracées. Le tempérament bilieux, une constitution pléthorique prédisposent à cette maladie, qui peut avoir pour causes l'impression d'un air froid et humide, l'exposition au soleil, la malpropreté, la suppression d'une hémorrhagie habituelle ou d'un exanthème, les bains trop chauds, l'usage d'aliments malsains, les boissons spiritueuses, etc. C'est surtout au printemps et en automne que s'observe cette affection, qui règne quelquefois épidémiquement.

On distingue l'*érysipèle accidentel*, qui provient de cause interne; il est *simple* quand l'inflammation est superficielle, *phlegmoneux* si elle se propage aux couches sous-jacentes. L'érysipèle affecte le plus souvent le visage et les membres; sa marche est constamment aiguë; sa durée moyenne est de dix à douze jours. Il peut être *fixe*, *vague*, *ambulant* ou *erratique, périodique* ou *habituel*. Il se termine presque toujours par *desquamation*, quelquefois par résolution, par délitescence (quelquefois avec métastase), par gangrène, par ulcération des parties. — « L'érysipèle est une maladie peu grave en elle-même, mais qui peut le devenir par les complications, ou lorsqu'elle-même vient compliquer des plaies ou des opérations chirurgicales. L'érysipèle de la face est dangereux chez les vieillards, surtout lorsqu'il occupe le cuir chevelu, parce qu'alors il peut communiquer l'irritation au cerveau. Quelquefois, l'érysipèle survient comme un phénomène critique, et termine heureusement une autre maladie. »

Si l'érysipèle est *simple*, il n'exige que la diète, des boissons rafraîchissantes, des lotions d'eau de guimauve ou de sureau, des laxatifs; s'il est plus *intense*, avec *fièvre*, il exige la saignée, les purgatifs : un vomitif est utile s'il y a embarras gastrique.

Si l'érysipèle est phlegmoneux, œdémateux, on emploie la compression, les scarifications, les incisions, les onctions mercurielles, la caütérisation (azotate d'argent), etc. Enfin, s'il est *ambulant*, il faut le fixer en appliquant un vésicatoire sur le lieu qu'il occupe ou sur l'un de ceux qu'il a précédemment occupés.

ÉRYTHÈME [du grec *erythema*, rougeur à la peau). —Taches rouges, petites ampoules ou pustules suppurantes, qui disparaissent au bout de quelques jours, surtout à la face. Cette maladie de peau est légère ; les jeunes femmes y sont plus particulièrement sujettes. La cause ordinaire est la pléthore, une congestion sanguine vers la tête, causée quelquefois par un corset trop serré, par la constipation, une peau délicate.

Le traitement consiste à diminuer la pléthore, à user d'aliments rafraîchissants, peu nourrissants, à éviter le vin, le café, la bière, à boire beaucoup d'eau, à opérer une dérivation par des purgatifs souvent répétés et des bains de pieds, etc.

Il n'est pas rare, dit Hufeland, de voir des rougeurs passagères à la peau apparaître aussi dans les fièvres catarrhales et rhumatismales, surtout chez les enfants, où on les a prises souvent pour des taches scarlatineuses : mais elles ne tardent pas à disparaître, ne laissant pas de desquamation après elles : ce sont de simples irritations cutanées symptomatiques, qui se dissipent avec la fièvre, et n'exigent point de traitement spécial.

ESQUINANCIE (médecine). — Voyez *Angine* et *Amygdalite*.

ETISIE ou **CONSOMPTION** [du grec *exis*, constitution. — Diminution lente et progressive des forces et du volume de toutes les parties du corps.

Une irritation considérable et continue des systèmes principaux de l'économie organique entraîne nécessairement une diminution de la nutrition et une perte de substance. Ici se rapportent surtout les irritations matérielles produites par la goutte, les scrofules, les empoisonnements chroniques par le mercure, l'arsenic, les fièvres aiguës dont la crise n'a point été complète, enfin les fièvres intermittentes supprimées trop tôt. Dans toutes ces circonstances, il se développe fréquemment un état hectique, une fièvre lente, un marasme, dont l'unique cause est cette matière hétérogène qui continue d'exercer son action irritante. Les inflammations chroniques, les exanthèmes généraux chroniques, comme la gale, les dartres, la lèpre, même les douleurs et les affections morales prolongées, peuvent déterminer de la même manière une irritation permanente qui amène la fièvre hectique et l'amaigrissement.

Le traitement consiste également d'abord à éloigner la cause. Dans tous les cas où la maladie se rattache à une constitution particulière, par exemple dans les étisies syphilitique, mercurielle, arsénicale, arthritique, la diète lactée est le principal moyen. Elle remplit à la fois les deux indications, calme l'irritation, procure enfin un sang nouveau et plus doux, ce qui amène la cessation de la fièvre et la réparation des forces. On y associe les bains tièdes, et, quand la faiblesse est portée à un haut degré, le quinquina ou autres toniques analogues. Dans le cas même où il y a nécessité de recourir à des spécifiques pour détruire le principe morbifique, par exemple au mercure, dans l'étisie syphilitique, l'adjonction de la diète lactée est le meilleur moyen de rendre le traitement efficace et de diminuer l'influence nuisible du médicament spécifique.

ÉTOURDISSEMENT. — État de trouble dans lequel tous les objets semblent tourner autour de nous. C'est souvent un signe de pléthore sanguine et de congestion cérébrale. — Voyez *Apoplexie*.

ÉVANOUISSEMENT. — Suspension plus ou moins soudaine du sentiment, du mouvement, de la circulation et de la respiration. — Voyez *Syncope*.

F

FEUX DE DENTS. — Voyez *Accidents de la dentition*.

FIÈVRE (médecine) [de *fervere*, brûler]. — Terme générique servant à exprimer *certains troubles aigus de la circulation et de la respiration, dans lesquels il y a tantôt une augmentation de chaleur avec accélération du pouls, tantôt des alternatives, soit dans la température réelle, soit dans la chaleur et le froid ressentis par le malade*. On comprendra la difficulté, l'impossibilité même de donner de la fièvre une définition exacte lorsqu'on saura que l'*accélération du pouls* et l'*augmentation de la chaleur* n'existent pas toujours dans les fièvres. Ainsi, par exemple, la *fièvre typhoïde* présente souvent un pouls assez lent, et les fièvres dites *algides* sont caractérisées par un froid glacial.

« Considérée pendant longtemps comme une affection *essentielle*, comme constituant elle-même une maladie susceptible de se compliquer avec toutes les autres, la fièvre n'est plus, pour la plupart des médecins modernes, qu'un *symptôme* qui, dans une foule de maladies, indique qu'un organe important souffre ou est irrité. Broussais a posé en principe que la fièvre n'est, en réalité, qu'un phénomène sympathique, ou le résultat d'une douleur transmise au cœur et aux capillaires sanguins par les ramifications nerveuses faisant partie d'un organe souffrant : localisant ainsi la fièvre, il en place le siége sur la surface muqueuse des voies digestives, et ne la considère plus que comme une modification de la gastrite ou de la gastro-entérite. Néanmoins, plusieurs partisans de cette doctrine admettent que l'irritation inflammatoire, qui est la cause des fièvres, peut résider primitivement dans d'autres apppareils que celui de la digestion. Selon Georget et Dugès, la fièvre est une excitation cérébrale et nerveuse. »

On s'accorde généralement aujourd'hui à reconnaître trois espèces de fièvres :

1° La *fièvre simple*, qui accompagne une maladie bien caractérisée, comme la pleurésie, l'inflammation du bas-ventre, de la vessie, des reins, etc.;

2° Les *fièvres continues*, qui, bien que recevant leur nom de la partie malade, en deviennent cependant le caractère dominant, comme la fièvre *inflammatoire, bilieuse, cérébrale, typhoïde*, etc.;

3° Enfin les *fièvres intermittentes*, qui présentent des accès composés de *frisson*, de *chaleur* et de *sueurs*, avec des intervalles sans fièvre.

I. Fièvre simple. — Elle ne peut avoir de description particulière, puisqu'elle cesse avec la maladie dont elle n'est que le symptôme.

II. Fièvres continues. — 1° La *fièvre inflammatoire*, regardée comme le résultat de l'irritation de la membrane interne des vaisseaux sanguins, attaque ordinairement les sujets sanguins, sains et robustes. Voici les principaux caractères de cette fièvre. Son invasion est subite, accompagnée d'un frisson variable en intensité, suivi lui-même d'une vive chaleur à la peau. Le pouls est fréquent, plein, dur; les artères du cou et des tempes battent avec force, les veines sont distendues, tout le corps semble acquérir une sorte de gonflement, et sa surface devient rouge, particulièrement à la figure; il y a mal de tête, abattement des forces, somnolence, et même quelquefois un peu de délire; les yeux sont rouges, injectés et brillants, le goût et l'odorat émoussés, souvent la langue est rouge et blanchâtre, mais ordinairement humide; il y a soif, dégoût pour les aliments, urine rouge et peu abondante, constipation.

Les indications de traitement consistent à combattre la surexcitation générale du système sanguin (saignées, diète, boissons rafraîchissantes), et à faciliter la transpiration (tisanes sudorifiques), qui paraît être le mode par lequel se termine la maladie.

2° La *fièvre bilieuse*, qui présente les symptômes suivants :

« Les malades éprouvent d'abord un dégoût marqué pour les aliments ; leur bouche est amère, quelques renvois se déclarent bientôt, de simples ils deviennent nauséabonds, puis véritablement bilieux ; à cela se joint une constipation opiniâtre ou une diarrhée de matières verdâtres qu'on désigne sous le nom de *débordement de bile*. Il y a abattement des forces, douleurs au creux de l'estomac, le pouls est généralement fréquent, mais infiniment moins plein et moins dur que dans la fièvre inflammatoire. » Le repos, la diète, les boissons délayantes suffisent dans bien des cas pour rétablir l'état normal.

3° La *fièvre cérébrale*, ou *Méningite* des médecins modernes. — *Voyez* ce mot.

4° Les *fièvres éruptives.*— Voyez *Rougeole, Scarlatine,* et *Variole.*

5° La *fièvre de lait*, qui résulte des efforts que fait la nature vers les mamelles, après l'accouchement, pour y établir la sécrétion du lait. Elle se manifeste trois ou quatre jours après l'accouchement, par l'augmentation de la chaleur animale, la fréquence et le développement du pouls, la rougeur du visage, le gonflement des seins et la suppression des lochies. Sa terminaison a lieu, après vingt-quatre à quarante-huit heures, par des sueurs abondantes, par l'écoulement du sang. Le traitement consiste à entretenir une douce chaleur et à favoriser la transpiration par des boissons chaudes.

6° La *fièvre muqueuse* ou *pituiteuse* des anciens, qui n'est qu'une complication de la fièvre, avec une inflammation de la membrane intestinale.

7° La *fièvre nerveuse*, qui est caractérisée par un trouble général des fonctions, surtout celles qui sont sous l'influence des nerfs.

8° La *fièvre typhoïde,* dite aussi *putride, maligne, adynamique, ataxique, entéro-mésentérique, dothinentérie.* La fièvre typhoïde consiste dans une *affection primitive des follicules de l'intestin grêle et de ses ganglions* (glandes de Peyer), *dans une altération du sang et des liquides, consécutive à cette inflammation.* Elle attaque également toutes les constitutions, et même de préférence les individus forts et jeunes (de quinze à vingt-cinq ans). Le séjour récent dans une grande ville, le défaut d'acclimatement, les excès de tout genre, une mauvaise alimentation, l'habitation dans des lieux bas, mal aérés, *encombrés*, où se dégagent des miasmes de nature animale, en sont les causes ordinaires. L'opinion générale admet la contagion de cette fièvre, qui est identique au *typhus des armées;* elle peut apparaître épidémiquement ou sporadiquement.

Voici les caractères que lui assigne le docteur Beaugrand : Son début *n'est pas brusque*, il est toujours précédé de symptômes précurseurs appelés *prodromes*, et qui consistent dans l'*abattement*, la perte de l'appétit, des *étourdissements*, de la *faiblesse dans la marche et les mouvements*, de la *diarrhée*, quelquefois des *saignements de nez*, un violent mal de tête ; au bout de *trois à huit ou dix jours*, ces accidents augmentent ; il y a des *vertiges*, de la *stupeur*, *affaiblissement de l'intelligence;* les réponses sont lentes, difficiles ; le visage est *pâle*, plombé ; outre la diarrhée, il y a souvent gonflement du ventre, etc. On voit que ces accidents diffèrent sensiblement de ceux que nous avons mentionnés en parlant de la fièvre inflammatoire. Cependant il faut être prévenu que, dans certains cas moins communs, la fièvre typhoïde se montre d'abord avec les symptômes de cette dernière, et que c'est seulement au bout de quelques jours qu'elle revêt les caractères qui lui sont propres.

On est loin d'être d'accord sur le traitement qui convient dans la fièvre typhoïde. Ainsi, les uns veulent qu'on saigne abondamment dès le début, les autres soutiennent que les purgatifs répétés doivent avoir la préférence. Les médecins prudents se placent entre ces deux opinions extrêmes, et se contentent de faire la médecine des symptômes. Ils saignent si la maladie s'annonce par un pouls plein, large, et surtout si le sujet est jeune, vigoureux et sanguin. Ils attaquent les phénomènes nerveux par les antispasmodiques, calment les douleurs intestinales par des cataplasmes émollients, modèrent la diarrhée par des lavements laudanisés, purgent assez souvent, relèvent les forces par des toniques, quand elles leur paraissent abattues, opposent à la marche du mal des vésicatoires aux cuisses, font tenir le malade dans une grande propreté, attendent tout enfin des forces de la nature, dont ils se contentent de seconder les efforts. Disons, du reste, que, dans les fièvres continues, le médecin peut conjurer la violence des accidents, mais non en empêcher l'évolution.

III. Fièvres intermittentes, dites aussi fièvres d'*accès*, *paludéennes* ou *paludéiques*. Dans l'immense majorité des cas, dit le docteur Beaugrand, les fièvres intermittentes ne se montrent que dans les localités où existent des marais d'eau douce ou salée, ou de grandes masses d'eau, comme aux embouchures des grands fleuves ; là où il y a des débordements fréquents ; aussi est-on généralement d'accord pour leur reconnaître la cause commune que nous signalons ici. Cependant on assure les avoir rencontrées dans des localités saines en apparence. Mais que de causes d'infection souvent méconnues !... Car il faut bien savoir que, depuis la simple mare d'eau croupissante jusqu'aux vastes inondations des plaines d'Asie ou d'Amérique, toutes les eaux stagnantes peuvent donner naissance à des miasmes; que le sol d'anciens lacs, d'étangs desséchés, ou un sol formé de terres apportées par les eaux (alluvions), que les terres ouvertes pour la première fois dans les défrichements, dans le creusement des canaux, des fortifications, etc., exhalent des vapeurs funestes à la santé. Enfin, les fièvres intermittentes peuvent se développer *accidentellement*, soit sans cause appréciable, soit par suite de causes particulières : certaines opérations chirurgicales, des émotions vives, un refroidissement subit, surtout par une pluie froide, le corps étant en sueur, etc.

Nous avons vu que les fièvres intermittentes présentent des *accès* ou *stades* composés de frissons (stade de froid), de chaleur et de sueur. Le *stade de froid* débute par des lassitudes dans les membres, de la céphalalgie, des bâillements; le froid commence dans le dos et s'étend à tout le corps, s'accompagnant de frissons, de claquement de dents, de sécheresse à la peau, avec soif et accélération du pouls. Peu à peu le froid se dissipe et le *stade de chaud* commence; la peau rougit, se tuméfie même, et la tête devient douloureuse, jusqu'à ce que se déclare la *sueur*, et que tous les symptômes disparaissent peu à peu, pour ne laisser aucune trace jusqu'à l'apparition d'un nouvel accès. L'intervalle qui les sépare se nomme *intermittence*. Ces accès reviennent, ou toutes les vingt-quatre heures (fièvre *quotidienne*), ou de deux jours l'un (fièvre *tierce*), ou seulement au bout de trois jours révolus (fièvre *quarte*), etc.; quand la fièvre est continue, son exaspération prend le nom de *paroxysme*.

Les fièvres intermittentes sont : *simples, pernicieuses* ou *rémittentes*. La fièvre *intermittente simple* est celle que nous venons de décrire; la fièvre *intermittente pernicieuse* s'accompagne d'accidents très graves : froid glacial, sueurs qui épuisent le malade, ou bien somnolence ou délire; syncopes, convulsions, douleurs atroces au creux de l'estomac. Si la maladie est méconnue au début, elle peut amener la mort au troisième, au deuxième, et même au premier accès.

La fièvre intermittente pernicieuse ne s'observe guère que dans les contrées marécageuses du Midi, ou à la suite d'un été très chaud. Elle débute ordinairement brusquement, mais elle peut aussi se déclarer après quelques accès de fièvre intermittente simple.

Fièvre rémittente. Dans cette forme de fièvre intermittente, au lieu de laisser un intervalle pendant lequel la santé se rétablit momentanément, la fièvre persiste, quoiqu'à un moindre degré, entre les accès, que le type en soit quotidien, tierce ou quarte. Cette espèce de fièvre peut aussi présenter des accidents pernicieux.

Traitement des fièvres intermittentes.

A. Pendant l'accès : 1° *stade de froid* (concentration). Lit chaud, couvertures chaudes, infusions chaudes de tilleul, de thé, de bourrache, de sureau, de sauge, de camomille : ligature circulaire des membres : ammoniaque à l'intérieur jusqu'à la réaction.

2° *Stade de chaleur* (réaction). Diminuer les couvertures; boissons fraîches, acidules; sinapismes, quelquefois saignées ou sangsues à l'anus.

3° *Stade de sueur* (détente). Revenir aux boissons chaudes; changer de linge, éviter le refroidissement.

B. Après l'accès prévenir le retour de l'accès; à cet effet, donner, le plus loin possible de l'accès à venir, le quinquina et ses préparations sous toutes les formes, par la bouche, en lavements (femmes et enfants), ou par la méthode endermique (enfants).

Lorsque la fièvre est coupée, il faut continuer encore quelques jours l'usage du quinquina, si l'on ne veut pas voir récidiver les accès.

FISTULE (chirurgie) [du latin *fistula*, tuyau]. — Plaie étroite, à trajet plus ou moins long, profond, sinueux, disposé en forme de canal, entretenue par une cause locale, et donnant issue à du pus ou à des liquides naturels, tels que la salive, les larmes, l'urine, etc.; d'où dérivent les noms de fistules salivaires, lacrymales, urinaires, etc.

FLATUOSITÉS. —Gaz développés dans l'intérieur du corps, particulièrement dans les intestins, et qui cèdent assez souvent aux infusions chaudes de tilleul, de mélisse, de menthe, d'anis, de camomille, aux pilules de charbon. Les personnes sujettes aux flatuosités doivent s'abstenir des aliments où dominent les fécules et la gélatine, et se nourrir de viandes faites (bœuf, mouton, rôtis ou gibier).

FLEURS BLANCHES, FLUEURS BLANCHES, OU LEU-
CORRHÉE.—Écoulements ou pertes en blanc auxquels sont
fréquemment sujettes les femmes, particulièrement dans
la période de la vie qui sépare l'enfance de la jeunesse.
« Ces écoulements, très variables sous le rapport de la
couleur, de la densité et de la quantité du fluide fourni,
surviennent au milieu de circonstances aussi nombreuses
que différentes les unes des autres. Tantôt, en effet, elles
dépendent d'une stimulation directe, comme de la présence d'un corps étranger, d'un pessaire, par exemple,
d'injections irritantes, de l'abus des plaisirs, de la grossesse, ou d'un accouchement laborieux, de l'usage des
chaufferettes; tandis que, d'autres fois, elles sont le résultat sympathique d'une maladie de l'estomac ou des intestins, de la dentition chez les petites filles, ou d'affections morales chez les adultes; ou bien encore elles
dépendent d'une suppression de règles, d'un lait trop
brusquement arrêté, d'un ulcère, d'un vésicatoire ou
d'un cautère inconsidérément supprimé ; mais, le plus
ordinairement, elles tiennent à une faiblesse ou à une
détérioration générale de l'économie, et se développent
sous l'influence d'un défaut d'exercice, de l'habitation de
lieux bas, humides et mal éclairés, d'une nourriture
trop peu substantielle. »

Il importe donc de distinguer ces différentes causes,
que le médecin seul est apte à bien apprécier. Dans tous
les cas, les fleurs blanches constituent toujours une
maladie longue, incommode, généralement d'autant plus
grave qu'elle est plus ancienne, qu'elle tient à des habitudes difficiles à déraciner, que la personne est d'un
tempérament plus lymphatique et plus avancée en
âge. Quelquefois, néanmoins, les fleurs blanches disparaissent d'elles-mêmes, comme on le remarque chez
quelques jeunes filles, à l'époque où elles se forment ;
chez d'autres, à l'époque du mariage ou à la première
grossesse.

Traitement à l'état aigu. On combat les fleurs blanches par des soins de propreté extrême, le repos, la
diète modérée, les antiphlogistiques généraux, et surtout
locaux (sangsues à la vulve, au vagin, à l'anus, au péri-

née), les lavements émollients, narcotiques, les injections avec décoction de guimauve, de pavot, de jusquiame, de morelle, etc.

A l'état chronique, il faut modifier l'état général de
l'économie par la *continence absolue*, l'habitation à la
campagne dans un lieu sec et élevé, les vêtements de
flanelle sur la peau, une alimentation saine (viande
rôtie, vin de Bordeaux, chocolat au lactate de fer); enfin,
par le fer, les amers, les bains de mer, etc., les injections astringentes ou substitutives, la cautérisation, s'il
y a lieu.

FLUXION (médecine).—Engorgement phlegmoneux
du tissu cellulaire des joues et des gencives, causé par
l'impression d'un air froid, par un coup, par une maladie
des dents ou par la pose d'une dent artificielle à pivot.
Dans les deux premiers cas, les bains de pieds, les purgatifs, quelquefois des cataplasmes de farine de riz, suffisent pour abréger la durée du mal. Dans les deux autres,
l'extraction ou le plombage de la dent malade, l'enlèvement de la pièce artificielle, sont les indications rationnelles du traitement. Dans tous les cas, si l'on n'a pu prévenir la formation d'un abcès, l'ouverture de celui-ci
doit être faite le plus tôt possible.

FLUXION DE POITRINE. — Nom donné vulgairement à la *pneumonie*. — *Voyez* ce mot.

FOLIE. — Ce mot, synonyme d'*aliénation mentale*,
désigne une maladie apyrétique du cerveau, ordinairement de longue durée, presque toujours avec lésion incomplète des facultés intellectuelles et affectives, sans
trouble notable dans les sensations et les mouvements volontaires, et sans désordres graves, ou même sans désordres marqués dans les fonctions nutritives et génératrices.
Le fou conserve, en général, la connaissance de sa propre
existence et celle des objets avec lesquels il se trouve en
rapport; mais il a des idées, des passions, des détermi-
nations en contradiction avec celles des hommes raison-

nables; il méconnaît son état de délire, ou bien sa volonté est impuissante pour la maîtriser.

Avant l'âge de la puberté, la folie est rare : elle frappe surtout dans l'âge adulte, « époque à laquelle nous sommes plus exposés aux secousses de la vie sociale, et où les passions sont dans toute leur force; elle trouve aussi sa cause prédisposante la plus active dans l'hérédité et le tempérament nervoso-sanguin; elle est plus commune dans les mois de mai, juin et juillet, qu'à aucune époque de l'année, et, chose remarquable, elle se revêt, en général, de symptômes plus prononcés chez les femmes que chez les hommes, quoique, en réalité, elle soit plus fréquente chez ces derniers que chez les premières. Quant à sa cause déterminante, elle est plus souvent morale que physique, et encore, dans ce dernier cas, c'est-à-dire quand elle se développe sous l'influence d'un coup sur la tête, d'un coup de soleil, de la suppression brusque d'une perte habituelle, comme les hémorrhoïdes, les menstrues, un cautère, un vésicatoire, une irritation intestinale irradiant vers le cerveau, la cause physique n'agit bien évidemment que secondée par une prédisposition marquée du moral. » Quelle que soit, du reste, la cause de cette affreuse affection, elle débute par degrés ou subitement; elle peut être continue, rémittente ou intermittente. Quelquefois elle se transforme, en quelque sorte, et les diverses espèces de folie se succèdent. La maladie se complique très souvent avec la paralysie, les convulsions, l'épilepsie, l'hystérie, l'hypochondrie.

Le traitement de la folie consiste surtout à agir habilement sur l'intelligence, sur les passions de l'aliéné, et à user convenablement des moyens physiques. « Les anciens se bornaient à l'usage de l'ellébore; plus tard, on préconisa la saignée, les bains par surprise, les purgatifs, etc., en y joignant le plus souvent de cruelles violences. Pinel fit tomber les chaînes des aliénés; Esquirol perfectionna la méthode de traitement. Aujourd'hui tous les médecins sont d'accord sur la nécessité de l'isolement ou de la translation des aliénés dans une maison consacrée à ces malades, où le traitement moral, intellectuel et hygiénique est plus facilement applicable. On conseille les distractions, la musique, les voyages, l'exercice en plein air, l'équitation, l'escrime, la culture de la terre, la lecture, les réunions ; enfin, les bains froids et par immersion, les affusions et les douches, la glace sur la tête et les pédiluves sinapisés. On a constaté que les guérisons d'aliénés sont d'environ un tiers. On les obtient surtout au printemps et en automne, et depuis vingt jusqu'à trente ans. On guérit beaucoup plus de manies que de mélancolies ou de monomanies : on ne guérit point l'idiotisme ni la démence sénile ; la démence chronique guérit rarement. » — Voyez *Monomanie, Lypémanie, Manie, Démence, Idiotie.*

A la position des *aliénés* se rattachent des questions d'une haute importance pour la société et pour l'aliéné lui-même. Une nouvelle loi a été promulguée le 30 juin 1838. Voici l'analyse des dispositions de cette loi :

Chaque département est tenu d'avoir à sa disposition un établissement public ou privé, affecté spécialement, en totalité ou en partie, au traitement des malheureux en état d'aliénation mentale. Cet établissement est placé sous la surveillance de l'autorité, et des fonctionnaires de l'ordre administratif ou judiciaire, chargés de l'inspecter à des époques déterminées, doivent faire connaître, par des rapports circonstanciés, le nombre et la position des aliénés qu'ils renferment. Relativement à l'admission des aliénés dans les maisons de traitement, les dispositions de la loi sont également applicables aux directeurs d'établissements publics et privés (ces derniers, d'ailleurs, doivent être autorisés). Ainsi, aucun directeur ne peut recevoir une personne atteinte d'aliénation mentale si on ne lui remet : 1° une demande d'admission contenant les noms, profession, âge et domicile, tant de la personne qui forme la demande, que de celle dont on réclame l'admission ; 2° un certificat de médecin constatant l'état mental de la personne à placer, et indiquant les particularités que présente la maladie, ainsi que la nécessité de faire traiter la personne désignée dans un établissement d'aliénés et de l'y tenir renfermée : en cas d'urgence, ce certificat n'est point nécessaire ; 3° le directeur doit se faire remettre le passeport ou toute autre pièce propre à constater l'individualité de la personne à placer. Toutes les pièces produites sont mentionnées dans un bulletin d'entrée, qui doit être envoyé, dans les vingt-quatre heures, avec un certificat du médecin de l'établissement, au préfet de police, à Paris; au préfet ou au sous-préfet, dans les chefs-lieux de départements ou d'arrondissements, ou aux maires, dans les communes. Quinze jours après l'admission d'un aliéné, le directeur doit adresser à l'autorité un nouveau certificat du médecin de l'établissement, qui confirme ou rectifie, s'il y a lieu, les observations contenues dans le premier, en indiquant le retour plus ou moins fréquent des accès ou des actes de démence de l'individu admis. Enfin, dans chaque établissement il doit y avoir un registre sur lequel on inscrit immédiatement les noms, profession, âge et domicile des personnes placées dans cet établissement. On y inscrit les changements survenus tous les mois dans l'état mental de chaque malade, ainsi que les décès et les sorties. Ce registre est coté et paraphé par le maire. Un aliéné peut être retiré, même avant sa guérison, de l'établissement où il a été enfermé; toutefois, il faut que l'autorité soit informée de sa sortie dans les vingt-quatre heures. L'autorité peut ordonner d'office le placement, dans un établissement d'aliénés, de toute personne dont l'état d'aliénation compromet l'ordre public ou la sûreté des personnes.

Lorsque l'aliéné est dans une position de fortune suffisante, la loi met à sa charge les dépenses faites pour lui dans les maisons d'aliénés; dans le cas contraire, ou le département, ou les personnes auxquelles les aliénés peuvent demander des aliments, supportent, avec les communes, lesdites dépenses. Si une séquestration abusive avait lieu, le prétendu aliéné a le droit de réclamer devant les tribunaux, qui vérifient les faits et ordonnent la mise en liberté immédiatement. Quant aux biens de l'aliéné, on en confie les soins aux ayants-droit.

FOULURE. — Nom vulgaire de l'*entorse*. — *Voyez* ce mot.

FRACTURE (chirurgie). — Solution de continuité d'un ou de plusieurs os, produite par une cause externe (chute, coup, etc.), ou, quelquefois, par une contraction forte et subite des muscles (en jetant une pierre, par exemple). — Les fractures se reconnaissent à la nature de la cause à laquelle on peut les rapporter; au changement de forme du membre; à l'impossibilité, même à la simple difficulté dans laquelle il est d'exécuter ses mouvements ordinaires; à la crépitation, ou bruit qu'on obtient en frottant l'un contre l'autre les deux bouts de l'os fracturé. Leur traitement se résume, pour les cas ordinaires, dans les indications suivantes : *réduire* les *fragments*, les *maintenir réduits*, *prévenir* ou *combattre les accidents qui peuvent se déclarer.*

Le traitement appartient, du reste, exclusivement au médecin ou au chirurgien. Nous ajouterons seulement que le temps pendant lequel un membre fracturé doit rester dans l'appareil varie suivant la grosseur du membre, l'âge et la constitution du sujet, l'état simple ou compliqué de la fracture. Dans les cas ordinaires, trente à trente-cinq jours suffisent pour le bras et l'avant-bras, mais quarante, quarante-cinq et même cinquante sont nécessaires pour la jambe et surtout pour la cuisse. Dans cet intervalle, on lève, tous les six ou huit jours, l'appareil, en laissant néanmoins tout en place pour ne communiquer aucun changement de rapport entre les parties, et seulement pour resserrer les liens qui se relâchent à mesure que le gonflement disparaît, et pour arroser le tout de liqueurs résolutives. On prévient les accidents par le repos du corps et de l'esprit, par une nourriture modérée, et même la diète les premiers jours. S'il survient des symptômes inflammatoires, le médecin les combat par des saignées, des sangsues, des irrigations d'eau froide sur le membre. Si les accidents sont nerveux, on s'assure s'ils ne seraient pas occasionnés par une trop forte constriction, et l'on frictionne les parties voisines du mal avec une pommade narcotique.

FURONCLE ou **CLOU** (chirurgie). — Petite tu-

meur dure, circonscrite, très rouge, due à l'inflammation, compliquée d'étranglement d'un ou de plusieurs
flocons du tissu cellulaire remplissant les aréoles fibreuses de la peau. Le centre de la tumeur se trouve
frappé de gangrène dès le commencement de la maladie, et l'inflammation paraît avoir pour but l'expulsion
de la partie gangrenée ou *bourbillon*.

Les causes du furoncle sont rarement locales; il paraît tenir à une mauvaise disposition de l'estomac, à des
saburres amassées dans les premières voies. Souvent
multiple, il se développe successivement ou à la fois,
sur diverses parties du tronc et des membres, offrant
une tumeur chaude, douloureuse, pulsative, s'accompagnant quelquefois de fièvre. Il se termine presque
nécessairement par une suppuration qui entraîne le
bourbillon, dégorge la tumeur et facilite la cicatrisation
du petit ulcère.

Pour le traitement, on peut diviser le furoncle en
idiopathique, s'il tient à une cause locale, et en *sympathique*, s'il tient à un état général de l'économie.

Le traitement du *furoncle local* présente deux indications : 1° calmer les douleurs qui résultent quelquefois
de la compression des filets nerveux voisins (cataplasmes
émollients, narcotiques); 2° provoquer la suppuration,
favoriser la sortie du bourbillon (onguent de la Mère,
de styrax, etc.).

Le *furoncle général* doit être combattu par les évacuants, seuls capables de faire disparaître la cause dont
il dépend. Après avoir administré un vomitif, il faut
détruire l'irritation des premières voies par de doux
laxatifs : 30 grammes de crême de tartre soluble, dissous dans un litre d'eau, pris chaque jour, suffisent
pour remplir cette indication.

G

GALE (médecine) [en grec, *psora*, en latin, *scabies*].
— Affection contagieuse, caractérisée par une « érup-

tion prurigineuse de petites vésicules plus ou moins multipliées, rondes, souvent confluentes, dures à leur base, cristallines à leur sommet, qui contiennent une sérosité d'abord limpide, puis légèrement visqueuse et purulente, et par une vive démangeaison qui augmente vers le soir et surtout pendant la nuit, par la chaleur du lit. » La gale siége surtout dans l'intervalle des doigts, aux poignets, à la face interne des membres, aux aisselles, aux jarrets, aux aines. On en reconnaît deux variétés, d'après le volume des pustules : la *grosse gale* et la *gale miliaire*, dite aussi *canine* ou *prurigineuse*, parce qu'elle cause une démangeaison plus vive que l'autre variété. Cette maladie, que l'on attribuait à un virus spécial (*virus psorique*), est due à la présence d'un animalcule du genre acarus, nommé par les naturalistes *sarcopte*. Cet animal se creuse sous l'épiderme de petites galeries ou sillons, où il trouve une retraite sûre; on le découvre en déchirant l'épiderme avec la pointe d'une épingle : il s'accroche à l'extrémité de celle-ci, et on peut alors le transporter où l'on veut.

Les acarus, placés sur la peau d'une personne saine, communiquent la gale au bout d'un temps variable de huit à vingt jours. Les linges ou vêtements sur lesquels ils se trouvent peuvent aussi transmettre la maladie. La durée de la gale serait indéfinie sans traitement, mais elle guérit au contraire rapidement sous l'influence d'une médication bien dirigée.

GANGLIONS (médecine).—Petites tumeurs globuleuses, dures, indolentes, développées sur le trajet des tendons, sans changement de couleur à la peau et formées par un fluide visqueux, albumineux, renfermé dans un kyste plus ou moins épais. Ces tumeurs, qui grossissent par degré, atteignent la grosseur d'une aveline, d'une noix, d'un œuf, se développent souvent sans causes connues, et presque toujours au poignet, sur le trajet des muscles extenseurs de la main et des doigts, rarement aux pieds.

La *compression*, qui détermine la rupture du kyste, est le plus sûr moyen de guérison. Meekren conseille de placer la main du malade sur une table, et de frapper ensuite fortement sur la tumeur avec le poing; Muys se servait d'un maillet. On réussit ordinairement à dissiper les tumeurs en pressant avec force sur elles, soit avec les pouces des deux mains, soit au moyen d'un large cachet garni de linge. Quand l'écrasement a lieu, le kyste se rompt, l'humeur se répand le long de la gaîne du tendon, et la tumeur disparaît. Les frictions résolutives disséminent au loin le fluide épanché, et l'absorption complète la guérison. Si l'écrasement est impossible, il faudrait ouvrir la tumeur avec le bistouri, introduire de la charpie dans le kyste et procurer la guérison par la mutuelle adhérence de ses parois.

GANGRÈNE (chirurgie) [en grec, *grainô*, consumer]. — Altération d'une partie plus ou moins considérable du corps, qui perd la sensibilité et le mouvement : c'est une mort locale. La gangrène reconnaît pour cause une violente inflammation, une contusion, les brûlures, la congélation, la ligature d'un gros tronc artériel, un bandage trop serré, l'action chimique d'un caustique, etc. — Si la partie gangrenée est engorgée de liquides, la gangrène s'appelle *humide*. Dans le cas contraire, elle est dite *sèche ;* telle est ordinairement la gangrène *sénile ;* on l'appelle *sphacèle* quand elle attaque toute l'épaisseur d'un membre ou d'un organe composé de plusieurs tissus. La gangrène des os se nomme *nécrose*. Les caractères auxquels se reconnaît la gangrène *extérieure* sont : « la décoloration, l'insensibilité, et une odeur particulière de la partie affectée; les phénomènes qui la précèdent et l'annoncent sont : diminution de la chaleur, développement de phlyctènes remplies de sérosité sanguinolente, calme trompeur, prostration des forces, froid général; la partie malade, brunâtre et violacée, se décompose et se convertit en une eschare fétide, qui se détache plus ou moins promptement et laisse à découvert une plaie simple; mais si cette séparation entre les parties mortifiées et les parties saines n'a pas lieu, la gangrène s'étend toujours et le malade meurt. La gangrène *intérieure*, survenant ordinairement à la suite de l'inflammation d'un viscère, est indiquée par une rémission subite et intempestive des symptômes inflammatoires, cessation brusque de la douleur, etc.; mais ce calme est illusoire, et l'aspect cadavéreux de la face, le froid des extrémités, la petitesse du pouls, etc., annoncent une mort inévitable. » — On combat la gangrène par l'emploi des toniques et des antiseptiques, tant à l'intérieur qu'à l'extérieur.

GASTRALGIE (médecine). — Affection essentiellement nerveuse, rarement accompagnée de fièvre ou d'inflammation, ordinairement caractérisée par des *besoins* qui simulent le sentiment de la faim, par des tiraillements et une sorte de défaillance ; souvent les malades digèrent alors avec la plus grande facilité les aliments qui sembleraient les moins convenables. Bornée à l'estomac, on l'appelle *gastralgie ;* aux intestins, *entéralgie ;* occupant les intestins et l'estomac, elle se nomme *gastro-entéralgie.*

Traitement. — Cette maladie étant une des plus communes, nous allons emprunter son traitement à trois médecins distingués, les docteurs Georget, Fabre et Jolly.

Traitement. Dans le traitement de la gastralgie, trois sortes d'indications peuvent se présenter à remplir : 1° combattre l'influence des causes de la maladie ; 2° traiter la maladie elle-même ; 3° diminuer momentanément la violence des douleurs. La première indication est souvent difficile ou même impossible à remplir ; de là, la difficulté ou même l'impossibilité de faire cesser la gastralgie. Ainsi, malgré ses souffrances d'estomac, l'homme de lettres continuera ses occupations ; les contrariétés, l'ennui, les chagrins, ne cesseront point d'exercer leur fâcheuse influence tant que la cause qui les produit subsistera : aussi, les gens de lettres qui font des excès d'étude, les femmes qui sont en proie à des contrariétés et à des chagrins permanents, et les jeunes gens adonnés avec excès à la masturbation, ont-ils généralement des gastralgies presque continuelles. (GEORGET.)

Lorsqu'on est parvenu à détruire en totalité ou en partie les causes de la maladie, on doit d'abord diriger toute son attention sur les modificateurs fonctionnels de l'appareil organique malade, en un mot, sur le régime alimentaire. Une nourriture douce, mais substantielle, plutôt animale que végétale, des viandes rôties, des œufs frais, du laitage, des compotes de fruits, des boissons gazeuses coupées avec le vin de Bordeaux ou tout autre, abondant en arôme et en matière tannine, quelquefois même de la bière bien fermentée, doivent avoir les plus heureux résultats, surtout si leur emploi est secondé par un exercice modéré à pied, à cheval ou en voiture, suivant l'état et les habitudes du malade, les exercices manuels, le séjour à la campagne, dans un air sec et vif, sur un lieu un peu élevé, mais dont la température soit modérée.

Si la susceptibilité de l'estomac est extrême, on est quelquefois obligé de soumettre les malades, pendant des semaines et même des mois, exclusivement à l'usage du lait d'ânesse ou du lait de vache coupé avec l'eau sucrée ou gommée. Ceux qui éprouvent ce qu'ils appellent des besoins, des tiraillements et des faiblesses d'estomac simulant la faim, ceux même qui sont tourmentés par une faim excessive, feront bien, suivant la judicieuse remarque du dernier auteur que nous venons de citer, de s'abstenir d'ingérer de grandes quantités d'aliments : ce sont là en effet des besoins factices, sans cesse renaissants, qu'il faut tromper et non satisfaire. Les boissons aqueuses, rendues un peu toniques par quelques gouttes d'eau de menthe ou de fleurs d'oranger, suffisent ordinairement à cet effet; mais comme la soif est rarement très prononcée, il est toujours prudent de donner des boissons en quantité modérée, pour ne pas augmenter la tension du ventre et les flatuosités.

Quant aux moyens pharmaceutiques, ce que nous savons de la longueur ordinaire de la maladie et de sa ténacité nous fait de suite prévoir que le nombre de ceux qui ont été proposés doit être immense. Ceux sur lesquels on a le plus insisté et qui semblent en effet compter le plus de succès sont les antispasmodiques, les éthers,

les opiacés, les amers, les ferrugineux, les absorbants.
les alcalins, les bains, les révulsifs cutanés, dont on subordonne l'emploi aux variétés infinies des causes et des symptômes de la maladie.

Ainsi, y a-t-il accroissement excessif de la sensibilité générale ou spéciale, on emploie plus spécialement les bains, les narcotiques, sédatifs directs, la diète lactée, les aliments féculents. « Quand cette surexcitation porte sur la faculté contractile du tube digestif (crampes d'estomac, vomissements, choléra), outre ces premiers moyens généraux, on a préconisé les liniments huileux et laudanisés ; les potions antispasmodiques avec l'éther, l'eau de laurier-cerise, les boissons gazeuses, la glace, l'oxyde blanc de bismuth, les emplâtres opiacés, etc. Lorsqu'il y a en même temps augmentation et altération des sécrétion intestinales, on emploie avec avantage les absorbants, tels que la magnésie anglaise, les pastilles de Darcet, l'eau de chaux, la magnésienne, les sous-carbonates de soude ou de potasse, etc. » (JOLLY.)

Quelquefois aussi cette affection, après avoir résisté à tous les médicaments, disparaît par les seuls efforts de la nature.

Enfin, comme très souvent, ainsi que nous l'avons fait observer, les altérations nerveuses de l'estomac et des diverses parties du tube digestif sont les conséquences directes de quelques maladies étrangères à cet appareil organique, comme la chlorose, la leucorrhée, l'hypochondrie, l'hystérie, il est évident que leur guérison est intimement liée au traitement de ces maladies.

GASTRITE (médecine) [du grec *gaster*, estomac]. — Inflammation de la membrane muqueuse de l'estomac, reconnaissant pour causes ordinaires les écarts du régime, l'usage d'aliments altérés ou irritants, les excès de boissons spiritueuses ou glacées, les indigestions répétées, l'introduction dans l'estomac de poisons âcres ou corrosifs, les pressions habituelles sur cet organe, notamment *celles exercées par les corsets trop serrés*, les violences externes (coups, chutes sur cette région), l'impression du froid, etc.— La gastrite est *aiguë* ou *chronique.* La *gastrite aiguë* s'annonce ordinairement par « de la chaleur, de la soif, de l'inappétence, de la fièvre, de l'insomnie; bientôt, douleur vive à l'épigastre, augmentant par la pression ; bouche brûlante, langue rouge, jaunâtre et sèche ; désir continuel de boissons froides et acides ; puis, le plus souvent, vomissements, hoquets , éructations et troubles divers de la respiration, de la circulation et de l'innervation , etc. La *gastrite chronique* succède le plus communément à la précédente. Ses symptômes sont : lenteur et difficulté dans les digestions, sentiment d'un poids incommode ou d'une douleur obscure à l'épigastre après les repas ; malaise général , flatuosités acides, langue blanchâtre , rouge à la pointe ; quelquefois des nausées, plus rarement des vomissements ; puis irritabilité dans le caractère, nuits agitées, constipation ; le malade maigrit insensiblement , et succombe à la suite d'une fièvre lente si l'on ne parvient à remédier au mal. La gastrite aiguë se termine, soit par *résolution,* soit par *ulcération,* par la *gangrène,* ou par la *perforation* des membranes de l'estomac, enfin par la mort. La gastrite chronique se termine souvent par le *squirrhe.* »

Dès que cette affection se manifeste, dit Aubert, il faut lui opposer un traitement énergique. La première condition de ce traitement, c'est la diète absolue; viennent ensuite quelquefois la saignée au bras, mais bien plus souvent une forte application de sangsues sur la région de l'estomac ; les cataplasmes émollients, les boissons mucilagineuses, comme la fleur de mauve, mais en petite quantité ; puis les vésicatoires appliqués de chaque côté au-dessous de la poitrine, les lavements d'eau de son, de graine de lin, les bains. Une fois que la période aiguë est passée, la diète cesse de devoir être aussi absolue : on peut se permettre quelques aliments légers et de facile digestion, comme le lait, les crèmes, les potages , les compotes de fruits. Quand l'état chronique est bien marqué , les eaux minérales, soit sulfureuses, soit ferrugineuses, prises à la source même, ont quelquefois donné de bons résultats. Celles qui sont chargées d'acide carbonique, telles que celles de Seltz, de Vichy, ont aussi donné des succès. Mais qu'on y prenne garde, ce que bien des médecins appellent encore *gastrite chronique*, par habitude, ou pour se faire comprendre, est bien plus souvent une affection primitive nerveuse de l'estomac (gastralgie), que la suite d'une véritable inflammation.

GERÇURES ou **CREVASSES.**—Petites fentes peu profondes, qui surviennent dans l'épaisseur de la peau et à l'origine des membranes muqueuses, surtout aux lèvres, aux narines, aux pieds, aux mains et aux mamelons. Ces dernières déterminent chez les nourrices des douleurs intolérables, etc. Les autres sont en général de très légères affections. Les causes des gerçures sont : le froid, les chocs, etc. Le repos et les pommades adoucissantes, celles aux fleurs de zinc, au précipité blanc, le cérat saturné, suffisent pour ce traitement.

Pour les gerçures des petits enfants, on emploie la poudre de lycopode ou d'amidon ; on cautérise les gerçures du mamelon avec le nitrate d'argent.

GOITRE (médecine). — Tumeur produite par l'engorgement thyroïde (1) de la glande. Le goître forme à la partie antérieure du cou une tumeur irrégulière et bosselée, souvent double, susceptible d'acquérir un volume considérable, et qui peut alors entraver plus ou moins gravement la fonction de la respiration et de la déglutition. Les femmes y sont plus sujettes que les hommes. Cette affection est endémique et héréditaire dans certaines contrées froides et humides, surtout dans les Alpes, les Bas-Valais, la Savoie, etc.; on l'attribue aux aliments indigestes, à l'usage des eaux séléniteuses, calcaires, magnésiennes, ou provenant de la fonte des neiges, et en général au défaut de matières iodées. Elle atteint ordinairement les individus lymphatiques ou

(1) La *glande*, ou *corps thyroïde*, est un organe situé sur la partie antérieure et inférieure du larynx, et sur les premiers anneaux de la trachée-artère. Elle semble souvent composée de deux lobes ovoïdes, tenant l'une à l'autre par une sorte de tubercule transversal qu'on appelle *isthme*. Les usages de la glande thyroïde sont encore inconnus.

scrofuleux. Toutes les professions qui nécessitent des efforts susceptibles de porter le sang à la tête peuvent développer le goître, ainsi que les cris, l'habitude de porter des fardeaux sur la tête, un accouchement laborieux, etc. Cette tumeur ne s'accompagne, du reste, ni d'inflammation, ni de changement de couleur à la peau; mais elle peut, après avoir persisté pendant plusieurs années à l'état de simple hypertrophie, se transformer en une autre maladie, tels que des kystes, des dégénérations squirrheuses, etc.

Les goîtres récents guérissent rarement, les anciens jamais, à moins qu'ils ne s'enflamment et suppurent. S'il est dû à l'influence des localités, la première indication est de changer de lieu : c'est par ce moyen que le Dr Fodéré s'est guéri d'un goître qu'il portait depuis quinze ans. L'iode, à l'intérieur et à l'extérieur, l'éponge calcinée, l'huile de foie de morue, l'électricité, etc., ont amené quelquefois d'heureux résultats.

GOURME (médecine), appelée aussi *croûtes de lait.* — Affection qui consiste en une *éruption de pustules superficielles d'un blanc jaunâtre, réunies, auxquelles succèdent des croûtes jaunes, verdâtres, tantôt lamelleuses et minces, tantôt épaisses et rugueuses.*

Cette maladie, très commune chez les jeunes enfants, peut se développer sur toutes les parties du corps, mais le cuir chevelu et le derrière des oreilles en sont principalement le siége; on la voit aussi survenir au front, aux tempes, et même envahir toute la figure. Dans ce dernier cas « elle débute ordinairement sur le front et les joues par de petites pustules groupées sur une surface enflammée; de vives démangeaisons accompagnent leur apparition; elles s'ouvrent bientôt d'elles-mêmes ou par l'action des ongles, et il s'en écoule un fluide visqueux, jaunâtre, qui, en se desséchant, forme les croûtes. Quand celles-ci se détachent, elles laissent une surface rouge très enflammée, sur laquelle il s'en forme de nouvelles. »

Les causes de cette affection sont assez difficiles à apprécier, car, si on la voit apparaître chez des sujets lymphatiques, mal nourris et mal tenus, on la trouve aussi chez des enfants d'une belle constitution et placés dans des conditions hygiéniques excellentes. La gourme est le plus souvent un émonctoire naturel *qu'il faut savoir respecter*. Néanmoins, elle exige des soins hygiéniques et de propreté : brossage et lavage à l'eau tiède, à l'eau de savon, à l'eau de son ; des bains répétés, des vêtements de laine, l'exercice, la promenade, etc. Si l'enfant est lymphatique, on tonifie la constitution par les amers (infusion de chicorée, de douce-amère, de quinquina, etc.), en même temps qu'on entretient la sécrétion derrière les oreilles par la pommade au garou. Si la sécrétion est trop abondante, on la modère par une alimentation rafraîchissante ; on coupe les cheveux ras, enfin on applique un vésicatoire au bras, et l'on donne de doux laxatifs (manne, sirop de rhubarbe, de chicorée). Si la sécrétion se supprimait, il importerait souvent de la rappeler par des topiques gras, irritants, par des frictions avec la pommade au garou, et même par un vésicatoire à la nuque.

GOUTTE (médecine) [ainsi nommée au XIIIᵉ siècle, parce qu'on la regardait comme produite par le dépôt d'une *goutte* de quelque humeur âcre sur les surfaces articulaires]. — Inflammation spécifique des parties fibreuses et ligamenteuses des petites articulations des pieds et des mains. On l'appelle *podagre, chiragre, gonagre, omagre, ischias*, suivant qu'elle affecte le pied, la main, le genou, l'épaule, la hanche. Cette maladie est souvent héréditaire : alors elle peut se montrer dans la jeunesse ; mais acquise, on l'observe rarement avant trente-cinq ans. Elle attaque tous les tempéraments, toutes les constitutions, et plus ordinairement les hommes que les femmes. Elle reconnaît le plus souvent pour cause les excès de table, le défaut d'exercice, une vie molle et sédentaire, ce qui l'a fait surnommer la *maladie des maîtres* (*morbus dominorum*). Elle peut aussi être produite par la suppression de la transpiration ou d'un exutoire, les variations atmosphériques, l'impression du froid humide, etc.

L'invasion de la goutte s'annonce souvent par des signes précurseurs : troubles de la digestion, vomissements, selles bilieuses, engourdissements partiels, crampes dans la partie menacée ; quelquefois cependant, elle débute d'une manière brusque. « Dans tous les cas, c'est ordinairement au milieu de la nuit, souvent même après quelques heures d'un sommeil sans trouble qu'une douleur se fait sentir le plus souvent à l'articulation du gros orteil. Cette douleur est suivie de tremblements, de frissons, d'une impossibilité absolue de mouvoir et de rien supporter qui la touche. Cet état ne dure que six, huit, dix, douze ou vingt-quatre heures, et se termine par une sueur, surtout vers la partie affectée ; mais il revient ou le même jour, ou le lendemain, pour durer quatre ou cinq jours ; c'est ce qui constitue un accès. A ce premier accès en succède souvent un second, même un troisième à peu près semblable, et cette succession de deux, trois, quatre accès, forme une attaque. Dans la plupart des cas, ces attaques ne se renouvellent qu'après un laps de plusieurs mois, d'un an même et plus. Mais une fois qu'elles se sont renouvelées, elles se succèdent alors de plus près, en perdant un peu de leur violence ; aussi, en revanche, le gonflement des parties qui accompagne les douleurs présente un volume toujours croissant à mesure que les attaques se renouvellent sur un point déterminé ; puis on y remarque des noyaux ou concrétions pierreuses et une rougeur tirant sur le violet. La répétition continue des attaques, quelquefois aussi une sorte de travail organique sans douleur, conduisent d'autres malades à un état de détérioration que signalent la décoloration de la peau, la langueur générale de la constitution et les déformations les plus extraordinaires des parties tendineuses, articulaires et osseuses. »

La goutte ne se borne pas toujours aux articulations, on dit qu'elle est *remontée* ou *rentrée* lorsqu'elle abandonne brusquement les articulations pour s'emparer de l'estomac, de la poitrine, du cerveau. Chacune de ces métastases est caractérisée par des symptômes particuliers ; celle de l'estomac est annoncée par des anxiétés, des vomissements, une douleur violente (cardialgie) ;

celle de la poitrine, par une grande difficulté de respirer, des palpitations, des syncopes; celle du cerveau,
par des vertiges, un mal de tête violent, un état coma-
teux, l'apoplexie, la paralysie, etc. Les malades atteints
de cette terrible affection rendent souvent, surtout à la
fin des accès, une urine rouge qui dépose beaucoup
d'acide urique ou de graviers d'urate d'ammoniaque :
preuve de l'affinité de la goutte avec les affections calculeuses des voies urinaires.

Traitement. Ce n'est guère dans les médicaments qu'il
faut chercher les moyens de guérir la goutte; l'expérience a prouvé, au contraire, que ceux qui en font le
plus d'usage sont précisément ceux qui en souffrent le
plus, ou qui s'exposent à des accidents plus graves. La
véritable thérapeutique de la goutte se trouve dans le
régime : l'*exercice*, la *diète végétale* et l'*eau*. Ces moyens
doivent être continués pendant toute la vie. Plusieurs
personnes qui s'étaient ainsi délivrées de cette redoutable affection en ont été atteintes avec autant de violence et d'une manière plus régulière et plus dangereuse lorsqu'elles ont voulu reprendre leur ancienne
manière de vivre.

Traitement général dans l'état aigu. Il faut combattre les causes, et faire ensuite une médecine expec-
tante : on ordonne la diète, le repos, une température
douce et des boissons adoucissantes et rafraîchissantes,
comme la bourrache ou du chiendent, l'eau de veau ou
de poulet, émulsionnées, nitrées, etc. On diminue les
douleurs excessives à l'aide des liniments camphrés,
éthérés, opiacés, etc.; s'il y a pléthore, on pratique
quelquefois la saignée générale ou locale; quand la
maladie se déplace, on essaye de la rappeler à son
siége primitif par des vésicatoires, des sinapismes, etc.
Dans l'état chronique, on doit faire usage des toniques
et des excitants.

Traitement des accès au commencement de l'attaque.
On évite d'exposer le corps au froid et à l'humidité, et
l'on en défend spécialement la partie où la goutte s'est
fixée, en appliquant de la flanelle, des peaux de lapin
ou de cygne. — *Dans l'état au plus haut degré de l'at-*

taque, pour fixer la goutte dans la partie affectée, il est utile de l'envelopper d'un taffetas gommé, de diminuer les douleurs lorsqu'elles sont excessives ; on se sert alors d'un liniment camphré ou opiacé : il faut éviter avec soin tout ce qui peut supprimer la maladie, et, par conséquent, toute espèce de topiques autres que ceux dont nous venons de parler ; on surveille la marche de la goutte, et, si elle paraît incertaine, si elle menace des organes essentiels à la vie, on a recours aux révulsifs convenables. — *Au déclin de l'attaque*, il ne faut point négliger un doux exercice des parties qui ont été affectées ; on doit avoir soin de les recouvrir de bas ou de gants de laine ; s'il reste de la rougeur et du gonflement après le paroxysme, l'usage assidu des brosses pour la peau dissipe ces symptômes. — *Lorsque la goutte, déplacée spontanément ou par quelque application imprudente, se porte sur les viscères,* on se sert le plus souvent, pour la rappeler à son siége primitif, des pédiluves sinapisés et des sinapismes, du cataplasme de Pradier ; on emploie en même temps avec succès l'éther sulfurique donné à la dose de deux à quatre grammes dans une infusion aromatique édulcorée avec un sirop ; cette potion, prise à temps, suffit souvent pour empêcher le développement intérieur de l'affection arthritique ; elle est utile surtout dans les gastrites goutteuses.

GRAVELLE (médecine). — Maladie produite par de petites concrétions semblables à de petits graviers qui se forment dans les reins, se disséminent dans les voies urinaires, et sont expulsées avec les urines. Ces gravelles se composent ordinairement d'acide urique et d'une matière animale, et quelquefois d'oxalate de chaux. Les causes de cette affection sont l'hérédité, l'embonpoint, l'habitation des pays humides et marécageux ; elle atteint tous les âges, mais plus fréquemment l'enfance et la vieillesse ; la métastase de la goutte sur les reins la produit quelquefois.

La gravelle peut exister longtemps sans donner lieu à aucun accident ; on voit beaucoup de personnes rendre fréquemment des calculs et même en garder dans les reins de très volumineux[1], sans en être sensiblement incommodées : ces calculs se forment quelquefois dans la propre substance du rein, le plus souvent dans son bassinet, et offrent des variétés relatives à leur volume; les uns sont petits et ressemblent au sable le plus fin, d'autres ont la grosseur de petits pois, etc. Mais il arrive souvent qu'ils sont évacués avec difficulté, ou que leur présence détermine une irritation dans les reins, ordinairement appelée *accès* ou *colique néphrétique :* alors le malade éprouve une agitation extrême, quelquefois des nausées, des vomissements, une douleur très aiguë dans la région lombaire; il y a rétraction du testicule, l'urine est supprimée ou rendue en petite quantité, le ventre peu tendu, et l'on s'aperçoit facilement que la vessie contient peu d'urine; le pouls est fréquent, serré, inégal, parfois imperceptible. Cet état peut cesser et reparaître plusieurs fois en vingt-quatre heures, ou se prolonger pendant plusieurs jours avec des intermittences de courte durée et finir par la mort : dès que l'accès a cessé, l'urine est limpide, aqueuse, parfois trouble, sanguinolente; elle coule avec abondance et charrie une plus ou moins grande quantité de calculs rénaux.

Le traitement consiste dans l'usage des tisanes délayantes (chiendent, queues de cerise, pariétaire, graine de lin); des eaux minérales acidules gazeuses ou alcalines (Seltz, Vichy, Contrexeville), des bains alcalins. Les sangsues, les narcotiques, les bains, etc., sont indiqués dans la colique néphrétique; si les graviers sont formés d'oxalate de chaux, le malade s'abstiendra d'oseille dans son alimentation. En général, le régime végétal est indispensable.

GRENOUILLETTE (chirurgie). — L'obstruction du conduit de la glande sous-maxillaire par des concrétions ou toute autre cause, donne naissance à une tumeur non inflammatoire, plus ou moins volumineuse, dont le siége est sur les côtés du frein de la langue; cette tumeur a été appelée *grenouillette.* — On la guérit par l'excision d'une portion du kyste, qui établit une ouverture par laquelle la salive s'écoulera dans la suite: pour faire cette opération, il faut saisir la tumeur avec une double érigne, puis en enlever une portion avec de bons ciseaux ; la salive et les matières amassées s'écoulent, et quelques gargarismes suffisent pour achever la guérison.

GRIPPE (médecine). — Nom vulgaire d'une affection épidémique qui se présente sous la forme d'un catarrhe aigu ou d'une inflammation des membranes muqueuses accompagnée de fièvre ou de malaise. On la nomme aussi *folette, coquette, influenza*, etc. « La grippe apparaît à des époques variables, mais surtout lorsque l'atmosphère offre de brusques alternatives de froid et de chaleur. Quelques médecins l'expliquent aussi par la présence accidentelle d'un miasme analogue à celui de la rougeole ; le plus souvent, c'est une affection légère dont la terminaison est toujours favorable, et qui cède ordinairement à des soins hygiéniques. Néanmoins, chez les personnes affectées de maladies chroniques, elle prend quelquefois de la gravité et peut devenir mortelle. » Les antiphlogistiques, les calmants sudoriphiques, triomphent ordinairement de cette affection.

H

HALLUCINATION [du latin *hallucinare*, se tromper]. — Erreurs des sens dans lesquelles un individu croit voir, entendre, toucher des objets qui n'existent point. « C'est un symptôme très fréquent, un des éléments du délire, qu'on retrouve le plus souvent dans la manie, la mélancolie, la monomanie, l'extase, l'hystérie, le délire fébrile ; sur cent aliénés, quatre-vingts au moins ont des hallucinations. Si le plus souvent les hallucinations sont le partage des esprits faibles, les hommes les plus remarquables par la capacité de leur intelligence, par la profondeur de leur raison et la force de leur esprit ne sont pas toujours à l'abri de ce genre d'illusion; quelques physiologistes ont attribué à des hallucinations les prétendues inspirations du génie de Socrate. »

Les hallucinations n'étant qu'un symptôme du délire, et pouvant se manifester dans plusieurs affections aiguës ou chroniques, exigent le traitement de la maladie qui les produit.

HECTIQUE (FIÈVRE), dite aussi *fièvre lente*. — Fièvre le plus ordinairement symptomatique, et reconnaissant pour cause la *suppuration lente et profonde d'un organe interne*. Cette fièvre se déclare dans la dernière période des maladies organiques, et a pour principaux caractères l'amaigrissement progressif, la flaccidité générale, la fréquence du pouls, la chaleur à la peau, surtout aux mains et aux pieds, et, vers la fin, les sueurs et la diarrhée colliquative. Le traitement à y opposer n'est donc autre que celui de l'organe malade. Aussitôt l'irritation détruite, il faut, par une alimentation substantielle et bien graduée, s'opposer aux progrès du dépérissement.

HÉMOPTYSIE (médecine), *crachement de sang, pneumorrhagie* [du grec *haïma*, sang, et *ptyô*, cracher]. — Hémorrhagie de la membrane muqueuse pulmonaire, caractérisée par l'expectoration d'une quantité plus ou moins grande d'un sang vermeil et écumeux.

Les causes de cette affection sont les compressions habituelles de la poitrine ou du ventre (corsets chez les femmes); les coups sur la poitrine, les plaies pénétrantes, la lecture à haute voix et la déclamation; le chant, les cris et la toux violente, le jeu des instruments à vent, les maladies chroniques des poumons ou du cœur. — Pour le traitement, voyez *Hémorrhagie*.

HÉMORRHAGIE (médecine) [du grec *haïma*, sang, et *rhagénai*, rompre]. — Écoulement d'une quantité notable de sang, soit par la rupture de quelques vaisseaux, soit par voie d'exhalation. Les hémorrhagies sont *actives*, si elles dépendent d'une exaltation de l'action organique, ou *passives*, si elles tiennent à une débilité générale.

HÉMORRHAGIE ACTIVE. — Les *causes* sont : le tempérament sanguin, la jeunesse, la pléthore, une constitution irritable, le défaut d'exercice, les excès dans les travaux de cabinet, une disposition héréditaire; le printemps, l'automne, un temps sec et froid, un air chaud, une nourriture succulente; l'usage des excitants, des substances alcooliques; la suppression des menstrues, des hémorrhoïdes, d'une autre hémorrhagie ou d'une saignée habituelle; des passions violentes.

Les symptômes des hémorrhagies sont un sentiment de pesanteur et de tension, de rougeur, de chaleur ou de prurit dans la partie qui doit laisser couler le sang; le pouls est vif, plein et quelquefois dur, avec un sentiment de froid vers les extrémités des membres : il s'établit ensuite un ordre particulier et un certain enchaînement de symptômes, suivant que l'hémorrhagie doit avoir lieu par le nez, les poumons, l'estomac, etc. : lorsque le sang coule, le malade éprouve un bien-être général; le sentiment de chaleur disparaît, la chaleur animale se répartit d'une manière uniforme, et la congestion locale cesse. L'effusion du sang est généralement salutaire, et s'arrête ordinairement d'elle-même; si elle est modérée, on la voit presque toujours utile ; il ne se présente que deux circonstances où elle peut devenir funeste : lorsqu'elle est excessive, ou que, fixée dans un organe essentiel à la vie, elle y porte une irritation toujours dangereuse. On doit ajouter que, si cette effusion était mal à propos arrêtée dans son cours, surtout lorsqu'elle est critique, elle serait suivie de congestions, de douleurs, d'inflammations, de spasmes divers, quelquefois même d'un état fébrile dangereux et rebelle, ou d'affections chroniques diverses qui résistent toujours aux remèdes. — Ces hémorrhagies ont une tendance à devenir périodiques.

Hémorrhagie passive. — Elle se montre chez les sujets d'une constitution faible ou affaiblie par de longues maladies, par un régime débilitant, par des veilles prolongées, des évacuations excessives, par tout ce qui peut jeter les vaisseaux exhalants dans un état d'atonie. Ces hémorrhagies ne sont précédées d'aucun signe de congestion locale, et sont accompagnées de pâleur de la face, de faiblesse du pouls et quelquefois de syncopes.

Traitement. Les *hémorrhagies actives* sont souvent une voie de déplétion générale ouverte par la nature, et qui prévient de plus graves accidents. Cependant, si elles sont abondantes et de longue durée, la saignée est indiquée ; on mettra ensuite le malade à l'usage des boissons froides acidulées, on irritera par des bains de pieds sinapisés, des cataplasmes de farine de moutarde, une partie éloignée ; enfin l'on appliquera sur le lieu même de l'hémorrhagie des compresses trempées dans l'eau glacée ou dans quelques hémostatiques ; on emploiera la compression, le tamponnement. Quant aux *hémorrhagies passives*, il faut surtout songer à combattre, par une nourriture fortifiante et des soins hygiéniques bien entendus, l'état général de détérioration de l'économie.

La position à faire prendre au malade pendant l'hémorrhagie est très importante : elle doit être telle, que la circulation soit rendue aussi facile que possible, que la partie qui fournit le sang soit plus élevée que le cœur, etc., toutes choses qui exigent des connaissances physiologiques, et qui, par cela même, sont du ressort du médecin.

HÉMORRHOIDES (médecine). — Tumeurs situées au pourtour de l'anus, provenant de la dilatation variqueuse des veines du rectum, de productions érectiles ou de kystes sanguins dans le tissu cellulaire sous-muqueux. Les hémorrhoïdes sont *externes* ou *internes*. Les premières occupent la marge de l'anus et se réunissent quelquefois en une sorte de bourrelet. Les hémorrhoïdes internes ne consistent souvent qu'en un boursoufflement de la membrane muqueuse de l'extrémité inférieure du rectum.

Les hémorrhoïdes n'apparaissent ordinairement que dans l'âge adulte ; elles sont souvent héréditaires. Une constitution sanguine et bilieuse, une vie oisive ou sédentaire, une nourriture trop succulente, y prédisposent ; la constipation, la grossesse, les vêtements trop serrés à la taille, l'abus des purgatifs, en un mot, toutes les circonstances qui favorisent la stagnation du sang dans les vaisseaux du rectum en sont les principales causes déterminantes

Symptômes. Ceux qui précèdent ou accompagnent cette affection sont : des douleurs gravatives et un sentiment de pression dans le dos et les lombes ; quelquefois un engourdissement des cuisses et des jambes ; un pouls dur et serré avec sécheresse de la bouche ; la diminution de l'urine ; des flatuosités, et, dans certains cas, des déjections alvines muqueuses blanches. Le flux hémorrhoïdal revient le plus souvent d'une manière périodique (tous les mois) ; il est alors, quand il a duré un certain temps, nécessaire à la santé ; il s'arrête spontanément ; et, si on le supprime, il peut occasionner des affections nerveuses variées, des resserrements spasmodiques de la poitrine, des coliques violentes, des vertiges : lorsqu'il est excessif et souvent répété, il en résulte un dépérissement lent ; la face prend une couleur plombée, et la consomption survient avec plus ou moins de promptitude.

Traitement. Il ne doit être le plus souvent que palliatif. « Il faut suivre un régime doux, s'abstenir d'aliments copieux, de boissons excitantes ; prendre fréquemment des bains tièdes ou frais, selon la saison ; faire, matin et soir, des lotions froides sur la région anale ; éviter soigneusement la constipation, au moyen de lavements émollients et de purgatifs doux ; se servir de siéges élastiques, au lieu de ces coussins mous et percés dont l'usage ne fait que favoriser le développement du mal. — Si les tumeurs hémorrhoïdales sont engorgées et très douloureuses, les bains, les cataplasmes, les pommades, les lotions narcotiques, la belladone, etc.,

sont indiqués, et, quelquefois aussi , les sangsues à la
marge de l'anus. Lorsqu'il y a un flux hémorrhoïdal
abondant, on parvient à le modérer par le repos absolu,
la diète, la position horizontale, des boissons froides et
acidulées, des bains de siége froids, des injections
froides, acidulées ou astringentes; et, dans les cas
extrêmes, par le tamponnement du rectum. — Quelquefois des tumeurs hémorrhoïdales peuvent être pous-
sées au dehors et étranglées : il est important d'en faire
la réduction sur-le-champ, en exerçant une compression douce sur les tumeurs, préalablement enduites de
cérat ou d'huile. — L'excision et la ligature des bourre-
lets hémorrhoïdaux sont les seuls moyens de guérir radicalement les hémorrhoïdes; mais on y a rarement
recours, de crainte d'accidents graves, surtout d'hémorrhagies. »

HÉRÉDITÉ (médecine). Il ne faut pas se figurer,
comme on l'enseignait autrefois, que les parents transmettent aux enfants le *germe* de leurs maladies ; les enfants héritent tout simplement d'une organisation souvent
identique à celle de leurs père et mère, et voilà tout. Ils
sont *aptes* à contracter les mêmes maladies que leurs parents, mais là se borne l'hérédité. Ajoutons que l'éducation, le genre de vie, le séjour dans un climat autre que
le leur, modifient l'organisation des enfants, qui, alors, ne
contractent nullement les maladies auxquelles ils étaient
prédisposés par l'hérédité. De là s'explique ce fait étonnant, que *l'hérédité respecte souvent le descendant direct.* — Nous placerons ici deux remarques importantes
que nous devons à MM. Rochon et Sanson. La première,
c'est que l'aptitude ou la prédisposition héréditaire à contracter telle ou telle maladie s'accroît de génération en
génération, et que c'est ainsi que les races s'éteignent. —
La seconde, c'est que la prédisposition héréditaire se
transmet en général du père aux filles et de la mère aux
garçons. Depuis que notre attention a été dirigée sur ces
faits, disent MM. Roche et Sanson, nous n'avons rencontré que de rares exceptions.

HERNIE (chirurgie). — Lorsqu'un ou plusieurs des viscères abdominaux sortent de leur cavité, sans que la peau soit entamée, il y a *hernie*. — Il n'est aucun point dans toute l'étendue des parois de l'abdomen qui ne puisse devenir le siége de cette maladie, attendu qu'il n'en est aucun dont une plaie ne puisse diminuer la résistance; mais c'est surtout par les ouvertures naturelles qui donnent passage aux vaisseaux et aux nerfs qui de l'intérieur se portent à l'extérieur de la cavité que se font la plupart des hernies : ces ouvertures sont l'anneau inguinal, l'arcade crurale, l'anneau ombilical, le trou obturateur, l'échancrure ischiatique, etc. Les hernies inguinales sont les plus fréquentes; puis viennent les crurales, les ombilicales, etc. Tous les viscères du bas-ventre ne sont point susceptibles de former hernie : ils le sont d'autant plus souvent, qu'ils sont moins bien assujettis; c'est ainsi que l'épiploon et les intestins flottant dans la cavité abdominale se trouvent dans presque toutes les tumeurs herniaires, tandis qu'on n'y rencontre guère l'estomac, presque jamais la rate ou le foie, et jamais, dans aucun cas, les reins et le pancréas, qui sont trop bien fixés dans le lieu qu'ils occupent pour se porter en dehors. Quelle que soit la grosseur d'une hernie, d'autant plus volumineuse d'ailleurs qu'elle est plus ancienne, les parties qui s'y trouvent sont contenues dans un sac plus ou moins épais, formé par le péritoine, qu'elles ont poussé devant elles en s'échappant; il faut en excepter les hernies de la vessie et quelques autres. —Les hernies ont reçu différents noms, suivant l'organe déplacé et l'ouverture par laquelle cet organe s'est échappé : on appelle *gastrocèle* la hernie de l'estomac; *épiplocèle*, celle de l'épiploon ; *entérocèle*, la hernie intestinale ; *omphalocèle*, ou *exomphale*, la hernie ombilicale ; *bubonocèle*, ou *hernie inguinale*, celle qui se fait par l'anneau inguinal; *oschéocèle*, ou *hernie scrotale*, celle qui descend jusque dans le scrotum; *mérocèle*, ou *hernie crurale*, celle qui a lieu par l'arcade crurale, etc.

Symptômes. — On aperçoit à l'ombilic, à l'aine, etc., une grosseur plus ou moins volumineuse, molle, circonscrite, sans changement de couleur à la peau, insensible, augmentant par la toux, la position verticale et la marche. La hernie intestinale se reconnaît particulièrement à son élasticité, au *gargouillement* qu'elle fait entendre lorsqu'on veut la faire rentrer, gargouillement causé par le déplacement des gaz et des matières contenues dans l'intestin. « Une hernie abandonnée à elle-même expose à des conséquences fâcheuses : outre qu'elle augmente toujours avec le temps et gêne en marchant, elle occasionne fréquemment des nausées, des vomissements, des indigestions, des coliques, des constipations opiniâtres, etc. Quand les hernies peuvent être repoussées dans leur cavité naturelle à l'aide d'une pression méthodique, appelée *taxis*, on dit qu'elles sont *réductibles ;* elles sont dites, au contraire, *irréductibles* quand des adhérences ou le volume de la tumeur s'opposent à leur rentrée. Lorsque l'ouverture qui a livré passage à la partie herniée vient à se resserrer de manière à y produire une constriction plus ou moins forte, il y a *étranglement de la hernie*; et, si l'on ne se hâte de *débrider* la tumeur, il survient une constipation complète, des hoquets, des vomissements stercoraux, et tous les signes d'une inflammation violente, promptement suivie d'une gangrène mortelle. Après la réduction des hernies qui sont susceptibles d'être réduites, on doit empêcher, au moyen d'un bandage herniaire à pelote convexe, qu'elles ne sortent de nouveau. Les hernies irréductibles doivent être seulement soutenues par un bandage à pelote concave, qui n'exerce qu'une pression douce et constante, et qui s'oppose à leur accroissement. »

HOMOEOPATHIE [du grec *homoïos*, semblable, et *pathos*, maladie]. — Système médical qui consiste à traiter les maladies à l'aide d'agents doués de la propriété de produire eux-mêmes sur l'homme sain des symptômes semblables à ceux qu'on veut combattre. L'axiome des partisans de cette méthode est *similia similibus curantur*, qu'ils opposent à l'aphorisme d'Hippocrate, *contraria contrariis.*

Nous sommes obligé de faire ici un parallèle entre l'homœopathie et l'allopathie.

Voici les principaux points de doctrine des homœopathes. Selon eux : 1° *ils peuvent produire chez l'homme sain des symptômes semblables à ceux des maladies spontanées, c'est-à-dire produire des maladies médicamenteuses;* 2° *ils ont des spécifiques pour toutes les maladies;* 3° *ils déclarent que toutes les maladies chroniques sont de nature miasmatique.*

1° Disons d'abord qu'il est impossible de produire des maladies médicamenteuses. Si l'on peut, à l'aide de l'aconit, de la bryone, de la pulsatille, etc., produire quelques phénomènes morbides (empoisonnement, fièvre, vomissements, etc.), il n'est pas un seul agent thérapeutique capable de faire naître les symptômes d'une fluxion de poitrine, d'une fièvre typhoïde, d'une rougeole, d'une variole ou d'une scarlatine. On peut donc nier formellement la possibilité de déterminer à volonté telle ou telle maladie, ou les symptômes de telle ou telle affection.

2° L'expérience des siècles a réduit à trois ou quatre le nombre des médicaments qui exercent une action spéciale sur un organe, sur une maladie particulière, qui en préviennent le développement ou en procurent presque constamment la guérison; tels sont le *quinquina* dans les fièvres intermittentes; le *mercure* contre certaines maladies constitutionnelles ; le *soufre* contre les maladies de la peau ; l'*iode* contre les scrofules. Mais de ce petit nombre de spécifiques aux prétentions de l'homœopathie, la distance n'est-elle pas immense?

3° Quant à la prétention des homœopathes d'assigner aux maladies chroniques une cause *intime*, elle n'est pas soutenable, puisque c'est là un des points les plus vulnérables de la science. Il suffit d'ailleurs de réfléchir que l'homœopathie, qui date à peine d'un demi-siècle, n'a pu précisément trouver ce que plusieurs milliers d'années d'observations n'avaient pas encore fait découvrir. Du reste, l'insuccès de cette nouvelle doctrine dans le traitement des maladies chroniques (goutte, rhumatismes, etc.) est là pour prouver la vérité de nos assertions.

Nous rentrons dans la voie de la raison et du sens commun, dit le docteur Racle, si nous nous adressons à l'allopathie ; celle-ci ne s'est jamais heurtée contre le premier écueil où l'homœopathie fait naufrage, car elle n'a jamais eu la prétention de créer des maladies de toutes pièces, et surtout de les faire à l'*image* des maladies naturelles. S'agit-il de traiter une *fièvre*, une *inflammation*? elle conseille l'emploi des moyens qui produisent les effets contraires à ceux de ces maladies, moyens tels que les antiphlogistiques : la saignée, les sangsues, la diète, etc. ; et elle démontre par l'expérience journalière que l'emploi de ces moyens est suivi, dans le premier cas, de la diminution de fréquence du pouls, de l'abaissement de la chaleur, de la cessation de l'agitation et du malaise fébrile ; et, dans le second cas, de la disparition de la rougeur et de la chaleur, de la tuméfaction et de la douleur inflammatoire. En disant encore que les agents qui produisent le resserrement des petits vaisseaux (astringents) arrêtent les hémorrhagies, elle parle à l'intelligence, et se fait beaucoup mieux comprendre que si elle affirmait le contraire ; et la pratique justifie ces assertions.

Nous ne parlons pas des essais officiels où l'on a vu l'homœopathie échouer contre l'allopathie (1), ni des prétendus effets obtenus à l'aide des médicaments dynamisés.

Nous ajouterons seulement que si la doctrine de Samuel Hannemann fit quelque bruit lors de son apparition (1810) et contribua beaucoup à la fortune des intéressés, nous croyons fermement que le nombre actuel des véritables homœopathes, c'est-à-dire de ceux qui croient sérieusement à l'homœopathie, est en réalité très minime. La médecine hippocratique, au contraire, basée sur l'observation de la nature, s'enrichit chaque

(1) A Saint-Pétersbourg, à Naples, à Lyon, à la Pitié, à Saint-Louis, à l'Hôtel-Dieu de Paris.—Sur sept cholériques traités homœopathiquement, en 1851, à l'hospice de la Salpêtrière, les homœopathes ont eu sept cas de mort!

jour de découvertes importantes, et est arrivée à une précision de diagnostic que personne ne saurait méconnaître sans injustice.

HUMEURS FROIDES. — Voyez *Scrofules.*

HUMORISME (d'humeur). — Système médical qui attribue la cause des maladies à l'altération primitive des humeurs. C'est Galien qui, le premier, en a fait un corps de doctrine qui a régné jusqu'au dix-septième siècle.

HYDATIDES [du grec *hydôr*, eau]. — Entozoaires qui se développent dans les organes sans adhérer à leur tissu. On a nommé *acéphalocystes* ceux que l'on rencontre le plus ordinairement chez l'homme.

HYDROCÈLE (chirurgie) [du grec *hydôr*, eau, et *kêlé*, tumeur]. — Tumeur formée dans le scrotum par un amas de sérosité. L'équitation, les coups, les chutes sur les bourses prédisposent à cette maladie ou la déterminent. La marche de l'hydrocèle est généralement assez lente. Lorsqu'elle est arrivée à un certain développement, elle peut rester stationnaire pendant plusieurs années, et ne constituer qu'une simple infirmité; mais quand le volume de la tumeur augmente, il est nécessaire de la vider de temps en temps, au moyen de la ponction.

HYDROPHOBIE. — Voyez *Rage.*

HYDROPISIE (médecine) [du grec *hydôr*, eau, et *opsis*, aspect, apparence]. — Épanchement de sérosité dans une cavité quelconque du corps ou dans le tissu cellulaire. On lui donne différents noms, selon le siége de la collection séreuse : on appelle *hydrothorax* l'hydropisie de la poitrine; *hydropéricarde* celle du péricarde; *hydrocéphale*, celle du cerveau; *ascite*, celle du ventre; *œdème* ou *anasarque*, l'infiltration, partielle ou complète, du tissu cellulaire.

Les hydropisies sont *actives* ou *passives*. Les *hydropisies passives* sont les plus ordinaires : dues à l'influence de causes débilitantes, elles sont caractérisées par une tuméfaction de la peau d'un blanc de lait, souvent plus froide que dans l'état naturel, non douloureuse au toucher, et conservant assez longtemps l'impression du doigt : le pouls est petit, mou, lent ; la soif rarement augmentée, et l'urine en général peu colorée. — Les *hydropisies actives* sont celles qui ne peuvent être attribuées à l'influence des maladies chroniques au dernier degré, ni à celle de causes débilitantes ; elles sont de deux sortes. *La première*, qui est symptomatique, dépend de la lésion de quelque viscère abdominal, et, souvent, est l'effet d'un obstacle qu'éprouve la circulation par un vice organique du cœur ; la face est alors très colorée ou comme injectée, le pouls fort et développé, la chaleur du corps plutôt augmentée que diminuée : les progrès du mal sont moins rapides que dans les hydropisies passives, l'infiltration plus ferme ; la peau n'est point pâle, quelquefois même elle est rouge ou enflammée ; l'impression des doigts forme des cavités bien moins profondes et qui s'effacent bien plus vite ; la soif est ordinairement plus considérable ; l'urine est aussi plus rare et plus foncée en couleur. — *La seconde espèce*, appelée *pléthorique*, est accompagnée de tous les signes qui caractérisent la vigueur des solides et la plénitude des vaisseaux ; la peau paraît plus ou moins colorée ; la résistance du tissu cellulaire empêche l'impression des doigts d'y subsister longtemps ; la soif est vive, l'urine rare, le pouls plein, fort et dur ; l'absence des phénomènes propres aux diverses maladies organiques empêche de la confondre avec les hydropisies qui appartiennent à ces affections : cette hydropisie consiste, le plus souvent, dans une infiltration générale du tissu cellulaire ; quelquefois on l'a vue bornée aux extrémités inférieures, d'autres fois on a observé en même temps un épanchement dans les cavités thoraciques.

Le pronostic des hydropisies est toujours grave ; néanmoins, le danger est relatif à la cause de la maladie : ainsi, une hydropisie due à un état passager de pléthore ou d'anémie est moins dangereuse que celle produite par une maladie d'un organe important à la vie, tel que le cœur, le foie, etc.

Traitement. « Il consiste, pour les hydropisies *actives*, dans l'emploi de la médication débilitante et antiphlogistique; les saignées générales ou locales, les boissons émollientes et la diète en forment la base, mais employées avec prudence. Les hydropisies *passives*, au contraire, accompagnées le plus souvent d'un état de débilité et de prostration, doivent être combattues par l'action des toniques et des stimulants (principalement la scille, la digitale pourprée, le fer, le quinquina, la gentiane), et par une alimentation reconfortante. Dans les unes et dans les autres, on s'efforce de procurer l'évacuation de la sérosité, soit en facilitant la résorption du liquide épanché, soit en lui pratiquant une issue au dehors. Pour cela, on a recours d'abord aux *hydragogues* ou agents propres à déterminer des sécrétions dérivatives, tels que les purgatifs, les diurétiques et les sudorifiques; on a employé aussi des exutoires sur la peau, les frictions aromatiques, alcooliques et mercurielles, ainsi que la compression méthodique et modérée de la partie malade. Quand tous ces moyens sont impuissants, il faut ouvrir une issue à la sérosité; pour cela, on a recours à diverses opérations chirurgicales, qui varient selon le siége de l'épanchement : pour l'anasarque, ce sont de simples *mouchetures;* on emploie la *ponction* pour l'ascite, pour l'hydrocèle, l'hydrothorax et quelquefois l'hydrocéphale. Ce soulagement n'est le plus souvent que momentané; ordinairement les eaux se reproduisent avec rapidité, et il faut recommencer 'opération. »

HYDROTHÉRAPIE [du grec *hydôr*, eau, et *thérapéïa*, guérison]. — Méthode du traitement qui consiste à traiter les maladies par l'usage de l'eau. « Cette méthode, dont l'idée mère se retrouve à toutes les époques de l'histoire de la médecine, a été, depuis 1828, mise en vogue par un paysan de la Silésie, nommé Priesnitz (mort en 1851), et suivie plus de trente ans dans un établissement fondé par lui à Græfenberg. **On** y emploie l'eau froide sous toutes les formes : à l'intérieur, en boisson (de **12** à **25** verres par jour), lavements et injections ; à l'extérieur, en bains (bains entiers, demi-bains, bains de siége, de pieds), affusions, douches, application de ceintures humides, de draps mouillés dans lesquels on s'emmaillotte, frictions avec des linges humides, etc. Ces moyens ont pour effet de faire passer alternativement du froid au chaud et du chaud au froid, de faire transpirer fortement le malade, puis de le saisir. » Tout empirique qu'est la méthode de Priesnitz, elle a laissé dans la science quelques faits dont on pourra profiter. Elle a surtout réussi dans quelques cas de rhumatismes chroniques, de névralgie et de paralysie.

HYPERTROPHIE (médecine) [du grec *hyper*, à l'excès, et de *trophè*, nutrition]. — Accroissement excessif d'un organe, caractérisé par une augmentation de son poids et de son volume, sans altération réelle de sa texture. Elle est le résultat d'une nutrition anormale et trop active.

HYPOCHONDRIE (médecine). — *Spleen, maladie noire.* — Névrose des fonctions organiques, accompagnée d'un sentiment habituel de tristesse, de chagrin ou de désespoir, dù principalement à une irritation chronique du cerveau et des nerfs qui vivifient les organes digestifs.

HYSTÉRIE (médecine), dite aussi *vapeurs, maux de nerfs, attaques de nerfs, hystéricie, spasmes de l'utérus, passion hystérique.* — Névrose du système nerveux général, paraissant avoir son point de départ dans l'utérus. C'est donc une maladie propre à la femme, quoiqu'on en ait vu quelques exemples chez l'homme (1).

(1) Nous avons cité un cas d'hystérie chez l'homme dans l'*Abeille médicale*, tome 12, année 1855.

Causes. — L'hystérie se manifeste spécialement de quinze à trente ans, chez les femmes d'un tempérament nerveux, exalté par un amour contrarié, par la jalousie, ou par l'influence de lectures ou de conversations licencieuses. Les affections vives et fréquentes, une vie oisive et triste, l'irrégularité dans le cours de la menstruation, l'abus des plaisirs en sont encore les causes fréquentes.

Symptômes. — Troubles nerveux extrêmement variés : la tristesse sans motif, l'agacement, l'irritabilité, les vertiges, la pesanteur de tête, les palpitations, les *vapeurs* et *maux de nerfs*, comme les appellent les femmes, jusqu'aux attaques avec cris, mouvements convulsifs, perte de connaissance et du sentiment, voilà les effets de cette affection protéiforme. L'attaque est tantôt subite, tantôt précédée des phénomènes que nous venons d'indiquer. Elle est souvent caractérisée par la sensation d'un corps rond, d'une boule qui, partant de l'hypogastre, remonte à l'estomac, où elle produit de la suffocation, puis au cou, où elle provoque un sentiment de constriction très pénible. La respiration est haute, rapide; il y a des palpitations, des vertiges, du météorisme et dégagement de gaz inodores par la bouche; la sensibilité est plus ou moins altérée, ainsi que la connaissance. Dans les fortes attaques, les mouvements sont désordonnés; les malades, privés de connaissance, poussent des cris, quelquefois se frappent; les organes génitaux, dit-on, sont dans un état d'éréthisme. Quelle que soit sa forme, l'accès se calme peu à peu; alors il y a quelquefois explosion de pleurs. Dans d'autres cas, ce n'est qu'une rémission suivie de nouveaux accidents. Quelques femmes se plaignent d'une douleur vive, circonscrite dans un point du corps : c'est ce qu'on appelle *clou hystérique;* d'autres perdent pendant l'attaque l'usage d'un ou de plusieurs sens; elles sont momentanément aveugles, sourdes ou sans voix. Les hystériques, d'ailleurs, sont habituellement mélancoliques, ou bien elles se livrent à une gaîté folle et passent rapidement de la joie à la tristesse; elles sont sujettes à la migraine, aux palpitations, aux irrésolutions, à une espèce d'agacement nerveux et à l'impatience; elles souffrent souvent de douleurs gastralgiques et autres névralgies. Leurs menstrues sont généralement difficiles et irrégulières, etc. (Bossu, *Anthropologie*.)

Traitement. — *Pendant l'accès*, placer la malade sur un lit, la tête élevée; la desserrer ou enlever les liens qui gêneraient la circulation et la respiration; donner un libre accès à l'air, et faire respirer ensuite l'éther, ou en donner quelques gouttes dans l'eau de fleurs d'oranger; s'il y a *congestion cérébrale*, saignée; s'il y a *suppression des menstrues*, saignée, sangsues à l'anus; s'il y a *syncope, mort apparente*, il faut recourir aux excitants (ammoniaque, éther acétique, électricité, etc.).

Après l'accès, il faut opposer à son retour : régime doux, diète lactée, abstinence de stimulants; exercices musculaires, bains de mer, équitation, etc. — Comme moyens pharmaceutiques : assa fœtida, valériane surtout, fer s'il y a chlorose.

ICTÈRE ou *Jaunisse*. — *Voyez* ce mot.

ICTÈRE DES NOUVEAUX-NÉS (médecine). — Espèce de jaunisse qui se manifeste presque immédiatement après la naissance. On supposait qu'elle était due à la rétention du méconium et à l'impression toute nouvelle de l'air; mais on l'attribue actuellement à une *ecchymose générale dans l'épaisseur de la peau*, par suite de la compression que l'enfant a éprouvée pendant l'accouchement.

Dans cette affection, il faut tout attendre de la nature, mais la seconder par quelques laxatifs, tels que le sirop de chicorée, la manne, etc.; quelquefois il est nécessaire de changer de nourrice; d'autres fois, la constipation, le vomissement, les cris aigus, la sécheresse de la peau, peuvent réclamer des secours plus actifs, comme les frictions, les fomentations sur le ventre, les antispasmodiques, etc.

IDIOPATHIE, IDIOPATHIQUE [du grec *idios*, propre, et *pathos*, affection]. — Se dit d'une maladie primitive, c'est-à-dire qui existe par elle-même, par opposition aux maladies *sympathiques* ou secondaires.

IDIOSYNCRASIE [du grec *idios*, propre, et *synkrasis*, tempérament]. — Disposition particulière à un individu et qui fait qu'une seule et même cause produit sur lui un effet différent de celui qu'elle fait naître sur un autre. La défaillance à la vue de certains animaux, la répugnance à la vue de tels ou tels aliments, appartiennent à l'idiosyncrasie.

Voici l'énumération de quelques antipathies bizarres qui se rapportent directement à l'idiosyncrasie : La princesse de Lamballe s'évanouissait à l'odeur des roses; un gouverneur de ville frontière tombait en convulsion à la vue des œufs de carpe; une dame était sujette à la même incommodité à la vue d'une écrevisse cuite. Érasme, qui était né à Rotterdam, avait tant d'aversion pour le poisson, qu'il n'en pouvait même sentir sans avoir la fièvre; et Ambroise Paré rapporte qu'une personne fort considérable ne voyait jamais d'anguille dans un repas qu'elle ne tombât en défaillance. Jamais Joseph Scaliger ne but de lait, ce qui lui fut commun avec Pierre d'Apono. Cardan avait horreur des œufs, Jules-César Scaliger, du cresson; Uladislas Jagellon, roi de Pologne, des pommes; et si l'on en faisait sentir quelqu'une à Du Chesne, secrétaire de François Ier, il lui sortait une prodigieuse quantité de sang par le nez. Henri III ne pouvait demeurer dans une chambre où était un chat; le maréchal duc de Schomberg, gouverneur du Languedoc, avait la même aversion. L'empereur Ferdinand fit voir à Inspruck au cardinal de Lorraine un gentilhomme qui avait tant peur des chats, qu'il saignait du nez à les entendre seulement de loin. M. de Lancre, conseiller au parlement de Bordeaux, témoigne, dans son *Tableau de l'inconstance des démons*, qu'il avait connu un fort honnête homme si effrayé à la vue d'un hérisson, qu'il crut plus de deux ans que ses entrailles étaient mangées par cet animal, et qu'il avait vu un gentilhomme fort brave qui ne l'était point assez pour oser attendre, l'épée à la main, une souris. Jules-César Scaliger, dans ses *Exercitations contre Cardan*, dit qu'un gentilhomme gascon craignait tellement le son de la vielle, qu'il ne le pouvait jamais entendre sans une envie extraordinaire d'uriner. On en fit faire l'expérience par un joueur de vielle que l'on fit cacher sous une table ; et il ne commença pas plus tôt à jouer que l'on s'aperçut de l'imperfection du gentilhomme. — Voici d'autres faits d'antipathie que nous avons observés pendant notre pratique médicale. Une garde-malade du chevalier Pastou ne pouvait appliquer les troisième, cinquième et septième sangsues sans jeter un grand cri. J'ai voulu répéter l'expérience deux fois en faisant appeler cette femme chez deux de mes malades, et l'antipathie pour les troisième, cinquième et septième sangsues s'est complétement manifestée. Un médecin de Nantes m'a déclaré n'avoir jamais pu introduire une sonde dans le canal de l'urèthre de ses malades par l'aversion qu'il éprouvait à la vue de la sonde. Enfin, nous avons connu un compositeur typographe, Charles Leroy, qui éprouvait une horripilation générale lorsqu'il devait composer un mot commençant par Æ.

C'est particulièrement dans la première éducation qu'il faut chercher à combattre les antipathies. Ce n'est point en brusquant les enfants, en leur donnant des ordres sévères qu'on y parviendra ; c'est en s'y prenant adroitement, en leur donnant l'exemple de ce qu'ils doivent faire, et en raisonnant avec eux, qu'on y arrivera plus sûrement. Quand les antipathies sont trop fortes, il faut attendre tout de l'âge, de l'expérience et de la raison.

IDIOTIE, IDIOTISME [du grec *idiotès*, simple, stupide].—Sorte d'*aliénation mentale*, *consistant dans un état d'imbécilité ou d'oblitération plus ou moins complète des facultés de l'intelligence.* « Un front court et fuyant, un regard hébété, des lèvres épaisses, la tête immobile et penchée ou se balançant d'un mouvement involontaire et régulier, les mains pendantes, les jambes mal assurées, la démarche gauche et l'air stupide, tels sont, à des degrés différents, les signes extérieurs de l'idiotie. L'idiotie est le plus souvent congéniale, et, dans ce cas, elle paraît ordinairement résulter d'un vice de conformation du cerveau, cet organe n'ayant pu se développer suffisamment, ou s'étant développé d'une façon anormale. D'autres fois, l'idiotie est accidentelle et provient, soit d'une affection cérébrale, soit d'une lésion organique du cerveau ; elle succède aussi fréquemment à la mélancolie et à la manie. L'idiotie est presque toujours incurable ; cependant quelques idiots sont encore susceptibles d'un certain degré d'éducation. »

ILÉUS, ou *passion iliaque, miserere, volvulus.*—Affection qui paraît avoir son siége dans l'intestin *ileon*, et qui est caractérisée par des douleurs extrêmement vives dans l'abdomen, accompagnée de vomissement et de constipations opiniâtres ; c'est la violence de ces douleurs qui a fait donner à l'*iléus* le nom vulgaire de *miserere.*

Les principaux symptômes de cette affection sont la contraction spasmodique des parois du bas-ventre, la constipation, une anxiété générale, la paleur et l'altération de la face, la petitesse et l'inégalité du pouls, les sueurs froides et les défaillances. Comme cette maladie est due à l'arrêt des matières fécales dans le canal intestinal, par un obstacle mécanique quelconque (corps étranger, épanchement de sang considérable (Bretonneau), lésions organiques, etc.), on l'a encore appelée *étranglement interne.* Le traitement varie selon la cause de l'iléus. Souvent l'application de serviettes chaudes sur l'abdomen, des infusions tièdes de tilleul, des feuilles d'oranger, de camomille ; des cataplasmes, des lavements émollients et narcotiques , quelquefois un grand bain, ont suffi pour faire cesser promptement les accidents.

IMBÉCILITÉ. — Faiblesse d'esprit qui ôte plus ou moins la faculté de comprendre , de mettre de la suite dans les idées. Les imbéciles, dit Calmeil, ne sont que des demi-idiots; ils jouissent ordinairement de tous leurs sens ; ils apprennent à parler , quelquefois à connaître des lettres , des chiffres , rarement à articuler les sons d'une manière nette et précise. Ils sont obstinés , violents, jaloux de posséder les objets qui tentent leur curiosité ou leurs désirs. Ces êtres faibles se laissent imposer par le premier venu, et deviennent, par conviction ou par crainte, comme des instruments dont il n'est que trop facile d'abuser.

IMPUISSANCE. — Impossibilité d'opérer la copulation. Elle diffère de la stérilité, qui résulte de l'état des organes rendant nulle l'action génératrice, bien qu'elle puisse s'effectuer. L'impuissance affecte plus souvent l'homme, tandis que la stérilité est plus ordinairement le fait de la femme.

Nous allons traiter successivement de l'impuissance et de la stérilité chez l'homme et chez la femme, en empruntant tout ce qui suit à l'excellente *Anthropologie* de notre savant confrère, le docteur Bossu.

Impuissance et stérilité chez l'homme.

L'*impuissance* dépend d'un grand nombre de causes qu'on peut distinguer en physiques, physiologiques et morales.

a. Les causes physiques d'impuissance sont le défaut, l'imperfection et les difformités des organes de la génération ; toutes les maladies congéniales ou acquises qui mettent obstacle aux fonctions de reproduction. On regarde aussi comme impuissants les sujets affectés d'hypospodias ou d'épispadias (1), par la raison qu'ils ne peuvent exécuter une copulation fécondante.

b. Les causes physiologiques d'impuissance résident dans les progrès de l'âge, la froideur et la faiblesse du tempérament, les excès dans les plaisirs de l'amour et l'onanisme, les travaux intellectuels trop prolongés, l'ivresse, etc. Ces causes sont d'autant moins appréciables, que les organes de la génération sont bien conformés. Elles sont, pour la plupart, passagères ; mais il faut excepter l'absence radicale du tempérament, qui, cependant, n'exclut pas toujours le désir, car on voit des individus souhaiter ardemment un hymen et en redouter l'accomplissement.

c. Au nombre des causes morales nous plaçons l'indifférence et le dégoût pour la femme ; dans d'autres cas, au contraire, un amour trop ardent, la joie de posséder une femme qu'on a longtemps convoitée, l'amour respectueux et timide, les préoccupations d'un nouveau marié qui craint de ne pouvoir accomplir l'acte conjugal. « Catulle soupire pour Lesbie ; au souvenir de sa maîtresse, son esprit, échauffé par mille images voluptueuses, ne connaît plus de félicité que dans la possession de tant de charmes : Catulle plaît, Lesbie cède ; mais le moment de la victoire est celui de la faiblesse et de l'humiliation. Rendu avant de combattre, Catulle se cherche et ne se trouve plus ; il s'étonne de s'échapper à lui-même : affligé d'avoir tant promis, confus de tenir si peu, et de n'accorder à l'amour que le prix de la haine, il gémit d'un triomphe qui le couvre de honte ; et, consumé désormais de l'ardeur et des vains efforts de sa flamme, adorateur sans culte et sans offrande, il s'éloigne de la beauté que ses serments et sa froideur ont doublement outragée. » Autrefois, on attribuait de pareils cas d'impuissance à un prétendu maléfice propre à empêcher la consommation du mariage : mais ils sont « une suite des lois générales de notre économie. Rien de plus capricieux que nos organes. Jamais l'homme n'est moins

(1) **L'*épispadias*** est un vice de conformation caractérisé par la situation anormale du canal de l'urèthre ; l'***hypospadias***, au contraire, est l'ouverture du méat urinaire sous le gland.

maître de soi que lorsqu'il veut trop l'être. La volonté,
cet empire intérieur que la nature lui a donné sur lui-
même pour mieux assurer son empire au dehors, cette
volonté dont il est si fier, n'est souvent, comme sa raison,
qu'une reine sans sujets, une autorité sans pouvoir qui
parle et n'est point obéie. » (*Pariset.*)

La *stérilité* est rare chez l'homme, tandis que l'impuissance est fréquente : c'est précisément le contraire
chez la femme, ainsi que nous le verrons plus loin.
Le castrat est radicalement frappé de stérilité, puisqu'il ne possède plus les organes qui sécrètent la liqueur prolifique : on dit qu'il n'est pas toujours im-
puissant. L'absence d'une glande ne rend pas stérile ;
souvent, au contraire, la faculté procréatrice reste la
même, pourvu que celle conservée soit saine, car
elle redouble d'énergie. Au reste, une foule de questions
sont insolubles parmi celles auxquelles donnent lieu
l'impuissance et la stérilité. Par exemple, on voit souvent
un homme et une femme n'avoir pas d'enfants ensemble,
et leur prétendue stérilité cesser complétement s'ils se
quittent et entretiennent d'autres relations.

Traitement. — L'impuissance peut cesser après certaines opérations qui font disparaître les difformités des
parties sexuelles, après la guérison des maladies qui la
causaient. Lorsqu'elle dépend de l'absence totale du
tempérament génital, ou de la vieillesse, il n'y a rien à
faire ; mais si elle s'est manifestée à la suite d'excès
dans les plaisirs, le repos des organes ou la continence, un régime fortifiant, réparateur, légèrement
épicé ou arrosé d'un vin généreux, des lotions et bains
froids, etc., ranimeront les facultés viriles éteintes.
Quant à l'homme trop exalté, trahi par ses forces, nous
l'engageons à temporiser, à composer avec l'indocile liberté d'un organe dont la volonté se plaît à contester la
nôtre, qui se révolte contre la violence et résiste même
à la flatterie et aux caresses. Comme nous l'avons dit ailleurs déjà, confiance, confidence même, calme des sentiments, voilà ce qui réussira alors. Nous ne parlons pas
des pratiques propres à ranimer l'appareil génital, car
ces moyens, outre qu'ils sont désavoués par la morale,

sont pour la plupart dangereux. D'ailleurs, les plaisirs qu'ils procurent sont eux-mêmes pernicieux à la santé, par cela seul qu'ils sont provoqués contre le gré de la nature.

Impuissance et stérilité chez la femme.

Selon nous, la femme est *impuissante* lorsqu'elle ne peut consommer l'acte de la copulation. Cela ne veut pas dire qu'elle soit radicalement stérile, car, à l'aide d'une opération, on lui rend quelquefois la faculté de concevoir. Elle est donc impuissante par l'effet d'une conformation vicieuse, encore qu'elle puisse devenir enceinte. Elle est *stérile* lorsqu'une maladie s'oppose à la fécondation.

La *stérilité* dépend d'une foule de causes pathologiques et vitales que notre cadrd ne nous permet pas d'énumérer toutes; ce serait le sujet d'un article qu'il faudrait traiter *in extenso*. Nous ne signalerons ici que les causes principales, savoir : 1° l'imperforation du col de l'utérus ou son obstruction; 2° la mauvaise direction de cet organe, d'où résulte l'impossibilité de la procréation; 3° l'obstruction des trompes de Fallope; 4° l'inflammation, les kystes, les désorganisations des ovaires, etc.

Quant aux causes vitales de la stérilité, elles sont peu connues : c'est pour cette raison que celle-ci a fait le sujet de romans, assez curieux peut-être, mais qui ne contiennent aucune assertion portant le cachet de la science. Toute modification vitale anormale chez la femme peut annihiler l'influence de l'acte générateur, outre que celui-ci est souvent paralysé par les conditions physiologiques que nous avons signalées chez l'homme stérile. Tantôt la femme manque d'ardeur, quoique cette cause soit rarement suffisante; tantôt, au contraire, elle se laisse aller à un transport trop vif; d'autres fois il n'y a pas assez d'affinité, de sympathie entre elle et l'homme, et l'on peut dire alors qu'elle est comme une terre impropre à la fécondation d'une semence qui pourrait porter de beaux fruits étant jetée dans une autre.

INCONTINENCE D'URINE (médecine). — *Enurésie.* — Écoulement involontaire et ordinairement non douloureux de l'urine par les voies naturelles. Chez l'adulte et surtout chez les vieillards, cette infirmité n'est qu'un symptôme d'autres maladies (affection de la vessie, du canal de l'urèthre, du cerveau, etc.). Chez les enfants, il est quelquefois difficile de découvrir l'origine de l'incontinence d'urine ; elle dépend le plus souvent d'une atonie du col de la vessie. Plus commune chez les garçons que chez les filles, elle s'observe particulièrement chez les enfants faibles et mal constitués. On doit la combattre par une nourriture substantielle et stimulante, par les bains froids, la gymnastique, un lit un peu ferme, des frictions toniques avec le vin aromatique ou avec l'eau-de-vie. La guérison survient presque toujours à l'époque de la puberté.

INDIGESTION (médecine). — Trouble passager des fonctions digestives survenant après l'ingestion d'aliments trop copieux ou de mauvaise qualité, ou sous l'influence d'une cause étrangère (action du froid, action morale). Le traitement est fort simple. « S'il y a seulement gêne et pesanteur de l'estomac, avec rapports, ballonnement du ventre, on rétablit la régularité de la digestion, soit en prenant une faible quantité de liqueur spiritueuse, eau-de-vie, rhum, etc., soit au moyen d'une légère infusion de thé, de camomille, de tilleul, etc., sucrée et aromatisée avec quelques gouttes d'eau de fleurs d'oranger. Si les vomissements surviennent, il faut les aider en avalant de l'eau tiède; les infusions sont également bonnes après, pour remettre l'estomac de la secousse qu'il vient d'éprouver. Enfin, s'ils se font trop attendre, que le malade reste longtemps avec du malaise, de la pesanteur de tête et des envies de vomir, il faut provoquer le vomissement en titillant la luette avec une barbe de plume ou quelque autre moyen analogue, ou bien, au besoin, prendre 5 ou 10 centi-grammes d'émétique. »

INFECTION [d'*inficere*, gâter].— *Action exercée sur l'économie animale par des miasmes morbifiques qui se dégagent des substances animales et végétales en putréfaction.* L'infection se distingue de la *contagion* en ce que celle-ci ne se propage que par le contact d'un individu sain avec un individu malade, tandis que l'infection n'agit que par l'intermédiaire de l'air ambiant altéré. — Voyez *Contagion*.

INFLAMMATION (médecine) [du latin *inflammare*, enflammer.] — Dite aussi *phlegmasie*, *phlogose*, irritation d'un organe ou d'un tissu quelconque, caractérisée par la *douleur*, la *rougeur*, la *chaleur* et la *tuméfaction* de la partie envahie. Ces quatre phénomènes réunis permettent de reconnaître l'inflammation ; mais, isolés, ils n'ont plus la même valeur.

Les causes de l'inflammation sont : les violences extérieures, la compression, la contusion, la présence de corps étrangers, l'action du calorique, des acides et alcalis concentrés, des oxydes et sels métalliques, des rubéfiants ; la prédisposition de l'individu (tempérament sanguin, usage habituel ou excessif d'aliments trop nourrissants et de boissons alcooliques). Toutes les inflammations présentent deux périodes distinctes : celle d'*irritation* et celle de *déclin ;* elles peuvent se terminer par *résolution*, par *délitescence*, par *métastase*, par *suppuration*, par *ulcération*, par *gangrène*, par *induration*, enfin par *état chronique*.

La *résolution* est la disparition graduelle et insensible de la phlegmasie.

La *délitescence* est la disparition de l'inflammation sans accidents.

La *métastase* est le transport de l'inflammation sur un autre organe ; c'est quelquefois une terminaison fâcheuse de cette affection.

La *suppuration* est la terminaison de la phlegmasie par une sécrétion de pus. Voyez *Abcès*.

L'*ulcération* est le travail morbide de la partie phlogosée qui produit l'*ulcère*.

La *gangrène* est la mortification des tissus. Voyez *Gangrène*.

L'*état chronique* est l'état de l'inflammation qui, au lieu de disparaître complétement, continue d'exister à un faible degré. La douleur, la chaleur, disparaissent, mais la rougeur et la tuméfaction existent encore souvent.

L'inflammation reçoit un nom différent dans chaque organe, nom formé le plus souvent de l'étymologie grecque de cet organe, et de la désinence *ite* ou *ie*, qui signifie inflammation. Ainsi, on appelle *gastrite*, l'inflammation de l'estomac; *métrite*, celle de l'utérus; *pneumonie*, celle du poumon, etc., etc.

Le traitement des inflammations est *antiphlogistique*, c'est-à-dire qu'il consiste dans les saignées locales ou générales, la diète et le régime débilitant, les boissons douces et mucilagineuses, ou bien acidules, les topiques, les bains émollients, etc. — *Voyez* chaque inflammation en particulier.

INOCULATION.—Introduction artificielle d'un virus, et particulièrement du virus variolique. L'inoculation, ou l'action de communiquer la petite-vérole à une personne qui n'en était point attaquée, pour lui épargner le danger de cette maladie contractée naturellement, a été pratiquée de temps immémorial dans l'Asie. Vers la fin du XVIIe siècle, elle fut apportée ou peut-être renouvelée à Constantinople par une femme de Thessalonique. Les Drs Emmanuel Timoni et Jacques Pilarini, de l'université de Padoue, permirent à cette femme d'inoculer sous leurs yeux plusieurs milliers de personnes. L'expérience réussit, et l'usage de l'inoculation se répandit dans une grande partie de l'Europe. Le génie de Jenner devait trouver le moyen de nous

garantir entièrement de l'affreuse variole. — Voyez
Vaccine.

IRRITATION (médecine). —¡Excitation et accroissement de l'action organique d'une partie ; c'est un état
qui trouble l'ordre habituel des fonctions d'un organe,
en outrepassant la limite de l'excitation qui lui est nécessaire. Broussais définissait l'*irritation* l'état d'un organe dont l'excitation est portée à un tel degré d'intensité, que l'équilibre résultant de la balance de toutes les
fonctions est rompu. Et il appelait *ab-irritation* l'état
diamétralement opposé, la diminution et l'affaiblissement des phénomènes vitaux.

IVRESSE (hygiène, médecine). — *Ébriété,* qui résulte de l'ingestion trop grande de boissons fermentées, et qui dure jusqu'à ce que les liquides ingérés aient
été digérés, absorbés, puis rejetés de l'économie par ses
divers émonctoires. C'est un défaut odieux, qui, en ré-
vélant la débilité des forces morales, abrutit l'homme
le plus intelligent.

Le traitement de l'ivresse consiste à *favoriser l'élimination* des *principes alcooliques,* à *calmer l'excitation
cérébrale,* ou *à combattre la stupeur.*

Dans le premier cas, diète, repos, boissons aqueuses
légèrement excitantes et aromatiques, vomitifs ; s'il y a
stupeur, il faut réchauffer le sujet (sinapismes, lavements purgatifs) ; s'il y a *congestion,* on doit recourir à
la saignée.

On a beaucoup vanté, contre l'ivresse, l'ammoniaque
liquide à la dose de 15 à 20 gouttes dans un verre d'eau
légèrement sucrée ; mais ce moyen, que nous avons employé souvent, est loin de dissiper l'ivresse dans un
temps aussi court qu'on le dit. Il n'agit d'une manière
bien marquée que quand l'estomac est en grande partie
débarrassé des matières solides ou liquides qui le sur-
chargeaient ; et l'on sait qu'une fois ce dernier effet ob-

tenu, les suites de l'ivresse se dissipent généralement assez vite.

J

JAUNISSE (médecine).—*Ictère, Ictéricie* —Maladie caractérisée par la « coloration jaune de la peau, des conjonctives et de l'urine, coloration qui est due à l'infiltration de la partie colorante de la bile dans divers tissus, et à son mélange avec le sang. » Elle a pour causes une vive émotion morale, une affection abdominale, ou maladie de foie, dont elle n'est que le symptôme. Quand elle existe seule, elle est peu grave, et dure de trois à six semaines, et se dissipe le plus souvent à l'aide d'un régime doux *végétal*, de bains et de boissons rafraîchissantes (limonade, orgeade, petit-lait). On peut aussi recourir avec avantage aux purgatifs salins (sulfate de soude, de magnésie, etc.)

JAUNISSE DES NOUVEAUX-NÉS. —Voyez *Ictère des nouveaux-nés.*

K

KYSTE (chirurgie) [du grec *kystis*, vessie].—Espèce de poche ou de sac sans ouverture, ordinairement membraneux, se développant accidentellement dans une des cavités naturelles ou dans l'épaisseur des tissus organiques.

L

LAIT RÉPANDU (erreurs et préjugés). — Les personnes étrangères à la médecine désignent sous ce nom une prétendue aberration ou déviation du lait, à laquelle elles attribuent la plupart des maladies qui surviennent après les couches.

LÈPRE.—Altération de la peau qui s'annonce par de petites élevures solides, comme papuleuses, entourées de petites taches rougeâtres, luisantes, *circulaires* et un peu proéminentes. La surface de ces élevures, d'abord unie, présente, au bout de quelques jours, vers son centre, une petite *écaille* épidermique, blanche, demi-transparente, lisse et polie, semblable à une *paillette*, qui se détache bientôt. Après s'être ainsi dépouillée une première fois, la surface de ces points écailleux s'élargit progressivement, *mais toujours en conservant une forme circulaire.* Elle se couvre de nouvelles écailles minces, fermes, d'un gris de perle, cernées par un bord rougeâtre *un peu élevé*, qui tombent et sont remplacées successivement par d'autres. Quelquefois ces plaques lépreuses sont pâles, blanches, noires ou rougeâtres, ce qui a fait admettre diverses espèces de lèpres (*alphos, leucé, mélas,* etc.). Ordinairement, ces plaques orbiculées se montrent d'abord sur les membres, et le plus souvent au-dessous du coude ou du genou, d'où elles se propagent quelquefois sur tout le corps ; mais elles ont partout la forme *orbiculaire* caractéristique. La lèpre, dit Nysten, n'est accompagnée d'aucune sensation douloureuse, si ce n'est une légère démangeaison ; mais, lorsque les plaques lépreuses sont nombreuses, que le mal se propage au corps réticulaire, les mouvements deviennent difficiles et souvent aussi il existe un état de tension et des douleurs plus ou moins vives.

On a attribué la lèpre à une inflammation chronique
des vaisseaux qui sécrètent l'épiderme ; mais la nature
et la cause de cette maladie sont véritablement inconnues.

On a conseillé tour à tour, pour le traitement de cette
maladie, des moyens irritants et des adoucissants ; et,
en effet, lorsqu'il n'y a pas d'inflammation, on peut,
après avoir employé des bains tièdes, faire usage de
lotions stimulantes qui favorisent la chute des écailles.
On continue ces applications pendant plusieurs semaines, en même temps que l'on donne à l'intérieur quelques stimulants. Lorsque, au contraire, il y a de l'inflammation, il faut se borner à des onctions ou des lotions
avec la crème, le lait, le beurre, etc.

La nature et les causes de cette maladie sont inconnues ; toutefois, on est généralement convaincu que
cette affection est plutôt le résultat des mœurs et des
habitudes que du climat et des influences atmosphériques : les hommes habituellement mal nourris, qui vivent dans la saleté, dans l'indigence et les privations,
sont les plus sujets à la lèpre ; et l'on a vu le fléau disparaître à mesure que la civilisation s'est perfectionnée.
Les divers soins de propreté, les bains, surtout le fréquent usage du linge, ont beaucoup contribué à en diminuer la gravité. Il est reconnu aujourd'hui que la
plupart des maladies qu'on a désignées sous le nom de
lèpre, ne sont pas contagieuses ; toutefois, la lèpre peut
être héréditaire.

LÉTHARGIE. — Sommeil profond et continuel
dont il est difficile, mais non impossible, de tirer le malade. — On a rapporté bien souvent que des personnes
inhumées dans un état de mort apparente, et exhumées
quelque temps après, avaient été trouvées avec les
doigts, les mains complétement rongés, et l'on a conclu
que ces êtres malheureux, après s'être réveillés, avaient
eu connaissance de leur état, et avaient subi une longue
agonie, puisqu'ils en étaient venus à se manger les
membres, par suite de la faim atroce qui les dévorait.
Ces histoires de poignets en partie rongés, de doigts dé-

pouillés, ont dû, sans aucun doute, jeter l'épouvante chez les personnes qui ne raisonnent pas. Il n'est que trop vrai que de funestes victimes sont descendues dans la tombe, et nous voudrions que la sollicitude des magistrats fût sérieusement éveillée à cet égard; mais, ce que nous pouvons affirmer, c'est que ceux qu'on ensevelit, qu'on dépose dans un cercueil recouvert de deux mètres de terre, ne *peuvent, dans ces conditions, nullement se mutiler*, et que la mort réelle succède bientôt à la mort apparente, soit par le défaut d'air, soit par sa viciation, soit enfin par la stagnation du sang veineux dans le cœur. Que ce peu de mots suffise donc pour bien convaincre de la fausseté de ces récits que la science ne peut accepter, qu'elle démontre comme matériellement impossibles, et qui doivent seuls trouver accès dans ces pauvres chaumières où le défaut de lumières ne permet pas à la vérité de pénétrer.

LEUCOPHLEGMATIE [de *leucos*, blanc, et *phlegma*, phlegme]. — La plupart des auteurs désignent sous ce nom l'infiltration générale du tissu cellulaire : ils regardent en conséquence la *leucophlegmatie* et l'*anasarque* comme la même maladie; seulement, ils l'appellent *anasarque*, quand l'infiltration commence par les extrémités inférieures, et *leucophlegmatie*, quand l'infiltration se forme à la fois dans toute l'économie. Voyez *Anasarque*.

LIENTÉRIE [du grec *léios*, poli, glissant, et *entéron*, intestin, parce que les anciens pensaient que, dans cette maladie, la tunique interne des intestins devenait si glissante, qu'elle laissait passer les aliments sans les digérer]. — Espèce de diarrhée, qui, la plupart du temps, dénote une affection cancéreuse de l'appareil digestif, et dans laquelle on rend les aliments à demi-digérés. Voyez *Entérite*.

LOMBAGO (médecine). *Mal de reins.* — Rhumatisme des muscles de la région lombaire. — Voyez *Rhumatisme*.

LOUPE (chirurgie). — Tumeur circonscrite, molle, sans douleur, sans chaleur, sans changement de couleur à la peau, plus ou moins volumineuse, de forme variable, et dont l'accroissement est moins rapide que celui d'un abcès froid. Les loupes sont *enkystées*, ou *non enkystées :* les premières surviennent sans cause apparente ; les secondes, au contraire, sont fréquemment déterminées par une cause extrême, comme un coup, une meurtrissure. *Dans les loupes enkystées*, il y a sécrétion d'une humeur nouvelle qui a plus ou moins de consistance, tantôt celle du miel (*melliceris*), tantôt celle du suif (*athérome*). *Dans les loupes non enkystées*, la tumeur est formée par le tissu adipeux, dans lequel la graisse est accumulée en plus grande quantité que dans l'état naturel ; c'est une sorte d'obésité circonscrite, ce qui lui a fait donner le nom de *stéatome* ou de *lipome*. Les tumeurs avec kyste présentent une fluctuation plus ou moins obscure, selon la nature de l'humeur qu'elles renferment ; elles sont plus ou moins élastiques, et ne parviennent jamais à la grosseur du *stéatome :* celui-ci est moins mobile sous la peau, moins dur, doux au toucher ; la partie du tégument qui le couvre est un peu lâche, et sa surface quelquefois inégale ; il est ordinairement plus gros que les loupes enkystées, et susceptible d'acquérir un volume énorme, lorsqu'il a son siége dans le tronc. — Il importe de saisir les différences de ces espèces de loupes, parce qu'elles influent assez souvent sur le choix des moyens curatifs. En général, les loupes sont des affections peu dangereuses ; on peut les porter durant un grand nombre d'années, et même pendant toute sa vie : elles n'incommodent que par leur difformité, lorsqu'elles sont au visage, par leur poids, quand elles ont un volume considérable, ou par la gène qu'elles peuvent apporter aux fonctions des organes sur lesquels elles sont situées.

Traitement. — L'art possède plusieurs moyens de guérison contre les loupes : ces moyens sont *les résolutifs* et *la compression, la suppuration, l'incision, l'écrasement, l'injection, la cautérisation, la ligature, l'extirpation* et *l'amputation.* Leur choix doit être relatif *à la nature de la loupe, à son volume, à sa figure et à sa situation.*

LUXATION (chirurgie) [du latin *luxare*, déboîter]. — Déplacement de deux ou plusieurs pièces osseuses dont les surfaces articulaires ont perdu, en tout ou en partie, leurs rapports naturels.

LYPÉMANE [du grec *lypé*, tristesse, et *mania*, folie]. — Nom donné par quelques médecins aliénistes à la folie triste ou *mélancolie*.

M

MAGNÉTISME ANIMAL. — Nom sous lequel on désigne plusieurs phénomènes bizarres, exceptionnels, miraculeux, du système nerveux, attribués à certaines manœuvres particulières qui jettent le sujet dans un sommeil artificiel (Dr Baude). Si les rapports magnétiques étaient aussi bien prouvés dans l'espèce humaine qu'ils le sont dans les métaux, nous serions les premiers à le reconnaître ; mais le contraire existe, n'en déplaise aux personnes de bonne foi, et nous allons le démontrer.

Si la découverte de Mesmer existe réellement, pourquoi ne développe-t-on pas le fluide magnétique dans les animaux qui, comme nous, sont soumis à tous les agents naturels ? Parce que les animaux sont affranchis de ce pouvoir de l'imagination qui est la source, dans notre espèce, de tant d'erreurs, de préjugés, de maladies même.

Pourquoi les magnétiseurs, en cas d'insuccès, n'ont-ils que cette réponse à faire : *Cette personne n'a pas la faculté innée d'éprouver les effets du fluide magnétique, ou la foi lui manque ?* — Combien de gens cependant se payent de ces paroles! Sans aucun doute, il est constant qu'une personne peut s'endormir sous l'influence de certains mouvements monotones qui, par l'ennui qu'ils provoquent, modifient le système nerveux en concentrant l'innervation sur le foyer ganglionnaire; mais cela prouve-t-il le prétendu agent magnétique dont les hommes crédules parlent d'une manière si convaincante? Réellement on ne peut que rire de pitié en les voyant attacher une certaine importance à se débarrasser, par des contre-passes, du fluide magnétique qui n'existe que dans leur imagination.

Nous avons parlé d'*insuccès* en fait de magnétisme, prouvons ce que nous avons avancé.

D'abord, les passes magnétiques ne produisent leur effet que sur un petit nombre de personnes délicates, nerveuses et impressionnables, sur des femmes surtout, car sur des sujets bien constitués, soit hommes, soit femmes, ces manœuvres sont généralement sans effet, n'en déplaise à la foule d'adeptes du magnétisme.

Ensuite, pour ce qui est de voir sans le secours des yeux, soit de près, soit à distance, soit à travers des corps opaques, de prophétiser, de diagnostiquer les maladies et mille autres turpitudes, il est impossible d'admettre ces faits, non seulement parce qu'ils répugnent à la raison, mais encore parce qu'ils ne sont pas authentiquement démontrés, à ce point qu'un prix de 6,000 francs a été offert pendant vingt ans, à la personne qui lira simplement à travers une feuille de papier, en présence de quelques membres de l'Institut. Dans les différentes expériences qui eurent lieu chez le docteur Frappart, plusieurs somnambules lurent ou jouèrent aux cartes avec un bandeau et des pièces de taffetas d'Angleterre sur les yeux; mais un examen attentif démontra bientôt que le bandeau se détachait et le taffetas se décollait. M. le professeur Gerdy, une des lumières de la Faculté, puis MM. Peisse et Duchambre, répétèrent ces expériences sur eux-mêmes, et, quoique entièrement éveillés, accomplirent les mêmes prodiges que les trompeuses somnambules. Aussi, depuis cette époque, le magnétisme, banni de la science, n'a plus que les salons pour théâtre de ses exploits, ou les places publiques, sur lesquelles il concourt, avec les escamoteurs et les tireurs de cartes, à l'amusement des gens désœuvrés. Il est fâcheux, du reste, que la découverte de Mesmer n'existe pas réellement, car ses adeptes auraient pu profiter de la connaissance des événements pour jouer à la Bourse, au lieu de spéculer sur les misères humaines (1).

MAL D'AVENTURE. — Petit abcès qui survient à l'un des doigts, ordinairement à la suite d'un coup ou d'une piqûre, et qui est quelquefois le point de départ d'un panaris. — *Voyez* ce mot.

MAL CADUC. — Voyez *Épilepsie.*

MAL DE COEUR. — Voyez *Nausée.*

MAL DE GORGE. — Voyez *Angine.*

MAL DE MER. — L'effet le plus étonnant et le plus inévitable de la navigation, dit le docteur Bossu, est le *mal de mer.* Ce mal singulier, caractérisé par de la céphalalgie, des haut-le-corps, des nausées, des vomissements, avec sentiment d'angoisse inexprimable, collapsus physique et moral, qui rend inaccessible à toute espèce de sensation ; ce mal, sur les causes duquel on a émis tant d'opinions, établi tant de théories, mais qu'on n'explique pas bien encore dans son étiologie ; ce mal, pour la prophylaxie et la curation duquel on a inventé tant de remèdes, toujours infaillibles, au dire

(1) Un docteur de nos amis, homme fort distingué d'ailleurs, se mit un jour dans la tête, afin de me convertir, de magnétiser le chat d'une de mes voisines. — Il y avait dix minutes environ qu'il imprégnait de fluide magnétique le pauvre animal, lorsque celui-ci ferma en effet les yeux ; le docteur commençait à jouir du triomphe qu'il remportait sur mon incrédulité, lorsque, par malheur, il approcha les doigts un peu trop près du bout du nez du chat, qui lui prouva bientôt, par un vigoureux coup de griffe, qu'il ne dormait nullement, et qu'il n'avait fermé les yeux que pour mieux se venger de l'expérimentateur.

des inventeurs, mais toujours inefficaces, peut être prévenu, modéré, guéri quelquefois, par les précautions suivantes : « Avant de monter sur un bâtiment de mer, petit ou grand, à vapeur ou à voiles, on fera bien de lester l'estomac d'une nourriture saine, fortifiante et pas trop abondante. Une fois sur le bâtiment, on se promènera, on se distraira sur le pont, en variant ses loisirs, ses stations, ses attitudes, ses regards. Ces moyens sont-ils sans avantages? des malaises, des nausées, se font-ils sentir? on descend au fond du bâtiment, où les secousses sont presque nulles; on se couche sur le dos, la tête peu élevée, les pieds moins élevés encore, et l'on reste dans cette position tant que les symptômes précurseurs du *mal* sont sensibles. »

MAL D'OREILLES. — Voyez *Otile*.

MAL DU PAYS. — Voyez *Nostalgie*.

MAL DE REINS. — Voyez *Lombago*.

MAL DE TÊTE. — Voyez *Migraine*.

MAL D'YEUX. — Voyez *Ophthalmie*.

MALADIE. — Altération notable survenue, soit dans la disposition matérielle des solubles ou des liquides, soit dans l'exercice d'une ou de plusieurs fonctions. Cette altération, dit le professeur Requin, est relative à la santé habituelle des individus. Nous allons présenter ici des généralités sur les maladies, d'après le docteur Morel.

GÉNÉRALITÉ SUR LES MALADIES.

On partage la vie de l'homme en quatre états différents : la santé, l'imminence, la maladie et la convalescence. La *santé* consiste dans l'exercice libre, facile et régulier des fonctions. La *maladie* est cet état opposé à la santé qui est constitué par un dérangement plus ou moins notable dans la position, la structure ou la vitalité d'un ou de plusieurs organes, et, par suite, dans les fonctions qu'ils sont destinés à remplir. On dit qu'il y a *imminence* à une maladie quelconque, quand il n'existe qu'une légère indisposition, ou, si l'on veut, une altération peu notable des fonctions, laquelle est tantôt suivie du prompt et parfait rétablissement de la santé, et tantôt d'une maladie réelle. La *convalescence* est cet espace de temps qui conduit de la guérison de la maladie à l'entier rétablissement de la santé. Cet état est des plus incertains, et demande de la part du malade la plus grande circonspection dans l'usage des différents agents de l'hygiène, tant à cause de sa faiblesse, que de son aptitude à retomber dans la même maladie, surtout quand elle a son siége dans les organes situés à l'intérieur : or, l'on sait que les rechutes sont beaucoup plus redoutables que les maladies. Ce n'est donc que par degrés insensibles que le convalescent doit retourner à ses habitudes antérieures : semblable à l'enfant que l'on vient de sevrer, il devra passer d'aliments très légers à d'autres tant soit peu plus restaurants ; les exercices, d'abord presque nuls, deviendront de jour en jour plus actifs ; le moral, surtout, devra être tenu dans le plus grand calme : les idées gaies, les amusements doux, les distractions agréables, sont aussi salutaires aux convalescents, que la tristesse et les contrariétés leur seraient funestes.

L'on considère les maladies en général sous le rapport de leurs causes, de leur invasion, de leur marche, de leurs terminaisons, de leurs symptômes, de leurs signes, de leur classification et de leur traitement. Traitons chacun de ces objets en autant de chapitres particuliers.

ÉTIOLOGIE OU CAUSES DES MALADIES. — L'on entend, par *causes des maladies*, toutes les circonstances capables de déranger la santé. La nature des causes premières d'un grand nombre de maladies nous échappe ; mais la connaissance n'en est pas indispensable au traitement de celles-ci. Au reste, les causes des maladies se divisent en *internes* et *externes*, selon qu'elles existent dans le corps même, ou qu'elles ont leur origine dans les différents agents qui nous entourent. Les unes et les autres sont distinguées en *prédisposantes* et en *agissantes*.

Les *causes prédisposantes* sont celles qui donnent plus ou moins d'aptitude à contracter telle ou telle maladie. On les subdivise elles-mêmes en *individuelles* et en *hygiéniques*.

Les causes *agissantes*, autrement dites *efficientes* ou *déterminantes*, sont celles qui produisent directement la maladie dès l'instant de leur action sur l'économie, ou très peu de temps après. Ainsi, l'instrument tranchant qui fait une plaie, la puissance mécanique qui fracture les os, les miasmes qui produisent de violentes inflammations dans les voies digestives, le virus qui occasionne la maladie vénérienne, le venin qui attaque la vie dans ses foyers, le poison qui désorganise les organes, sont autant de causes agissantes.

INVASION DES MALADIES. — L'on désigne, sous le nom d'*invasion* (du mot latin *invadere*, attaquer, envahir, fondre sur), l'apparition réelle de la maladie, par suite de l'action d'une ou de plusieurs causes déterminantes. Quand la maladie suit immédiatement l'action de la cause déterminante, elle prend le nom de *brusque;* exemple : l'abolition soudaine des forces après l'introduction d'un venin dans l'économie. Quand, au contraire, il s'écoule un certain temps entre l'action de la cause agissante et l'invasion de la maladie, ce temps prend le nom de *prélude*. Les différents signes qui indiquent l'invasion prochaine des maladies, du moins pour le plus grand nombre d'entre elles, sont dits *précurseurs* ou *avant-coureurs*. Ainsi, le trouble des sens, la morosité, les douleurs de tête, l'inaptitude aux exercices physiques ou intellectuels, le découragement, les douleurs vagues dans les membres, la faiblesse générale. le manque d'appétit, le refroidissement du corps.

les frissons, etc., sont autant de signes précurseurs des inflammations internes.

L'on désigne plus spécialement sous le nom de période d'*incubation*, le temps qui s'écoule depuis l'introduction d'un principe contagieux dans l'économie jusqu'à l'invasion de la maladie qu'il est susceptible de déterminer.

MARCHE DES MALADIES. — L'on considère la marche des maladies, relativement à leur durée, à leurs périodes et à leurs types. Quant à leur durée, les maladies sont divisées en *aiguës* et en *chroniques*. Les *aiguës* sont celles qui parcourent promptement leurs périodes inflammatoires. Les *chroniques*, au contraire, ont une durée longue et ne développent leurs symptômes qu'avec lenteur.

L'on entend par *périodes* des maladies les temps ou phases qu'elles paraissent successivement parcourir. Les périodes de la plupart des maladies abandonnées à elles-mêmes peuvent se réduire au nombre de six : 1° le prélude ; 2° l'invasion ; 3° l'augmentation ; 4° le milieu ; 5° le décroissement ; 6° la terminaison.

L'on désigne sous le nom de *type* ou de *forme* d'une maladie quelconque, l'ordre suivant lequel les symptômes se montrent et se succèdent. Sous ce rapport, les maladies sont divisées en *continues*, *intermittentes* et *rémittentes*. Les maladies *continues* sont celles qui parcourent leurs périodes sans aucune interruption dans leurs symptômes ; les *intermittentes*, dites aussi *périodiques*, sont celles dont le cours est interrompu par des intervalles de santé ; les *rémittentes*, enfin, se distinguent des continues et des intermittentes, en ce qu'elles n'offrent qu'une diminution et une augmentation alternatives d'intensité dans les symptômes.

TERMINAISON DES MALADIES. — L'on entend par *terminaison* le terme ou la fin d'une maladie. Elle se termine par la santé, une autre maladie, ou la mort. La disparition subite d'une maladie prend le nom de *délitescence ;* sa disparition graduelle, celui de *résolution ;*

son transport sur un autre organe, celui de *métastase*. Outre la délitescence, la résolution, la santé et la mort, les maladies inflammatoires sont susceptibles de trois autres terminaisons qui sont : la *suppuration* ou formation de *pus*; l'*induration* ou endurcissement de la partie enflammée, avec disparition des autres symptômes ; enfin, la *gangrène* ou *mortification* de la partie.

SYMPTÔMATOLOGIE, OU SYMPTÔMES DES MALADIES. — L'on donne le nom de *symptôme* à toute altération des organes, des fonctions et des humeurs, sensible aux sens, et qui atteste, d'une manière plus ou moins concluante, de l'existence d'une maladie quelconque. Les symptômes sont divisés en locaux et généraux, en propres et communs, en primitifs et consécutifs. Les symptômes *locaux* sont ceux qui existent uniquement dans la partie malade : comme la douleur, la chaleur et la rougeur de la peau dans une légère brûlure ; les *généraux*, au contraire, sont ceux qui se propagent de la partie primitivement malade aux principaux organes de l'économie : ainsi, dans l'inflammation intense des glandes, le cœur précipite ses battements ; le pouls est fort et précipité, l'estomac se refuse à digérer les aliments, etc. Les symptômes *propres* sont essentiels à certaines maladies, qu'ils dénotent d'une manière certaine et indubitable, comme l'immobilité de la pupille dans la paralysie du nerf optique ; les symptômes *communs*, au contraire, peuvent se rencontrer dans un grand nombre de cas; ainsi, la tristesse, le découragement, l'abattement des forces, etc., s'observent dans le plus grand nombre des maladies tant soit peu graves. Les symptômes *primitifs* se manifestent dès l'instant même de l'introduction de la cause morbifique dans l'économie, ou très peu de temps après; les symptômes *consécutifs*, au contraire, ne paraissent que longtemps après que la maladie a été contractée.

SÉMÉIOTIQUE, OU SIGNES DES MALADIES. — Tout phénomène, c'est-à-dire toute action organique, toute altération des organes, des fonctions et des fluides, susceptible d'éclairer le médecin sur l'existence, la gravité, la durée, les terminaisons d'une maladie quelconque derobée à l'action des sens, prend le nom de *signe*. Les signes sont relatifs au passé, au présent et au futur. Les premiers se tirent de différentes circonstances antécédentes à la maladie, et prennent le nom de *commémoratifs*. Les seconds, désignés sous le nom de *diagnostics*, se tirent de l'état actuel des maladies, et ne peuvent s'obtenir que par l'exploration scrupuleuse de tous les organes et de leur mode d'agir : on les divise en *certains* et en *équivoques*, ou *incertains*. Ainsi, le crachement de sang, la sortie du même liquide à travers une plaie pénétrante de la poitrine, sont des signes certains de la blessure des poumons; l'accélération du pouls, la chaleur de la peau, la soif, la perte de l'appétit, sont des signes peu certains de l'inflammation de l'estomac. Enfin, les derniers s'occupent de la durée et de la terminaison heureuse ou malheureuse des maladies. Ils sont basés sur les signes précédents, la nature et l'intensité de la maladie, et sur une foule d'autres renseignements que nous ferons connaître dans le courant de cet ouvrage.

1° *Signes tirés de l'état des sens.* — L'œil brillant et étincelant indique ordinairement une irritation du cerveau, ou une inflammation violente d'un des autres organes du corps, laquelle a puissamment réagi sur le principe sensitif.

L'œil terne, trouble, hagard, ou exprimant la fureur et l'effroi, est un signe du plus fâcheux augure, et annonce ordinairement une mort plus ou moins prochaine.

La surdité, dans les maladies internes aiguës, dénote le plus souvent une altération profonde du cerveau.

La perversion de l'odorat et du goût est le signe très présumable de l'irritation plus ou moins forte de l'estomac.

2° *Signes tirés du moral.* — L'usage plein et entier de la raison, le calme de l'esprit, le courage, l'espérance et la gaieté sont du plus favorable augure dans les maladies. Néanmoins, il n'est pas rare de voir des malades offrir tous ces signes satisfaisants jusqu'à la dernière heure, et être ainsi enlevés par la mort la plus inattendue.

L'exaltation des facultés intellectuelles, ou, si l'on veut, l'augmentation subite de l'activité de la mémoire, du jugement, du raisonnement et de l'imagination dans les maladies graves, est presque toujours l'indice certain d'un dernier effort de la nature contre la mort, auquel succède bientôt le dernier accablement.

Le trouble de la raison, ou *délire*, l'inquiétude, l'accablement, la tristesse et le désespoir dénotent une maladie grave à laquelle succombera probablement le malade, si l'art ou la nature ne vient lui prêter les secours les plus puissants.

La *douleur* n'existe jamais sans cause : elle indique toujours une lésion quelconque de la partie où elle a son siége. Le caractère de la douleur peut fournir les renseignements les plus précieux sur la nature de la maladie, et conséquemment sur les moyens à administrer pour la combattre. Nous distinguerons sept espèces principales de douleurs : la *tensive*, la *pulsative*, la *lancinante*, la *pongitive*, la *brûlante*, la *térébrante* et la *gravative*.

La douleur *tensive* est celle qui est accompagnée d'un sentiment de distension ; exemple : celle qui a lieu dans les abcès chauds.

La *pulsative* est accompagnée d'un sentiment de battements plus ou moins rapides ; exemple : celle qui a lieu dans les tumeurs inguinales.

La *lancinante* donne le sentiment d'un corps aigu qui traverserait brusquement les parties vivantes ; exemple : celle qui se manifeste dans les rhumatismes.

La *pongitive*, laquelle simule celle qui résulterait d'une piqûre ; exemple : celle qui a lieu le plus souvent dans la pleurésie.

La *térébrante*, ou celle qui semble produire l'effet d'une tarière qui pénétrerait dans les parties vivantes ; exemple : celle que les hystériques ressentent au sommet de la tête, à l'approche des accès.

Enfin, la *gravative* est celle qui est accompagnée d'un sentiment de pesanteur : hydropisies, etc.

3° *Signes tirés des mouvements.* — L'immobilité du malade, l'inertie et la stupeur ; les convulsions, ou contractions et relâchements alternatifs des muscles ; les spasmes, ou contractions involontaires et permanentes des mêmes organes ; les soubresauts, ou tressaillements des tendons, et notamment de ceux du poignet, sont autant de signes d'une inflammation violente du cerveau ou de l'estomac.

La *carphologie*, c'est-à-dire, ce mouvement machinal par lequel les malades cherchent à saisir les différents corps légers qui les environnent, ou qu'ils croient apercevoir, est généralement regardée comme un signe avant-coureur de la mort. Le vulgaire dit que *le malade fait son paquet.*

Les agitations convulsives des différents muscles de la face ; l'affaissement les traits du visage ; le *facies tétanique,* ou spasmes des muscles destinés à porter en haut les paupières, les ailes du nez, la lèvre supérieure et la mâchoire inférieure ; la *face grippée,* ou la concentration des traits du visage vers la partie médiane de cette région du corps, sont autant d'indices d'une altération profonde des voies digestives et du cerveau.

4° *Signes tirés de la voix et de la parole.* — Une voix tremblante et entrecoupée, la taciturnité, la loquacité jointe au délire, la perte entière de la parole, manifestent toujours une inflammation grave interne, ainsi que nous aurons occasion de le voir dans le traité spécial des maladies considérées dans chacun des organes de l'économie.

5° *Signes tirés des organes de la génération.* — On a dit souvent que l'énergie des organes sexuels pouvait servir de mesure de la force générale de l'économie. Dans la plupart des maladies, en effet, ces parties se plongent dans le sommeil, et ne reprennent leur activité que lors du rétablissement de la santé. Cette vérité générale, admise exclusivement, pourrait néanmoins induire dans de funestes erreurs; parce qu'il est un grand nombre de cas où les organes génitaux sont à leur comble d'intensité, quoique l'on soit affecté d'une extrême débilité. On sait que les organes de la génération peuvent devenir le siége d'une excitation insolite, laquelle, concentrant les propriétés vitales uniquement vers eux, dispose à des désirs ardents, dont la satisfaction serait des plus funestes à la santé, en ce qu'ils ne résultent nullement d'un véritable fond de force. De plus, certains organes, irrités ou enflammés, peuvent déterminer une irritation sympathique sur les parties sexuelles, et devenir ainsi cause d'érections et de désirs purement factices. En effet, qui ignore l'influence sympathique, sur les mêmes parties, des poumons, de la vessie, de la peau, etc., affectés d'inflammation ?

6° *Signes tirés du sommeil.* — Un sommeil paisible chez les malades est, en général, du plus favorable augure. Fréquemment troublé par des réveils en sursaut, des songes tristes et effrayants, il devient l'indice d'une affection interne plus ou moins grave; à moins que ces effets ne soient le résultat de quelque peine morale.

L'*insomnie*, ou impossibilité plus ou moins grande de se livrer au sommeil, dénote presque toujours une irritation du système cérébral.

L'*assoupissement*, ou tendance invincible au sommeil, est ordinairement l'indice d'une inflammation ou d'une compression quelconque du cerveau.

7° *Signes fournis par l'appareil de la digestion.* — La noirceur des lèvres, des dents, des gencives et de la langue; les tremblements et les gerçures de ce dernier organe, dans les inflammations graves internes, sont, à juste titre, regardés comme du plus mauvais augure.

L'enduit blanchâtre, jaunâtre, grisâtre ou noirâtre de la langue, et la rougeur de ses bords; le dégoût et la mauvaise bouche, dénotent une irritation plus ou moins forte de l'estomac.

Le grincement des dents, l'envie de mordre, le volume considérable et la gêne plus ou moins grande des mouvements de la langue, sont autant de signes d'une altération plus ou moins forte de l'appareil sensitif ; ainsi que nous aurons occasion de le voir en traitant de la fièvre cérébrale, de la paralysie, de l'apoplexie, etc., etc.

La vive sensibilité du *creux de l'estomac*, sensibilité en vertu de laquelle la moindre pression sur cette région devient très douloureuse pour le malade, est un des signes de l'inflammation de ce dernier organe.

Une faim vive et extraordinaire est un signe présumable de grossesse, ou de l'existence de vers dans le tube digestif.

Le dégoût des aliments, la perte de l'appétit, la difficulté de la digestion, les vomissements continuels, sont autant d'indices de l'inflammation de l'estomac, ou de l'existence d'un cancer dans le tissu de cet organe.

Une soif inextinguible accompagne la plupart des inflammations internes, notamment celle de l'estomac. Le dégoût absolu de toute boisson ne se rencontre guère que dans des cas très graves, comme hydrophobie, inflammation violente de l'estomac. Ce dernier signe est du plus fâcheux augure.

La difficulté extrême d'avaler les boissons, et surtout le passage des liquides dans l'œsophage, avec une espèce de bruit, comparé à celui d'un fluide qui passe dans un entonnoir, sont regardés comme des signes avant-coureurs de la mort.

La *constipation*, ou difficulté de rendre les excréments ; le dévoiement, ou déjections abondantes de matières plus ou moins liquides ; la puanteur extrême des excréments ; la présence d'une grande quantité de *gaz* (ou *vents*) dans l'estomac ou les intestins, gaz annoncés par un certain bruit, connu sous le nom de *borborygmes*, et par leur sortie plus ou moins abondante par en haut et par en bas, sont autant de signes très présumables de l'inflammation de l'estomac ou du reste de l'appareil digestif.

8° *Signes tirés de la circulation.* — Les *palpitations*, ou battements irréguliers et désordonnés du cœur ; la *syncope*, ou cessation des battements de cet organe, de la respiration ou de la connaissance ; les *défaillances*, ou faiblesses telles que la vie semble s'éteindre, dénotent une lésion grave du cœur, du cerveau ou de l'estomac.

La rougeur des yeux, de la face et de toute la peau du corps, indique ordinairement une inflammation interne active, lorsqu'elle ne tient pas à quelque cause momentanée, comme course précipitée, injection d'une quantité plus ou moins considérable de spiritueux dans l'estomac, etc., etc.

L'infiltration des jambes, ou séjour des humeurs dans ces parties, dénote un obstacle à la circulation, ou la faiblesse générale du corps. Aussi, chacun sait que dans les maladies du cœur, des gros vaisseaux et même des poumons, l'infiltration des jambes précède presque toujours la mort.

L'art sphygmique (ou connaissance du pouls naturel et des changements qu'il peut offrir dans les diverses maladies) est très important à quiconque s'adonne à l'art de guérir. Le pouls de l'enfant donne à-peu-près cent *pulsations* ou *coups* par minute ; celui du pubère, quatre-vingts ; celui de l'adulte, soixante, et celui du vieillard, cinquante. — Quant à ce qui a trait aux maladies, l'on distingue neuf principales espèces de pouls ; savoir : le *vite*, le *lent*, le *dur*, le *mou*, le *grand*, le *petit*, l'*égal*, l'*inégal*, et l'*intermittent*.

Le pouls est *vite*, *fréquent* ou *accéléré*, toutes les fois que les pulsations de l'artère sont très rapprochées ; *lent*, quand elles sont rares.

Le pouls est *dur*, lorsque l'artère offre beaucoup de résistance au doigt qui la palpe ; *mou*, lorsqu'elle se laisse facilement déprimer.

Le pouls prend le nom de *grand*, quand l'artère se dilate considérablement sous le doigt ; *petit*, quand, au contraire, elle se fait peu sentir.

Le pouls *égal* est celui dont toutes les pulsations sont égales entre elles quant à la vitesse, la dureté et la grandeur; il est *inégal*, quand les pulsations diffèrent entre elles sous l'un ou plusieurs de ces rapports; c'est-à-dire, qu'il est tantôt vite et tantôt lent, tantôt dur et tantôt mou, etc.

Le pouls est dit *intermittent*, quand quelque pulsation manque de se faire sentir. Nous ferons connaître la valeur de chacune de ces différentes espèces de pouls dans l'énumération des signes des maladies considérées en particulier.

9° *Signes tirés de la respiration.* — Dans l'état naturel, chaque mouvement respiratoire correspond à trois ou quatre pulsations artérielles. Dans les maladies, la respiration peut être fréquente ou rare, prompte ou lente, forte ou faible, égale ou inégale, facile ou difficile.

La respiration est *fréquente*, quand l'entrée et la sortie de l'air sont très rapprochées : *rare*, dans le cas contraire;

Grande et *forte*, quand la poitrine se dilate largement et avec force pour recevoir une grande quantité d'air ; *petite* et *faible*, dans le cas contraire ;

Égale, lorsque les mouvements respiratoires sont égaux en fréquence, en grandeur, en force et en facilité; *inégale*, quand elle est tantôt fréquente et tantôt rare, tantôt grande et tantôt petite, etc.

Enfin, la respiration est dite *facile* ou *difficile*, selon qu'elle est gênée ou qu'elle se fait librement et sans nullement fatiguer le malade.

10° *Signes tirés des sécrétions.* — Dans les inflammations, les organes destinés à puiser un liquide quelconque dans la masse du sang, sont d'abord frappés d'une espèce de crispation, d'où résulte, pour quelque temps, leur sécheresse et la presque nullité de leurs fonctions naturelles. Ainsi, dans les inflammations commençantes des yeux, de la muqueuse du nez, des reins, etc., etc., l'œil devient sec; le mucus nasal cesse de couler ; l'urine devient rare et coule plus ou moins difficilement. A cet état de raideur succède le plus ordinairement une augmentation considérable dans la quantité habituelle des fluides : les yeux sont abreuvés d'humidité ; le mucus nasal sort abondamment des narines ; les urines sont très abondantes. Nous traiterons de ces signes, ainsi que de ceux fournis par les humeurs, dans l'histoire spéciale des maladies.

11° *Signes tirés de la nutrition.* — En général, un corps bien nourri est le résultat et l'indice d'une bonne santé. L'embonpoint excessif, joint à une difficulté très grande dans les mouvements, dénote peu d'énergie dans les organes, et réclame les moyens hygiéniques les plus puissamment excitants.

La maigreur excessive, le desséchement du corps, en un mot, l'*émaciation*, est presque toujours la suite de quelque maladie interne, chronique et mortelle, ainsi que nous le verrons en traçant l'histoire du cancer, de la phthisie pulmonaire, du carreau, etc.

12° *Signes tirés du degré de température du corps.* — Dans toutes les inflammations tant soit peu intenses, l'on observe toujours une augmentation de chaleur dans la partie malade. Cette augmentation de chaleur, péniblement ressentie par le malade, devient même sensible au thermomètre, quand l'inflammation existe dans des organes situés à l'extérieur du corps.

Dans la plupart des inflammations internes, et même dans les inflammations externes violentes, la peau, et surtout celle du front, offre une chaleur et quelquefois une rougeur insolite, lesquelles dénotent la réaction de l'affection locale sur le cœur, centre de la circulation et source de toute chaleur.

Le refroidissement subit du corps, les frissons suivis d'une accélération plus ou moins grande dans les battements du pouls, dénotent le plus souvent une maladie interne commençante.

Le refroidissement du corps, lorsqu'il se propage rapidement de la périphérie, ainsi que des extrémités au foyer de la chaleur, c'est-à-dire, au cœur, est presque toujours, dans les maladies graves, l'indice certain d'une mort prochaine.

13° *Signes tirés de la différence des âges.* — Les inflammations du cerveau sont des plus dangereuses chez les enfants et chez les vieillards, à cause des congestions sanguines auxquelles cet organe est puissamment prédisposé dans ces deux périodes opposées de la vie. — Par des raisons ci-devant démontrées, les maladies de poitrine sont plus redoutables pour les adolescents que pour l'âge mûr, lequel, à son tour, a tout à redouter de l'inflammation de l'estomac, ou du reste de l'appareil de la digestion.

Les maladies inflammatoires ont une tendance à se terminer, chez les enfants, par des éruptions à la tête et à la face, ainsi que par des saignements du nez ; chez les adolescents, par des crachements de sang ; chez les adultes, par des vomissements de matières bilieuses ; chez les vieillards, par des écoulements de matières muqueuses à travers le canal de l'urèthre, l'infiltration des extrémités.

14° *Signes tirés des tempéraments et des constitutions.* — Les inflammations internes sont des plus redoutables chez les personnes d'un tempérament sanguin, musculaire, ou douées d'une complexion très forte et très robuste.

Les affections du cerveau et de ses dépendances sont, en général, très pernicieuses chez les personnes d'un tempérament nerveux.

Les inflammations d'estomac et des autres organes contenus dans le bas-ventre ont très souvent des suites funestes chez les individus d'un tempérament bilieux ou mélancolique.

Le scorbut, les scrofules et toutes les affections connues sous le nom de *maladies par faiblesse*, c'est-à-dire, par défaut de ton, sont de très longue guérison chez les sujets d'un tempérament lymphatique et d'une constitution faible.

15° *Signes tirés de l'habitude et de l'idiosyncrasie.* — L'on a souvent dit, et des auteurs le répètent encore tous les jours, que l'habitude d'éprouver une maladie quelconque rend plus apte à la supporter impunément. Nous regardons cette opinion comme erronée, et nous jugeons qu'une maladie sera d'autant plus dangereuse qu'elle se sera répétée davantage. L'on sait que le plus grand nombre des affections dont l'homme est susceptible, consiste en des inflammations. Or, n'est-il pas de toute évidence qu'un organe sera d'autant plus apte à s'enflammer d'une manière intense, qu'il aura été plus souvent le siége d'une irritation insolite? Cette vérité ne brille-t-elle pas aux yeux de tout homme au niveau des connaissances physiologiques actuelles? La cause d'une semblable erreur trouve sa source dans la différence de douleur ressentie en pareil cas. Mait la douleur constitue-t-elle la maladie? Par la raison que l'on y est devenu, pour ainsi dire, insensible, par l'effet de l'habitude, s'ensuit-il que les maladies n'en continuent pas leurs ravages ordinaires? Ainsi, la gonorrhée est à peine douloureuse chez les personnes qui en furent déjà affectées un grand nombre de fois; mais ignore-t-on qu'alors, par suite de tant d'irritations répétées, la muqueuse devient siége d'un gonflement inflammatoire chronique : d'où il résulte presque toujours des rétentions d'urine plus ou moins complètes. Admettons néanmoins que les virus, les venins et certains poisons finissent par n'exercer que des effets locaux peu intenses chez les personnes qui s'habituent à leur action.

L'on est d'autant plus apte à contracter une maladie quelconque, qu'on en a été plus souvent affecté. C'est ainsi que le moindre refroidissement du corps, des rapports avec une femme tant soit peu malsaine, peuvent déterminer un rhume, un écoulement, chez les personnes qui furent déjà affectées un grand nombre de fois de ces deux maladies, etc., etc.

Autant les *idiosyncrasies*, ou dispositions particulières de chaque individu, mettent souvent en défaut le jugement de l'homme de l'art, quant à la prescription de tels ou tels moyens curatifs, autant ces mêmes idiosyncrasies sont susceptibles de l'induire en erreur quant au pronostic qu'il porte des maladies. Telle affection est jugée des plus légères, qui peut, en très peu de temps, conduire le malade au tombeau ; telle autre est jugée des plus graves, qui parvient à la terminaison la plus heureuse et la plus satisfaisante. De plus, telle maladie se manifeste par telle série de symptômes chez le plus grand nombre des individus, laquelle offre, chez quelques sujets, des signes d'une tout autre nature. C'est ainsi que l'inflammation de l'estomac prend, chez les uns, l'apparence d'une inflammation de tout le système sanguin ; chez les autres, celle d'une inflammation de foie ; chez celui-ci, celle d'une fièvre cérébrale ; chez celui-là, celle d'une sorte de paralysie générale, etc. Enfin, qui ne sait combien sont puissants les efforts conservateurs de la nature chez certains individus ? Combien souvent ne voit-on pas cette mère commune rappeler comme par enchantement à une santé prompte et parfaite des malades qui n'offraient plus la moindre lueur d'espérance, et qu'une foule de médecins savants avaient abandonnés à une mort certaine ? Que de conclusions à tirer de semblables vérités ! Mais ne nous livrons pas à des réflexions qui pourraient être jugées comme très-déplacées par un bien grand nombre de personnes, et passons à la classification des maladies. (Dr Morel.)

MANIE. — Voyez *Folie*.

MANNE (matière médicale). — Matière concrète et sucrée fournie par plusieurs végétaux, entre autres par le frêne à fleurs et le frêne à feuilles rondes, naturellement ou par incisions pratiquées artificiellement.

On en distingue trois espèces : la *manne en larmes* ou *choisie*, la *commune* ou *en sorte*, la *manne grasse*. — La manne en larmes doit être préférée comme le purgatif doux qui convient aux enfants, aux personnes faibles, même dans les maladies inflammatoires réclamant l'administration d'un purgatif.

La dose est ordinairement de 15 à 60 grammes, selon l'âge, dans 250 d'eau ou de lait.

MÉDECIN. —Celui qui exerce la médecine, c'est-à-dire la plus noble des professions. Quel est, en effet, cet homme qui nous accueille au port dangereux de la vie, qui reçoit notre premier souffle, l'anime et le fortifie, qui corrige les penchants vicieux de l'enfance, tempère la fougue de la jeunesse, dirige l'âge mûr, console le vieillard, en soutient les années chancelantes, adoucit son agonie et reçoit son dernier souffle? le médecin. Partout donc où respire un être humain, aux zônes glaciales, à la ligne embrâsée, au milieu des carnages de la guerre... on y trouvera le médecin.

Qui donc, au milieu des tempêtes, dans les nuits profondes, parcourt le sentier des montagnes pour voler, au péril de sa vie, vers la chaumière du berger, la cabane du bûcheron?... le médecin! Qui donc naguère, revêtu de la chemise d'un cholérique, parcourait les campagnes pour ramener les populations égarées?.... le médecin, toujours le médecin!

Vers 1804, un peintre (M. Gros) composa un tableau que tout le monde admira, et dont le sujet était *la Peste de Jaffa*. C'est en Égypte que se passe la scène, à l'époque où l'armée française était décimée par le fléau. Les plus intrépides soldats sont frappés de terreur, et la démoralisation va détruire l'armée. Vainement les généraux affirment-ils que la peste n'est pas contagieuse. Vainement le général en chef parcourt-il les hôpitaux! L'œil hagard, les bras décharnés, les soldats en délire cherchent, en se redressant sur leur couche funèbre, à saisir le fantôme de la patrie. C'est un horrible songe qui fait reculer les plus courageux! Le médecin en chef Desgenettes, sous les boulets de Saint-Jean-d'Acre, s'inocule la peste, afin de prouver à l'armée que l'affection n'est point contagieuse! Ce n'est point, on le comprend, une opinion scientifique qu'exprimait Desgenettes, ce n'était point non plus un acte de témérité, comme l'ont dit quelques historiens : cette action n'a pas de nom dans le langage humain ! Il faudrait remonter aux sources saintes du Christianisme pour saisir la pensée de cette immolation !

Le médecin parcourt une carrière, brillante en dévouement, il est vrai, mais qui mène bien rarement à la renommée, aux grandeurs, à la fortune ! Son devoir s'accomplit dans le silence, c'est-à-dire sans bruit, sans éclat. Il doit posséder les qualités indispensables au ministre d'un art difficile ; être calme et réfléchi lorsque tous sont agités ; savoir refouler au fond de son cœur les émotions de l'homme, pour rester maître de lui. Lorsqu'il est aux prises avec la mort, son regard doit rayonner un regard suprême, capable de verser dans l'âme des mourants le baume divin de la foi !

Présentons ici un résumé des devoirs du médecin, tels que les comprenait le savant Hufeland, premier médecin du roi de Prusse.

Vivre pour les autres et non pour soi, dit-il, telle est l'essence de la profession médicale ; à son but suprême, celui de sauver la vie et la santé des autres, le médecin doit sacrifier, non seulement son repos, son avantage personnel, les commodités et les agréments de la vie, mais encore sa santé et son existence même, au besoin son honneur et sa réputation.

La médecine est donc un art sublime et divin, puisque ses obligations rentrent dans les lois les plus saintes de la religion et de la philanthropie ; puisqu'elle exige que celui qui s'y consacre fasse une abnégation entière de soi-même et sache s'élever au-dessus des mesquins calculs de la vie commune. Il n'y a qu'un homme éminemment moral qui puisse être médecin, dans la véritable acception du mot, et il n'y a qu'un tel médecin qui puisse trouver le bonheur dans l'exercice de sa profession ; car lui seul sent au fond de son cœur qu'à son existence se rattache un but supérieur qui l'élève au-dessus de la vie elle-même, de ses joies et de ses peines. Anoblir son esprit, sacrifier sa personnalité aux intérêts généraux et à un autre monde, semer le bien autour de soi, tel est le but de son existence. Quoi de plus propre à l'y conduire qu'une profession qui, à chaque instant, lui offre l'occasion, ou même lui impose l'obligation d'y aspirer, et à laquelle il est impossible de se vouer, quand on ne sait pas faire le sacrifice de son égoïsme et renoncer à toutes les illusions de ce bas-monde? Les devoirs du vrai médecin sont donc toujours en harmonie avec ses propres principes, avec ses convictions intimes, d'où ils naissent en quelque sorte spontanément. Ce qu'il doit faire, il le fait avec joie, et de là résulte pour lui le suprême bonheur de la vie, l'accord parfait entre l'extérieur et l'intérieur. Malheur à celui dont les efforts ont pour but l'ambition et la fortune! Il sera toujours en contradiction avec lui-même et avec ses devoirs; sans cesse il verra ses espérances déçues, ses désirs ne seront jamais remplis, et il maudira enfin une profession qui ne le rémunère point, parce qu'il n'en connaît pas la véritable récompense.

Cette simple vue embrasse la morale entière, ou ce qu'on appelle la politique du médecin, expression fort inconvenante, car, nulle part, plus qu'en médecine, on n'acquiert la conviction que la seule bonne politique consiste à agir comme doit le faire un homme d'honneur et de raison. La règle qui découle de là, et qui doit servir de loi fondamentale à toutes les relations du médecin, est celle-ci : Dirige tes actions de telle manière qu'elles se rapprochent le plus possible du but suprême de ta mission : la conservation de la vie des autres, le rétablissement de leur santé et l'adoucissement de leurs souffrances.

Dans l'exercice de son art, le médecin doit ne voir que l'homme, et ne faire aucune différence entre les pauvres et les riches, les grands et les petits. Celui qui souffre le plus, celui qui court le plus de danger, doit l'emporter sur les autres, quelle que soit d'ailleurs sa condition. Je plains le médecin qui calcule l'importance de ses malades d'après leur rang ou leur fortune : il ne connaît point encore la plus belle récompense de sa profession. Qu'est-ce qu'une poignée d'or auprès des larmes de la reconnaissance brillant dans l'œil du pauvre qui se voue à nous tout entier, et se fait à jamais notre débiteur, précisément parce qu'il ne peut rien nous dire, rien nous donner, tandis que le riche croit, par ses dons, acquitter sa dette, souvent même se dispenser de toute reconnaissance, sans penser que ce qu'il offre n'a de valeur qu'autant qu'il s'y rattache un sentiment plus profond, à défaut duquel ce qu'on a fait pour lui est salarié comme le sont des services vulgaires ou les humbles travaux de l'artisan ! Combien de fois le médecin n'est-il pas le seul ami qui reste au pauvre gisant sur son lit de douleur ! Il lui apparaît comme un ange consolateur ; ses soins compâtissants lui ramènent l'espérance qui l'abandonnait, et son art lui infiltre de nouvelles forces dans les veines.

S'il y avait un homme assez malheureux pour ne pas trouver une récompense suffisante dans ces nobles sentiments, ou du moins pour penser que la médecine des pauvres ne mène à rien de plus, qu'il sache que la voix du pauvre qu'on a tiré des portes du tombeau, parle plus haut et a plus de portée que celle du riche qui, en comptant avec le médecin, croit souvent avoir acheté le droit de se montrer ingrat envers lui et de rabaisser les services qu'il en a reçus.

Le rôle du médecin ne se borne point à guérir. C'est aussi un devoir pour lui, et un grand mérite, de prolonger la vie, et de la rendre supportable dans les maladies incurables. Combien donc sont coupables ceux qui, méconnaissant leur mission, se rebutent ou demeurent spectateurs oisifs, négligent leurs malades, ou les abandonnent ! Il est vrai qu'en pareil cas, l'intérêt peut s'éteindre dans l'esprit de l'artiste ; mais il doit persévérer, s'accroître même dans le cœur de l'homme. Assurément, l'infortuné qui souffre sans espoir a des titres plus sacrés à notre compassion, que celui à qui la perspective de guérir rend ses douleurs moins amères, et c'est une belle œuvre, un acte de charité qui plaît à tout cœur sensible, de rendre la vie supportable, de nourrir le reste d'espérance qui ne s'éteint jamais dans le cœur même du plus malheureux, et de consoler au moins, quand on ne saurait sauver. D'ailleurs, notre vue est trop courte pour qu'on puisse toujours affirmer avec certitude de ne point se tromper, qu'il n'y a plus de salut. Je regarde même comme une règle importante de ne jamais perdre l'espoir, ni le courage. L'espérance suggère des idées, ouvre de nouvelles voies à l'esprit, et peut même rendre possible ce qui semblait ne point l'être. Celui qui n'espère plus cesse de penser, il tombe dans l'apathie, et le malade doit nécessairement périr, puisque celui qui est appelé à le secourir est déjà mort. Le médecin ne doit même point abandonner l'agonisant, dont il peut encore devenir le bienfaiteur, en lui rendant la mort moins cruelle.

Conserver la vie des hommes, et, quand il y a possibilité, la prolonger, tel est le but suprême de la medecine.

MÉDICAMENTS. — Substances employées dans un but curatif. On les divise, suivant leur mode d'application, en *médicaments externes* et *internes*, suivant les effets qu'ils doivent produire.

1° **ABORTIFS.** — Médicaments employés dans le but de faire avorter une inflammation, une maladie spécifique : ce sont le plus ordinairement des caustiques.

2° **ANALEPTIQUES** [du grec *analeptica*, confortatif].—Nom donné à toutes les substances que le médecin croit propres à ranimer la vigueur d'un convalescent, ou à entretenir le reste des forces d'un sujet épuisé par une maladie longue ou rebelle aux moyens employés pour la combattre. Les fécules, les bouillons, les gelées animales, les œufs, certaines viandes blanches ou rôties, le vin de Bordeaux, et quelques élixirs (de Garus, de longue vie), ou préparations stimulantes, sont considérés comme analeptiques.

3° **ANODINS** (matière médicale) [du grec *a* privatif, et *odyné*, douleur]. — Médicaments qui ont la propriété de calmer et même quelquefois de faire cesser entièrement une douleur. Ce mot est aujourd'hui synonyme de *narcotique*. — *Voyez* ce mot.

4° **ANESTHÉSIQUES** [du grec *a* privatif, et *aisthésis*, sensibilité]. — Substances qui, comme le chloroforme, l'éther et les divers liquides éthérés, ont la propriété d'affaiblir la sensibilité, et même de suspendre tout à fait son action. On y recourt depuis quelques années pour annuler la douleur dans les opérations chirurgicales importantes.

5o **Antidotes, ou Contrepoisons** [du grec *antidotos*, donné contre]. — On appelait ainsi autrefois un grand nombre de substances médicamenteuses dont les vertus, complétement illusoires, se sont éclipsées devant les investigations des expérimentateurs modernes. En revanche, les progrès de la chimie nous ont fait découvrir quelques antidotes véritables, c'est-à-dire susceptibles de décomposer certains poisons, ou de se combiner avec eux de manière à donner naissance à un nouveau produit qui n'exerce aucune influence délétère sur l'économie. — Mais le nombre des médicaments auxquels on attribue la propriété de prévenir ou de combattre les effets d'un poison est plus restreint que ne le croit le vulgaire, qui regarde comme antidotes le lait, l'huile, les boissons mucilagineuses et émollientes. Ces moyens adoucissants doivent suivre l'emploi des autres antidotes, mais il faut bien se garder de croire que le lait, par exemple, puisse jamais servir de contrepoison pour quelque empoisonnement que ce soit. Du reste, il ne peut exister d'antidote universel ; le remède varie selon la cause du mal, et c'est à l'article *Empoisonnement* qu'il faut chercher son antidote.

6o **Antilaiteux.** — Se dit des médicaments qui passent pour guérir les prétendues maladies laiteuses. C'est une erreur de supposer qu'il y ait des remèdes propres à faire passer le lait, comme on le dit vulgairement, ou à guérir les maladies nommées improprement *laiteuses*. La matière médicale ne nous offre point d'antilaiteux, dans l'acception qu'on donne à ce mot, les purgatifs, diurétiques et sudorifiques se chargeant de ce soin, en portant leur action sur l'intestin, les reins ou la peau, et débarrassant ainsi l'économie des *humeurs laiteuses* qu'elle pourrait renfermer.

7o **Antiphlogistiques** [du grec *anti*, contre, et *phlox, phlogos*, inflammation]. — Médicaments propres à combattre l'inflammation ; tels sont les saignées générales ou locales, la diète, les boissons délayantes, les fomentations émollientes, les contre-stimulants et les bains.

8o **Antiscorbutiques.** — Médicaments regardés comme efficaces dans le scorbut, tels que le cresson, la racine de raifort, le cochléaria et la plupart des plantes crucifères, mais qui sont bien rarement d'utiles auxiliaires pour combattre cette maladie. — Voyez *Scorbut*.

9o **Antiscrofuleux.** — Médicaments qui paraissent modifier avantageusement l'état de l'économie dans l'affection dite scrofuleuse ; tels sont les amers, les toniques, les stimulants, et surtout l'iode et ses préparations.

10° ANTISEPTIQUES [du grec *anti*, contre, et *sepsis*, putréfaction]. — Médicaments donnés dans le but de combattre les tendances des humeurs et des solides à la putréfaction, tels que le quinquina, le camphre, le chlorure de sodium, le vin aromatique, la serpentaire de Virginie, etc.

11° ANTISPASMODIQUES. — Médicaments regardés comme propices à calmer, guérir ou prévenir les mouvements convulsifs des muscles appelés *spasmes*, tels que l'assa fœtida, le musc, la gomme ammoniaque, la valériane, le camphre, les différentes espèces d'éthers, etc.

12° APÉRITIFS [du latin *aperire*, ouvrir, qui ouvre le passage]. — Médicaments qu'on croyait propres à rétablir la liberté des voies digestives, biliaires, urinaires, etc., tels que les sels purgatifs à petites doses, les laxatifs, les substances toniques et amères, divers ferrugineux , etc.

13° APHRODISIAQUE [du grec *Aphrodité*, *Vénus*]. — Nom donné en médecine aux moyens usités pour rétablir les forces épuisées par l'usage immodéré des plaisirs de l'amour. Un grand nombre de substances, la plupart aromatiques, excitantes ou toniques, sont employées dans ce but, mais ne doivent l'être que sur l'indication du médecin, afin de ne point porter dans l'économie une excitation dangereuse, qui serait bientôt suivie de maladies graves et même de la mort, comme on l'a vu trop souvent chez des individus qui n'avaient demandé à ces remèdes que des forces passagères et factices pour en faire un nouvel abus. L'honorable mission du médecin ne saurait dans ce cas s'associer au vice, en lui fournissant les moyens de prolonger sa durée. Les hommes de l'art se rappellent trop les funestes effets produits par l'abus des pastilles érotiques : la fin malheureuse du Provençal cité par le chirurgien Cabrol, et l'exemple de cet abbé dont parle Ambroise Paré, qui fit usage d'un aphrodisiaque qui lui causa une hématurie mortelle.

14° ASTRINGENTS [de *astringere*, resserrer]. — Médicaments qui ont la propriété de crisper, de resserrer les parties avec lesquelles on les met en contact. La médecine les emploie pour arrêter les évacuations sanguines ou autres, pour hâter la résolution des inflammations ou les faire avorter dès le début. Les principaux astringents sont les acides étendus, l'alun, l'acétate de plomb, le cachou, la noix de galle, etc.

15° BÉCHIQUES [du grec *bex, béchos*, toux]. — Remèdes employés contre la toux, tels que les infusions de violette, de guimauve, de sirop de gomme, de capillaire, les dattes, jujubes, figues grasses, raisin de Corinthe, etc.

16° CALMANTS. — Nom générique des médicaments adoucissants, anodins, antispasmodiques et narcotiques.

17° CARMINATIFS [du bas latin *carminare*, nettoyer]. — Substances employées dans le but d'expulser les gaz développés dans le canal digestif, ou de modifier la disposition qui les produit; telles sont l'anis, la camomille, le fenouil, la coriandre, etc.

18° CATHARTIQUES [du grec *catharsis*, purgation]. — Médicaments dont la propriété évacuante est plus prononcée que celle des laxatifs; tels sont l'huile de ricin, la rhubarbe, le séné, le calomel, les sels neutres, etc.

19° CATHÉRÉTIQUES [du grec *cathairô*, purifier, détruire]. — Nom donné aux caustiques faibles ou employés en petite quantité; tels sont l'azotate d'argent, l'alun calciné. Leur effet doit se borner à produire une vive irritation ou à fermer des escharres très superficielles.

20° CORDIAUX [du latin *cor*, cœur]. — Médicaments qui ont la propriété d'augmenter promptement la chaleur générale du corps et l'action du cœur et de l'estomac; tels que les vins généreux, la cannelle, la vanille, les alcoolats aromatiques, etc.

21° DÉPURATIFS [de *depurare*, purifier]. Médicaments regardés comme propres à enlever à la masse des humeurs les principes qui en altèrent la pureté; tels sont les amers, les diurétiques, les sudorifiques, les purgatifs même, etc.

22° DÉRIVATIFS [de *derivare*, détourner un cours d'eau]. — Remèdes qui attirent une irritation dans un lieu de l'économie où elle paraissait s'être fixée d'abord; tels sont les sinapismes, vésicatoires, moxas, cautères, purgatifs, vomitifs, etc. La saignée du pied, les sangsues à l'anus, dans les congestions cérébrales, sont encore des moyens dérivatifs.

23° **Détersifs** [de *detergere*, nettoyer les plaies et les ulcères].— Ce sont en général des topiques stimulants qui, en ravivant les surfaces suppurantes, hâtent souvent leur cicatrisation.

24° **Diaphorétiques** [du grec *diaphoréô*, répandre].— Médicaments qui ont pour but de déterminer une légère sueur ou *diaphorèse*, tels que la bourrache, la fleur de sureau, enfin les boissons chaudes et un peu aromatiques.

25° **Diffusibles** [de *diffundere*, disperser]. — Médicaments qui ont la propriété de se répandre avec rapidité dans l'économie; tels sont l'éther, l'alcool et les huiles essentielles. Ces médicaments excitent le système nerveux et réagissent promptement ; les substances aromatiques et quelques préparations ammoniacales jouissent, pour la plupart, des propriétés des stimulants diffusibles.

26° **Diurétiques** [du grec *diuréô*, uriner]. — Médicaments ou boissons qui ont la propriété d'augmenter la sécrétion urinaire, tels que le nitre (azotate de potasse), la pariétaire, la digitale, la réglisse, etc.

27° **Drastiques** [du grec *drasticos*, actif]. — Nom donné aux purgatifs les plus énergiques, tels que le jalap, la coloquinte, la scammonée, etc. Leur emploi doit être dirigé exclusivement par le médecin.

28° **Émétique**. Sel formé d'acide tartrique, de potasse et d'oxyde d'antimoine. On le prépare en faisant bouillir la crème de tartre avec de l'oxyde d'antimoine L'émétique est un médicament énergique qu'on administre comme vomitif à la dose de cinq à dix centigrammes : on le prend dissous dans un peu d'eau, et l'on seconde son action en buvant beaucoup d'eau tiède. On le donne aussi comme purgatif, *en lavage*, c'est-à-dire fort étendu d'eau. A plus haute dose (un à deux grammes), l'émétique ne provoque pas le vomissement, mais détermine des sueurs abondantes et favorise ainsi l'absorption. Appliqué sur la peau, il excite une forte irritation en y faisant naître des pustules. Mêlé avec dix fois son poids de graisse, il forme la *pommade stibiée*, employée pour combattre certaines maladies, entre autres la phthisie pulmonaire, en détournant l'irritation phlegmasique de l'organe attaqué. Le vin *émétique* n'est autre chose que du vin de Malaga contenant du tartre stibié.

29° **Éméto-Cathartique** [du grec *émétos*, vomissement, et *kathairein*, purger]. — Médicament qui provoque le vomissement et les selles. C'est ordinairement un mélange de quinze centigrammes d'émétique avec quinze grammes de sulfate de soude ou de magnésie, dissous dans trois cent cinquante grammes d'eau, à prendre en trois fois, de quinze en quinze minutes.

30° **EMMÉNAGOGUES** [du grec *emmena*, menstrues, et *agein*, pousser]. — Médicaments destinés à rétablir chez les femmes le cours mensuel du sang. Les plus actifs sont : la rue, la sabine, l'armoise, le safran, etc. Le médecin seul peut juger de l'opportunité de leur usage.

31° **ÉMOLLIENTS** [du latin *emollire*, amollir]. — Substances médicamenteuses qui relâchent, ramollissent les parties enflammées, telles que les boissons délayantes et mucilagineuses, l'eau de gomme, le bouillon de veau, la décoction de graine de lin, celle de guimauve, etc.; les huiles grasses fraîches, les cataplasmes de mie de pain, de riz, de feuilles de mauve, les fruits sucrés, etc.

32° **EXCITANTS**. — Substances propres à stimuler les tissus organiques, et à les rendre plus prompts dans l'exercice de leurs fonctions. Les excitants forment une grande classe qui comprend la plupart des médicaments ; ainsi les *toniques*, les *stimulants*, les *emménagogues*, etc., ne sont, à proprement parler, que des médicaments qui ont une action spéciale, tels que les *diurétiques*.

Quelques uns (*excitants généraux*) stimulent tout l'organisme; d'autres (*excitants spéciaux*) s'adressent plus particulièrement à tel organe ou plutôt à tel appareil d'organes.

33° **EXPECTORANTS**. — Médicaments qui ont pour but de favoriser l'expectoration ou sortie des crachats; tels sont les plantes légèrement aromatiques, le kermès minéral, la vapeur de succin, le chlore, les préparations dites pectorales.

34° **FÉBRIFUGES** [du latin *febris*, fièvre, et *fugare*, chasser]. — Médicaments qui empêchent le retour des accès de fièvres intermittentes, tels que le *quinquina*, les écorces d'angusture, de marronnier d'Inde, d'aune, de saule ; l'alkékenge, la racine de benoîte, les feuilles de houx, la serpentaire de Virginie, l'arséniate de potasse, celui de soude, etc. Mais, de toutes ces substances médicamenteuses, le *quinquina* est le fébrifuge par excellence, et presque le seul employé par les médecins.

35° FERRUGINEUX. — Nom donné aux corps qui contiennent du fer à l'état métallique ou à l'état d'oxyde, etc. **Les préparations ferrugineuses sont astringentes et surtout toniques; elles modifient d'une manière remarquable la composition du sang, dont elles augmentent la matière colorante (*hématosine*): elles le rendent plus plastique, plus excitant, développent la fréquence du pouls et accroissent l'énergie de toutes les fonctions; aussi deviennent-elles précieuses. Dans la chlorose, l'anémie, les hydropisies passives, les scrofules, le scorbut, etc., etc., l'action du fer est toujours lente à se développer, et exige quelque temps avant de se manifester Le fer et ses préparations doivent être sévèrement contre-indiqués lorsque les diverses affections que nous avons énumérées coexistent avec un état pléthorique ou un élément inflammatoire.**

36° FONDANTS. — Médicaments stimulants qui ont la propriété de résoudre les engorgements, en ranimant l'énergie vitale dans la partie malade ou en y changeant le mode de vitalité.

37° HÉMOSTATIQUES [du grec *haïma*, sang, et *stao*, s'arrêter]. — Moyens que l'on met en usage pour arrêter les hémorrhagies. Tantôt ce sont les *topiques froids*, les *absorbants* (charpie, amadou ou agaric), que l'on recouvre de différentes poudres, comme la colophane, la gomme, les *styptiques* et *astringents*, alun, dissolution de noix de galle, de ratanhia, de sels ferrugineux et d'acides minéraux ; tantôt ce sont les *caustiques* (nitrate d'argent fondu, différents acides minéraux concentrés, la potasse, le chlorure d'antimoine ou de zinc, etc.), ou bien le cautère actuel ou fer rouge; enfin, la *compression*, la *ligature*, la *torsion* et le *tamponnement*, tous moyens que le médecin seul peut diriger convenablement.

38° LAXATIFS [du latin *laxare*, lâcher]. — Médicaments qui déterminent la purgation sans irriter l'intestin ; tels sont : le miel, les pruneaux, le bouillon aux herbes, la manne, la casse, le tamarin, l'huile de ricin, etc. — Voyez **Purgatifs**.

39° LITHONTRIPIQUES [du grec *lithos*, pierre, et de *tribô*, broyer]. — Substances que l'on croyait propres à dissoudre les calculs développés dans les voie urinaires, telles que le *saxifrage*, l'*uva ursi*, le bicarbonate de soude, etc. La théorie des lithontripiques, abandonnée pendant longtemps, reprit faveur, il y a vingt-cinq à trente ans, pour retomber à jamais dans l'oubli.

40° MATURATIFS (matière médicale) [de *maturare*, faire mûrir],

— Topiques excitants qu'on emploie pour hâter la suppuration d'une tumeur. Ils sont sous forme de cataplasmes, d'emplâtres, d'onguents; tels sont les onguents populéum, de styrax, de la Mère, le diachylon gommé, etc.

41° Narcotiques [du grec *narkoô*, engourdir]. — Substances qui ont la propriété d'assoupir, en exerçant particulièrement leur influence sur le cerveau, et suscitent souvent des phénomènes singuliers qui donnent à la médication narcotique une sorte de caractère ataxique. Ils prennent le nom de *sédatifs* ou de *calmants* quand ils servent à modérer une excitation pathologique, à ralentir le cours trop rapide de la circulation et les mouvements trop vifs des organes; d'*anodins* quand ils font cesser la douleur, et celui d'*hypnotiques* quand ils déterminent le sommeil. Les principales substances narcotiques sont : l'opium, la belladone, la jusquiame, etc.

42° Palliatifs [du latin *pallium*, manteau]. — Médicaments qui tempèrent ou guérissent en apparence les maladies, qui calment la douleur plutôt qu'ils ne guérissent, tels que les narcotiques, surtout l'opium.

Dans un certain nombre de maladies incurables (cancer, phthisie au troisième degré, etc.), la seule ressource du médecin est la médication palliative.

43° Répercussifs [de *repercutere*, faire rentrer de force]. — Médicaments qui, appliqués à l'extérieur sur une partie engorgée, font refluer à l'intérieur les fluides qui l'engorgent. Les astringents, les sels, la glace, l'eau froide, sont des répercussifs. Leur action se nomme *répercussion*. On a recours aux répercussifs dans le cas d'infiltrations, de foulure, d'entorse, pour combattre les hémorrhagies, les hémorroïdes, pour faire disparaître une tumeur, un exanthème récent, etc.

44° Résolutifs. — Médicaments qui déterminent la résolution des engorgements. Ils sont pris soit dans la classe des émollients, soit dans celle des excitants et des toniques, selon que la tumeur est de nature inflammatoire ou atonique. Les alcalis, les carbonates de soude et de potasse, le savon, plusieurs eaux minérales, sont employés particulièrement dans le but de résoudre les engorgements lymphatiques.

45° Révulsifs [de *revellere*, arracher]. — Moyens pharmaceutiques employés pour détourner le principe morbifique d'un organe en le fixant sur une partie éloignée et moins importante. La médication révulsive repose sur ce principe, que deux irritations ne peuvent exister au même degré dans l'organisme, sans que l'une ne diminue l'autre plus ou moins. Or, en excitant fortement, soit la peau, soit la muqueuse interne, on parvient à atténuer, à éteindre l'irritation existante dans d'autres organes. Les révulsifs sont des irritants externes (vésicatoires). Les révulsifs internes sont des *dérivatifs* ou *purgatifs.*

46° RUBÉFIANT. — Qui détermine la rubéfaction de la peau ou rougeur. Tels sont les emplâtres de Bourgogne, les sinapismes, les frictions et la chaleur, etc.

47° SPÉCIFIQUE. — Médicament qui exerce une action *spéciale* sur un organe, sur une maladie particulière, qui en prévient ou annihile le développement. Par exemple, le *quinquina*, qui a une action spécifique contre les fièvres intermittentes ; le *soufre*, contre les maladies de la peau ; le *mercure*, contre les maladies syphilitiques ; l'*iode*, contre les affections scrofuleuses ; la *digitale*, sur la circulation du sang ; la *scille*, sur la sécrétion urinaire, etc., sont des médicaments spécifiques.

48° STERNUTATOIRES [du latin *sternutatio*, éternument]. Substances qui provoquent l'éternument et une sécrétion plus abondante de la muqueuse du nez, telles que le tabac, l'arnica, les poudres de bétoine, de marjolaine, etc.

49° STIMULANTS [du latin *stimulare*, aiguillonner]. — Médicaments qui augmentent rapidement l'énergie des divers systèmes de l'économie. On distingue des *stimulants diffusibles*, c'est-à-dire qui ont une action prompte et de peu de durée, et des *stimulants persistants*, qui ont, en général, une action moins diffusible ou prompte, mais toujours plus durable. Parmi les premiers se trouvent le camphre, l'éther, l'ammoniaque, les huiles volatiles, le thé, le café, les vins mousseux ; parmi les seconds, les semences des ombellifères, les sommités des labiées aromatiques, la cannelle, le girofle, la muscade, la vanille, les térébenthines, les résines, etc. — « Les médecins rasoristes appellent *contre-stimulants* les agents thérapeutiques qui ralentissent l'action vitale surexcitée. Ils admettent des *contre-stimulants directs*, qui favorisent par eux-mêmes le ralentissement de l'action vitale ; les principaux sont : les préparations antimoniales, mercurielles, ferrugineuses, les sels

purgatifs alcalins, et des *contre-stimulants indirects*, qui coo-
pèrent seulement au ralentissement de l'action vitale, tels que
l'abstinence, la saignée, l'action du froid. »

50° SUDORIFIQUES OU DIAPHORÉTIQUES. — Médicaments dont
l'action se porte spécialement sur la peau, dont ils augmentent les
fonctions perspiratoires. — Tels sont la *salsepareille*, le *gayac*, la
bourrache, les *boissons aromatiques chaudes*, les *bains de vapeur*, etc.

51° VERMIFUGE, ANTHELMINTIQUES. — Médicaments qui ont la
propriété de déterminer l'expulsion des vers intestinaux. On emploie
particulièrement comme tels les purgatifs, et surtout les drastiques,
et beaucoup de substances végétales amères. Celles qui jouissent
au plus haut degré de la propriété vermifuge, sont : la mousse de
Corse, la fougère mâle, l'écorce de la racine de grenadier, le semen-contra, l'huile de ricin, etc. On fait aussi usage de quelques
préparations d'étain ou de mercure.

MÉGALANTHROPOGÉNÉSIE [de *mégas*, grand,
anthrôpos, homme, et *génésis*, génération]. — Mot créé
par le docteur Robert pour désigner *l'art de procréer
des grands hommes, des hommes d'esprit, de talent, de
génie;* art mensonger qui n'existait que dans l'imagination de son inventeur, et qui est resté sans objet, à
moins que des esprits amis du merveilleux en aient voulu
trouver un dans un livre prétentieux, inutile, bon tout
au plus à distraire les oisifs.

MÉLANCOLIE [du grec *mélas*, noir, et *kolé*, bile].
— Altération des facultés intellectuelles caractérisée
par un délire qui roule exclusivement sur des idées
tristes : c'est la *lypémanie* d'Esquirol. Les anciens
médecins nommaient *mélancolie* cette forme de délire,
parce qu'ils attribuaient les affections morales tristes à
une altération de la bile, qui, selon eux, devenait alors
fort noire.

MÉLANISME [du grec *mélas*, noir]. — Coloration
anormale de la peau, caractérisée extérieurement par la
teinte noire ou foncée de la peau, des poils et de l'iris,

et due à la teinte et à la surabondance du *pigmentum*. On l'oppose à l'*Albinisme*. Plusieurs espèces d'animaux, le lion, le mouflon, le renard, le castor, ont offert des exemples de mélanisme. C'est au mélanisme qu'on doit rapporter les taches vulgairement nommées *envies* (*nœvi materni*), dont la couleur varie du café au lait jusqu'au noir.

MÉNINGITE (la *fièvre cérébrale* des anciens). — Inflammation des méninges ou enveloppe du cerveau. « Les symptômes de cette grave affection sont, pour la première période : une violente céphalalgie, un état de somnolence en même temps d'insomnie ; la rougeur des conjonctives, la chaleur du front, des tintements d'oreilles ; des frissons irréguliers suivis de chaleur. Plus tard le délire, des convulsions, une somnolence plus grande, avec paralysie des yeux et difficulté de la déglutition, enfin le coma, caractérisent la deuxième période (dite comateuse). La durée de cette affection est de quinze jours à trois semaines ; son pronostic est des plus sérieux. Parmi ceux qui n'y succombent pas, plusieurs gardent des infirmités incurables ; les uns restent sourds, les autres aveugles ; d'autres enfin ne retrouvent jamais, ou du moins qu'incomplétement, l'usage de leurs facultés intellectuelles. »

Traitement. — Saignées générales, nombreuses applications de sangsues aux tempes, derrière les oreilles ; applications froides maintenues sur la tête, révulsifs appliqués sur les extrémités ; plus tard, purgatifs, etc.

MENTAGRE [*sycosis menti*]. — Affection caractérisée par l'éruption successive de très petites pustules pointues, avec tension, chaleur prurigineuse, quelquefois gonflement de la peau et des ganglions sous-jacents et légère exfoliation de l'épiderme. Un poil de barbe traverse ordinairement chaque bouton. Cette maladie, qui paraît tenir à la constitution de l'individu, est de longue durée et se montre très belle. Le traitement est celui de *l'acné indurée*. — *Voyez* ce mot.

MIASMES [du grec *miasma*, de *miainô*, souiller].
— Émanations volatiles provenant des substances animales ou végétales en décomposition, et qui, respirées par des sujets sains, développent chez eux des maladies plus ou moins graves. Les miasmes propagateurs des maladies contagieuses sont portés par l'atmosphère et les vents dans les pays où règne la salubrité ; ils se communiquent le plus souvent par la respiration, par la peau et par le canal alimentaire. On n'a encore pu déterminer la nature des miasmes de la peste et de la petite-vérole, qui se propagent de cette manière. La gale, la syphilis et les dartres, ne se gagnent que par le contact de la peau avec les miasmes délétères de ces différentes maladies. D'après cela, on comprend combien il est nécessaire de s'éloigner des lieux où les épidémies commencent, et où elles sont fréquentes ; de fuir les personnes infectées des maladies dont nous venons de parler, de prendre garde de ne point toucher au linge des inconnus, de ne point boire dans leurs verres, etc.

MIGRAINE (médecine). — Mal de tête caractérisé par des douleurs lancinantes, vives, superficielles ou profondes, n'occupant le plus souvent qu'*un côté de la tête*, sujet à des retours périodiques réguliers, et souvent sympathique d'un embarras des voies digestives.

Le tempérament nerveux, les affections tristes, l'application profonde ou prématurée à l'étude, les veilles, l'action du grand air chez les personnes qui n'y sont point habituées, le retour périodique chez les femmes, l'hérédité, en sont les causes les plus ordinaires. Tissot l'attribuait à des lésions de l'estomac ; Hoffmann, à un vice de la circulation ; d'autres médecins, à une affection rhumatismale : c'est simplement une névralgie. Les femmes y sont beaucoup plus sujettes que les hommes.

Symptômes. — Le début de la migraine est souvent brusque : la douleur commence à se faire sentir au front, vers l'angle interne des yeux, et, de là, envahit une partie du crâne (*hémicranie*) ; chez d'autres sujets, le début est précédé de courbature, de bâillements, quelques uns ont des nausées, des vomissements même. Bientôt les douleurs deviennent vives, lancinantes, gravatives ; les malades éprouvent un malaise extrême, leurs idées sont confuses, leur mémoire presque nulle ; enfin ils ne peuvent se livrer à aucune occupation ; après huit à vingt heures, tous ces symptômes disparaissent ordinairement.

Le repos et le sommeil semblent être les seuls remèdes efficaces dans cette affection.

MISERERE (COLIQUE DE).—On donne vulgairement ce nom à une sorte de colique très violente et très dangereuse, appelée par les médecins *Ileus*. On l'appelle ainsi du latin *miserere*, ayez pitié, à cause de la douleur insupportable qu'éprouve le malade, et qui lui fait implorer des secours.

MONOMANIE. — Espèce d'aliénation mentale, de délire, portant sur un seul objet. — Voyez *Folie*.

MUGUET (médecine), dit aussi *Millet, Blanchet, Stomatite crémeuse*. — Inflammation de la muqueuse de la bouche, avec exsudation de concrétions blanches sur la langue, les gencives, la face interne des joues, la muqueuse du pharynx et du larynx. Cette affection peut être causée par les efforts inutiles de l'enfant pour téter lorsque la nourrice n'a plus de lait, ou bien par un lait trop ancien ; d'autres fois, elle paraît dépendre d'une nourriture trop substantielle pour l'âge de l'enfant, de la malpropreté, ou accompagner un état plus grave (*inflammation du canal intestinal*). Assez fréquent chez les nouveaux-nés, le muguet attaque surtout les enfants faibles. Si le mal est peu intense (*muguet bénin*), il cède à l'emploi des boissons mucilagineuses et gommées ; mais lorsque les aphthes sont nombreux (*confluents*), qu'ils s'accompagnent de fièvre, de diarrhée (*muguet grave*), l'enfant meurt le plus souvent. On prescrit encore des bains, des fomentations émollientes sur le ventre, de petits lavements, en même temps qu'on promène plusieurs fois par jour, à l'intérieur de la bouche, un petit pinceau trempé dans du vinaigre ou du jus de citron étendus d'eau, édulcorés avec du sirop de mûres ou du miel rosat.

MYOPIE (médecine). — État de celui qui a la vue courte. La cause de cette affection est la trop grande convexité du globe oculaire, la surabondance des humeurs de l'œil, et, en général, tout vice de conformation qui fait converger les rayons lumineux de manière qu'ils se réunissent avant d'arriver à la rétine.

La myopie peut être aussi le résultat de l'habitude. — Dans tous les cas, elle disparaît avec les années, le temps diminuant peu à peu la courbure du globe oculaire.

Si la myopie est le résultat de l'habitude, on doit chercher à la corriger, en éloignant graduellement les objets que l'on fixe. — Si elle résulte de la trop grande convexité de l'œil, on y remédie par l'usage des lunettes à verres concaves, qui diminuent plus ou moins cette convexité, selon leur foyer.

N

NÉCROSE (chirurgie) [du grec *nekros*, mort]. — État d'un os ou d'une portion d'os privé de vie par l'impression de l'air, par la dénudation, la contusion, la fracture, les différents virus, etc. La nécrose est aux os ce qu'est la gangrène aux parties molles.

NÉVRALGIE (médecine). — Nom générique d'un certain nombre de maladies qui se reconnaissent aux symptômes suivants : douleur vive, déchirante, quelquefois et surtout dans le commencement, avec engourdissement, plus souvent avec pulsations, élancements et tiraillements successifs, sans rougeur, sans chaleur, sans tension ni gonflement apparent de la partie : cette douleur, qui revient par accès plus ou moins rapprochés, est souvent irrégulière et fixée sur un tronc ou une branche de nerf : dans le temps du paroxysme, elle se propage et s'élance du point primitivement affecté sur toutes les ramifications, les parcourt jusque dans leurs dernières extrémités, et les suit dans leurs diverses connexions; elle les affecte toutes ensemble, ou successivement; d'autres fois elle se borne plus particulièrement à un ou deux filaments nerveux.

Parmi les moyens employés pour combattre les névralgies, les principaux sont : « les saignées, sangsues, ventouses appliquées sur le lieu de la douleur, cataplasmes émollients et narcotiques, flanelle recouverte d'un taffetas gommé, frictions avec des liniments, tantôt calmants et tantôt excitants, notamment avec la solution aqueuse de belladone, avec l'huile essentielle de térébenthine; application d'emplâtres ou de mouches enduites de mêmes substances; électricité, acupuncture, vésicatoires volants, simples ou saupoudrés de morphine ou de chloroforme. A l'intérieur, on administre les antispasmodiques et les narcotiques sous toutes les formes, le sous-carbonate de fer, le sulfate de quinine (quand la névralgie est franchement intermittente). On fait choix de tel ou tel de ces moyens, suivant les divers cas. M. le docteur Jobert de Lamballe a récemment proposé la *cautérisation transcurrente* et l'a appliquée avec succès. »

NÉVROSES. — Nom générique des *maladies nerveuses* dont les caractères les plus ordinaires sont d'être de longue durée, intermittentes, sans fièvre, sans lésion appréciable, et de ne laisser aucune trace après la mort. A cette classe appartiennent la *chorée*, les *convulsions*, l'*épilepsie*, l'*hystérie*, etc., etc. — Les névroses se manifestent, en général, par des troubles graves, effrayants même, qui peuvent atteindre *séparément, simultanément* ou *successivement*, les parties du système nerveux affectées au sentiment, à l'intelligence et au mouvement, mais qui ne sont le plus souvent que peu dangereux.

Le traitement des névroses ne peut qu'être indiqué

ici en général. Il faut modifier l'action du système nerveux, tantôt par les antiphlogistiques et les émollients, tantôt par les calmants et les antispasmodiques; dans d'autres cas, par les révulsifs et les dérivatifs, ou enfin par une médication perturbatrice et purement empirique. Les moyens hygiéniques et moraux (régime régulier, exercices, distractions, conseils, consolations) ne devront pas être négligés.

NOSTALGIE [du grec *nostos*, retour, et *algos*, douleur], dit aussi *mal du pays*. — État moral caractérisé par la tristesse que causent l'éloignement du pays natal et le désir d'y revenir. La nostalgie est classée parmi les névroses cérébrales. Le docteur Morin la définit avec plus de justesse : « Regret du sol, ou regret des mœurs, des usages, des lois, des institutions, du ciel même, mais le plus souvent regret de la famille absente. » La nostalgie est rare dans l'enfance et chez le vieillard, et peu commune chez l'adulte doué d'une certaine force morale; l'adolescence, impressionnable aux émotions de tout genre, est facilement victime de cette affection au sortir du toit paternel. Les distractions, les voyages et surtout le retour dans le pays où résident nos affections sont le remède le plus sûr contre la nostalgie.

NYMPHOMANIE, ou *fureur utérine* — penchant irrésistible et insatiable à la volupté chez les femmes. Elle est aux femmes ce qu'est le *satyriasis* chez les hommes. — Voyez *Satyriasis*.

ONANISME (d'*Onan*, qui, selon l'Écriture, abusait de lui-même pour ne point avoir d'enfants). — *Masturbation*.

S'il est une habitude funeste pour la santé, habitude réprouvée par la médecine et flétrie par la morale et la

religion, c'est bien celle qui consiste à chercher solitai-
rement des plaisirs que la nature n'a dû attacher qu'à la
reproduction de l'espèce. L'observation démontre cependant que l'onanisme existe chez les plus jeunes
enfants des deux sexes, soit que cette pratique dangereuse leur ait été révélée par d'autres enfants, soit qu'un
malheureux hasard les ait conduits sur une voie glissante
où il leur sera difficile de s'arrêter.

Une fois prise, l'habitude de l'onanisme devient im-
périeuse et tyrannique : elle exerce son influence sur le
corps, sur l'esprit et sur le cœur. Il n'est malheureusement pas rare de la voir, continuant pendant la vie
entière, se perpétuer dans le mariage, qu'elle frappe de
stérilité, et déshonorer jusqu'aux cheveux blancs d'une
vieillesse presque toujours anticipée.

Tous les médecins s'accordent à regarder le développement du système nerveux, la prédominance de son
action sur celle des autres parties de l'organisme, comme
les causes les plus puissantes du malheureux défaut
qui nous occupe. En effet, cette habitude désastreuse
est rarement contractée par les sujets doués d'une bonne
constitution. Mais ici, ne nous méprenons pas sur le
sens réel des mots. Nous n'entendons pas par bonne
constitution cette vigueur, cette force herculéenne, ces
appareils musculaires très-développés qui sont le partage de quelques individus. Pour nous, comme pour
toutes les personnes familiarisées avec les principes de
la physiologie, l'individu d'une bonne constitution est
celui qui résiste le plus à la fatigue, aux veilles, aux
excès, sans que sa santé s'en trouve notablement dérangée.

C'est principalement dans les établissements publics,
où se trouvent réunis un grand nombre d'enfants, que
se développe avec facilité l'habitude que nous flétrissons
de toutes nos forces. Pendant huit années que nous
avons professé, nous avons connu cinq maisons d'éducation : eh bien ! quatre d'entre elles étaient infectées
de ce vice honteux. Avant de parler des moyens que
nous avons mis en usage pour corriger cette déplorable

habitude, parlons des moyens généraux à mettre en œuvre.

Une fois l'existence de l'onanisme reconnue, il faut procéder hardiment à la réforme de cette désastreuse habitude : pour la combattre, les instituteurs ou les parents devront avoir recours à l'hygiène et à la morale. Une nourriture lactée, végétale, sera préférable à une nourriture animale et excitante ; on empêchera les réunions, les jeux entre sexes opposés. Un exercice actif, des occupations variées, seront d'un précieux avantage. Si le raisonnement peut être entendu, il sera bon d'en faire usage pour tracer le tableau des maux physiques et moraux que doivent nécessairement encourir les enfants adonnés à d'odieuses pratiques ; néanmoins, il faut bien se garder d'exagérer, afin de ne pas donner à ceux qui auraient jusque là échappé à ces maux la certitude de cette exagération.

Un lit de crin ou des matelas peu moelleux produiront de bons effets. Nous rejetons les camisoles, les caleçons, les ceintures, qui, selon nous, ne protégent pas les enfants contre eux-mêmes.

Pour notre part, voici comment nous sommes parvenu à extirper ce vice des institutions de jeunes gens auxquelles nous avons été attaché. Consulté par les directeurs de ces établissements, nous avons cherché à justifier la confiance qu'ils nous témoignaient en essayant de combiner un système de punitions qui n'eut aucun résultat. Nous allâmes même jusqu'à faire renvoyer plusieurs élèves ; mais nous vîmes bientôt qu'il eût fallu, pour faire disparaître de ces maisons des habitudes désolantes, renvoyer tous les élèves. Nous cherchâmes donc, dans les exercices physiques, auxquels nous donnâmes une large place, la solution de notre problème : nous réussîmes complétement.

La gymnastique, en développant le corps, influe d'une manière directe sur le moral. Nous fîmes donc placer un gymnase dans l'intérieur de l'établissement, gymnase couvert, qui permît les exercices par tous les temps. Mais là ne se bornèrent pas nos moyens. Toutes les fois que le temps le permettait, nous faisions faire aux élèves une promenade immédiatement avant le coucher, promenade qui ne durait pas moins de deux à trois heures ; les enfants, rentrant harassés de fatigue, ne songeaient plus, en se livrant au repos, qu'à trouver dans le sommeil de nouvelles forces pour des études qui recommençaient huit heures après l'heure du coucher : maîtres et élèves étaient fatigués, mais la déplorable habitude fut radicalement corrigée en moins de quatre mois. Je dois dire que sur huit professeurs, deux étaient constamment de garde pendant la nuit, et se promenaient en pantoufles et à la lueur d'une faible lumière, pour s'assurer que tous les élèves dormaient (1); jamais leur espérance n'était déçue; s'il en eût été du contraire, une morale douce et insinuante eût bientôt anéanti un défaut dont les suites sont toujours mortelles.

Nous nous résumons donc, en disant que l'éducation morale et l'éducation physique bien dirigées sont le plus sûr moyen de faire disparaître des écoles un fléau qui n'est malheureusement que trop commun.

L'enfant dont le corps a été en mouvement une partie de la journée, celui dont l'esprit a été continuellement tendu sur des objets agréables, l'adolescent que la vue de la campagne et la jouissance des plaisirs qu'elle présente ont entretenu dans un état permanent d'activité, arrivera à l'état d'homme dans un âge où d'autres ont leurs facultés tellement atrophiées, qu'ils donnent des regrets à de longues années passées dans le vice et dans l'oisiveté, et ne voient plus devant eux que des années vouées à un état de langueur qui fait leur désespoir !

ONGLE INCARNÉ, *Onyxis, Incarnation de l'ongle.* — Disposition de l'ongle des gros orteils qui, en entrant trop avant dans les chairs, sur les côtés, produit une inflammation. L'habitude de porter des chaussures étroites ou de couper en rond les ongles du pied, sont les causes ordinaires de cette affection.

Symptômes.—Les chairs collatérales, et surtout celles

(1) Avec un peu d'habitude, il est facile de distinguer les enfants qui dorment de ceux qui font semblant de dormir : ceux-ci présentent un facies particulier, rouge, rempli de sueur, etc.

qui se trouvent au côté interne de l'ongle, sont rabattues sur lui, et tendent à le recouvrir, tandis que son bord interne s'enfonce dans leur épaisseur, les entame et détermine une suppuration opiniâtre, avec douleur et gonflement de tout le pied, lorsque le malade se livre à quelque exercice fatigant.

Traitement. — Pendant longtemps, l'arrachement de l'ongle a été le seul remède employé dans ce cas ; mais aujourd'hui on évite cette opération si douloureuse en refoulant lentement les chairs au moyen de petits rouleaux de charpie et à l'aide de cautérisations méthodiques.

OPHTHALMIE (chirurgie). — Terme générique par lequel on désigne toutes les affections inflammatoires du globe de l'œil.

Les causes des ophthalmies peuvent être externes ou internes. « Parmi les premières, on trouve l'action d'un vent froid ou chargé de poussière ou de sable ; l'exposition à une lumière trop vive, directe, ou réfléchie par des matières blanches et polies, tels que la neige dans les pays septentrionaux, le sable dans les pays chauds (Égypte surtout); l'application des substances très chaudes ou très froides sur l'œil, celle de matières acides, alcalines ou stimulantes, l'exposition à la fumée ou à des vapeurs irritantes, les contusions, la présence de corps étrangers, etc. Les causes internes sont la suppression de transpiration, d'une hémorrhagie habituelle, des hémorrhoïdes, d'une évacuation ancienne, naturelle ou artificielle, la répercussion d'un exanthème, etc.; souvent aussi l'ophthalmie se lie à une diathèse scrofuleuse, scorbutique ou dartreuse, qui en est la véritable cause. On voit quelquefois l'ophthalmie régner épidémiquement ; c'est probablement la constitution froide et humide de l'air qui en est alors la cause. On a pensé enfin qu'en certains cas elle pouvait être contagieuse. »

Les principales inflammations de l'œil sont :

I. LA CONJONCTIVITE, inflammation de la muqueuse du globe oculaire. L'œil est rouge ; les vaisseaux injectés de sang produisent la *sensation de grains de sable* dans l'œil ; l'organe est sensible à la lumière (photophobie); il y a du larmoiement (épiphora). La membrane muqueuse malade répand un pus clair, âcre, puis épais, jaunâtre, collant les paupières pendant la nuit. Quelquefois l'inflammation de l'œil fait élever le blanc au-dessus du noir (chémosis). Ce n'est encore que la contivite *simple* ou *catarrhale*, mais elle peut être *purulente;* alors sa marche est très rapide, et des symptômes locaux et généraux graves l'accompagnent ; elle peut obscurcir, ramollir et perforer la cornée en peu de temps. — On reconnaît trois espèces, toutes contagieuses, de conjonctivites purulentes :

1° L'*ophthalmie des nouveaux-nés :* c'est la moins grave; elle atteint les enfants à la mamelle placés dans des conditions hygiéniques défavorables (encombrement, action du froid);

2° L'*ophthalmie blennorrhagique*, due au contact du pus blennorhagique, porté involontairement par les doigts sur la muqueuse de l'œil ; c'est l'espèce la plus grave de l'ophthalmie purulente ;

3° L'*ophthalmie d'Égypte,* qui règne accidentellement dans certaines contrées de l'Orient, sous l'influence de conditions météorologiques mal connues : elle sévit quelquefois sur les armées.

II. L'IRITIS, ou inflammation de la membrane iris ; le symptôme principal est la *déformation de la pupille,* qui peut se remplir de dépôts opaques et s'oblitérer (fausse cataracte) ; il y a en même temps douleurs orbitaires profondes, impression pénible de la lumière, larmoiement et réaction fébrile.

III. La KÉRATITE, ou inflammation de la cornée : son caractère spécial est le dépoli, l'opacité de cette membrane transparente.

Le traitement des ophthalmies demande impérieusement la présence de l'homme de l'art ; on en jugera par le simple énoncé des moyens employés pour combattre ces affections. « Dès le début, le traitement antiphlogistique (saignées, sangsues, etc.) est généralement nécessaire ; on passe ensuite aux applications réfrigérantes et astringentes : on emploie à cet effet des collyres, dont la base est ordinairement le sulfate de zinc ; on détermine en même temps une dérivation sur le canal intestinal, et l'on prescrit des boissons toniques et amères et un bon régime. Un autre mode de traitement consiste à appliquer immédiatement le nitrate d'argent, soit en dissolution, soit à l'état solide. Dans les ophthalmies violentes, il est souvent utile d'appliquer un vésicatoire à la nuque. Enfin, on laisse graduellement arriver la lumière dans la chambre du malade, pour l'accoutumer peu à peu à la clarté du jour; rien ne serait plus propre à retarder l'époque à laquelle l'œil peut être rendu à ses fonctions, que de le soustraire à la lumière lorsque cette précaution n'est plus nécessaire. »

ORCHITE (médecine), *Didymite*, *Epididymite*. — Inflammation des glandes génitales reconnaissant pour cause la blennorrhagie, les contusions, l'équitation, une métastase (inflammation des parotides), l'irritation du canal de l'urèthre par l'introduction d'une sonde, etc. — Le traitement consiste à faire avorter l'inflammation (antiphlogistiques). Après les émissions sanguines, on emploie les résolutifs (onctions mercurielles).

OREILLONS (médecine). — *Parotide*, *Parotidite*. — Gonflement inflammatoire du tissu cellulaire qui entoure la parotide, glande salivaire située au-dessous de l'oreillette.

Cette maladie affecte le plus souvent l'enfance et la jeunesse, rarement elle a lieu deux fois sur la même personne; les variétés de température la produisent. Quelquefois elle survient aussi dans le cours du typhus et des fièvres graves. Elle s'annonce par des symptômes fébriles suivis de tuméfaction sous l'une et quelquefois sous les deux oreilles, avec chaleur, douleur, tension et fièvre légère : ordinairement cet état augmente jusqu'au quatrième jour, diminue ensuite, et disparaît entièrement les jours suivants ; quelquefois la maladie se termine par suppuration ou par induration, plus souvent par une métastase sur les testicules, chez les hommes ; sur les mamelles, chez les femmes, ou sur d'autres organes essentiels de la vie ; lorsque cette métastase a lieu. elle paraît produite par le froid, l'humidité de l'atmosphère, les purgatifs violents, etc.

Le repos, les boissons délayantes et le soin de se garantir du froid les parties affectées, suffisent, la plupart du temps, pour amener la guérison. Lorsque l'engorgement persiste, on emploie les pommades iodées, l'emplâtre de Vigo, les frictions avec un liniment volatile, etc.

OTITE (médecine) [du grec *ous*, *otos*, oreille].—Inflammation de la membrane muqueuse de l'oreille, reconnaissant pour causes particulières la présence d'un corps'étranger, des coups sur l'oreille, l'endurcissement du cérumen, la crise de quelque maladie aiguë.

ORTHOPÉDIE [du grec *orthos*, droit, et *paidéa*, éducation, direction]. — Art de prévenir et de corriger les difformités du corps.

Depuis que l'art orthopédique a été importé de l'Allemagne et de la Suisse, il n'a pas encore effacé une seule bosse, ni redressé parfaitement une seule taille. Existe-t-il, en effet, un exemple bien constaté de cure complète ? Néanmoins, à force de torture et de temps, on a quelquefois obtenu des apparences de succès, une diminution notable des courbures vicieuses ; mais, à une époque plus ou moins éloignée, la nature a repris ses droits et les difformités ont reparu.

P

PALES COULEURS. — Voyez *Chlorose*.

PALPITATIONS DE COEUR (médecine), *Cardiopalmie*. — Mouvements violents, tumultueux, fréquents et déréglés du cœur. Les palpitations *continues* dépendent souvent d'une lésion physique du cœur ; celles qui sont *intermittentes* tiennent, soit à une affection nerveuse, soit à l'anémie ou à quelque autre cause organique, souvent difficile à apprécier ; elles sont très fréquentes dans la chlorose. Le traitement diffère selon la cause. Y a-t-il palpitations *nerveuses?* exercice modéré, distractions, régime doux, bains, lavements d'assa fœtida, digitale, bains de pieds sinapisés. Y a-t-il palpitations *anémiques?* régime analeptique. Combiner les toniques, les ferrugineux et les antispasmodiques. Les battements de cœur sont-ils dus à une cause *organique?* diète, repos, saignées, sangsues à l'anus ou à la vulve, bains tièdes prolongés, digitale.

PANARIS (médecine). — Inflammation phlegmoneuse des doigts, produite quelquefois par un coup, par une piqûre ou par l'arrachement de ces pellicules appelées *envies*.

Le panaris, qui est caractérisé par une douleur profonde, par des élancements insupportables, par des symptômes inflammatoires intenses, doit être traité par les saignées locales, les cataplasmes émollients opiacés. Malgré ces moyens, cette affection amène le plus souvent, au milieu d'angoisses atroces, des suppurations profondes, des caries ou des nécroses des phalanges, si l'on ne se hâte de pratiquer une incision longitudinale sur la face palmaire du doigt, ou la cautérisation. Après l'incision et la cautérisation, on emploie les lotions, les bains locaux, les cataplasmes émollients, narcotiques, etc. S'il y a réaction fébrile, on recourt à la diète, aux saignées, aux boissons rafraîchissantes, etc.

PAPULES (médecine). — Petits boutons rouges, élevures cutanées, ne contenant pas de pus comme les pustules, ni de sérosité comme les phlyctènes, et se terminant le plus souvent par une légère desquamation.

PARALYSIE (médecine) [du grec *paralycin*, relâcher]. — Diminution plus ou moins marquée ou abolition du mouvement volontaire, par le défaut de

contractilité de certains muscles. Les parties affectées
peuvent être dans un état de relâchement, de tremblement ou de contraction ; tantôt la sensibilité y est perdue,
tantôt elle y est conservée, quelquefois même augmentée : cette affection peut avoir lieu dans tout un côté du
corps (*hémiplégie*), dans sa partie inférieure (*paraplégie*),
ou se borner à quelques muscles, comme, par exemple,
à ceux de la face, des bras, etc. ; ou même à un seul,
comme lorsque le sterno-cleïdo-mastoïdien (muscle du
cou), d'un côté, devenant paralysé, la tête est inclinée
sur l'épaule opposée par le relâchement de ce muscle
et la contraction de son antagoniste. La *débilité* ou
l'atonie musculaire est fréquemment le premier degré
de la paralysie ; cette débilité se manifeste le plus souvent par le tremblement.

Les causes les plus ordinaires de la paralysie sont : un
état de pléthore, le refroidissement subit, l'interruption
d'une hémorrhagie habituelle, d'un émonctoire quelconque, d'un ulcère, de la sueur ; les narcotiques, l'habitude de l'ivresse ; des coups sur la tête ; des travaux
excessifs ; des courses à cheval ; une terreur, surtout
durant la menstruation ; des chagrins profonds ; un
emportement de colère ; la tristesse ; des travaux dans
les mines de plomb et de mercure, l'usage excessif de
ces deux métaux ; des évacuations abondantes ; l'inanition ; le défaut de sommeil ; la vieillesse ; un état de
convalescence ; la suppression des rhumatismes, de la
goutte, des dartres ou de quelque autre éruption cutanée.

Le traitement des paralysies consiste le plus ordinairement dans l'emploi des excitants locaux et généraux,
tels que des frictions avec des pommades irritantes, le
massage, les moxas, les cautères, les bains d'eau de mer,
les douches d'eaux minérales, l'électricité, etc.

PATHOLOGIE [du grec *pathos*, affection, et *logos*,
discours]. — *Science qui traite de tous les désordres
survenus, soit dans la disposition matérielle des organes,
soit dans les fonctions qu'ils sont appelés à remplir.*
Elle se divise en *pathologie générale*, qui traite des

symptômes communs aux maladies. et en *pathologie spéciale*, qui comprend la *chirurgie* et la *médecine*. La *pathologie*, soit générale, soit spéciale, se subdivise, en outre, en trois parties : l'*étiologie*, qui traite des causes des maladies, la *symptomatologie*, qui traite de leurs symptômes, et la *thérapeutique*, qui comprend l'étude des moyens propres à les guérir.—Voyez *Maladie*.

PEMPHIGUS [du grec *pemphix*, bulle], *Fièvre vésiculaire, bulbeuse*. — Affection caractérisée par l'éruption, simultanée ou successive , sur une ou plusieurs parties du corps, de bulles ou vésicules d'un volume variable, se développant sur des plaques érythémateuses remplies d'un liquide jaunâtre ou sanguinolent. Cette maladie se termine quelquefois par la résorption de ce liquide, mais plus ordinairement par la formation de croûtes plus ou moins épaisses ou d'excoriations superficielles qui laissent des taches brunes caractéristiques.

Les causes les plus ordinaires du pemphigus sont : l'action du soleil, la malpropreté, de vives émotions morales, les écarts de régime, les irritants sur la peau. Le traitement consiste dans les boissons acidules, délayantes, le repos et les bains tièdes. Le médecin doit donner issue à la sérosité, en pratiquant à l'épiderme soulevé, une ou plusieurs petites ouvertures. La durée moyenne de cette maladie est de sept à dix jours.

PERCUSSION [du latin *percutere*, frapper]. — Méthode d'exploration au moyen de laquelle on peut, en frappant sur une des cavités du corps, reconnaître, par le son qu'elle rend, l'état de maladie ou d'intégrité des organes qu'elle renferme. C'est surtout dans les maladies de la poitrine ou de l'abdomen qu'elle est employée. « La percussion a permis d'apporter une très grande précision dans le diagnostic de presque toutes les affections organiques : la moindre altération dans la densité des poumons, tout changement survenu dans le volume ou la forme du cœur, du foie, de la rate, des reins, un épanchement de sérosité dans les plèvres, le péricarde ou l'abdomen, sont, à l'aide de la *percussion*, et surtout de la *plessimétrie*, révélés au médecin avec exactitude. » — Voyez *Auscultation*.

PÉRITONITE.—Inflammation du péritoine (membrane qui tapisse la cavité du ventre), caractérisée par des douleurs de ventre aiguës, lancinantes, augmentant par la pression, les mouvements, avec fièvre, hoquets, vomissements, diarrhée ou constipation, petitesse du pouls, pâleur de la face, etc. Dans la péritonite puerpérale, qui se déclare ordinairement le second ou le troisième jour de l'accouchement, il faut ajouter aux symptômes ci-dessus l'affaissement des mamelles et la suppression des lochies. La péritonite est souvent aiguë : alors sa durée ne passe pas sept à quatorze jours ; quelquefois même elle est sub-aiguë, et vingt-quatre ou quarante-huit heures suffisent à son cours entier : la péritonite chronique a une durée indéterminée. Quand l'inflammation a envahi tout le péritoine, il est rare que l'issue ne soit pas funeste. Si la maladie n'est que partielle, elle est susceptible d'une résolution favorable à l'aide des moyens antiphlogistiques les plus actifs, et particulièrement des saignées locales, des bains prolongés, des fomentations adoucissantes, mercurielles, etc.

PESTE [du latin *pestis*].— Ce mot a été longtemps appliqué à toutes les maladies épidémiques qui décimaient les populations ; aujourd'hui, il désigne spécialement le typhus ou fièvre grave d'Orient, qui est caractérisée par des abcès, des hémorrhagies externes ou interstitielles, des gangrènes partielles, et par des troubles nerveux très graves.

Desgenettes a distingué dans la peste trois degrés : 1º fièvre légère sans délire, abcès ; presque tous les malades guérissent promptement et facilement ; 2º fièvre, délire, abcès ; qui se manifestent aux aines, aux aisselles, et plus rarement à l'angle des mâchoires ; le délire s'apaise vers le cinquième jour, et se termine, ainsi que la fièvre, vers le septième ; plusieurs malades guérissent ; 3º fièvre et délire considérables, abcès, charbons, soit simultanément, soit isolément ; anthrax

ayant leur siége dans les parties charnues non recouvertes de poils, telles que les joues, le cou, la poitrine,
le dos et les membres ; les symptômes fébriles sont ceux
des fièvres ataxiques, mais plus intenses : rémission ou
mort du troisième au sixième jour.

La peste se développe sur les côtes du Levant, principalement en Égypte, à Smyrne et à Constantinople :
aussi l'appelle-t-on *peste du Levant;* mais elle peut, par
contagion, se répandre partout, même dans les contrées
septentrionales.

La contagion n'a lieu que par le contact immédiat,
jamais par l'air. On peut s'en garantir en évitant de
toucher le malade et les corps solides sur lesquels il a
mis la main. C'est là-dessus que repose l'institution des
quarantaines et des cordons sanitaires, moyens d'isolement dont l'usage ne s'est introduit qu'au dix-huitième
siècle, dans les pays civilisés, et qui a permis d'en extirper entièrement le fléau de la peste.

Le traitement varie suivant le caractère de la maladie.
Le point capital est de favoriser la crise par une bonne
suppuration des abcès. Il faut apporter le plus grand
soin au renouvellement de l'air. Les frictions avec la
glace ont opéré parfois des merveilles, même dans des
cas où l'état putride était porté au plus haut point.

PHARMACIE. — Art de connaître, de recueillir,
de conserver les drogues simples, et de préparer les
médicaments composés. « La pharmacie comprend,
outre la connaissance de l'histoire naturelle pharmaceutique, la collection des substances médicamenteuses, la préparation des médicaments et leur conservation ou reposition. 1° Par collection, on entend l'ap-
provisionnement que doit en faire le pharmacien, leur
choix, leur dessication ; 2° par préparation, on entend
les modifications que l'on fait éprouver aux drogues
simples, leurs mélanges, leurs combinaisons pour arriver à l'état de médicaments; 3° enfin, par reposition, on
entend toutes les précautions nécessaires pour préserver
les médicaments des altérations ou détériorations qu'ils
sont susceptibles d'éprouver.

PHARMACIEN. — Celui qui exerce la pharmacie.
— Pour beaucoup de personnes, celui qui prépare les
médicaments est apte à discerner les maladies où il convient de les employer ; aussi, le pharmacien est-il consulté plus souvent que le médecin. Sans méconnaître
les études aussi pénibles que profondes exigées du pharmacien, il manque de cette instruction pratique qui caractérise la profession de médecin ; il ne peut, en bonne
conscience, se substituer à ce dernier. Le pharmacien,
au lieu d'encourager cette erreur, qui est toujours au
détriment de la bourse et quelquefois de la santé du
malade, devrait se renfermer dans l'exercice de son art,
que nous trouvons d'ailleurs assez important pour lui
procurer toute la sactisfaction qu'il est en droit d'en attendre.

PHLÉBITE [du grec *phlebs*, *phlébos*, veine]. — Inflammation de la membrane interne des veines. Elle
produit la coagulation du sang, avec adhérence aux vaisseaux, la stagnation du sang veineux et de la sérosité,
et un gonflement douloureux, accompagné d'un cordon
dur qui suit le trajet de la veine.

« Le plus grand nombre de phlébites abandonnées
à elles-mêmes ne dépassent pas le degré d'inflammation
qui a pour résultat la coagulation du sang, avec adhérence aux parois des vaisseaux : or, ces phlébites adhésives sont aussi fréquentes que les solutions de continuité des veines : point d'accouchement sans phlébite
adhésive des veines utérines qui répondent au placenta ;
point d'amputation, de plaie, de ligature du cordon
ombilical sans phlébite adhésive des veines divisées.
Cette phlébite adhésive n'a ordinairement quelque gravité que lorsqu'elle occupe une certaine étendue : cependant il arrive quelquefois, sous l'influence de circonstances miasmatiques ou individuelles, que la phlébite, d'adhésive qu'elle était, devient suppurative. Dans
ce cas, c'est au centre même des caillots adhérents
constituant la phlébite adhésive que se dépose le pus,
d'abord de couleur lie de vin et sanieux, puis blanc,
opaque et phlegmoneux, et la maladie, se propageant le

long du vaisseau, mais avec divers degrés d'intensité, la phlébite, adhésive dans un point, est quelquefois suppurative dans un autre. A ces phénomènes locaux de la phlébite, parvenue au plus haut degré de gravité, se joignent des symptômes typhoïdes, le développement de nombreux foyers purulents dans des régions plus ou moins éloignées, et tous les accidents attribués jusqu'à ce jour aux résorptions du pus. »

La thérapeutique de cette maladie est encore fort incertaine. On arrête en général les phlébites adhésives externes, suite d'une saignée, par l'application de sangsues en grand nombre sur le trajet du vaisseau enflammé ; de même on peut arrêter sans doute les phlébites adhésives internes par les évacuations sanguines générales, et surtout par des saignées locales pratiquées à temps et en quantité suffisante.

PHLEGMASIA ALBA DOLENS. — Sous cette dénomination, qui signifie *œdème blanc douloureux*, on désigne particulièrement un gonflement aigu et douloureux des membres inférieurs dont les femmes sont quelquefois atteintes à la suite des couches, et qui est accompagné d'une fièvre plus ou moins violente, présentant, dans certains cas, la forme dite autrefois *adynamique*, *putride* ou *typhoïde*. Ce gonflement n'affecte quelquefois qu'un seul membre. Il peut se manifester aussi sur d'autres parties, et dans d'autres cas que celui de suites de couches. On combat cette affection grave par les antiphlogistiques énergiques et par tous les moyens appropriés.

PHLEGMON [dérivé de *phlégo*, brûler]. — Inflammation du tissu cellulaire. Le phlegmon peut se développer dans toutes les parties du corps où existe ce tissu ; mais il se produit surtout dans le tissu cellulaire sous-cutané ou sous-aponévrotique. Ses causes ordinaires sont les coups, chutes, piqûres, ou des corps étrangers introduits dans les organes, etc. Le phlegmon est une maladie dont les conséquences sont parfois redoutables, et que le médecin seul est apte à combattre.

PHRÉNOLOGIE. — Étude de la conformation du cerveau et de ses protubérances, comme indiquant les diverses facultés ou dispositions innées de l'esprit humain, et la prédominance de telle ou telle de ses facultés chez les individus. Les deux principes fondamentaux de la phrénologie sont : « Que l'organisation est indispensable à la manifestation des facultés de l'âme, et que le cervau est l'organe pour la manifestation des facultés, » d'où Gall déduit la liaison nécessaire entre la structure des organes et leurs fonctions.

Gall distingue dans le cerveau vingt-sept organes. Les vingt-sept facultés fondamentales auxquelles correspondent ces organes sont, dans son système : 1º l'instinct de la reproduction, 2º l'amour de la progéniture, 3º l'attachement, 4º le courage, 5º le penchant à la destruction et au meurtre, 6º la ruse, 7º l'instinct de la propriété et le penchant au vol, 8º l'orgueil, 9º la vanité, 10º la circonspection, 11º la mémoire des choses, 12º le sens des localités, 13º la mémoire des personnes, 14º la mémoire verbale, 15º le sens du langage, 16º le sens des rapports des couleurs et le talent de la peinture, 17º le sens des rapports musicaux, ou le talent de la musique, 18º le sens des rapports des nombres, ou le talent mathématique, 19º le sens de la mécanique et le talent de l'architecture, 20º la sagacité comparative, 21º l'esprit métaphysique, 22º l'esprit caustique ou de saillie, 23º le talent poétique, 24º la bienveillance et le sentiment du juste, 25º la mimique, 26º le sentiment religieux, 27º la fermeté. — Outre les vingt-sept organes décrits par Gall, Spurzheim, son disciple et son collaborateur, en admet plusieurs autres, et, aujourd'hui encore, les phrénologistes sont loin de s'accorder sur leur nombre et sur leur dénomination. Cependant ils en reconnnaissaient pour la plupart trente-sept, correspondant à autant de dispositions primitives de l'esprit. Ils en forment, d'après Spurzheim, trois divisions : 1º *penchants*, alimentivité, amativité, philogéniture, habitativité ou concentrativité, affectionnivité, combattivité, destructivité, sécrétivité, acquisivité, constructivité ; 2º *sentiments*, estime de soi, approbativité, circonspection, bienveillance, vénération, fermeté, conscienciosité, espérance, merveillosité, idéalité, gaieté, imitation ; 3° *facultés intellectuelles* ou *perceptives*, individualité, configuration, étendue, pesanteur et résistance, tactilité, coloris, localité, calcul, ordre, éventualité, tons, langage, *comparaison, causalité* ou *esprit métaphysique.*

Les phrénologistes disputent encore sur le siége particulier à assigner à chaque faculté ; mais tous s'accordent à placer dans la portion antérieure du cerveau les organes des facultés intellectuelles ; dans la partie postérieure, les organes des facultés animales ; dans la portion intermédiaire, au-dessus de l'oreille, ceux des facultés morales.

PHTHISIE PULMONAIRE (médecine) [du grec *phthiô*, sécher], dite aussi *pulmonie, consomption, maladie de poitrine.* — Affection déterminée par la présence, dans les poumons, d'un produit accidentel, appelé *tubercule.* — On reconnaît cette maladie aux caractères suivants : *Toux, difficulté de respirer, marasme, fièvre hectique, et quelquefois expectoration purulente.* — D'après un relevé fait à l'hôpital de la Charité, dans l'intervalle de trois années, il résulte : 1° que la cinquième partie des malades des hôpitaux de Paris meurent phthisiques ; 2° que cette maladie peut affecter tous les âges, depuis la plus tendre enfance jusqu'à la vieillesse la plus décrépite, quoique cependant elle soit plus commune depuis la cinquième année jusqu'à la cinquantième ; 3° qu'elle exerce également ses ravages sur les deux sexes, et conduit à la mort dans toutes les saisons ; 4° que sa durée est très variable, certains individus mourant au bout de quelques semaines (vingt-cinq jours, etc.), d'autres vivant plusieurs années (trente ou quarante ans), quoique la durée la plus ordinaire ait été de trois à vingt-deux mois.

Causes. — Après la prédisposition, qui est *nécessaire*, en quelque sorte, le séjour habituel dans un air froid et humide, ou dans un lieu où l'air n'est pas suffisamment renouvelé, une alimentation insuffisante ou de mauvaise qualité, le défaut d'exercice, et surtout les excès ;

l'abus de la parole, le chant, les instruments à vent, sont regardés comme pouvant être, dans certains cas, des causes occasionnelles de cette maladie.

MARCHE GÉNÉRALE DE LA MALADIE. — 1re *Période* (tubercules crus). Rien ne décèle la lésion du poumon; aucun symptôme ne fait craindre la phthisie.—Plus tard, divers symptômes, tels que la toux, un malaise universel, des mouvements fébriles, etc., font soupçonner l'existence de la phthisie, ou la décèlent d'une manière manifeste. —2e *Période* (tubercules ramollis). Les signes de la maladie sont bien apparents : la gêne de la poitrine, la toux et la fièvre hectique ne laissent aucun doute; l'amaigrissement a déjà fait des progrès sensibles.—La 3e *Période* (élimination des tubercules, cavernes). Le malade, épuisé, est parvenu à son dernier degré de marasme; il est tourmenté par la toux, la fièvre hectique, les sueurs nocturnes, le dévoiement, les aphthes ou tout autre symptôme.

Ce n'est qu'à l'aide de l'auscultation et de la percussion de la poitrine qu'on peut suivre les diverses phases de la phthisie pulmonaire au début; une oreille exercée entend un peu de rudesse pendant l'expiration; lorsque les tubercules sont développés et agglomérés au sommet du poumon, la résonnance est moindre et inégale à la partie antérieure et supérieure de la poitrine, jusqu'au niveau de la quatrième côte; une bronchophonie diffuse (résonnance de la voix dans les bronches) se fait entendre au-dessous de la clavicule, de la droite surtout dans la fosse sous-épineuse et sous l'aisselle, du côté droit principalement. Lorsque les tubercules sont ramollis, il se forme bientôt dans les poumons une ou plusieurs excavations qu'on nomme *cavernes;* la respiration prend un caractère particulier : il y a pectoriloquie, c'est-à-dire que la voie du malade semble sortir de la poitrine, à travers ses parois, et arriver tout entière à l'oreille de celui qui ausculte.

La mort est l'issue presque constante de la phthisie pulmonaire; cependant, les tubercules subissent parfois la transformation crétacée ou calcaire, et les cavernes sont susceptible de cicatrisation ; c'est ce que prouve l'autopsie de personnes mortes d'autres affections dans les hôpitaux.

La guérison de la phthisie pulmonaire n'est pas au-dessus des forces de la nature, mais l'art ne possède aucun moyen certain d'atteindre ce but. Un grand nombre de remèdes ont été proposés : «ainsi, on a préconisé tour à tour la médication antiphlogistique et la médication tonique ; parmi les spécifiques, on a vanté l'inspiration de certains gaz, tels que l'oxygène, le chlore, la vapeur d'éther sulfurique ou d'iode, l'air des étables, l'acide carbonique, l'hdrogène carboné ; les baumes de copahu, du Pérou, le storax liquide, les préparations ferrugineuses, d'iode, de soufre, ; les eaux sulfureuses, l'émétique à faibles doses (Bricheteau), le chlorure de sodium (A. Latour), les pilules de cynoglosse, l'huile de foie de morue, etc.; mais l'efficacité de tous ces moyens est contestable. Le traitement dont on doit espérer le plus consiste dans les soins hygiéniques donnés au début, soins au moyen desquels l'existence des phthisiques peut être prolongée indéfiniment : il faut, dès qu'on se sent atteint, se couvrir de flanelle, éviter tout refroidissement, surtout celui des pieds, et, lorsqu'on le peut, résider à la campagne, dans un endroit bien aéré, naviguer sur mer, ou bien habiter les bords de la mer, sous un climat doux. »

PHTHISIOPHOBIE [du grec *phthiô*, je sèche, et *phobos*, crainte ; crainte de la phthisie].—*Maladie de la nature des névroses cérébrales consistant dans la crainte d'être affecté de phthisie pulmonaire.* C'est depuis 1854 que nous avons reconnu, dans l'ensemble des phénomènes que présentent les individus qui se croient atteints de phthisie pulmonaire, les caractères d'une maladie déterminée, à laquelle nous avons assigné des causes, des symptômes et un traitement particulier et que nous avons nommé *phthisiophobie* (1).

Les causes de la phthisiophobie consistent principalement dans une exaltation de la sensibilité, une inquié-

____

1 Voir l'*Abeille médicale*, année 1854

tude exagérée, relativement à la santé, la lecture des ouvrages de médecine , la perte d'une personne aimée
atteinte de phthisie.

Le sexe masculin y est plus prédisposé que le sexe fé-
minin.

Pour symptômes , on trouve ceux d'une laryngite
chronique légère, ou d'une bronchite si peu marquée ,
qu'elle mérite à peine le nom de *rhume*. Il y a absence de
fièvre, d'expectoration, et de sueur le matin. Quelquefois, le prétendu malade éprouve de petites douleurs, qui
sont comme des espèces de points sensibles dans la région sous-scapulaire. Le dévoiement n'est qu'exception-
nel , mais il a le triste privilége de causer non moins
d'inquiétude que la toux ; la faiblesse peut exister, et
on doit la rattacher à la disposition énervante du sujet.
La marche de la maladie est lente et cesse après quelques années de craintes puériles. Le traitement est plus
moral que médicamenteux. Néanmoins , il convient de
calmer la toux , le dévoiement , les douleurs vagues de
poitrine, par l'emploi des moyens que l'expérience enseigne.

PHYSIOGNOMONIE. — Prétendue science qui
apprend à connaître le caractère des hommes, d'après
leurs apparences extérieures. C'est un préjugé d'autant
plus difficile à déraciner que celui d'établir des jugements absolus d'après les traits du visage, la conformation de la tête, du nez, la couleur de la chevelure et des
yeux , qu'il s'est propagé sous l'influence d'un grand
nom, celui de Lavater. — Malheureusement, il manquait à ce génie les connaissances qui sont la base de
toute étude sur l'homme : l'*anatomie* et la *physiologie ;*
et le système de Lavater s'est écroulé sous la base fuyante
des exceptions. Au type remarquable de Cuvier, on
peut opposer la tête idiote de la Fontaine; au nez de
Châteaubriant, celui de Socrate. Les cheveux roux ne
sont pas tous des Judas Iscariote, pas plus que les frisés
des Ajax et des Murat. Enfin, pour ne réfuter ici que le
principe tiré de la disposition des cheveux, nous dirons
que Napoléon, le plus grand capitaine des temps mo-

dernes, avait les cheveux plats de la poltronnerie et de
la pusillanimité.

PHYSIOLOGISME. — Doctrine médicale qui consiste à ne voir dans les maladies que des fonctions troublées; dans l'homme malade, que l'homme modifié
dans ses manifestations vitales. Cette doctrine a été créée
par Broussais, qui pensait que presque toutes les maladies dépendaient d'une exaltation de l'excitabilité; et,
comme celle-ci a son siége dans les solides, il professait
un système solidiste.

La thérapeutique, dans le système de Broussais, était
presque exclusivement *antiphlogistique*, c'est-à-dire de
nature à affaiblir l'excitation exagérée par tous les
moyens débilitants possibles. Elle n'est plus guère acceptée aujourd'hui que par quelques disciples de ce
grand maître.

PLÉTHORE [du grec *pléthora*, plénitude, formé
de *plethéin*, être plein, plénitude des vaisseaux]. —
État morbide général résultant d'une altération du sang,
dont les globules s'élèvent toujours beaucoup au-dessus
de leur chiffre normal (à cent quatre-vingts, par exemple). La pléthore a pour symptômes : coloration très
prononcée du visage, pouls plein, large et développé,
battements du cœur énergiques, palpitations, respiration gênée, sueurs abondantes, urine fortement colorée, tête lourde, pesante, céphalalgie, bourdonnements,
tintements d'oreilles, passions mobiles, impétueuses. Les
individus pléthoriques sont sujets aux hémorrhagies,
aux congestions sanguines, locales, et à la fièvre inflammatoire, etc. Une organisation particulière, apportée
en naissant, et qui se développe surtout dans l'âge où
la croissance est complète, une alimentation trop abondante, sont les causes de cet état, auquel on oppose la
diète, le régime végétal, l'exercice outré, la saignée, les
purgatifs.

PIED-BOT (chirurgie). — Nom générique donné à
toute difformité *congéniale* ou *accidentelle* du pied, pro

venant d'une déviation de ce membre. On distingue quatre espèces de pieds-bots : 1° le *pied équin*, dans lequel le pied, étant dans une extension forcée, ne touche le sol que par les orteils ou l'extrémité des os métatarsiens; 2° le *talus*, dans lequel le pied est dans l'extension forcée et touche le sol seulement par le talon; 3° le *varus*, caractérisé par la déviation du pied en dedans, celui-ci appuyant pendant la marche sur son bord externe; 4° le *valgus*, déviation du pied en dehors, le bord interne du pied offrant seul un point d'appui. — On attribue le pied-bot congénial à un arrêt de développement dû à une compression de l'utérus sur l'enfant pendant la grossesse, ou à une maladie du fœtus. Les causes les plus ordinaires du pied-bot accidentel sont la rétraction des muscles, de la peau, des tissus fibreux, etc.; les névroses, le raccourcissement de la jambe et surtout du fémur, etc.

Traitement. — La section du tendon d'Achille, dans le *pied équin* et le *varus*, celle des péroniers dans le *valgus*, celle des tendons du talon dans le *talus*, sont les moyens les plus sûrs. Le machines orthopédiques suffisent chez les sujets jeunes, ou lorsqu'il n'existe qu'une légère difformité.

PIERRE (chirurgie). — Nom vulgaire des *calculs* ou concrétions qui se forment dans la vessie ou dans d'autres organes du corps de l'homme. — Voyez *Calculs*.

PIQURE D'ABEILLES. — Voyez *Abeilles*.

PITUITE [du latin *pituita*, qu'on dérive de *pitta*, poix, corps gluant; dit aussi *glaire, phlegme*.] — Nom vulgaire d'un liquide aqueux, filant, d'une saveur salée, qui est rejeté en plus ou moins grande quantité, soit par l'expectoration, soit par une sorte de régurgitation, ou par le vomissement.

Cette incommodité se lie très souvent à un tempérament lymphatique, mais elle est aussi quelquefois le résultat d'un état particulier de la membrane muqueuse de l'estomac, occasionné par l'abus des mets stimulants et des boissons alcooliques. Dans le premier cas, elle disparaît avec la constitution molle et lymphatique qui l'entretenait, et que combat avantageusement l'emploi continué des toniques, des ferrugineux ; dans le second, elle cède avec la cause qui l'occasionnait, aidée de quelques expectorants, comme les tablettes de soufre, de kermès, etc.

PLEURÉSIE (médecine), *fausse fluxion de poitrine.* — Inflammation de la plèvre (membrane qui recouvre les côtes), reconnaissant pour causes le froid, l'ingestion d'une boisson froide après un exercice violent, le rhumatisme articulaire, etc. La maladie est *aiguë* ou *chronique.*

Les symptômes, à l'état aigu, sont : « douleur pongitive dans un des côtés de la poitrine, augmentant durant l'inspiration, par les efforts de la toux et par la pression ; respiration difficile ; inspiration courte et fréquente, toux sèche avec un peu d'expectoration ; il est impossible de se tenir couché sur le côté douloureux ; le pouls est fébrile, tantôt dur et développé, tantôt petit et concentré ; il y a un paroxysme le soir. Lorsqu'il s'est fait un épanchement dans la cavité des plèvres, on observe de l'égophonie (voix de chèvre) et de la matité. Cette maladie dure de quinze à vingt jours ; elle se termine, soit par résolution, soit par un épanchement de sérosité ou de pus. »

A l'état chronique, la pleurésie peut s'établir lentement ou succéder à l'état aigu de la même affection. Elle est alors caractérisée par des douleurs vagues dans la poitrine, une petite toux sèche, de l'oppression par intervalles, des frissons, des mouvements fébriles irréguliers, avec dureté de pouls. Elle se termine tantôt par un épanchement séreux purulent, tantôt par la phthisie pulmonaire. Cette maladie a le plus souvent une issue funeste ; mais sa durée est quelquefois très longue.

Traitement. — Il n'y a pas de maladie, dit le docteur Bossu, qui réclame plus impérieusement les émissions sanguines que la pleurésie *aiguë.* On doit saigner une, deux, trois fois même dans les vingt-quatre heures les sujets jeunes et robustes dont le pouls est plein, dur et fréquent ; le lendemain on recommence, si cela est nécessaire. En même temps on applique sur le siége de la douleur quinze, vingt, trente sangsues, dont on couvre les piqûres de cataplasmes. On administre un laxatif (calomel, huile de ricin) pour combattre la constipation : tout cela, aidé par le repos, la diète et des boissons adoucissantes. Lorsque la période aiguë est passée, que la fièvre est tombée, il convient d'activer les sécrétions pour hâter la résorption du liquide épanché ; on a recours particulièrement aux diurétiques (digitale en poudre ou en infusion, chiendent nitré, acétate de potasse), et aux purgatifs (calomel, eau de Sedlitz). Il est d'usage aussi d'appliquer un large vescicatoire sur le côté malade. — Dans la pleurésie *chronique*, il est rarement nécessaire de tirer du sang. Cependant, les ventouses scarifiées ou une petite saignée révulsive sont souvent indiquées. C'est aux exutoires sur la poitrine (vésicatoires, cautères, moxas), aux diurétiques et aux purgatifs comme ci-dessus, qu'on doit recourir. Il faut soutenir le malade par une alimentation légère, douce et analeptique, et le placer dans des conditions hygiéniques convenables. Quand, dans la pleurésie aiguë ou chronique, l'épanchement, loin de diminuer, continue de faire des progrès et menace le malade d'asphyxie ou de suffocation, on donne issue au pus au moyen de l'*empyème*, c'est-à-dire d'une ponction faite avec le trocart à travers les parois pectorales. Cette opération est rarement suivie de succès, parce que la piqûre vient aggraver l'état de la plèvre, et, surtout, parce que le poumon, bridé par les adhérences, comprimé et ratatiné depuis longtemps, ne peut plus se laisser pénétrer par l'air.

PLEURODYNIE (médecine) [du grec *pleura*, côté, et *odynè*, douleur]. — *Fausse pleurésie, Pleurésie rhumatismale.* — Douleur rhumatismale qui a son siége dans les muscles intercostaux, qui augmente par la respiration, la toux, les efforts, et qui est ordinairement de peu de durée ; si elle persiste, un vésicatoire volant en triomphe généralement.

PNEUMONIE (médecine), *Fluxion de poitrine.* — Inflammation du parenchyme du poumon, dont la cause déterminante est le plus souvent un refroidissement partiel ou général du corps, quoiqu'elle puisse se développer spontanément chez l'individu placé en apparence dans les meilleures conditions, ou bien consécutivement à une bronchite, ou dans le cours d'autres maladies. Elle se déclare souvent au printemps et à l'automne (variations de température).

Symptômes. — Frisson suivi de chaleur, pouls fréquemment dur, sentiment d'ardeur dans la poitrine, douleur profonde, pongitive, mais n'augmentant pas par une forte inspiration, comme dans la pleurésie ; difficulté de respirer, toux, expectoration de matières muqueuses, toujours visqueuses, souvent sanguinolentes, d'une couleur de jus de pruneaux ou purulentes ; vive rougeur de la pommette du côté du poumon affecté ; décubitus pénible, surtout sur le côté sain ; matité à la percussion, râle sous-crépitant ; perception du souffle bronchique et de bronchophonie à l'auscultation. Il y a exacerbation vers le soir.

La maladie dure de un à trois septenaires, et se termine le plus fréquemment par résolution, rarement par gangrène, ou bien par suppuration. Le pronostic est en général favorable.

Traitement. — Il n'est point de maladie dans laquelle l'expérience se soit prononcée d'une manière plus formelle en faveur de la saignée que dans la fluxion de poitrine. La maladie est-elle légère ? deux ou trois saignées l'arrêtent ordinairement. Est-elle, au contraire, violente ? les crachats sont-ils abondamment teints de sang ? on est quelquefois obligé de revenir à la saignée ; on seconde l'effet des émissions sanguines par des boissons émollientes ; si la maladie ne cède pas, on recourt à l'emploi de l'émétique à hautes doses. Quant aux vésicatoires appliqués sur la poitrine, ils ne sont réellement avantageux que quand la période aiguë est passée, ou chez les sujets faibles ou trop âgés pour supporter impunément de copieuses saignées.

Lorsqu'on craint que la maladie ne passe à l'état chronique, on place fréquemment sur les parties voisines du siége du mal des cataplasmes sinapisés, des vésicatoires volants ; le malade doit parler peu, marcher lentement, se garantir du froid et surtout de l'humidité, et porter des vêtements de flanelle sur la peau ; se nourrir de laitage, et porter un cautère au bras.

1° Les *poux*, que tout le monde connaît, ont le corps plat, presque transparent, et muni de six pattes, terminées chacune par un ongle très fort ou par deux crochets dirigés l'un vers l'autre, ce qui leur permet d'adhérer fortement aux poils et aux cheveux. Leur tête est courte, et présente à sa partie inférieure le suçoir à l'aide duquel ils pompent le sang, après avoir percé la peau de l'animal avec un aiguillon corné qu'ils portent sous le ventre. Les espèces qui sont parasites de l'homme sont le *pou de la tête*, qui ne vit que dans les cheveux et est commun chez les enfants ; ses œufs sont appelées *lentes;* le *pou du corps* et le *pou des malades*. Ces insectes se multiplient avec une prodigieuse rapidité ; on a calculé qu'un seul individu pouvait, en deux mois, produire dix-huit mille petits. La multiplication du pou est quelquefois si grande qu'elle peut engendrer une maladie mortelle, la *phthiriase* ou *maladie pédiculaire*.

Chez les animaux, ces parasites diffèrent beaucoup de forme : nous n'en citerons qu'un exemple : le *ricin*, ou *tique* des oiseaux. On en compte presque autant d'espèces que d'espèces d'oiseaux.

La plus grande propreté doit être opposée à tous les parasites : c'est le moyen d'en avoir très peu. Contre les poux, on emploie des lotions faites avec une infusion de semences de staphysaigre, de coque du Levant, de tabac, ou bien l'essence de térébenthine, les préparations mercurielles, etc. Les soins de propreté suffisent ordinairement pour détruire les poux de la tête. Il est un moyen fort simple et sans danger, qui consiste à huiler largement les cheveux : le corps gras tue les poux en bouchant les organes respiratoires (trachées), et les asphyxient.

Les bains alcalins ou sulfureux réussissent assez contre le pou du corps, et les onctions avec l'onguent mercuriel ou les lotions de sublimé contre le pou du pubis.

PRESBYTIE (médecine) [du grec *presbys,* vieillards, les vieillards ayant généralement la vue longue]. — Défaut de la vue provenant de ce que les rayons lumineux qui partent des objets voisins de l'œil ont une trop grande divergence, de sorte qu'après s'être réfractés dans le cristallin, ils atteignent la rétine avant de se réunir, ce qui empêche la vision d'être distincte. Les presbytes sont obligés d'éloigner les objets (surtout ceux qui sont fins) à la distance d'un mètre ou davantage ; ils discernent mieux ceux qui sont très loin que ceux qui sont près d'eux. Pour remédier à ce défaut, on emploie des verres convexes qui, diminuant la divergence des rayons, déterminent leur rapprochement et font qu'ils se réunissent précisément sur la rétine.

PRIAPISME (médecine). — Maladie qui consiste dans l'érection forte, continuelle et douloureuse du pénis, avec sentiment d'ardeur brûlante, et sans aucun penchant à l'action vénérienne ; presque toujours il résulte d'une action déterminée par une autre maladie ; il est fréquemment l'effet de l'usage intérieur des cantharides, d'une irritation produite par un calcul de la vessie, de la blennorrhagie, etc.

Traitement. — Il faut d'abord traiter les causes. *Si le priapisme a été produit par les cantharides,* les lavements émollients, le camphre, les potions dans lesquelles on fait entrer le sirop de nymphæa, les émulsions obtenues avec les semences froides, surtout la saignée et les délayantes prises en très grande quantité, l'abstinence du plaisir, sont les seuls moyens à employer : ils réussissent ordinairement, *à moins que les cantharides n'aient été administrées depuis trop longtemps ou à trop haute dose;* alors l'organe arrive par degrés à ce point d'irritation qui produit l'inflammation, et celle-ci est bientôt suivie de la gangrène.

PRONOSTIC [du grec *prognostikon*, indice].—Jugement que le médecin porte d'avance sur les changements qui doivent survenir pendant le cours d'une maladie.

Le pronostic, nous disait un de nos anciens professeurs, ne consiste pas seulement à annoncer que telle maladie fera ou non succomber le malade, il conduit encore à reconnaître, parmi les affections qui ne doivent pas entraîner la mort, celles qui se termineront par le rétablissement complet de la santé, celles qui resteront stationnaires, celles qui diminueront ou augmenteront par degrés pendant tout le cours de la vie, à des époques qu'il est quelquefois possible de déterminer. Le pronostic s'étend aussi à la durée de la maladie ; aux symptômes accidentels qui peuvent s'y joindre, tels que le délire, les convulsions ; à l'époque à laquelle la terminaison aura lieu ; quelquefois même aux phénomènes critiques et consécutifs ; enfin, au retour de la maladie.—La réputation du médecin s'établissant souvent sur cette espèce de prédiction, on comprend avec quelle prudence il faut agir. Et cependant, combien de fois la nature, en donnant raison à des charlatans, les a fait passer pour des docteurs !

PROPHYLAXIE [du grec *prophylassein*, préserver].—Partie de la médecine qui a pour objet l'étude des précautions à prendre pour prévenir les maladies.

PRURIT (démangeaison). — État de surexcitation de la peau, caractérisée par des démangeaisons plus ou moins vives, variant depuis une sensation agréable jusqu'au délire nerveux, se développant tantôt spontanément, tantôt périodiquement. — Les excès de régime, l'usage d'aliments âcres ou excitants, le contact de certains vêtements, sont quelquefois les causes du prurit.

On le combat par la diète, le régime végétal, les boissons rafraîchissantes, les lotions d'eau blanche, d'eau de laurier-cerise, et, dans quelques cas, la saignée est indiquée.

PUSTULE (médecine). — Petite tumeur circonscrite provenant d'une inflammation de la peau et d'un léger épanchement de pus sous l'épiderme. — La gale, la rougeole, la petite-vérole, etc., présentent des pustules.

PUSTULE MALIGNE (médecine). — Maladie très grave due à un principe délétère et putride provenant des animaux attaqués de fièvres malignes et charbonneuses, qui se communique à l'homme par un contact immédiat ou médiat, par inoculation, par la respiration ou la déglutition : les tanneurs, les bouchers, les fermiers, les vétérinaires, et généralement tous ceux qui soignent les animaux, et manient leurs dépouilles, y sont sujets.

La pustule maligne parcourt les quatre périodes suivantes :

1re *Période*. On aperçoit d'abord sur la peau un point semblable à une morsure de puce, qui cause de la chaleur et de la démangeaison; bientôt s'élève une petite phlyctène, qui s'ouvre, et sous laquelle est un petit tubercule ferme et livide, du volume d'une lentille. — 2e *Période*. L'auréole qui l'entoure s'étend et prend une couleur brune; la douleur, la cuisson et le gonflement augmentent; il se forme de nouvelles phlyctènes, et le tubercule central se change en une tache évidemment gangreneuse. — 3e et 4e *Périodes*. Le mal gagne d'abord le tissu cellulaire, puis les muscles et toutes les parties profondes.

Traitement. — Il faut agir et entraver promptement la marche de la maladie : il faut concentrer dans la partie malade le poison septique, exciter l'action vitale dans les parties circonvoisines, y déterminer une inflammation qui borne la gangrène, sépare l'eschare; on obtient ces effets par l'usage combiné *des incisions, des caustiques* et *des topiques* irritants, toniques, antiseptiques. (Quinquina à l'intérieur et à l'extérieur.)

RACHITISME (médecine) [du grec *rakhis*, épine
du dos, *rachitis*, nouûre]. — Affection générale de l'organisme, caractérisée principalement par la prédominance du système lymphatique, le ramollissement, la
déformation des os, etc.

Les sujets atteints de rachitisme présentent une face
pleine, la tête grosse, le teint vermeil. Le foie et la rate
ont un développement considérable, le cœur paraît
sain, l'appétit et la digestion sont faciles, mais ils sont
maigres, desséchés dans toutes les autres parties du
corps. L'épine du dos est courbée, les os sont mous, les
jointures se gonflent, se contournent, forment des
nœuds ; les jointures des os de la tête s'écartent, les côtes
sont déprimées, les grands os, les os du bras et de la
cuisse se courbent, les membres sont contrefaits. La
poitrine est aplatie et forme ce qu'on appelle la poitrine
de pigeon. (*J. Petit.*)

Cette maladie se manifeste, en général, de six mois à
quatre ans. Cependant on l'a rencontrée chez des enfants qui venaient au monde, on l'a vue chez des vieillards. Elle se développe le plus souvent chez des enfants
lymphatiques, nés de parents scrofuleux ou rachitiques
eux-mêmes ; mais on a vu le rachitisme atteindre des enfants sains, d'une forte constitution, nés de parents robustes. On a remarqué qu'une maladie antérieure et de
longue durée, surtout les diverses espèces de fièvres intermittentes, en favorisaient le développement ou même
en déterminaient l'apparition. — C'est, en général, des
extrémités inférieures du corps, vers ses parties supérieures, que la maladie se prononce ; on voit successivement les pieds s'aplatir, les jambes, les cuisses se
courber, le ventre grossir, les jointures prendre un développement quelquefois double de l'état ordinaire. —
Le rachitisme atteint le plus souvent des enfants qui ont

été allaités artificiellement ou qui, nourris au sein,
n'ont eu qu'un lait insuffisant, séreux, venant d'une
mère fatiguée par d'autres nourrissons, mal nourrie,
mal logée, ou surtout continuant d'avoir ses règles pendant qu'elle allaite. Sa durée est de plusieurs années :
chez les uns, sous l'influence des conditions extérieures
plus favorables, le dommage des premières années se
répare complétement; le mal et ses conséquences disparaissent progressivement; chez les autres, les os se durcissent, ils conservent définitivement leur courbure, et
restent déformés pour la vie; enfin, quelquefois de graves altérations se développent dans les viscères, et le
malade meurt. (*A. Faure.*)

Traitement. — Il se compose de deux ordres de
moyens, les uns qui agissent sur l'ensemble de l'économie, les autres qui s'adressent à ses effets et s'appliquent
alors sur les membres déviés pour prévenir leur difformité, mais surtout pour la corriger.

Le premier ordre de moyens consiste, pour les enfants très jeunes, dans l'usage du lait d'une bonne nourrice, l'exposition à un air sec et chaud, le coucher sur
des plantes aromatiques. Pour les enfants plus âgés, on
les soumet à l'action du soleil, on les couche également
sur des plantes aromatiques, on les habille de flanelle
sur la peau même, on les nourrit de viandes rôties ou
grillées, on leur fait boire du vin généreux, des tisanes
de houblon, de cassia amara.

Il est un médicament qui, employé depuis longtemps
chez les gens du bord de la mer, en Angleterre et en
Hollande surtout, n'avait pas été mis en usage par les
médecins : c'est l'*huile de foie de morue*. On en donne
matin et soir une cuillerée à café; les petits malades
éprouvent d'abord un dégoût extrême, mais ils s'y habituent très bien au bout de quelque temps.

On a vu des enfants qui ne pouvaient pas se tenir, jetant des hauts cris quand on essayait de les mettre debout, ou seulement par la force des douleurs que leur
causait la maladie, au bout de quelques jours de traitement par l'huile de foie de morue, se lever, se tenir sur

leurs jambes et même marcher, s'ils étaient en âge de
le faire. (*A. Faure.*)

Quant aux moyens qui s'appliquent sur les membres
déviés, il n'y a que des machines orthopédiques; mais!
le médecin consciencieux connaît leur peu d'efficacité
et les conseille bien rarement.

RAGE (médecine), dite aussi *hydrophobie rabique*,
à cause d'un de ses symptômes principaux, l'horreur de
l'eau. *Pharynospasme* (spasme du pharynx), maladie
des plus graves qui peut se développer, soit spontanément (fait très rare chez l'homme), soit par communication, chez divers animaux.

La rage se développe spontanément chez le chien, le
loup, le renard et le chat; le plus souvent à la suite des
chaleurs excessives ou des froids rigoureux qui les privent de l'eau qui leur est nécessaire; les passions violentes dans le temps du rut sont capables aussi de la
déterminer. Le virus est transmis par la salive. Selon le
docteur Marochetti, il paraît se former dans de petites
vessies qui sont situées près du frein de la langue et
qu'on retrouve également chez les individus de l'epèce
humaine atteints de la rage, comme chez les autres animaux. C'est, du moins, l'opinion du médecin italien,
car en France on n'a pu encore constater chez l'homme
atteint de la rage ces vésicules du frein de la langue.

Chez l'homme, on attribue généralement la rage à
*l'action d'un virus spécifique déposé dans une plaie
par une morsure, ou inoculé de toute autre manière
par contact avec la salive d'un animal enragé.* Tantôt
ce virus agit en déterminant une irritation locale, fixée
dans l'endroit de la blessure, et qui donne ensuite lieu
à une névrose générale; tantôt le virus, absorbé et mêlé
au sang, produit une infection générale qui ne manifeste
ses effets qu'après un temps indéterminé. Un grand
nombre de faits porte à croire que la salive et le mucus
bronchique sont les seuls véhicules du *virus rabique;*
les effets ont lieu quelquefois presque immédiatement
après la morsure; d'autres fois ils sont précédés d'une
période d'incubation dont la durée est plus ou moins

longue : on cite des exemples où les accidents ne se
sont déclarés que plusieurs mois ou même plusieurs années après la morsure. — Les symptômes du mal sont :
une douleur vive dans la partie mordue, une violente
céphalalgie, avec excitation des facultés intellectuelles et
des organes des sens, des désordres variés des fonctions
digestives, une soif brûlante et en même temps une invincible répugnance pour l'eau et les liquides ; un sentiment de constriction extrême à la gorge, enfin une
bave écumeuse. La mort survient ordinairement le cinquième jour. On peut prévenir le développement du mal
en cautérisant immédiatement et profondément la partie
mordue. On commence par laver la plaie avec de
l'eau simple, puis on applique quelques ventouses pour
la faire saigner, et l'on cautérise ensuite, soit avec le
cautère actuel (le feu), soit plutôt avec des caustiques
liquides (l'acide sulfurique et surtout le chlorure d'antimoine). — On a préconisé toutes sortes de remèdes
spécifiques contre ce mal affreux, les uns empruntés au
règne végétal, notamment la *passe-rage*, les autres à la
chimie, tels que le sulfate de quinine combiné avec
l'extrait d'opium, etc. ; mais tous les moyens intérieurs,
rationnels ou empiriques, ont été inefficaces.

RÉTENTION D'URINE (médecine). — Accumulation de l'urine dans la vessie, avec émission impossible
ou difficile. La rétention d'urine offre plusieurs degrés :
il y a *dysurie* si le malade n'éprouve qu'une simple difficulté d'uriner; *strangurie* quand l'urine sort goutte à
goutte; *ischurie* si la mixtion n'a plus lieu du tout. Dans
ce dernier cas la vessie se distend nécessairement; l'urine
continuant de s'y déverser, la distension n'a de bornes
que celles de l'extensibilité des fibres de la vessie. Cette
affection reconnaît pour cause la paralysie de la vessie
ou un obstacle au cours de l'urine, comme il arrive
souvent dans les cas de hernie de la vessie, de pression
du rectum sur cet organe, de tumeurs situées dans son
voisinage, de corps étrangers introduits dans sa cavité,
d'inflammation et de rétrécissement des canaux urinaires, etc. « Au sentiment de pesanteur et aux vives

douleurs éprouvées dans la région de la vessie succèdent bientôt une fièvre violente, une transpiration d'odeur urineuse ; et, si l'on ne remédie promptement à la rétention, le malade périt d'inflammation, de gangrène, de rupture de la vessie ; ou bien il se forme des crevasses en quelque point des voies urinaires, et il survient des abcès, des fistules, des infiltrations.

Traitement. — *Quand la rétention est incomplète chez l'homme*, on peut chercher à en diminuer les progrès en irritant d'abord la maladie qui l'a déterminée. Mais *lorsqu'elle est complète*, la première indication à remplir, c'est d'évacuer l'urine (ce n'est qu'après avoir obtenu cet effet qu'on peut et qu'on doit alors attaquer la cause qui a produit la rétention, par la sonde, quelquefois même par la ponction de la vessie).

RÉTÉRCISSEMENT DE L'URÈTHRE. — Affection consistant dans des altérations qui diminuent momentanément le calibre du canal de l'urèthre et constituent un rétrécissement plus ou moins durable au cours de l'urine. Le rétrécissement est *spasmodique* s'il est dû à une contraction convulsive des parois de l'urèthre ; *inflammatoire*, s'il résulte d'un état phlegmasique de la muqueuse uréthrale du col de la vessie ; *organique*, s'il reconnaît pour cause des altérations de structure du canal de l'urèthre. Ce dernier est le plus commun. On comprend que le traitement varie selon l'espèce de rétrécissement : les antispasmodiques contre le spasme ; les antiphlogistiques contre le rétrécissement inflammatoire ; les moyens chirurgicaux (sonde, scarification, cautérisation) contre le rétrécissement organique.

RHUME (médecine). — Voyez *Bronchite*.

RHUMATISME (médecine). — Affection essentiellement mobile, attaquant plus particulièrement les parties fibreuses des jointures et des muscles, et caractérisée par une douleur plus ou moins vive, à laquelle se joignent assez souvent des symptômes inflammatoires. Le nom de rhumatisme vient de deux mots grecs :

rheo, je coule, et *rheuma*, flux, courant. Cela ne nous indique nullement la nature de cette maladie, qui n'a été bien décrite que depuis Sydenham. Aussi écoutons le professeur Griselle au sujet de cette affection.

Lorsqu'on étudie, dit-il, les différentes formes sous lesquelles se présente à nous l'affection rhumatismale, on trouve d'abord entre elles tant de dissemblance, qu'on serait tenté d'y voir tous autres états morbides distincts les uns des autres. Que de différence n'y a-t-il pas, par exemple, entre les douleurs erratiques mobiles des muscles et le rhumatisme articulaire aigu ? Cependant, il est facile de reconnaître que ces maladies, en apparence si distinctes, ne diffèrent que par la forme ; elles coexistent entre elles, se remplacent, alternent les unes avec les autres ; elles surviennent sous l'influence des mêmes causes et dépendent d'une même diathèse. Eu égard à son siége spécial, comme à l'état symptomatique qui l'accompagne, on peut diviser l'affection rhumatismale en deux grands groupes, suivant qu'elle siége dans les muscles ou dans les articulations. De là la division du rhumatisme en *musculaire* et en *articulaire*. On a aussi établi un troisième ordre, comprenant les rhumatismes *viscéraux* ; on ne possède encore sur ces derniers que des renseignements peu précis. Il est d'ailleurs certain que, sous la dénomination de rhumatismes viscéraux, on a confondu des affections très dissemblables.

Les causes des rhumatismes sont la prédisposition, l'habitation des lieux bas et humides, les refroidissements, l'intempérance, la suppression d'évacuations habituelles, etc. Il peut affecter tous les âges, mais surtout les adultes et les vieillards.

Le rhumatisme est *articulaire* ou *musculaire* ; la maladie est aussi *aiguë* ou *chronique*.

« Le *rhumatisme articulaire aigu* est souvent précédé de symptômes généraux, tels qu'un malaise et une fièvre plus ou moins vive. Au bout de 24 à 48 heures, une ou plusieurs articulations deviennent douloureuses et se tuméfient ; il s'y développe de la chaleur et une teinte rosée. La durée de cette affection varie depuis quelques jours jusqu'à deux et trois mois. Souvent elle se porte d'une articulation à une autre, et parcourt successivement les principales articulations ; les douleurs sont plus atroces dans l'articulation qui commence à être entreprise que dans celle qui l'est déjà depuis quelque temps. Le plus ordinairement la maladie se termine par résolution, sans laisser de traces ; mais elle est très sujette à récidive. —Le *rhumatisme articulaire chronique* succède quelquefois à l'état aigu. Les articulations sont douloureuses et comme empâtées ; les mouvements deviennent difficiles et très bornés ; la rougeur et la chaleur locales sont peu intenses ; le gonflement articulaire est ordinairement très lent. Il y a rarement un mouvement fébrile, mais seulement perte de l'appétit, et quelquefois privation de sommeil ; les membres maigrissent, s'atrophient, et restent dans un état de demi-flexion ou de contraction. Quelquefois la maladie, après avoir disparu presque complétement, reparaît, soit spontanément, soit sous l'influence d'une impression de froid. Souvent elle laisse des dépôts de matière gélatino-albumineuse ou des concrétions tophacées : dans ce dernier cas, le rhumatisme prend le nom de *rhumatisme goutteux*, et est assez difficile à distinguer de la *goutte* proprement dite. »

Le rhumatisme articulaire se complique assez souvent d'inflammation des plèvres et des membranes qui enveloppent le cœur ; ces complications, qui constituent, pour ainsi dire, la gravité de cette espèce de rhumatisme, sont loin, selon nous, d'être aussi communes que le pense le professeur Bouillaud, à qui revient l'honneur d'avoir fixé sur elles l'attention des médecins.

2º Le *rhumatisme musculaire* diffère du rhumatisme articulaire « en ce qu'il se manifeste dans la continuité des membres, et que, quelque vive que soit la douleur, la partie affectée n'offre extérieurement ni rougeur, ni tuméfaction, ni chaleur, ni réaction fébrile. Il peut attaquer toutes les parties du corps. On en distingue, selon le siége qu'occupe la douleur, plusieurs variétés, qui, pour la plupart, ont reçu les noms particuliers de *Torti-*

colis (rhumatisme du cou), de *Lombago* (rhumatisme des reins), de *Pleurodynie*. — *Voyez* ce mot.

Traitement. — Dans le *rhumatisme articulaire* : la saignée, les sangsues, des boissons douces et tièdes légèrement nitrées ; des cataplasmes laudanisés sur les jointures douloureuses ; deux ou trois fois de l'eau de Sedlitz contre la constipation ; 5 centigrammes d'opium lorsqu'il y a insomnie, la diète et le repos, tels sont les moyens qu'on oppose généralement au rhumatisme aigu.

Dans le *rhumatisme chronique* : boissons sudorifiques, purgatifs, bains de vapeur, vésicatoires volants, vapeurs sèches de benjoin, de genièvre, douches d'eau simple ou sulfureuse, etc. Dans le *rhumatisme goutteux chronique*, avec concrétions tophacées dans les articulations, l'emploi du bicarbonate de soude, selon les uns, l'hydrothérapie, selon les autres, sont fort utiles.

ROUGEOLE (médecine). — Fièvre éruptive précédée et accompagnée de rhume de cerveau (coryza), de mal de gorge (angine), de larmoiement et de toux, présentant les symptômes suivants : « Ordinairement, le troisième jour, on voit paraître sur la face, sur les côtés du cou, sur la partie supérieure de la poitrine, et enfin sur tout le corps, de petites taches rosées ou d'un rouge vif, semblables à des morsures de puce arrondies, se réunissant pour former des groupes très irrégulièrement configurés ; tantôt ces rougeurs sont très nombreuses, d'autres fois, au contraire, elles sont très rares, et c'est probablement dans les cas de ce genre que l'on a cru aux rougeoles sans éruption. — Au bout de trois ou quatre jours, ces taches pâlissent et disparaissent dans l'ordre de leur apparition ; sur le lieu qu'elles occupaient, la peau se dépouille de son épiderme, sous forme de poussière ou de petites écailles semblables à du son ; le malade entre alors en convalescence. » — La rougeole, peu grave par elle-même, est accompagnée d'une inflammation des bronches qui n'est pas sans danger : aussi doit-on, dans le traitement, s'attacher à prévenir ou à combattre cette complication.

La rougeole est presque toujours le résultat d'une contagion ; souvent aussi elle règne épidémiquement. Cette maladie n'attaque ordinairement qu'une seule fois.

Traitement. — Il est des plus simples : tenir le malade au lit chaudement, mais sans le charger de couvertures, lui faire prendre des tisanes émollientes chaudes, et le mettre à la diète. Si la toux est très intense, on pourrait mettre dans chaque verre de tisane une cuillerée à bouche de sirop de pavots blancs, et si l'éruption se supprimait, il serait urgent de la rappeler par des boissons sudorifiques, par un bain de vapeurs ou par des cataplasmes légèrement synapisés.

S

SALIVATION (médecine). — *Ptyalisme.* — Sécrétion surabondante de la salive, déterminée localement par l'usage des masticatoires irritants, ou d'une manière générale, sous l'influence d'une cause qui agit sur toute l'économie, et notamment des préparations mercurielles administrées à trop haute dose ou inopportunément (*salivation mercurielle*). Dans ce dernier cas, elle est accompagnée d'un goût cuivreux et du gonflement et de l'ulcération des gencives ; l'haleine devient fétide, et les dents sont vacillantes. Si la salivation est due à une cause locale, on la combat en faisant cesser cette cause et au moyen de gargarismes astringents. Si elle est due à l'administration inopportune du mercure, les sudorifiques, les purgatifs, les bains de pieds sinapisés, les gargarismes au borax, la cautérisation des ulcères des gencives avec l'acide chlorydrique, en triomphent généralement.

SANTÉ. — État dans lequel toutes les fonctions nécessaires à la vie s'exécutent avec régularité, liberté et facilité. — **Malgré** tout ce que l'expérience apprend journellement aux hommes sur les suites de la perte de la santé, bien peu emploient les moyens nécessaires pour la conserver; ils n'en connaissent véritablement le prix qu'après l'avoir perdue, et souvent lorsqu'il n'est plus temps de la ressaisir. Toutes les règles de l'hygiène concourent à l'entretien de la santé. Mais nous croyons que, pour parvenir très sûrement à la consolider, il faut s'astreindre à celles qui suivent, et que présente le docteur Macquart.

1° Eviter tout excès; 2° respirer un bon air; 3° faire beaucoup d'exercice; 4° rechercher la gaieté; 5° observer les aliments qui nous conviennent ; 6° ne pas changér subitement ses habitudes; 7° garder une juste proportion entre les aliments qu'on prend, l'exercice qu'on fait, et la force individuelle; 8° fuir les charlatans et éviter les remèdes de précaution.

SARCOCELE (chirurgie) [du grec *sarx*, *sørkos*, chair, et *kèle*, tumeur.] — *Sarcodidyme, engorgement testiculaire, hypertrophie du testicule.* — Endurcissement squirrheux et fonte cancéreuse des testicules. Le sarcocèle est souvent produit par les inflammations du testicule, surtout lorsqu'elles sont mal traitées ou répétées ; mais il peut aussi dépendre d'un engorgement lent et chronique de cette partie, et survenir spontanément et sans cause apparente; dans ce dernier cas, le cancer du testicule attaque particulièrement les hommes de 45 à 60 ans ou d'un tempérament bilieux poussé jusqu'à l'hypochondrie : les affections tristes favorisent aussi sa formation et son développement.

Symptômes. — Le testicule est plus volumineux que de coutume; ce volume, doublé dans certains cas, peut être tel dans d'autres, que l'organe égale les deux poings. Tant que le sarcocèle est d'un volume médiocre, la tumeur conserve quelque chose de la forme du testicule ; elle est ovoïde, aplatie sur ses côtés; sa grosse extrémité se trouve tournée en haut et en avant, la petite, dirigée en bas et en arrière : sa pesanteur spécifique est très-considérable : on la voit longtemps indolente, à moins que, faute d'être soutenue, elle ne tiraille

par son poids le cordon des vaisseaux spermatiques : il
n'y a ni changement de couleur à la peau , ni chaleur
augmentée, ni fluctuation; mais bientôt cette tumeur
durcit, augmente de volume, devient inégale, se dé-
forme; des douleurs lancinantes annoncent sa fonte putride, l'ichor qu'elle contient est résorbé, le cordon et
les glandes lymphatiques voisines s'engorgent, des tumeurs consécutives se développent, le malade tombe
dans le marasme et meurt épuisé par la *fièvre hectique*.

Traitement. — Applications réitérées de sangsues,
bains, régime doux, pilules de ciguë et de calomel. Il
devient quelquefois nécessaire de recourir à l'extirpation
des testicules.

SATYRIASIS (médecine). — Penchant irrésistible
à l'acte vénérien, quelquefois avec la faculté de le soutenir longtemps sans épuisement.

Une répression longue et persévérante fait souvent
dégénérer cette maladie en affection maniaque : elle
peut accompagner le crétinisme; quelquefois aussi elle
est le résultat du développement précoce des organes
génitaux, du défaut de propreté dans les vêtements,
d'une affection dartreuse déterminée vers l'urèthre. On
peut distinguer deux espèces de satyriasis. *Dans la
première,* il offre la marche des maladie aiguës, et dépend d'une sorte d'inflammation des parties génitales :
il y a rougeur de la face, disposition à se serrer le ventre, tristesse; et, quand le mal est extrême, agitation
vive, propos obscènes, écume à la bouche. *La seconde*
renferme deux variétés : *la première variété* se manifeste chez les hommes déjà usés et affaiblis par l'habitude des jouissances vénériennes; *la deuxième variété*
est provoquée par l'explosion d'un tempéremment ardent ou des désirs trop vivement contenus : elle est à
l'homme ce que la nymphomanie est à la femme. Le
traitement consiste dans une vie active; coucher sur un
lit dur, révulsions physique et morale.

SCARLATINE (médecine) [du latin *scarlatina,*
écarlate. , ou *fièvre scarlatine.* — Fièvre éruptive, con-

tagieuse et souvent épidémique, caractérisée par des taches d'un rouge écarlate.

La maladie est rarement précédée de frissons, mais plutôt de chaleur vive à la peau; « la face est rouge, la tête extrêmement douloureuse; le malade se plaint d'un *mal de gorge* s'étendant parfois jusque dans les oreilles par des conduits intérieurs; assez souvent encore il a des nausées, et même des vomissements plus ou moins opiniâtres : la fièvre est plus forte que dans la rougeole. Le délire, les convulsions sont aussi plus communs : l'éruption se montre ici très promptement, c'est-à-dire au bout de vingt-quatre heures, sous la forme de taches pointillantes d'un rouge écarlate ou cramoisi, plus ou moins larges, très irrégulières. Ces taches paraissent d'abord à la face et au cou, et de là descendent au reste du corps. Dans d'autres cas, la marche est inverse: les mains, les pieds sont atteints les premiers, l'envahissement a lieu des extrémités vers le centre. Ces taches se réunissent, forment de larges surfaces qu'on dirait lavées avec du jus de framboises; puis, au bout de quelques jours, mais après un temps plus long que pour la rougeole, cette teinte pâlit, disparaît, et la peau se débarrasse de son épiderme par *larges écailles*. Ici, encore, l'éruption peut être à peine appréciable. Des accidents plus ou moins graves, une esquinancie violente et parfois même d'apparence croupale, des phénomènes cérébraux, etc., peuvent compliquer cette maladie, dont l'issue peut être funeste. Dans les cas simples, le traitement est celui de la rougeole.

SCIATIQUE (médecine).—*Goutte sciatique.*—Douleur nerveuse fort vive qui se fixe principalement à la hanche (origine du nerf sciatique), à l'emboîture des cuisses, et se fait quelquefois sentir jusqu'à l'extrémité du trajet du nerf sciatique, c'est-à-dire sur le dos du pied. Les principales causes de cette affection sont : le refroidissement des membres inférieurs, la suppression de la transpiration ; les personnes qui couchent dans des lieux bas et humides, les bateliers, les blanchisseuses; tous ceux qui sont obligés de travailler les jambes dans l'eau, même dans les froids rigoureux, y sont très exposés; le virus scorbutique, syphilitique, etc., peuvent aussi la produire. Les accès sont fort longs, ils durent souvent plusieurs mois de suite. La maladie passe quelquefois à l'état chronique.

Traitement. — Le plus souvent on a recours, d'abord aux saignées locales (sangsues), aux bains chauds, aux fumigations émollientes et calmantes ; puis aux révulsifs de tout genre, aux frictions, aux moxas, à l'acupuncture, à l'électricité ; ce dernier moyen est l'un des plus sûrs, il nous a donné d'excellents résultats. Dans les cas extrêmes, ona pratiqué l'excision du nerf sciatique. Les eaux thermales, surtout les eaux d'Aix en Savoie, ont été employées avec succès dans les cas de sciatique chronique.

SCORBUT (médecine). — Maladie qui affecte particulièrement les marins, surtout dans les voyages de long cours, et qui est caractérisée par un état général d'engourdissement et de débilité, par des taches livides répandues sur différentes parties du corps, et surtout par la rougeur, la mollesse, la tuméfaction des gencives, par la fétidité de l'haleine, avec hémorrhagies passives et aux ulcérations fongueuses.

Causes. — Une température froide et humide, le défaut de propreté et de renouvellement de l'atmosphère, la disette, l'usage d'aliments peu nourrissants ou tendant à la putréfaction, des fatigues excessives ou une inaction prolongée ; des affections morales tristes. Le scorbut n'est pas contagieux.

Symptômes. — *Premier degré.* Gencives rouges, molles, tuméfiées, saignant par le moindre frottement ; haleine fétide ; taches rouges, bleuâtres, noirâtres et livides sur la peau; face pâle, livide, bouffie ; lassitude générale, aversion pour l'exercice, fatigue au moindre mouvement, état de tristesse. — *Deuxième degré.* Gencives fongueuses, très fétides; tendance à des hémorrhagies passives par les membranes muqueuses du nez, des bronches, de l'estomac, des intestins, de l'utérus ; par les reins, par la vessie; induration et enflure des membres inférieurs ; ulcères fongueux, dont les bords sont livides, boursoufflés ou durs, et qui rejettent un liquide noirâtre, fétide, sanguinolent: impossibilité de marcher, contracture des muscles fléchisseurs et de la jambe. — *Troisième degré.* Ulcérations fongueuses très fétides, hémorrhagies passives excessives, dyspnée, syncopes fréquentes au moindre mouvement, quelquefois par la seule exposition au contact de l'air; hydropisie; découragement porté à l'excès, hypochondrie; mort.

Cette maladie est devenue beaucoup plus rare chez les marins depuis qu'on fait usage de conserves alimentaires, et que les progrès de la marine, et surtout l'introduction de la vapeur, ont abrégé la durée de la traversée.

Traitement. — Les moyens curatifs sont en grande partie tirés de l'hygiène ; tels sont les soins de propreté, l'habitation dans des lieux secs, éclairés par les rayons solaires, l'usage d'aliments végétaux ou animaux de bonne qualité, celui de bon vin, un exercice modéré, des affections morales agréables, la distraction. Les végétaux âcres de la famille des crucifères paraissent devoir être employés de préférence dans le premier et le second degré de la maladie, et les fruits sucrés et acides dans le troisième. Le traitement local doit varier selon les symptômes. On touche les ulcères de la bouche avec l'acide chlorhydrique étendu ; on fomente les ulcères cutanés avec du vin, de l'alcool, ou du vinaigre aromatique et camphré ; on combat les hémorrhagies passives avec l'acide sulfurique, l'alun, etc.

SCROFULES (médecine) [du grec *scrofa*, truie, à cause de l'analogie qu'a cette maladie avec une affection à laquelle la truie est sujette]. — Dites aussi *strumes*, vulgairement *écrouelles, humeurs froides*. — Maladie tuberculeuse qui consiste en un engorgement des ganglions lymphatiques superficiels, avec altération des fluides qui les pénètrent.

Les causes de cette maladie sont : l'enfance, l'adolescence ou la puberté; une constitution particulière caractérisée par la tuméfaction des lèvres et des ailes du nez, une peau fine et colorée, des cheveux blonds, des yeux bleus, la tuméfaction du ventre, le développement précoce de l'esprit et des organes génitaux, la fréquence des affections de la peau et des membranes muqueuses, etc. ; l'habitation des gorges de montagnes, des lieux humides, obscurs et froids, des lieux marécageux, l'allaitement par une nourrice enceinte ou scrofuleuse ; l'usage, durant l'enfance, d'aliments farineux non fermentés, les suites de maladies cutanées, le virus syphilitique. Elles sont héréditaires, endémiques, non contagieuses ; elles disparaissent pour reparaître dans la même partie ou dans d'autres régions.

Symptômes. — Première période. Tuméfactions dures, irrégulières, indolentes des glandes lymphatiques du cou, de l'aisselle et des autres parties du corps. Phénomènes d'une excitation générale, à laquelle succède bientôt un état d'atonie. — *Deuxième période.* Augmentation de volume, ramollissement, puis fluctuation de ces tumeurs ; aspect d'abord luisant, puis couleur blanchâtre, rougeâtre et azurée de la peau qui les recouvre ; formation d'ulcères dont les bords sont durs, élevés, tuméfiés, rugueux, décollés, d'un rouge livide, dont la suppuration est claire et grumelée, et se continue pendant longtemps, qui se cicatrisent et sont souvent remplacés par l'affection analogue d'autres glandes. — *Troisième période.* Carie des os, état fongueux des ulcères, état squirrheux des glandes ; fièvre hectique, consomption et mort.

Le traitement est en grande partie hygiénique : air pur, sec et chaud, vêtements de laine, exercice en plein air, régime fortifiant, viandes rôties, vins généreux ; on recommande aussi les frictions sèches ou les fumigations aromatiques, les bains de rivière, et surtout les bains de mer ou sulfureux. De tous les médicaments réputés *antiscrofuleux*, l'iode et les préparations iodées sont ceux auxquels on donne aujourd'hui la préférence : on les prescrit, soit à l'extérieur, en topique, soit à l'intérieur, sous forme de solution ou de pilules ; ils ne doivent, du reste, être employés qu'avec ménagement. On attribue aussi une grande efficacité au vin antiscorbutique, à l'huile de foie de morue, ainsi qu'à l'infusion de feuilles de noyer ; mais ce dernier remède agit plus lentement. On a autrefois vanté la *scrofulaire*; mais elle est aujourd'hui abandonnée. Pendant longtemps aussi la superstition attribua aux rois de France la merveilleuse faculté de guérir les écrouelles par le simple attouchement.

STIMULUS [mot latin qui signifie *aiguillon*]. — Dans le langage médical, le mot *stimulus* signifie *tout ce qui est de nature à déterminer une excitation dans l'économie animale*. Les médecins de l'école de Rasori admettent « que la santé est le résultat de deux forces opposées qui produisent, l'une la *stimulation*, l'autre la *contre-stimulation*, et qui se contre-balancent et s'équilibrent parfaitement. Dans toute maladie, il y a excès de l'une ou de l'autre : de là, deux classes seulement d'agents thérapeutiques : les *stimulants*, pour combattre l'excès du *contre-stimulant*, et les *contre-stimulants*, pour détruire l'excès du *stimulus*. » La méthode du célèbre Italien Rasori rend très souvent de grands services dans la pratique médicale.

STRABISME (médecine) [du grec *strabos*, louche], *vue louche*. — Difformité qui provient de l'inégalité de force ou de dimension dans les muscles de l'œil. Lorsque le sujet affecté de strabisme regarde un objet, l'un des yeux seulement ou tous deux à la fois, s'écartent involontairement de l'axe visuel, de manière que les yeux ne peuvent jamais être dirigés en même temps sur le même point ; dans le premier cas le strabisme est *simple*, dans le deuxième *double*.

La méthode générale qui réussit le mieux consiste à fortifier l'œil dévié, en l'exerçant, et en couvrant pendant quelque temps l'œil sain avec un ruban noir, afin que le sujet soit forcé de se servir de l'œil affecté ; si ces deux organes sont attaqués, on cache l'un pendant huit jours, et ensuite l'autre pendant le même espace de temps ; par cette précaution, l'œil louche se redresse, et on le voit se porter directement vers l'objet qu'il regarde. On a aussi proposé, pour exercer l'œil malade, de placer devant lui une calotte de carton percée d'une petite ouverture, en dedans si le strabisme est externe, en dehors s'il est interne ; en un mot, cette ouverture sera toujours placée du côté opposé à celui vers lequel l'œil est entraîné par le muscle le plus fort ; on oblige alors le muscle antagoniste à des mouvements qui augmentent ses forces et rétablissent peu à peu l'équilibre détruit.

On a essayé de remédier au strabisme par la section des muscles trop courts : ce procédé a surtout été mis en honneur par les chirurgiens allemands Stromeyer (1828) et Dieffenbach (1830), et, en France, par M. Baudens ; mais, à côté de succès réels, il s'est produit aussi des accidents graves dont les moindres sont la déviation des yeux en sens inverse ou la fixité de la pupille. M. Tavignot a proposé de remplacer la section des muscles trop courts par le raccourcissement et la ligature des muscles opposés, qui, chez les personnes louches, sont trop longs.

SURDITÉ (médecine). — Abolition ou affaiblissement du sens de l'ouïe.

La faculté d'entendre, dit P. Aubert, repose sur ces deux conditions, que les vibrations sonores qui constituent le son puissent arriver jusqu'aux parties intérieures de l'oreille, auxquelles elles doivent aboutir en dernier lieu, et que ces dernières soient dans les conditions nécessaires pour les recevoir et transmettre au cerveau l'impression qu'elles en ont éprouvée. De là deux causes principales de surdité, qui, toutes deux, sont ou congéniales ou accidentelles. La première peut consister en une imperforation et oblitération du conduit auditif, en son rétrécissement, en l'accumulation du cérumen dans quelques points de sa longueur, en la présence, dans son intérieur, de corps étrangers, à l'épaississement de la membrane du tympan sur laquelle les sons viennent frapper, enfin à l'obstruction de la trompe d'Eustache, ouverture débouchant dans l'arrière-gorge et destinée à laisser pénétrer dans l'intérieur de l'oreille l'air nécessaire à l'audition. La seconde cause de surdité est soit une atrophie ou une compression, soit un affaiblissement, ou enfin une paralysie du nerf auditif. C'est donc par la destruction de ces différentes causes que doit commencer le traitement de la surdité, car d'elle seule dépend le retour de la faculté d'entendre.

Quand les moyens thérapeutiques (sangsues, ventouses, vésicatoires, cathétérisme de la trompe d'Eustache, douche d'air, etc.) échouent, les cornets et autres appareils acoustiques sont la seule ressource lorsque la surdité n'est pas complète.

SYNCOPE. — Perte subite et momentanée de sentiment et de mouvement, avec suspension de la respiration. Selon le degré de l'accident, on l'appelle *défaillance, évanouissement, lipothymie* (vulgairement *se trouver mal*). La syncope est l'effet d'une cessation momentanée de l'action du cœur; le cœur cessant de battre, et le sang n'arrivant plus au cerveau, l'action de ce dernier organe s'anéantit, et les sensations, la locomotion et la voix, qui sont, ainsi que la respiration, sous la dépendance de l'organe encéphalique, se trouvent interrompues. C'est, en quelque sorte, une éclipse de la vie. Les maladies qui attaquent le cœur et les gros vaisseaux qui en partent, plusieurs affections cérébrales et pulmonaires, les émotions vives, l'anémie, la pléthore, une abstinence trop prolongée, etc., sont les causes les plus ordinaires de la syncope.

Traitement. — Exposer au grand air les individus qui ont une syncope, desserrer leurs vêtements pour rendre la circulation plus libre, et les coucher horizontalement afin de favoriser l'arrivée du sang au cerveau. — Les frictions, les aspersions avec l'eau froide vinaigrée, l'inspiration des sels, de l'éther, etc., sont d'utiles auxiliaires du traitement.

SYSTÈME RASPAIL. — Ce système est l'œuvre d'un chimiste distingué, mais non celle d'un médecin. M. Raspail divise les maladies en neuf groupes ou genres : 1º maladies provenant d'une privation partielle ou générale de l'air respirable (*pneumagènes*) ; 2° maladies provenant de la privation partielle ou générale de la nutrition (*trophogènes*) ; 3° maladies provenant de la privation partielle ou générale de la température nécessaire (*thermogènes*) ; 4° maladies produites par l'action désorganisatrice d'une substance non assimilable (*toxicogènes*) ; 5° maladies provenant d'une solution de continuité de dehors en dedans (*traumatogènes*) ; 6° maladies provenant d'une solution mécanique de continuité de dedans au dehors (*acauthogènes*) ; 7° maladies provenant du développement d'une graine ou d'une gomme végétale dans l'une ou l'autre des cavités du corps (*physimogènes*) ; 8° maladies provenant de la présence et des ravages d'un parasite dans les tissus vivants (*entomogènes*) ; 9° maladies provenant de l'influence d'une cause morale (*noogènes*).

Le huitième genre (entomogènes) comprend dix-huit sous-genres, dans lesquels figure la plus grande partie des maladies du cadre nosologique. Ce qui fait que ce système repose sur cette supposition générale que le *parasitisme des infiniments petits est la cause des neuf dixièmes de nos maladies*. Ainsi, pour M. Raspail, « le carreau est une invasion du péritoine par les helminthes ; la rage, c'est l'invasion du filet de la langue par un acare de grande ou petite taille. L'asthme est une accumulation sur les parois des bronches et à la base de la tranchée-artère de mucosités et des tissus parasites causés par les titillations des ascarides vermiculaires, etc. » Partant de ce faux principe, M. Raspail emploie le camphre, comme capable de détruire un parasitisme qui n'existe en réalité que dans son imagination. De là cette panacée universelle connue sous le nom de poudre de camphre, cigarettes camphrées, alcool camphré, vinaigre camphré, eau sédative, pommades camphrées, etc., que le vulgaire s'applique à tort et à travers, et dont il s'est reconnu, trop tard, hélas ! la victime.

Cette méthode repose sur un tissu d'erreurs, a dit M. Piédagnel à l'Académie impériale de médecine, à l'occasion d'une communication relative à la mort de

M. Cottereau, regardé comme victime du camphre ; — *c'est l'œuvre d'un esprit fourvoyé ; nous la condamnons* dans son principe et dans ses applications.

Nous n'avons rien à ajouter à ces paroles, qui ne sont point dictées par un sentiment de jalousie, mais bien par cet esprit de justice qui dirige l'habile académicien.

T

THÉRAPEUTIQUE [du grec *thérapeutikè*, de *thérapeuô*, guérir]. — Branche de la médecine qui a pour objet le traitement des maladies, c'est-à-dire qui donne des préceptes sur le choix et l'administration des moyens curatifs et des médicaments. A notre époque, les conquêtes de la thérapeutique sont rares, et la raison en est bien simple : on n'admet plus aujourd'hui, comme il n'arrivait que trop souvent autrefois, les assertions d'un homme, si haut placé qu'il soit dans la science, sans les soumettre au contrôle d'une observation sévère, d'une expérimentation mille fois répétée dans les circonstances les plus diverses et suivant les modes les plus variés. Qu'en résulte-t-il ? C'est que, si bon nombre des prétendues découvertes qui surgissent chaque jour retombent bientôt dans l'oubli, d'où elles n'eussent jamais dû sortir, il n'est pas un médicament utile qui ne soit bientôt apprécié à sa valeur, et qui ne sorte triomphant de la longue série d'épreuves qu'il a dû traverser.

TEIGNE (médecine). — Affection paraissant spécialement siéger dans le bulbe des cheveux, et caractérisée par des croûtes sèches d'une couleur jaune pâle et sale, offrant une dépression qui donne à ces croûtes quelque ressemblance avec les alvéoles d'une ruche à miel

« Cette maladie s'observe plutôt chez les enfants de 6, 7, 8 et 9 ans, que chez ceux qui sont à la mamelle ;

les adultes en sont cependant quelquefois attaqués. Lorsque la teigne est récente, les soins de propreté suffisent quelquefois pour la faire disparaître; mais lorsqu'elle est ancienne, lorsqu'elle a atteint le cuir chevelu dans une grande profondeur, le traitement réussit plus difficilement. On recourait autrefois à la *calotte*, traitement douloureux, qui consistait à recouvrir la tête d'une calotte enduite de poix, puis à l'arracher violemment pour enlever à la fois l'épiderme et les cheveux. Aujourd'hui, après avoir coupé les cheveux, on fait tomber les croûtes à l'aide de cataplasmes émollients; on nettoie ensuite la peau à l'aide de potions huileuses et savonneuses, de pommades alcalines, etc.; le traitement dure environ trois mois. Il y a encore le procédé des frères Mahon (remède secret qui a donné de très bons résultats, bien que nous croyions qu'on puisse en obtenir de semblables à l'aide d'un traitement méthodique).

TIC (médecine). — Contraction convulsive de certains muscles, et particulièrement de ceux du visage, donnant lieu à des grimaces ou à d'autres gestes plus ou moins bizarres. Le tic est l'effet d'un état nerveux général et local (tic convulsif), ou bien le résultat d'une habitude vicieuse. Dans le premier cas, on peut le guérir par des efforts persévérants; dans le second, le *tic douloureux* est une névralgie faciale qui cède plus ou moins au traitement des névralgies.

TORTICOLIS (médecine). — Douleur rhumatismale siégeant dans un des côtés du cou (dans le muscle sterno-cléido-mastoïdien), et qui oblige de tenir la tête inclinée. Le traitement est le même que celui des rhumatismes : tenir la partie chaudement (cravate de laine, ouate de coton, laine en suint); onction avec un liniment narcotique; bains entiers dans lesquels le malade sera plongé jusqu'aux oreilles; galvanisation des muscles malades.

TREMBLEMENT (médecine). — Agitation involontaire du corps ou des membres, résultant, soit de l'effet de l'âge (faiblesse musculaire, premier degré de la paralysie, lésion de la moelle épinière), soit de l'abus des liqueurs alcooliques (*delirium tremens*), ou d'agents spéciaux, comme le mercure, le plomb, etc., chez les individus exposés aux émanations de ces métaux : on appelle ce dernier *tremblement métallique*.

TUBERCULE (médecine). — « Production morbide d'un blanc jaunâtre, de forme arrondie, qui, d'abord, a une consistance analogue à celle de l'albumine concrétée, et qui ensuite devient molle, friable, et se convertit par degrés en un liquide de consistance et d'aspect puriformes qu'on appelle *matière tuberculeuse*. » C'est surtout dans le tissu cellulaire qu'on rencontre les tubercules, principalement chez les individus de constitution scrofuleuse. La présence des tubercules dans les poumons constitue le plus ordinairement la *phthisie pulmonaire*. — *Voyez* ce mot.

TUMEUR (médecine) [du latin *tumor*, de *tumere*, enfler]. — Nom donné à toute éminence d'un certain volume, développée, par une cause de maladie, dans une partie quelconque du corps. Les abcès, le furoncle, le cancer, les scrofules, etc., sont des tumeurs.

TUMEUR BLANCHE (médecine]. — Engorgement chronique des grandes articulations, particulièrement celles du genou, du coude et de la cuisse, reconnaissant pour cause les contusions, le vice scrofuleux, rhumatismal, etc.

U

ULCÈRE. — Solution de continuité des parties molles du corps, avec écoulement de pus. Le caractère essentiel des ulcères est de provenir d'une cause interne ou d'un vice local ; ils peuvent attaquer tous les organes, mais ils se développent le plus souvent sur la peau et les membranes muqueuses. Les ulcères sont *internes* ou *externes*. On admet plusieurs espèces d'ulcères relativement à leur nature : *ulcères atoniques, scorbutiques, scrofuleux, syphilitiques*. Leur traitement varie comme leurs causes, etc.

V

VACCINE. — Maladie propre à la vache, et qui, transmise à l'homme (vaccination), le préserve de la variole. — Que de détracteurs n'a pas eu l'immortelle découverte du docteur anglais Jenner, auquel l'antiquité eût élevé des autels ! On a dit et écrit : « La vaccination » est fatale aux individus qui y sont soumis ; elle de- » vient la source des maladies qui couvent longtemps » dans le corps, pour se manifester plus tard, et faire » périr le malade. » La vérité, au contraire, est que la vaccine a arraché à la mort, ou à la mutilation, des milliers de personnes que moissonnait la variole, et que les gouvernements se sont empressés de la propager par tous les moyens dont ils ont pu disposer. Si la découverte de Jenner trouve donc encore des opposants, ils doivent être réduits au silence par la presque totalité de nos contemporains, qui, pour la plus grande partie, doivent la vie et la santé à une pratique dont l'ignorance seule peut contester les avantages innappréciables.

Depuis quelques années, on a prétendu que la vaccine perdait son influence préservatrice au bout d'un certain temps, et l'on en a conclu la nécessité de soumettre à une nouvelle vaccination les individus déjà vaccinés ; cependant, la nécessité de la *revaccination* ne paraît pas encore suffisamment établie, et, dans un excellent ouvrage sur la vaccine, publié par M. Adde-Margras, ce médecin, après avoir passé en revue la variole, l'inoculation, la vaccination et la revaccination, conclut, avec toute l'énergie d'un esprit profondément convaincu :

« 1° Que la variole est une maladie meurtrière, et qu'il faut tout entreprendre pour s'en préserver ;

» 2° Que l'inoculation, considérée comme préservatif de la variole, doit être rejetée comme plus dangereuse que le mal lui-même, puisque partout où elle a été importée, elle a donné naissance à des épidémies de variole qui ont détruit des populations entières ;

» 3° Que l'inoculation est dangereuse; mais que la Providence a mis entre nos mains un préservatif doux, humain, qui ne peut, même dans les plus mauvaises circonstances, avoir la plus petite influence défavorable sur l'économie. Oui, la vaccine est venue, comme un bon génie, interposer sa toute-puissance entre l'homme et la variole, pour le sauver des attaques du mauvais et impitoyable génie du mal, c'est-à-dire de la variole ;

» 4° Que l'on doit pratiquer la vaccination de préférence à toute autre méthode ;

» 5° Que la vaccine jouit d'une propriété préservative absolue chez *presque* tous les sujets qui l'ont euc régulièrement ;

» 6° Que les rares exceptions où l'on ne préserve qu'à demi tiennent à des causes inconnues, à des dispositions particulières, enfin à l'organisation exceptionnelle des sujets qui sont atteints de variole après la vaccine ;

» 7° Que le vaccin est aussi actif et aussi préservatif dans ses transmissions éloignées que le cowpox lui-même, c'est-à-dire qu'il ne dégénère pas ;

» 8° Que l'apparence physique du cowpox ne peut donner la mesure de son activité et de son effet sur nous, puisqu'il conserve à peine six mois l'aspect qu'il porte à sa première transmission ;

» 9° Que toutefois il ne faut pas négliger de le reprendre à sa source, chaque fois qu'il sera possible de le rencontrer ;

» 10° Que la revaccination doit être regardée comme *nécessaire,* jusqu'à ce que la science ait désigné le cas où la vaccine ne réunit pas toutes les conditions voulues pour une préservation absolue ;

» 11° Qu'il est indispensable de revoir les sujets vaccinés jusqu'au quinzième jour, puisque, dans certains cas, le succès ne peut être constaté sûrement le huitième jour ;

» 12° Qu'il ne faut pas s'attacher à suivre des méthodes ou des procédés particuliers pour pratiquer l'opération de la vaccine ;

» 13° Que l'on peut vacciner à tout âge et en toute saison, quand il y a danger d'épidémie ; mais qu'il est plus sage d'attendre du troisième au quatrième mois de la naissance, et de choisir le printemps pour pratiquer la vaccination ;

» 14° Qu'enfin il serait peut-être utile de nommer par département, et suivant les besoins, un, deux, trois, quatre médecins, plus s'il le faut, pour faire une vérification des opérations pratiquées dans les arrondisements qui leur seraient désignés, dans le but de revacciner immédiatement les sujets qui auraient une vaccine irrégulière ou douteuse. »

VAPEURS. — Voyez *Hystérie*.

VARICES. —Tumeurs oblongues, molles, noueuses, bleuâtres, élastiques, aux jambes et aux cuisses; elles sont compressibles, et l'on n'y sent pas de battements ; en général, elles diminuent pendant la nuit, par la position horizontale. Quand elles sont très anciennes, elles donnent lieu à un empâtement du tissu cellulaire, à un engourdissement, à un sentiment de pesanteur dans les parties voisines. Elles sont la suite de la transformation des veines en cylindres inégaux, bosselés, qui se replient sur eux-mêmes, s'enroulent, forment des pelotons.

Les varices existent quelquefois dès l'enfance, mais le plus souvent elles se développent chez les femmes qui ont eu des enfants, chez les hommes qui font de longues courses, qui montent à cheval. Elles sont sujettes à s'enflammer et à se rompre. Dans le premier cas, qui est caractérisé par des battements et de la douleur, une chaleur brûlante, etc., repos, repos absolu au lit, application de cataplasmes, etc.

Dans le cas de rupture, il y a une hémorrhagie, quelquefois considérable ; il faut alors ôter tout ce qui recouvre le membre, et, surtout, tout ce qui est susceptible de le serrer. On plonge le membre dans un seau d'eau glacée, on le couvre de neige, de glace pilée, de compresses imbibées d'eau vinaigrée, acidulée, etc., etc. Quelquefois il suffira de tenir pendant quelque temps, sur le lieu de la rupture, un morceau d'amadou. Repos absolu, en ayant bien soin de tenir le membre plus élevé que le reste du corps, au moyen de quelques oreillers placés dessous. De toute manière, on devra porter un bandage lacé, bien disposé, pour serrer le membre convenablement. Le Dr Allix aurait guéri les varices par l'emploi du collodion, dont on recouvre le membre variqueux (1856).

VARICOCÈLE (chirurgie). — Dilatation des veines du scrotum. On appelle *cirsocèle*, la dilatation des veines du cordon spermatique. Ces deux maladies sont assez fréquentes, parce que le sang, qui revient par les veines spermatiques, est obligé de remonter contre son propre poids, parce que ces veines sont mal soutenues par les parties environnantes ; enfin parce que leurs parois ont peu d'épaisseur.

Traitement. Le varicocèle est une maladie dont on ne guérit jamais : toutes les incommodités qu'il produit disparaissent, cependant, par l'usage habituel du suspensoire ; c'est le seul moyen proposable dans cette maladie.

VARIOLE. — *Petite-vérole.* — Fièvre éruptive produite par un virus particulier (*virus variolique*) qui se communique par contact médiat ou immédiat, et qui est caractérisée par une éruption générale, ayant lieu sur la peau, par des pustules déprimées à leur centre, remplies d'un liquide d'abord transparent, puis trouble et purulent, qui, après s'être desséchées, laissent des cicatrices plus ou moins durables.

La variole débute par les accidents ordinaires de la fièvre; il s'y joint, comme symptômes spéciaux, des *douleurs vives dans les reins et dans le dos*, parfois même dans les articulations, un mal de tête très violent, des vomissements pendant le frisson qui marque le début. Cet état dure pendant trois ou quatre jours. Il s'y joint souvent alors de l'assoupissement, une sorte de stupeur analogue à celle de la fièvre typhoïde, et, chez les enfants, il peut y avoir du délire ou des convulsions. Bientôt (4ᵉ jour) apparaît l'éruption, qui est *discrète* ou *confluente*.

« Dans la *variole discrète* ou *bénigne*, les pustules sont éloignées les unes des autres, rouges, arrondies; elles offrent à leur sommet une vésicule remplie d'un liquide incolore ou jaunâtre, et sont entourées à leur base d'un cercle large et rouge; ces pustules laissent suinter une partie de la matière qu'elles contiennent; puis cette matière se durcit, et forme une croûte jaune et rugueuse qui brunit et finit par se détacher. La chute des croûtes a lieu le vingtième jour. Dans la *variole confluente*, les pustules sont très nombreuses et très rapprochées, surtout à la face; l'éruption est très rapide, la tuméfaction considérable; le délire ou l'assoupissement, des vomissements, de la diarrhée, de la toux, annoncent une vive irritation cérébrale, pulmonaire ou gastro-intestinale; il se produit en même temps une salivation abondante; enfin arrive la dessication, qui commence ordinairement par la face. Dans les cas les plus heureux, il se forme une sorte de vaste croûte brunâtre, qui tombe du 5ᵉ au 6ᵉ jour, et qui est remplacée par des écailles qui se renouvellent plusieurs fois; mais, le plus souvent, les pustules s'ulcèrent, et ces ulcérations, altérant l'épaisseur du derme, laissent après elles des cicatrices difformes. Si la maladie doit avoir une issue funeste, il n'y a ni dessiccation ni formation de croûtes : les pustules s'affaissent rapidement par l'effet de la résorption du pus; il survient une prostration des forces et un ensemble de symptômes adynamiques qui deviennent promptement mortels. La variole confluente emporte le tiers de ceux qui en sont atteints ; elle laisse chez les autres des traces plus ou mois apparentes de son passage : déformation des traits du visage, ulcération des paupières, formation de taies sur les yeux, etc. »

La *varioloïde* est un diminutif de la variole ; elle débute à peu près de la même manière ; seulement les accidents sont moins graves : elle est contagieuse, comme le prouvent les exemples que nous avons cités, en 1856, dans le *Journal encyclopédique*.

La *varicelle*, ou *petite-vérole volante*, se manifeste par un peu de fièvre, dans certains cas même par l'éruption de petits boutons remplis de sérosité, et se desséchant au bout de quelques jours, ce qui caractérise cette maladie, et a lieu sans que la santé soit troublée d'une manière appréciable.

Le traitement de la variole est *préventif* ou *curatif*.

Le traitement préventif est connu de tout le monde (vaccination). Pour le traitement curatif, si la variole est simple ou discrète, on se contente de boissons sudorifiques et adoucissantes, de lavements émollients, de bains de pieds sinapisés Quand la variole est confluente, une saignée ou une application de sangsues au creux de la poitrine peut être utile dès le début ; il faut insister sur les boissons délayantes, la diète et les dérivatifs ; faire des onctions fréquentes avec de la crème, laver doucement les yeux, la bouche, les oreilles, les narines, avec une décoction émolliente ou de laitue. Lorsque la maladie est parvenue à la période de suppuration, quelques praticiens percent les pustules avec une aiguille, pour donner issue au pus, que l'on absorbe avec une éponge fine. D'autres médecins (Bretonneau, Serrés), cautérisent les pustules à mesure de leur formation (*Méthode ectrotique*).

VÉNÉRIENNES (MALADIES), *mal vénérien.* — *Syphilis.* — *Maladie syphilitique.* — Affection très variable dans sa forme et dans ses complications, produite par un *virus* particulier, transmissible d'un individu à un autre, surtout dans les rapports sexuels. « Si le moyen le plus commun de propagation de la maladie vénérienne est incontestablement le rapprochement des deux sexes, c'est parce que, dans les parties génitales, le virus syphilitique siége le plus communément ; que ces parties sont presque toujours humectées ; que l'épiderme qui les recouvre est tendre et mince ; que les organes restent en contact. Cependant, ce moyen est loin d'être le seul : le virus peut s'introduire par toutes les membranes muqueuses et par la plus légère écorchure faite à la peau. C'est ainsi qu'il se communique très souvent par un baiser, par l'application des lèvres d'un enfant sur le sein d'une femme infectée, et réciproquement ; un verre, une cuillère, une pipe, communs à plusieurs individus, peuvent aussi être des intermédiaires de contagion ; mais il faut que le contact ait lieu immédiatement de l'un à l'autre ; en un mot que l'objet soit encore imprégné, pour ainsi dire encore chaud. Les yeux peuvent aussi être infectés directement par un baiser humide sur les paupières. Le pus qui jaillit d'une tumeur en suppuration, quand on en a fait l'ouverture, et qui va frapper l'œil, peut donner la syphilis et occasionner dans cet organe les plus graves désordres. »

La syphilis se montre le plus souvent sous l'une ou sous plusieurs des cinq formes suivantes : *écoulements* (blennorrhagie) ; *ulcères* (chancres) ; *tumeurs* ou *abcès* ; *excroissance, boutons et taches à la peau.*

1° *Écoulement* (*Blennorrhagie.* — *Gonorrhée.* — *Urétrite.* — *Uréthrorrhagie.* — *Urétrorrhée*).—Inflammation aiguë de la membrane muqueuse du canal de l'urèthre chez l'homme, de l'urèthre ou de l'organe génital chez la femme ; le plus souvent avec écoulement mucoso-purulent, jaune-verdâtre. La cause habituelle de cette maladie est le rapport avec une personne qui en est affectée, bien que, dans certaines circonstances, une femme non atteinte de blennorrhagie puisse transmettre un écoulement à celui qui cohabite avec elle. On attribue alors aux fleurs blanches, à l'éruption du sang menstruel la cause de l'inflammation uréthrale chez l'homme. C'est ordinairement du deuxième au sixième

jour que se manifestent les symptómes de la blennorrhagie : chaleur dans l'intérieur du canal de l'urèthre;
chatouillement, puis cuisson (pendant l'émission de l'u-
rine surtont); écoulement qui tache le linge en blanc
ou en jaune; douleurs s'étendant jusqu'aux aines, aux
testicules, etc.; éjaculations extrêmement pénibles;
« Les érections sont horriblement douloureuses, leur
fréquence la nuit, surtout lorsque la chaleur du lit est
extrême, force souvent les malade à se lever. Dans tous
les cas où l'inflammation est le plus intense, l'urèthre ne
pouvant pas s'étendre comme le corps caverneux, se
courbe pendant l'érection du pénis : c'est cette plus
grande violence de l'inflammation qui occasionne des
douleurs atroces. Cet état est alors si douloureux
que l'on a vu des malades appliquer l'organe sur une
table et frapper dessus avec force, pour, disent-ils,
casser la corde. Ils occasionnent ainsi la rupture du
canal ou son éraillement, ce qui donne lieu à une hémorrhagie qui souvent les soulage momentanément,
mais dont les suites peuvent être graves. A mesure que
l'inflammation marche, l'écoulement augmente; de séreux et blanchâtre qu'il était, il devient jaune ou verdâtre et prend plus de consistance; ce n'est plus alors
du mucus, c'est du véritable pus. Quelquefois il est
teint par des stries de sang : dans quelques cas même,
il sort du sang en assez grande abondance. Cette hémorrhagie, loin d'être fâcheuse, calme, au contraire,
les douleurs et abrége même la durée de la maladie. »
La période croissante de la blennorrhagie est de huit à
dix jours; puis elle reste stationnaire, et, quoique parfois très rebelle au traitement, elle cède le plus souvent
en trois semaines ou un mois.

Le diagnostic de la blennorrhagie est facile : rarement peut-on confondre cet écoulement avec celui qui
serait occasionné par une maladie des reins, des uretères ou de la vessie. Mais s'il est facile de dire qu'un
écoulement est le produit de l'inflammation de la muqueuse uréthrale, il s'en faut de beaucoup que l'on
puisse aussi sûrement dire si cet écoulement est vénérien ou non.

Lorsque la blennorrhagie reconnaît une autre cause que le rapprochement des sexes, dit Cullerier, les circonstances antécédentes éclairent le diagnostic ; mais, quand elle est le résultat de ce même rapprochement, et qu'elle existe seule, il est impossible d'affirmer qu'elle est ou qu'elle n'est pas syphilitique. On a donné comme signes différentiels l'intensité plus grande de l'inflammation, sa durée plus longue, la couleur du pus, l'apparition des tumeurs, de l'inflammation des testicules, de l'ophthalmie, des douleurs articulaires, l'incubation plus longue de la maladie. Mais on sait aujourd'hui que tous ces phénomènes ne peuvent jamais faire distinguer la blennorrhagie, qui restera maladie simple, d'avec celle qui sera accompagnée ou suivie de symptômes vénériens ; car c'est un fait hors de doute qu'il puisse y avoir des symptômes syphilitiques consécutifs à une blennorrhagie. — Sans entrer ici dans une discussion sur la pluralité des virus, discussion que ne comporte pas la nature de cet ouvrage, qu'il nous suffise de dire que, d'après l'observation, et surtout d'après des expériences renouvelées avec succès dans ces derniers temps, on est porté à admettre que quand la blennorrhagie a produit une maladie générale consécutive, ou que, pendant sa durée, elle a donné lieu, par contagion, à un chancre, c'est que, outre l'inflammation catarrhale, l'urèthre était aussi le siége d'un véritable chancre ; mais ces cas sont on ne peut plus rares.

2° *Ulcère (chancres).* — Ils peuvent se manifester sur toutes les parties qui ont été en contact avec le virus. « Chez l'homme, c'est la couronne et le frein de l'organe, où l'humeur virulente peut plus aisément être retenue et échapper aux soins de propreté, qui en sont le siége le plus habituel ; chez la femme, c'est la fourchette de l'organe, où sont souvent des déchirures et des écorchures, puis aux grandes et aux petites lèvres. Dans les deux sexes, on les voit fréquemment aussi à la marge de l'anus, à la bouche, sur les lèvres, à la langue, au gosier et à la voûte du palais, qu'ils arrivent quelquefois à percer complétement et à faire communiquer avec les fosses nasales ; enfin sur tous les points de la peau, accidentellement dépouillée de son épiderme. Leur nombre varie de un à douze ou quinze, et ils paraissent, soit simultanément, soit, ce qui est le plus commun, les uns après les autres. — Il faut une grande habitude pour distinguer le chancre vénérien des ulcérations qui peuvent survenir sur les mêmes parties : le médecin seul en reconnaît assez sûrement les caractères.

3° et 4° *Tumeurs et abcès.* — Ils se développent ordinairement au pli de l'aine : leur diagnostic est aussi parfois très difficile : quoi qu'il en soit, il faut arrêter la marche de la maladie (glace pilée, compression méthodique), faire avorter l'inflammation pour éviter la suppuration (sangsues, émollients, bains prolongés, frictions mercurielles, repos au lit). Si l'on n'a pu prévenir cette suppuration, il faut donner issue au pus à l'aide du bistouri, et surveiller l'écoulement de ce pus.

5° Les *excroissances* (*poireaux, verrues, choux-fleurs, crêtes-de-coqs,* condylômes), ainsi que les *boutons* et les *taches* (syphilides), de formes très diverses (*papules, vésicules, bulles, pustules, tubercules,* etc.), exigent un traitement spécial.

VENTS. — Gaz qui se développent dans le tube intestinal et qui sont souvent le résultat d'une mauvaise disposition de l'estomac.

On les combat, dans certains cas, par une infusion légère de camomille et d'anis, dans d'autres, par la magnésie, les lavements, etc.

VERS INTESTINAUX. — *Entozaires-Helminthes.* —Parasites de l'intérieur de notre corps, qui se montrent surtout dans les climats froids et humides, et affectent de préférence les enfants, et principalement les sujets faibles, scrofuleux et rachitiques. On ne connaît rien de certain sur le mode de génération de ces parasites.

Les symptômes généraux auxquels ils donnent lieu, sont : dégoûts instantanés, vomissements, coliques et nausées, augmentation de l'appétit. Pupilles dilatées, démangeaisons au nez, sommeil agité, sueurs aigres, mauvaise haleine. Pouls irrégulier.

Les principales espèces sont : 1° LES ASCARIDES LOMBRICOÏDES. — Vers semblables aux vers de terre, mais souvent blancs. Quelquefois ils sont rejetés par la bouche, le plus souvent par l'anus. Ils causent quelquefois une sorte de démangeaison au nombril.

2° LES ASCARIDES VERMICULAIRES. — *Oxyures*. — Ils siégent au pourtour de l'anus, où ils causent souvent une démangeaison insupportable. Ce sont de petits vers blancs.

3° TÆNIA, VER SOLITAIRE. — Pesanteur dans l'abdomen, coliques, gonflement et affaissement successif du ventre. Très grand appétit, vomissements, vertiges, expulsion par les selles de fragments de ce ver, qui est aplati, par petits fragments en quelque sorte attachés ensemble bout à bout.

« On combat en général cette affection par des remèdes spéciaux, dit *anthelmintiques*, dont les uns tuent les vers, et les autres les font rejeter au dehors. Parmi les premiers, on range la mousse de Corse, le *semen-contra*, l'oignon, l'ail, l'*assa-fœtida*, le camphre, la térébenthine, l'acide sulfurique, etc.; parmi les seconds, les vomitifs, les purgatifs, comme le tartrate de potasse et d'antimoine, le kermès minéral, le calomel, le jalap, la gomme-gutte, l'huile de ricin, la rhubarbe et le séné. Pour débarrasser les enfants des vers qui les tourmentent, il suffit ordinairement de lavements vinaigrés, salés, sulfureux, camphrés ou faits avec de la décoction d'ail ou de tabac, et d'onctions pratiquées avec une pommade mercurielle ou camphrée ; rarement il est nécessaire de recourir aux purgatifs. »

VERRUES (vulgairement *Porreaux*). — Petites tumeurs qui paraissent dues à l'épuisement de l'épiderme, et qui peuvent se détacher spontanément ou par l'application prolongée de topiques émollients. Dans beaucoup de cas, il faut recourir aux caustiques (nitrate d'argent). C'est une erreur de croire que les verrues puissent se gagner par le contact du sang qui en découle.

VESSIE (maladie de la vessie).—Les seules affections dont nous parlerons ici sont le *catarrhe* vésical et les *calculs vésicaux*. Nous renvoyons, pour la *paralysie de la vessie*, aux mots *Rétention* et *Incontinence d'urine*; pour les concrétions pierreuses, aux mots *Calculs* et *Gravelle*.

Nous allons présenter, d'après Authenac, la description de ces deux affections.

CATARRHE LA VESSIE.

Forme d'inflammation chronique (cystique chronique) caractérisée principalement par des urines muqueuses et filantes. Il attaque plutôt les hommes que les femmes, l'âge adulte et la vieillesse, que toute autre période de la vie. — On le divise *en aigu* et *en chronique*.

1° CATARRHE AIGU.—Outre les causes générales, il est souvent produit par l'usage intérieur des cantharides, des diurétiques âcres; par la présence d'un corps étranger; par la rétention d'urine; par le plaies de la vessie; par des injections irritantes dans cet organe; par les progrès d'une blennorrhagie, la suppression du flux hémorrhoïdal.

Symptômes.—Sentiment de douleur gravative, de picotement et de chaleur brûlante dans la région de la vessie; état de tension de la région sus-pubienne douloureuse au toucher; pesanteur au périnée; efforts fréquents, douloureux, difficiles ou impossibles; urine d'abord très visqueuse, filante, quelquefois mêlée de sang, puis blanche, déposant un sédiment blanc, jaunâtre, opaque, homogène, floconeux ou couenneux, qui se coagule par la chaleur, et se prend en matière visqueuse et tremblante avec la potasse caustique. —Lésions variées d'autres organes, telles que la constipation, l'érection douloureuse, un sentiment de titillation dans le gland, le hoquet, le vomissement, un état fébrile.—Durée ordinaire de vingt à trente jours.—Terminaison par résolution, par phlegmasie chronique, ulcération, squirrhe ou cancer.

Traitement. — Si la maladie est modérée, on prescrit les mucilagineux en boisson et en lavements, des bains et des fomentations émollientes; *dans la seconde et la troisième période*, on y joint l'usage de légers toniques et aromatiques. Si les symptômes ont de l'intensité, il faut, dès l'invasion, faire usage des saignées générales ou locales, et appliquer à la partie interne des cuisses des vésicatoires sans cantharides. Si les matières muqueuses obstruent le canal de l'urèthre, il est quelquefois nécessaire d'avoir recours à la sonde et aux injections pour prévenir l'irritation que produit le séjour des urines. — Le catarrhe qui est dû à la présence d'un calcul ou d'un autre corps étranger dans la vessie ne peut être guéri qu'après l'extraction de ce corps; celui qui provient de la métastase d'une humeur dartreuse, psorique, rhumatismale, exige l'emploi d'un exutoire et des remèdes propres à porter alternativement la maladie primitive à la peau ou au conduit intestinal; enfin, dans le catarrhe occasionné par le passage de la goutte à la vessie, l'on doit avoir pour objet de la rappeler aux articulations ou de l'y retenir, lorsqu'elle y est encore, par des topiques appropriés, tels que les bains de jambes sinapisés, immédiatement suivis de l'application d'un léger sinapisme tant sur les genoux que sur les pieds; par la saignée de la saphène, l'application des sangsues sur les articulations malades, les lavements émollients, les purgatifs doux, suivis et précédés de légers narcotiques, etc.; par le cataplasme de *Pradier.*

2° Catarrhe chronique. — Ses causes très variées et souvent peu connues; il est fréquent chez les personnes avancées en âge, chez celles surtout qui se livrent aux travaux de cabinet; il est souvent la suite d'un catarrhe aigu, des affections gonorrhoïques et des abus dans les plaisirs vénériens; il peut être aussi produit par l'application continuelle de la sonde ou des bougies, par le rétrécissement de l'urèthre, par un fongus, un ulcère, un calcul ou toute autre cause permanente d'irritation.

Symptômes — L'invasion est souvent obscure; les malades rendent pendant longtemps, sans douleurs remarquables, des urines qui finissent par déposer une mucosité épaisse et collante. À mesure que la maladie fait des progrès, les difficultés et les douleurs qu'on éprouve en urinant augmentent ; les envies d'uriner sont fréquentes, difficiles ; la matière muqueuse déposée est plus abondante et plus visqueuse, elle peut former quelquefois jusqu'au quart ou au tiers du fluide rendu. Le mal se prolonge ainsi pendant plusieurs années, sans aucun caractère, présentant beaucoup d'irrégularité dans ses symptômes, qui semblent quelquefois disparaître pour se manifester ensuite avec plus d'intensité.

Traitement. — Comme dans le catarrhe aigu, le traitement doit varier selon les causes. — En général, le catarrhe chronique de la vessie est difficile à guérir, et le plus souvent, surtout dans la vieillesse, au-dessus des ressources de la nature et de l'art. On a eu quelquefois recours avec succès aux amers et aux acerbes, tels que le cachou, l'uva-ursi, etc.; aux injections avec l'eau de Barèges ou de Balaruc; aux exutoires; aux révulsifs; l'exercice, l'habitude des lieux secs et élevés, l'usage des gilets de flanelle d'Angleterre, d'une peau de lièvre ou d'agneau placée sur le bas-ventre, contribuent souvent à la guérison de cette maladie, aussi bien que les moyens pharmaceutiques ; ils doivent d'ailleurs leur être constamment associés.

CALCULS VÉSICAUX.

Les calculs vésicaux descendent quelquefois des reins et des uretères ; le plus souvent ils se forment dans les cavités de la vessie, tantôt à l'occasion d'un corps étranger qui sert de centre autour duquel les matériaux du calcul se déposent et s'arrangent, tantôt par la concrétion spontanée des sels que contient l'urine. Ces calculs présentent une foule de différences relatives à leur nombre, leur volume, leur figure, leur densité, leur composition et leur manière d'être dans la poche qui les renferme : solitaires ou multiples, ils sont plus petits dans ce dernier cas ; leur grosseur moyenne est depuis celle d'un œuf de pigeon jusqu'à celle d'un œuf de poule ; leur surface est tantôt lisse et arrondie, tantôt inégale, raboteuse ou hérissée d'aspérités : ils sont le plus souvent durs et résistants, quelquefois on les trouve friables, cédant à la moindre pression , se brisant en particules plus ou moins volumineuses, ou même se résolvant en un sable graveleux. Leur composition chimique est loin d'être la même (ceux formés d'acide urique sont les plus fréquents). Ils sont le plus ordinairement libres dans la cavité de la vessie ; d'autres fois ils adhèrent à ses parois, ou y sont implantés, comme enchatonnés.—Les calculs s'observent plus particulièrement chez les vieillards et les enfants ; dans les climats tempérés, comme dans certains cantons de la France , et dans les lieux humides et marécageux, comme dans la Hollande et l'Angleterre. Le repos, le sommeil prolongé, la goutte, favorisent leur formation.

Symptômes — Les calculs vésicaux causent ordinairement de la douleur et un dérangement dans le cours des urines , qui n'indiquent pas d'une manière certaine l'existence physique , indispensable pour entreprendre leur extraction. — La douleur est d'abord sympathique, les malades la rapportent à l'extrémité de la verge ; le gland devient le siége d'un chatouillement dont la vivacité augmente tous les jours ; ces douleurs deviennent quelquefois intolérables au moment où l'excrétion de l'urine s'achève ; elle augmente à la suite d'un mouvement subit, de la descente d'un escalier, du cahotement d'une voiture ; il survient alors des hématuries plus ou moins fortes ; les envies d'uriner sont fréquentes, l'urine s'écoule avec un sentiment d'ardeur , son excrétion est quelquefois brusquement interrompue , le malade se consume en efforts inutiles pour les rendre ; quelquefois un changement de position en rétablit l'écoulement. L'irritation qu'entraîne la présence du corps étranger dans la vessie s'étend au rectum : le malade a des envies continuelles d'aller à la garde-robe , il fait des efforts inutiles pour satisfaire ce besoin imaginaire. Cependant, les douleurs deviennent plus continues et plus vives, le calcul augmente de volume, et, pressant continuellement sur le bas-fond de la vessie, fait éprouver au malade le sentiment d'une pesanteur douloureuse dans la région du rectum ; l'excrétion des urines est de plus en plus pénible, les parois de la vessie s'engorgent et s'épaississent, son intérieur s'ulcère, les urines sont mêlées de sang et de pus ; la fièvre lente se déclare, et les malades y succombent : on trouve, à l'ouverture des cadavres, la vessie rapetissée, avec des parois beaucoup plus épaisses, plus injectées que dans l'état sain. Cette terminaison funeste peut être plus ou moins éloignée ; on a vu des calculeux porter pendant dix, vingt et trente ans leur calcul, sans que les douleurs fussent assez vives pour les décider à subir l'opération ; bien plus, des concrétions très volumineuses, et dont la surface inégale semblait devoir déchirer l'intérieur de la vessie, n'ont donné, dans certain cas, aucun signe de leur existence. —Le *cathétérisme*, pratiqué pour reconnaître la présence d'un calcul dans la vessie, s'exécute suivant les règles prescrites : on introduit l'instrument, on retire son stylet, on place le pouce sur l'orifice de son pavillon, afin d'empêcher l'évacuation du liquide; et ensuite un praticien exercé ne tarde guère à reconnaître la présence du corps étranger, au mode de résistance qu'il oppose, au bruit particulier qui résulte de sa percussion contre l'instrument : cependant, un chirurgien peu attentif ou peu expert, pourrait s'en laisser imposer par le bruit sourd résultant de la percussion des colonnes de la vessie; par une tumeur dans l'épaisseur de cet organe, dans le rectum ou dans l'intervalle qui sépare ce dernier du vagin, etc.; par le racornissement même des parois de la vessie, par le bruit de l'air dans la sonde. Lorsque la pierre se dérobe aux recherches, on fait changer le malade de position ; si ce dernier moyen est utile, il faut le faire sonder par d'autres opérateurs, avant de prononcer qu'il n'y a point de calcul.

En général, les calculs vésicaux sont une maladie d'autant plus grave, qu'elle est plus ancienne, et qu'elle existe sur un individu plus avancé en âge et plus ou moins affaibli par les souffrances ; elle est surtout fâcheuse dans le cas où les douleurs néphrétiques font présumer l'affection des reins et la présence d'autres calculs dans la substance de ces organes.

Traitement.—On a abandonné aujourd'hui l'usage *des fondants internes* vantés par les anciens, et celui des *injections vésicales dissolvantes* proposées par les chimistes modernes.— *Lorsque le calcul est très petit*, on peut espérer qu'il sera rendu spontanément, surtout en introduisant dans le canal des sondes du plus fort calibre, terminées par des ouvertures larges, en faisant boire abondamment au malade une tisane diurétique, en lui conseillant de retenir ses urines et de les lâcher ensuite avec beaucoup de force en retirant la sonde ; quelquefois le calcul s'engage dans l'ouverture de cet instrument, et l'on parvient à le retirer. *Bourquenod* rapporte trois observations de calculs chez les hommes par ce procédé, quoiqu'il réussisse moins chez les femmes. Il faut cependant se garder de dilater le col de la vessie outre mesure, on exposerait alors les malades à une incontinence d'urine. —*Quand certaines circonstances*, comme un âge très avancé, une trop grande débilité ou un état de phthisie, *empêchent qu'on ne fasse l'opération de la lithotritie, nécessaire pour extraire les calculs d'un plus grand volume*, il faut prescrire un régime de vie doux et humectant ; modérer l'irritation qu'ils produisent sur les tuniques de la vessie, au moyen des mucilagineux et des calmants, des lavements avec le lait, des bains de siége avec l'eau pure ou une décoction d'herbes émollientes, etc.— *Lorsque les concrétions occasionnent peu d'accidents et que la santé n'en est point notablement dérangée, ou même lorsqu'elles n'en occasionnent aucun* (on a vu plusieurs exemples de personnes qui ont porté toute leur vie des calculs sans s'apercevoir de leur présence), certains prétendent qu'on ne peut se décider raisonnablement à l'opération, parce qu'alors la maladie est moins dangereuse que l'opération ; d'autres soutiennent le contraire, parce que le calcul augmentant sans cesse par l'addition des nouvelles couches à sa surface, les difficultés pour l'extraire deviennent chaque jour plus grandes.—*Hors ces trois cas, l'opération de la lithotritie est le seul remède à proposer aux personnes calculeuses.*

VOMISSEMENT (physiologie). — Mouvement convulsif par lequel les substances contenuesdans l'estomac sont rejetées au dehors. Le vomissement a lieu dans un grand nombre de conditions différentes. C'est le plus ordinairement un symptôme des affections de l'estomac et du canal intestinal. Néanmoins, il est souvent sympathique d'une foule d'affections diverses (maladies des reins, du foie, de la matrice), et embarrasse plus d'une fois le praticien dans le diagnostic de la maladie qui le produit.

FIN.

TABLE DES MATIÈRES

A

H

I

J

K

L

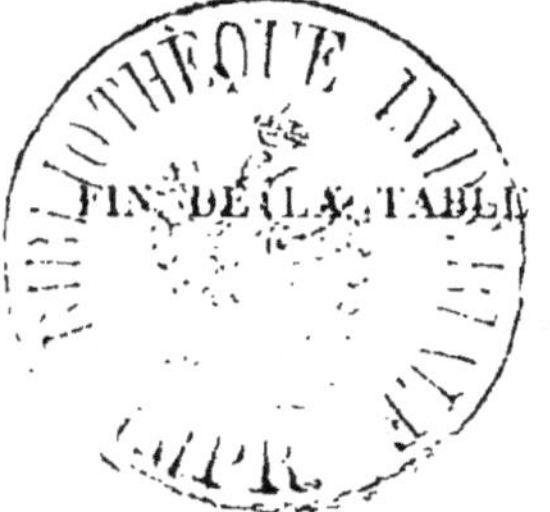

FIN DE LA TABLE DES MATIÈRE.

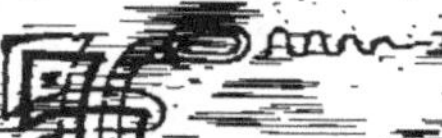

DICTIONNAIRE

UNIVERSEL DE [...]

CONTENANT

L'Anatomie,
La Physiologie,
L'Hygiène publique,
L'Hygiène des professions,
L'Hygiène privée,
La Salubrité,
Les Maladies médicales et chirurgicales,
La Médecine légale,
La Jurisprudence médicale,
La Police médicale,

Ouvrage rédigé [...]

DES MÉDECINS, DES [...]
DES [...]

Adolphe [...]

Quatre Volumes in-12, avec Atlas [...]

Prix de l'Ouvrage [...]

Nota. L'Ouvrage [...] en [...]
ne paie que 28 francs pour [...] la France [...]
en 1861.

MILLE PROCÉDÉS [...]

Dont l'exploitation de chacun d'eux peut devenir une [...]
fortune particulière. Dictionnaire [...]
cation sur [...] facile, procédant chimique [...]
de toutes les substances alimentaires [...]
2,000 procédés. Prix, *franco* [...]

Chacun dans [...]
à l'ordre de M. [...]

Paris [...]